护理基础与临床实践

HULI JICHU YU LINCHUANG SHIJIAN

主编 刘 娜 李 琳 张晓菡 马 佳
夏佩佩 吴凡凡 朱云云

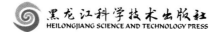

黑龙江科学技术出版社
HEILONGJIANG SCIENCE AND TECHNOLOGY PRESS

图书在版编目（CIP）数据

护理基础与临床实践 / 刘娜等主编. -- 哈尔滨：
黑龙江科学技术出版社，2024.2
ISBN 978-7-5719-2288-7

Ⅰ．①护… Ⅱ．①刘… Ⅲ．①护理学 Ⅳ．①R47

中国国家版本馆CIP数据核字（2024）第046157号

护理基础与临床实践
HULI JICHU YU LINCHUANG SHIJIAN

主　　编	刘　娜　李　琳　张晓菡　马　佳　夏佩佩　吴凡凡　朱云云
责任编辑	陈兆红
封面设计	宗　宁
出　　版	黑龙江科学技术出版社
	地址：哈尔滨市南岗区公安街70-2号　邮编：150007
	电话：（0451）53642106　传真：（0451）53642143
	网址：www.lkcbs.cn
发　　行	全国新华书店
印　　刷	山东麦德森文化传媒有限公司
开　　本	787mm×1092mm　1/16
印　　张	23.5
字　　数	592千字
版　　次	2024年2月第1版
印　　次	2024年2月第1次印刷
书　　号	ISBN 978-7-5719-2288-7
定　　价	238.00元

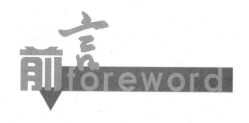

前言 foreword

护理学是以维护和促进健康、减轻病痛、提高生命质量为目的,运用专业知识和技术为患者提供健康服务的一门科学。随着医学科技的进步与发展,生活水平的提高,人们对医护服务的要求也不断提升,对护理学的发展而言,正是机遇与挑战并存的时代。现代社会中护理学作为医学的重要组成部分,其角色和地位更是举足轻重。不论是在医院抢救患者的生命,有效地执行治疗计划,进行专业的生活照顾、人文关怀和心理支持,还是在社区、家庭中对有健康需求的人群进行保健指导,预防疾病,护理学都发挥着越来越重要的作用。这就要求临床医护人员坚持不懈地努力学习,更快、更好地掌握相关领域内的新知识,提高诊疗水平和护理质量。为此,编者在繁忙的工作之余,广泛收集国内外的近期文献,并认真总结自身的经验,编写了本书。

本书构思严谨,框架统一,科学合理,重点突出。在编写过程中坚持以患者安全为核心,尊重医护人员的认知特点,充分体现理论知识适度、临床操作性强、覆盖面宽、综合要求较高的编写特点,既介绍了护理学的理论知识,又介绍了临床不同科室疾病及其他方面的护理。本书知识系统全面,内容实用,详略得当,简明扼要,通俗易懂,不仅可作为临床护理人员的工作指南,而且可作为各级医院和卫生行政部门护理质量和安全监管的重要参考,也可作为护理专业学生的指导用书。

在编写本书的过程中,由于编者较多,写作方式和文笔风格不一,再加上时间及篇幅有限,难免存在疏漏和不足之处,望广大读者提出宝贵意见和建议。

《护理基础与临床实践》编委会

2023 年 10 月

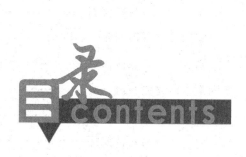

目录 contents

第一章

绪　论

第一节　护理学新概念

一、基本概念的转变

护理学是医学的重要组成部分,医学模式直接影响着护理学的指导思想、工作性质、任务及学科发展方向。生物-心理-社会医学模式的出现,毫无疑问地对护理专业(从理论和实践各个方面)产生了巨大的影响,其中首先表现在一些基本概念的转变上。

(一)关于人的概念

新的医学模式对人的认识直接影响了现代护理学中有关人的概念。由于护理学研究和服务的对象是人,对人的认识是护理理论和实践等的核心和基础,它影响了整个护理概念的发展,并决定了护理工作的任务和性质。许多护理理论家都对人有过不同的论述,概括起来,有以下共同点。

1.人是有生物和社会双重属性的一个整体

人是有生物和社会双重属性的一个整体,而不是各个器官单纯的集合体。人这个整体包含了生理、心理、精神、社会等各个方面。任何一个方面的疾病、不适和功能障碍都会对整体造成影响。生理的疾病会影响人的功能和情绪,心理的压力和精神抑郁又会导致或加重生理的不适而致病。从这个概念出发,就没有单纯的疾病护理,而是对患病的人的护理。

2.人是一个开放的系统

人既受环境的影响又可以影响环境——适应环境和改造环境。人作为自然系统中的一个次系统,是一个开放系统,与周围环境不断地进行着物质、信息和能量的交换。人的基本目标是保持机体的平衡,包括机体内部各次系统间及机体与环境间(自然环境和社会环境)的平衡。人必须不断调节自身的内环境,以适应外环境的变化,应对应激,避免受伤。强调人是一个整体的开放的系统,是要让护士重视调节服务对象的机体内环境,使之适应周围环境,同时也要创造一个良好的外环境,以利于人的健康。

3.人对自身的健康负有重要的责任

生物-心理-社会医学模式强调人是一个整体,强调人的心理、社会状态对人的健康的影响。

因此,人不是被动地等待治疗和护理,而对自身的良好的健康状态有所追求,并有责任维持健康和促进健康,在患病后努力恢复健康。充分调动人的这一内在的主观能动性,对预防疾病促进康复是十分重要的。这个概念对护理工作提出了新的要求,患者不仅仅需要照顾,更需要指导和教育,以便最大限度地进行自我护理。

(二)关于健康的概念

世界卫生组织(WHO)关于健康的概念,指出:"所谓健康就是在身体上、精神上、社会适应上完全处于良好的状态,而不是单纯地指没有疾病或病弱。"也就是说,它不仅涉及人的心理,而且涉及社会道德方面的问题,生理健康、心理健康、道德健康三方面构成健康的整体概念。这标志着以健康和疾病为研究中心的医学科学进入了一个崭新的发展时期。对健康的概念一直是医学模式的焦点。在新的医学模式下,护理学对健康的概念主要包含了以下基本思想。

(1)健康是动态的过程,没有绝对静止的健康状态。健康和疾病也没有绝对的分界线,而是一个连续的过程。护理工作要参与健康全过程的护理,包括从维持健康的最佳状态直到让患病的濒死的人平静、安宁地死去。

(2)健康是指个人机体内各个系统内部、系统之间及机体和外部环境之间的和谐与平衡。最良好的平衡与和谐就是最佳的健康状态。它包括所有生理、心理、精神、社会方面的平衡与协调。

(3)健康是有不同水平的。没有绝对的唯一的"健康"标准。某些没有生理疾病的人,心情抑郁、精神不振、对周围的事情麻木不仁,可认为是很不健康的。而某些已经患了较严重的生理疾病的人,心胸开朗、精神乐观,在其可能范围内最大限度地发挥机体的潜能,可以认为在这种情况下,这些患者是比较健康的。

(4)健康的概念是受社会和文化观念影响的。不同的人会对自己的健康有不同定义。观念转变会影响人对健康的理解。护理工作可以通过宣传教育,改变人们对健康的理解。

(三)关于环境的概念

生物-心理-社会医学模式重视人与环境的相互影响。不仅是自然环境,还包括社会环境。现代护理学对环境有以下认识。

1.人与环境是紧密联系的

人的环境分为内环境——人的生理、心理活动,外环境——自然环境和社会环境。自然环境包括人生存的自然空间、水、空气、食物等。社会环境则是指经济条件、劳动条件、卫生和居住条件、生活方式、人际关系、社会安全、健康保健条件等。

2.环境影响人的健康

良好的环境可以促进人的健康,而不良的环境则可能对人的健康造成危害。护理人员有责任帮助自己的服务对象正确认识个体所处的环境,并且尽可能地利用良好的环境,改造不良环境,以利健康。

3.人体应与环境协调和统一

环境是动态的、变化的,人体必须不断地调整机体内环境,使其适应周围环境的变化。如果人体不能很好地与环境相适应和协调,机体的功能就会发生紊乱,以致引起疾病。

4.环境是可以被人改造的

新模式认为人与环境这一对矛盾中,人不完全是被动的。人可以通过自身的力量来创造和改变某一环境。护士的任务则是为患者创造一个有利于康复的环境。

(四)关于护理的概念

对护理的定义,反映了一个人、一个团体和一个社会对护理的认识。这种认识随着医学模式的转变及社会所赋予护理的任务而不断变化。自从南丁格尔创立护理工作以来,世界范围内有各种各样有关护理的定义,从不同的侧面阐述了对护理及护理学的认识。现代护理学对护理的概念大致包含以下内容。

(1)护理是一个帮助人,为人的健康服务的专业。护理的任务是促进健康,预防疾病,帮助患者康复,协助濒死的人平静地、安宁地死去。这些都是在满足人们不同的健康需求。

(2)护理的服务对象是整体的人,包括已经患病的和尚未患病的人,因此护理工作不仅仅限于医院。

(3)护理学是一门综合自然科学和社会科学知识的科学,是一门独立的应用性学科。护理工作研究和服务的对象是具有自然和社会双重属性的人,不仅要有自然科学(如数学、物理、化学、生物医学等)方面的知识,也要了解社会科学(如心理学、美学、伦理学、行为学、宗教信仰等)方面的知识,才能很好地了解自己的服务对象并为其提供恰当的、优质的服务。

(4)护理既是一门科学,又是一门艺术。护理的科学性表现在护理工作是以科学为指导的。如各种护理操作,消毒无菌的概念。药物的浓度、剂量和使用方法、各种疾病的处理原则等都必须严格遵循客观规律,不可以有丝毫的"创造"和盲干,这是人命关天的大事。而护理又是一门艺术,它不仅表现在护士优雅的举止、整洁的仪表和轻盈的动作能给人以舒适的美感,更主要的是表现在每个患者的情况是千差万别的,护士必须综合地、创造性地应用所掌握的知识,针对每个患者的具体情况提供不同的护理,特别是对不同年龄、不同文化背景、不同心理状态的人,使他们都恢复到各自的最佳状态,这本身就是一项非常精美的艺术。

(5)护理学是一门正在逐渐完善和发展的专业。现代护理学的发展,产生了护理学独特的理论,并且综合和借鉴了相关专业的知识和理论,正在形成护理学独立的知识体系和研究方向。护理学的研究重点和工作重心已经同传统模式下的护理有了很大的不同,但是作为一门专业,目前还不十分完善。护理学的不断发展将有助于整个医疗保健事业的发展。我们相信,在新的模式下,护理学将会有更快的发展。

二、护理工作内容和护士角色的扩展

医学模式的转变带来了护理模式、护理工作内容及护士角色的重大变化,同以往相比,护理工作内容和护士角色都较传统模式下有了相当大的扩展。

(一)护理模式的变化

在生物医学模式下,是以疾病为中心的护理模式。协助医师诊断和治疗疾病、执行医嘱是护理工作的主要内容。无论护理教育还是临床护理,强调的都只是对不同疾病的护理。在这种模式下,护理没有自己的理论体系,医疗的理论基本就是护理的理论。在护理教育上,教材基本上是医疗专业的压缩本,教师多数是临床医师。在以疾病为中心的模式下,护理工作强调的是疾病的护理常规,而不太考虑作为患病的人是什么样的人。护理操作技术是护士独特的本领。因此,在这一模式下,护理仅是一门技术,而不可能成为专业。护理工作也只能是医疗工作的附属,而没有自己独特的研究领域。

生物-心理-社会医学模式的出现,使护理模式由以疾病为中心转向以整体的人的健康为中心,强调了疾病是发生在人体上的。由于人、健康、环境、护理等概念的转变,提出了整体护理的思想。

整体护理的思想包括以下几项。①疾病与患者是一个整体。②生物学的人和心理、社会学的人是一个整体。③患者和社会是一个整体。④患者和生物圈是一个整体。⑤患者从入院到出院是一个连贯的整体。

这一新的模式的形成,改变了护士的工作重点和工作内容,也改变了护理教育的课程设置结构,以及护理管理的重点。除了完成医嘱指定任务之外,护理注重人的心理、社会状态,注重调动患者的内因来战胜疾病。

生物-心理-社会医学模式不仅改变了护理以疾病为中心的模式,建立了以患者为中心的模式,还促使护理模式向更新的阶段——以人的健康为中心的模式发展。在这种模式下,护士的服务对象不仅仅是已经患病的人(不论是住在医院的还是回到家中的),而是所有的人,包括尚未患病的人。一些发达国家的护理工作正由医院内扩展到社区,我国的护理工作正在朝着这个方向努力前进。

(二)护理工作内容的变化

在旧的模式下,护士工作的重点是执行医嘱、协助医师诊治疾病和进行各项技术操作,帮助患者料理生活和促进其康复。护理工作的主要场所是诊所和医院。

在新的模式下,护士的工作除了执行医嘱、协助医师诊治疾病以外,扩展到了对患者心理、社会状况的了解,进行心理和精神的护理;健康宣教和指导,使患者尽快恢复健康,减少并发症,最大限度地发挥机体的潜能;教育人们改变不良的生活习惯,主动调节个人的情绪等来预防疾病;及时针对患者的情况与医师和家属进行沟通等。

护士工作任务的扩大还导致了护士工作场所的扩大。由于对健康和疾病是连续及动态过程的理解,对环境的重视,使护理工作从医院扩展到社区,从对患急性疾病的人的护理扩大到对患慢性病和老年患者的护理,从对患病人的护理扩大到对尚未患病人的护理;从对个体的护理扩大到对群体的护理。这些任务的扩展为护理工作提供了更为广阔的天地和研究领域,也使护理工作在医疗卫生保健方面发挥越来越大的作用。

(三)护士角色的变化

由于护理模式和护理工作任务的变化,护士的角色也由原来传统模式中单纯的照顾者扩展到多重角色。在现代护理学中,护理工作要求护士除了是照顾者(照顾生病的人)之外,还是教育指导者(对患病的人和尚未患病的人)、沟通交流者(医师和患者之间、患者和家属之间、患者和社区保健机构之间、其他辅助人员和患者之间)、组织管理者(病房、诊所、社区)和研究者。

三、现代护理学的研究范围

护理工作任务和功能的转变对护理学的研究范围提出了新的要求。就致力于人类健康这一总目标来说,护理学作为医学科学的组成部分,仍然是始终如一的。一百多年来,护理学在各种疾病的护理和常规护理方面积累了相当丰富的经验,形成了较为完整的内容体系。但在生物-心理-社会医学模式下,护理内容和任务日益扩展。把护理学的研究范围仅限于疾病护理(虽然目前我国在这方面的研究仍不够),显然是不能满足科学发展要求的。为适应新的情况,现代护理学的研究范围应包括以下几方面。

(1)各种疾病的护理技术和要求。探索新技术应用对护理所提出的新课题,现代社会常见疾病如心理精神方面疾病、免疫及器官移植、老年病、慢性病、长期依赖药物或某些人工装置存活

（如心脏起搏器、瓣膜置换）等患者的护理中的问题。

（2）精神和心理的护理。如患者心理变化的规律、心理平衡的训练与建立，患者心理状态同疾病愈后的关系，护士（医师）行为对患者心理环境的影响，特殊心理护理措施与方法等方面的研究。

（3）社会护理。如社会环境对健康的影响；社会保健体系的构成和建立；家庭护理的体制；健康人成为患者（角色改变后）使社会关系发生变化；建立公众健康指导对预防疾病或慢性患者康复的作用等。

（4）护理管理中的科学化、知识化及与其他专业人员的协调配合等问题的研究。

（5）人们的健康概念，寻求健康的行为和方式及在此过程中可能存在的问题。

（6）护理教育方面知识结构、能力要求，在职人员教育等方面问题。

（7）健康宣教方面的问题。对不同年龄、不同健康状态（智力和精神）的人的教育策略和手段等方面的研究。

（8）高科技发展对护理的要求。如器官移植、影像技术和遗传技术的应用，航天等环境中有关人的健康的护理问题等。

由于医学科学及心理学、行为科学、社会学的巨大进步，特别是医学模式的转变，为各种护理行为提供了理论支持。护理学发展到今天，已经或正在形成护理学本身的学说和观点。护理学已经发展成为既包括护理理论又包括实现这些理论的各种手段（技术）的一门科学。护理学已经逐渐形成一门独立的专业。虽然作为一门科学和专业，特别是在我国，护理学还需要进一步丰富、完善、补充和发展。护理学所面临的研究课题虽然很多，但是树立护理是一门科学、一个专业，而不仅是一个职业这一观点，必将有利于推动我国护理学的发展，有利于提高护理工作的社会地位，有利于人民的健康保障。

（张晓菌）

第二节　循证护理

循证护理是 20 世纪 90 年代受循证医学影响而产生的一种新的护理理念，直译为"以证据为基础的护理"。Muhall 将其定义为"护理人员在计划其护理活动中，将科研结论与临床经验、患者需要相结合，获取实证，作为临床护理决策的过程。"

一、循证护理的产生与发展

循证护理的产生源于循证医学。加拿大 McMaster 大学的内科医学 Guyatt 博士在前人的研究基础上最先提出了"循证医学"这一术语。同校的大学护理系的 Alba Dicenso 教授最早将循证医学应用于护理工作，提出循证护理的概念，之后其观点迅速得到了广泛的关注和研究。循证护理在 20 世纪 90 年代迅速兴起和发展得益于两个条件：信息与网络技术的发展和政府的重视。

循证护理是 20 世纪 90 年代伴随着循证医学的发展而产生的一种护理新理念、新概念、新观点和新思维。如今循证观念正在向许多其他学科渗透，其中循证护理既是循证医学的重要组成部分,又是独立的实践与研究领域,已引起许多国家的重视。循证护理是护理人员在计划其护理活动过程中,将科研结论与临床经验、患者需求相结合,获得实证,作为临床护理决策依据的过程。

随着中国护理事业的发展,临床护理、护理科研和护理教育体系不断完善,以实证为基础的循证护理已经开始受到学术界和临床护理工作者的高度重视。因此,积极探讨循证护理实践与研究,提出切实可行的对策,对促进中国循证护理的运用和发展、提高护理质量具有重要意义。

二、循证护理的概念与内涵

(一)概念

循证护理又称实证护理或以证据为基础的护理,其定义为慎重、准确、明智地应用当前所获得的最佳的研究依据,并根据护理人员的个人技能和临床经验,考虑患者的价值、愿望与实际情况,将三者结合起来制订出完整的护理方案。其核心是运用现有最新最好的科学证据为服务对象提供服务,即以有价值的、可信的科学研究结果为证据,提出问题,寻找实证,并且运用实证,对患者实施最佳的护理。

(二)内涵

循证护理包含 3 个要素:①可利用的最适宜的护理研究依据。②护理人员的个人技能和临床经验。③患者的实际情况、价值观和愿望。护理人员在制订患者的护理计划时应将这 3 个要素有机地结合起来,树立以科学研究指导实践、以科学研究带动实践的观念,促进护理学科的发展。同时,专业护理人员的经验积累也是护理实践不可缺少的财富。整体护理的中心理念是以患者为中心,从患者的实际情况出发,这同样也是循证护理的基本出发点,如果只注重统一化的所谓最佳行为,就会忽视个体化的护理。

三、循证护理的实践程序

(一)实践循证护理的原则

循证护理的操作原则是根据可靠信息决定护理活动,实践循证护理应遵循的原则包括以下几点:①根据有关护理信息提出相应问题。②根据最优资料和临床资料,搜索最佳证据。③评价各种证据的科学性和可靠性。④结合临床技能和患者的具体特点,将证据应用于临床实践。⑤评价实践后的效果和效率并进行改进。

(二)循证护理的实践程序

一个完整的循证护理程序由 5 个基本步骤组成:①确定临床护理实践中的问题。②检索有关文献。③分析与评价研究证据。④应用最佳证据指导临床护理实践。⑤实践反馈,对应用的效果进行评价。

(三)循证护理应用方法举例

根据临床问题和情况,按照循证护理程序的实践步骤实施,如对创伤性骨折患者出现患肢肿胀、疼痛问题进行循证护理实践。

1.确定问题

多数创伤性骨折患者急诊入院时患肢肿胀明显,疼痛难忍,治疗上通常静脉滴注 20%甘露醇或 β-七叶皂苷钠,5～7 天肿胀消退方可进行手术,不仅增加了患者的经济负担和护理人员工作量,也影响到病房床位周转。

2.检索证据

查阅相关资料,获得具体检索结果。

3.分析、评价证据

冷疗可以使局部创面迅速降温,并可抑制组胺类炎性递质的释放,抑制微血管的通透性,减轻水肿,抑制高代谢,使局部温度降低到皮肤疼痛阈值下,从而有效缓解肿胀与疼痛。

4.应用证据

对急性创伤(伤后 24~48 小时),患肢明显肿胀、疼痛,但外周循环良好的患者进行冷疗,同时可将患肢抬高 15°~20°,观察肿胀消退及末梢血运情况。

5.评价护理效果

患肢 2 天后明显消肿,疼痛减轻,第 3 天可以进行手术。

四、循证护理对护理工作的促进

(一)促进护理科研成果在临床中的应用

循证护理的过程中,护理人员在临床实践中查找期刊资料和网络资源的同时,也运用了相关问题的先进理念和科研成果,这些科研成果又在临床实践中得到验证推广及修正,并再次用于指导临床护理实践。

(二)促进护理人员知识更新及科研水平的提高

循证护理是科学指导护理实践的方法,使以经验为基础的传统护理向以科学为依据的现代护理发展。在循证护理实践时,护理人员要打破基于习惯轻视研究的传统,这就要求护理人员具备扎实的医学知识、专业技能和临床护理知识,不断提高和丰富自己的专业水平,完善自身知识结构,才能准确把握,圆满完成护理任务。

(三)改进护理工作效率,提高护理服务质量

推行循证护理能提高临床护理工作质量和卫生资源配置的有效性。将证据应用于临床护理实践,可以避免一些不必要的工作步骤,一些低效率的操作也能被经过实践证明更有效的操作所取代,同时还可以减少不必要的试验性治疗。因此,花费在低效率操作和试验性干预上的时间和费用就可大大缩减,使护理实践工作在效率和效益两方面受益。

(四)促进护患关系的改善

循证护理改变了以往医护人员掌握主动权而患者只能被动接受治疗护理的传统观念,要求护理人员有义务和责任将收集、获取的信息、证据告知患者及家人,使其了解当前有效诊疗方法、不良反应及费用等,护患双方相互交流互动,使患者及家人根据自己的意愿和支付能力酌情进行选择,增强了患者自我意识和能力,有利于获得患者及亲属的信任,达到最佳护理效果。因此,循证护理使传统的护患关系发生了质的变化。

(五)循证护理促进护理学科的发展

许多护理手段停留在约定俗成的习惯与经验阶段,缺乏科学依据。循证护理理念的出现打破了传统的思维和工作模式,为护理学的发展指明了方法,使临床护理发展科学化,它以科学的方式促使经验向理论升华,从而促进了护理学科的发展。

(六)具有很大的经济学价值和法律意义

循证护理的理念是将科学与技术结合起来,为成本-效益提供依据,有利于节约资源,控制医

疗费用的过快增长,具有经济学价值。此外,循证护理是通过正确利用及分析大量的临床资料来制定护理决策的,在此基础上进一步作出判断以指导临床各项治疗、护理措施,这一过程有着严格的事实依据。在法律规范日臻完善和患者维权意识日益增强的今天,将循证护理运用于临床不失为临床护理人员维护患者利益和保护自身合法权益的有力措施。

循证护理是20世纪90年代护理领域中兴起的新观点、新思维,这个观念同整体性护理一样,应渗透到护理的各个领域,一旦为护理人员所认同和接受,将使护士行为产生巨大的转变。

(张晓菡)

第二章

护患关系与沟通

第一节 患者角色

生老病死是自然规律。人的一生都有暂时伴随患者角色的可能,甚至与患者角色终身相伴。当个体从其他社会角色转化为患者角色及在承担患者角色的过程中,由于种种因素会出现一些适应不良,从而影响疾病向健康转化的过程。护士不仅在个体、系统、器官、组织、细胞和分子等微观层面了解疾病,还应从家庭、社区和社会等层面认识疾病对人的生理、心理、社会及精神等的影响,以帮助人们预防及治疗疾病,恢复健康。

一、患者角色及其特征

患者角色又称为患者身份,是一种社会角色。社会角色是社会规定的用于表现社会地位的行为模式。社会中的一切行为都与各自特定的角色相联系;反之,由其所处角色又可期望其发生与角色相适应的行为。当一个人被确诊患有疾病时,就具有了患者身份,在心理和行为上也就产生了变化。社会学家帕森兹从社会学的角度观察患者与周围人的互动,将之归为 4 类,称为患者角色要素。

(1)免除平日的社会角色:当一个人扮演患者角色时,他可以免除平日所扮演社会角色的责任。能免除多少原来的社会角色视其疾病的性质、严重程度而定。

(2)有接受协助的义务:生病的人不会因他有意愿恢复身体的健康状态就能实现,必须依赖周围人的协助,才能使其愿望得以实现。

(3)负有恢复健康的责任:生病是某些需要未被满足的状态,会造成患者的不适,甚至死亡。因此,患者需要也被期待有生存的渴望,对未来抱有希望,这些责任包括放弃依赖的角色,能独立处理自己日常生活的问题等。

(4)负有寻求医疗协助的责任:由此我们可以推想,患者原来的角色特性与患者角色越不同,越容易产生适应上的困难;反之,患者原来的角色与患者角色的特性越接近,如被动、愿接受别人的帮助、能相信别人的人越容易接受患者角色。

二、患者角色适应不良

任何社会角色都需有个适应过程,患者角色也不例外。但患者在适应其角色的过程中,会出现一些适应偏差。患者角色变化的特点如下。

(一)角色行为缺如

否认自己有病,未能进入角色。虽然医师诊断有病,但本人否认自己有病,根本没有或不愿意识到自己是患者。

(二)角色行为冲突

患者角色与其他角色发生心理冲突。同一个体常常承担着多种社会角色。当患病并需要从其他角色转化为患者角色时,患者一时难以实现角色适应。

(三)角色行为减退

因其他角色冲击患者角色,从事了不应承担的活动。已进入角色的患者,由于更强烈的情感需要,不顾病情而从事力所不能及的活动,表现出对病、伤的考虑不充分或不够重视,而影响到疾病的治疗。

(四)角色行为强化

安于患者角色的现状,期望继续享有患者角色所获得的利益。由于依赖性加强和自信心减弱,患者对自己的能力表示怀疑,对承担原来的社会角色恐慌不安,安心于已适应的患者角色现状,或者自觉病情严重程度超过实际情况,小病大养。

(五)角色行为异常

患者因病痛折磨感到悲观、失望,受这些不良心境的影响导致行为异常,如对医护人员的攻击性言行,病态固执、抑郁、厌世,以致自杀等。

三、患者角色适应中常见的行为改变

莱得勒认为生病过程是一个复杂的心理形成过程,她提出 3 个互相独立但又彼此重叠接受疾病的时期。

(一)从健康到生病期

当个体意识到他生病时,有几件事情需要完成:①放弃原来的社会责任;②接受别人的帮助、诊断和治疗;③与人合作以恢复健康;④寻求适当的帮助。此阶段适应良好的患者,能接受诊断和忍受治疗所带来的不适与限制,并定期就诊。相反,适应不良的患者,可能会否认生病、否认出现的症状,利用不明显的症状逃避责任,或来操纵别人。

(二)接受生病期

此期始于患者接受生病的事实,且扮演患者角色的时候。患者的行为变得以自我为中心,对周围其他事情的兴趣降低,因为需要依赖他人同时又怨恨此种依赖行为,情感显得矛盾,会特别注意身体上的一些变化,不适应性的行为包括放弃复原的希望、拒绝接受协助、对治疗怀疑、避免谈及自己的问题与感受及不能合作等。

(三)恢复期

此期是个体放弃患者角色,扮演健康人的角色。患者随着体力的恢复而逐渐能独立,愿意协助自己,积极参加复健活动,可以多做一些决定,并逐渐增加对周围事物的兴趣,表示自己已在康复之中。不适应的患者行为会停留在第二阶段。

四、指导患者适应角色的护理措施

为了使患者尽快适应患者角色,积极配合医疗和护理工作,以促进身体的早日康复,护士有责任在患者的角色适应中起指导作用。指导的内容包括以下几个方面。

(一)常规指导

指在患者初次入院时,护士向患者介绍病区的环境、制度、注意事项等,同时做自我介绍,介绍有关的医护人员和同室的病友,以消除患者的陌生感和恐惧感,建立起患者在医院环境中充当患者角色的自信心。

(二)随时指导

当患者住院后出现一些新情况,如即将面临痛苦的检查、治疗等,多数患者表现出焦虑、恐惧和不安。护士应观察并掌握准确的信息,及时进行指导。

(三)心理及情感支持

一些长期住院、伤残或失去工作能力的人,容易对治疗失去信心,甚至产生轻生的念头,会出现角色缺如或角色消退现象。有些患者在疾病的恢复期出现角色强化现象,护士应经常与患者沟通,了解患者的感情及情绪变化并予以适当的帮助,使其在心理上达到新的平衡。

五、患者的权利与义务

在特定条件下,护士通过医疗、护理等活动与患者建立起来的一种特殊的人际关系,即护患关系。它建立在护士与患者双方交往的基础上,是以患者为中心的各种信息交流与双向作用的过程。在护患关系中双方应按照一定的道德原则和规范来约束、调整自身的行为,尊重彼此的权利和履行的义务。护士尊重患者的权利并督促患者履行相应的义务,是提供高品质护理服务的重要方面。

(一)患者的权利

权利是法学的一个基本概念,是指人们在法规和道德允许的范围内应该享受的利益。医德权利是医学伦理学的一个范围,它是反映医患关系和卫生事业与社会关系的一个重要方面,也是社会主义医德的一个重要范畴。

以前,患者只是听命于医师和护士,很少考虑自己的权利。20世纪70年代以来,一些国家对患者的权利进行了较多的研究,并采取了一系列保证患者权利的措施。如美国将《医疗事故委员会报告书》以通俗的语言写入"患者权利章程",强调必须分发给每个患者。国际相应约定和我国法律法规规定,患者的权利包括下列主要内容。

(1)患者有个人隐私和个人尊严被保护的权利:患者有权要求有关其病情资料、治疗内容和记录如同个人隐私,须保守秘密。患者有权要求对其医疗计划,包括病例讨论、会诊、检查和治疗都应审慎处理,不允许未经同意而泄露,不允许任意将患者姓名、身体状况、私人事务公开,更不能与其他不相关人员讨论别人的病情和治疗,否则就是侵害公民名誉权,要受到法律的制裁。

(2)患者有获得全部实情的知情权:患者有权获知有关自己的诊断、治疗和预后的最新信息。在医疗活动中,医疗机构及其医护人员应当将患者的病情、医疗措施、医疗风险等如实告诉患者,及时解答其咨询;但是,应当避免对患者产生不利后果。

(3)患者有平等享受医疗的权利:当人们的生命受到疾病的折磨时,他们就有解除痛苦、得到医疗照顾的权利,有继续生存的权利。任何医护人员和医疗机构都不得拒绝患者的求医要求。人们的生存权利是平等的,享受的医疗权利也是平等的。医护人员应平等地对待每一个患者,自觉维护一切患者的权利。

(4)患者有参与决定有关个人健康的权利:患者有权在接受治疗前,如手术、重大的医疗风险、医疗处置有重大改变等情形时,得到正确的信息,只有当患者完全了解可选择的治疗方法并同意后,治疗计划才能执行。患者有权在法律允许的范围内拒绝接受治疗。医护人员要向患者说明拒绝治疗对生命健康可能产生的危害。如果医院计划实施与患者治疗相关的研究时,患者有权被告知详情并有权拒绝参加研究计划。

(5)患者有权获得住院时及出院后完整的医疗:医院对患者合理的服务需求要有回应。医院应依病情的紧急程度,对患者提供评价、医疗服务及转院。只要医疗上允许,患者在被转到另一家医疗机构前,必须先交代有关转送的原因,以及可能的其他选择的完整资料与说明。患者将转去的医疗机构必须已先同意接受此位患者的转院。

(6)患者有服务的选择权、监督权:患者有比较和选择医疗机构、检查项目、治疗方案的权利。医护人员应力求较为全面细致地介绍治疗方案,帮助患者了解和作出正确的判断及选择。患者同时还有权利对医疗机构的医疗、护理、管理、后勤、医德医风等方面进行监督。因为患者从到医疗机构就医开始,即已行使监督权。

(7)患者有免除一定社会责任和义务的权利:按照患者的病情,可以暂时或长期免除服兵役、献血等社会责任和义务。这也符合患者的身体情况、社会公平原则和人道主义原则。

(8)有获得赔偿的权利:由于医疗机构及其医护人员的行为不当,造成患者人身损害的,患者有通过正当程序获得赔偿的权利。

(9)有申请请求回避权。

(二)患者的义务

权利和义务是相对的,患者在享有正当权利的同时,也应负起应尽的义务,对自身健康和社会负责。

(1)积极配合医疗护理的义务:患者患病后,有责任和义务接受医疗护理,与医护人员合作,共同治疗疾病,恢复健康。患者在同意治疗方案后,要遵循医嘱。

(2)自觉遵守医院规章制度:医院的各项规章制度是为了保障医院正常的诊疗秩序,就诊须知、入院须知、探视制度等都对患者和亲属提出要求,这是为了维护广大患者利益的需要。

(3)自觉维护医院秩序:医院是救死扶伤、实行人道主义的公共场所,需要保持一定的秩序。患者应自觉维护医院秩序,包括安静、清洁、保证正常的医疗活动及不损坏医院财产。

(4)保持和恢复健康:医护人员有责任帮助患者恢复健康和保持健康,但对个人的健康保持需要患者积极参与。患者有责任选择合理的生活方式,养成良好的生活习惯,保持和促进健康。

(刘　娜)

第二节 护士角色

一、护士

关于护士的定义,在《现代汉语词典》中是这样解释的:"在医疗机构中担任护理工作的人员。"在《社会学百科辞典》中护士被界定为"受过护理专业教育,掌握护理、病房管理的知识和技术,有一般卫生预防工作能力的初、中、高级卫生人员。主要在医院、门诊部和其他医疗预防机构内担任各种护理工作,配合医师执行治疗或在负责的地段内进行一般医疗处理和卫生防疫等工作。"根据《中华人民共和国护士管理办法》的相关规定,要想取得护理资格成为合法护士,必须先取得护士执业证书,然后获得护士执业注册。很显然,在这里护士是指所有的取得护理资格从事护理工作人员的总称。既包括承担不同职责的护士,如护士、护士长、护士主任;还包括不同专科领域的护士,如营养护士、保健护士、保育护士;同时还包括不同职称的护士,如护士、护师、主管护师、副主任护师、主任护师。随着人们对生命数量和质量两方面要求的不断提高,护士在适应社会发展、满足人们健康需要方面的作用越来越突出,护士的工作得到了社会的普遍认可。

二、现代护士角色

在护理发展的历史进程中,传统的护理工作以保姆似的生活护理为主,处于医疗的从属地位。护士被视为类似于母亲、修女、保姆、医师的助手等角色。只是简单地执行医嘱,照顾患者,不需要专门的训练,其形象是原始的、单一的。随着社会文明的进步,医学和护理学的发展,护理教育水平的提高,护士的角色范围不断扩展并发生了根本的变化,由单一的角色逐步向复合角色转变。

(一)照顾者

为患者提供直接的护理服务,照顾患者,满足患者生理、心理和社会各方面的需要,是护士的首要职责,也是其他护士角色的基础。

(二)管理者

现代护士都有管理的职责,其中护理领导者管理人力资源和物资资源,组织护理工作的实施,以提高护理的质量和效率;普通护士管理患者和病区环境,以促进患者早日康复。

(三)沟通者

这是护士的又一个重要角色,包含护士与患者及其家属之间、护士之间、护士与其他健康工作者之间的沟通。通过沟通满足个人、家庭和社区等的各种需要,保证护理措施的有效实施和各方面的协调合作。

(四)患者权益保护者

作为患者权益的保护者,护士有责任帮助患者维持一个安全的环境,保护患者免受意外伤害,得到适当的治疗和护理。如当患者难以确定是否接受某项治疗时,护士应帮助患者了解来自各种途径的健康信息,补充必要的信息,帮助患者作出正确选择。

（五）健康教育者

护士在许多场合有进行教育的义务。在医院,可对患者和家属进行健康教育,向他们讲解有关疾病的治疗、护理和预防知识;在社区,可向居民宣传预防疾病、保持健康的知识和方法等。

（六）研究者

作为一名现代护士,有责任进行护理研究,以适应社会发展对护理的需要,完善护理理论,推动护理专业的发展。

三、护士角色的权利和义务

（一）护士角色的权利

(1)有要求患者听从护嘱并给予配合的权利。

(2)有要求提供适宜的工作环境并接受合理工作报酬的权利。

(3)有进一步学习、深造,提高知识和技能水平的权利。

(4)有维护职业形象、人格尊严受到尊重的权利。

(5)有向医师提出合理建议的权利。

(6)有在突发的紧急情况下,主动对患者做出临时处置的权利。

依据《中华人民共和国护士管理办法》的相关规定,护士依法履行职责的权利即护理执业权利受法律保护,任何单位或个人都不得干涉。医师和患者等人可以对护理工作提出意见和建议,但不得干涉护士行使其执业权利。非法阻挠护士依法执业或侵犯护士人身权利的,由护士所在单位提请公安机关予以治安行政处罚;情节严重、触犯刑律的,提交司法机关依法追究刑事责任。

（二）护士角色的义务

(1)正确执行医嘱的义务。

(2)进行平等、科学护理的义务。

(3)紧急情况及时通知医师并配合抢救的义务。

(4)紧急情况下采取急救措施的义务。

(5)提供卫生咨询的义务。

(6)遵守护理职业道德的义务。

(7)对患者隐私保密的义务。

(8)服从卫生行政部门调遣的义务。

在遇有自然灾害、传染病流行、突发重大伤亡事故及其他严重威胁人群生命健康的紧急情况下,护士必须服从卫生行政部门的调遣,参加医疗救护和预防保健工作。

四、护士角色的职业道德

护理职业道德是调整护士与患者之间、护士内部之间及护士与社会之间关系的行为规范的总和。护理职业是一个直接关系到人民身心健康和生命安危的重要职业,其职业道德的高尚与否直接与患者的生死息息相关。了解并掌握护理职业道德的相关内容,并自觉遵守,是每一个护士义不容辞的责任。护士应在"救死扶伤,防病治病,实行革命的人道主义,全心全意为人民服务"的基本原则下,遵守以下职业道德。

（一）尊重患者、关心体贴患者

尊重患者,即尊重患者的人格,尊重患者的诊治权利,把患者视为自己忠诚服务的对象。对待患者要做到:语言亲切温和,解答问题耐心,充分理解患者的心情,尊重患者,同情患者,急患者所急,想患者所想。任何对患者讽刺挖苦、盛气凌人或置之不理的态度和做法都是不道德的。

(二)工作认真负责、任劳任怨

一切为了患者利益是护理工作的出发点和归宿,把患者的生命安危放在工作的首位,是护士忠于职守的显著标志。在护理工作中,护士要严格遵守护理规章制度和各种护理操作规程,做到认真仔细,严谨周密,一丝不苟,准确及时,安全可靠,要杜绝各种护理差错、护理医疗事故的发生。为了患者利益,不计个人得失,不辞辛苦,不厌其烦、不怕脏累,始终满腔热情地对待患者和工作。

(三)互尊互助、团结协作

现代医疗活动的进行都离不开集体的努力,因此,护士在护理过程中,一定要与其他护士和医护人员团结合作,相互支持,相互尊重,相互学习,取长补短。工作中发生差错应忠于事实,不推诿责任,不文过饰非,坚决避免对同事的差错幸灾乐祸的做法。

(四)勤奋学习、精益求精

现代医学的发展和护理模式的转变对护士提出了很高的要求,需要护士勤奋钻研护理技术,主动学习相关学科知识,不断提高护理技术水平;以便从患者的生理、心理、社会等各方面对患者做出科学合理的综合护理诊断,实施有效护理,更好地协助患者达到健康目标。

(五)热爱专业、无私奉献

护理工作是整个医疗卫生工作的重要组成部分,与医疗工作同等重要。护士与医师的分工是医学发展的需要,护士与医师一样是医疗工作中不可缺少的组成部分。护士应端正对护理工作的认识,热爱本职工作,严格要求自己,对一切患者,不分民族、性别、职业、家庭出身、教育程度、财产状况,都要一视同仁。要以全心全意为人民服务、无私奉献的精神,做好自己的本职工作,把献身护理事业作为自己的崇高理想。

五、护士角色的素质

素质是一个人在生理、心理、智能和知识等多方面的综合表现,各种角色均应具有其本身特有的素质。作为一名现代护士,应具有以下基本素质。

(一)优良的思想素质和高尚的道德情操

护士作为人们眼中的"白衣天使",必须具有良好的思想政治素质和职业道德素质。在思想上,要热爱祖国、热爱人民、热爱本职工作,要有正确的世界观、人生观、价值观,要忠于护理事业,对护理怀有深厚的感情,具有为人类健康服务的奉献精神。同时,还应具有崇高的护理职业道德,要具有高度的责任感和同情心,兢兢业业,忠于职守,严于律己,奉公守法,谦虚诚实,廉洁正直,出差错不隐瞒,有责任不推诿,待患者如亲人,对工作精益求精。

(二)合理的知识结构和精湛的护理操作技术

要适应新的医学、护理模式的转变,护士就必须掌握较为全面的知识。这不仅包括医学护理学方面的知识,而且还包括心理学、社会学、伦理学、教育学、管理学、美学等多方面的知识;不仅要掌握传统的知识,而且还要掌握科学前沿的最新知识。只有这样,才能适应当前护理工作的需要,最大限度地满足患者健康的需求。

为了提供恰当的护理,减轻患者的痛苦,使患者尽快地恢复健康,还必须有精湛的护理操作技术。护理操作通常是直接或间接作用于人体,因而各种操作不得有丝毫马虎,应做到规范、熟练、应变能力强。

（三）良好的性格和稳定的心理素质

护士服务对象、工作环境的特殊性，决定了护士必须具有良好的性格和稳定的心理素质。在护理中，面临困难、遭遇挫折，甚至失败的情况时有发生，这就要求护士必须具有抗挫折的能力，遇事沉着冷静。不管遇到什么样的患者和情况，都要耐心细致、镇定自若、临危不惧、充满自信，有条不紊地加以妥善处理。

（四）较强的人际沟通能力

在现代护理中，良好的人际关系是做好护理工作的重要基础，对于患者、护士、医院和社会都具有重要意义，有利于促进护士与患者之间、护士与其他医护人员之间的相互信任和密切协作，营造良好的健康服务氛围，使患者积极主动地参与配合，提高护理工作效率，使医疗护理活动顺利进行。

（五）敏锐的观察力和较强的应变能力

护理实践中，患者的病情及心理状态是复杂多变的，有时患者身体或心理微小的变化，恰是某些严重疾病的先兆。护士只有具备敏锐的观察能力，才能发现这些变化，做到"防患于未然"。同时，由于患者的心理活动与个性特征千差万别，同样的护理方法，同样的护理语言与态度不一定适合所有的患者，这就要求护士在护理工作中做到灵活机智，针对性强；当遇到难以预料的突发事件时，能及时应对，恰当处置。

（刘　娜）

第三节　护士与患者的关系

护理工作中的人际关系包括护患关系、医护关系和护护关系等，其中护患关系是护士面临的最重要的关系。

一、性质

（一）护患关系是一种治疗性的人际关系（也称专业性人际关系）

护患关系是在护理服务过程中，护士与患者自然形成的一种帮助与被帮助的人际关系。与一般人际关系不同，在护患关系中，护士作为专业帮助者处于主导地位，并以患者的需要为中心。护士通过实施护理程序来满足患者的需要，从而建立治疗性的人际关系。护士的素质、专业知识和专业技术水平等会影响护患关系的建立。

（二）护患关系是专业性的互动关系

在护患关系中，护士与患者是相互影响的。双方不同的经历、知识、情绪、行为模式、文化背景、价值观、与健康有关的经验等都会影响到彼此间的关系与交往。

二、护患关系的基本模式

美国学者萨斯和柯伦德提出了医患关系的三种模式，这一模式分类也同样适用于护患关系。

（一）主动-被动型模式

这是一种传统的护患关系模式。在护理活动过程中，护士处于主动、主导的地位，而患者则处于完全被动的、接受的从属地位。即所有的护理活动,只要护士认为有必要,不需经患者同意就可实施。这一模式主要存在于患者难以表达自己意见的情况下,如昏迷状态、全身麻醉手术过程中或婴幼儿等。这需要护士发挥积极能动的作用。

(二)指导-合作型模式

在护理活动过程中,护患双方都具有主动性,由护士决定护理方案、护理措施,而患者则尊重护士的决定,并主动配合,提供自己与疾病有关的信息,对方案提出意见与建议。这一模式主要适用于患者病情较重,但神志清醒的情况下。此情况下,患者希望得到护士的指导,积极发挥自己的主观能动性。

(三)共同参与型模式

这一模式在护理活动过程中,护患双方具有大致同等的主动性和权利,共同参与护理措施的决策和实施。患者不是被动接受护理,而是积极主动配合,参与护理;护士尊重患者权利,与患者协商共同制定护理计划。此模式主要适用于患慢性病和受过良好教育的患者。

三、护患关系的分期

护患关系的建立、维持和结束可分为 3 期。

(一)第一期(初始期)

从患者与护士开始接触时就开始了。此期的主要任务是护患之间建立信任关系,并确定患者的需要。信任关系是建立良好护患关系的决定性因素之一。护士通过观察、询问、评估患者,收集资料,发现患者的健康问题,制定护理计划。患者根据护士的言行逐渐建立对护士的信任。

(二)第二期(工作期)

此期护患之间在信任的基础上开始合作,主要任务是护士通过实施护理措施来帮助患者解决健康问题,满足患者需要,达到护理目标。在护理过程中,应鼓励患者参与,充分发挥患者的主观能动性,减少其对护理的依赖。

(三)第三期(结束期)

在达到护理目标后,护患关系就进入结束阶段,此期的主要任务是圆满地结束护患关系。护士应了解患者对目前健康状况的接受程度,制定患者保持和促进健康的教育计划,了解护患双方对护患关系的评价,并征求患者意见,以便今后工作中进一步改进。

(刘　娜)

第四节　护士与患者的沟通

一、沟通的概念

沟通是信息遵循一系列共同的规则相互传递的过程。沟通是形成人际关系的手段。

二、沟通的基本要素

沟通的过程包括沟通的背景或情景、信息发出者、信息、信息传递途径、信息接受者和反馈等

6个基本要素。

(一)沟通的背景或情景

沟通的背景或情景指沟通发生的场所或环境,既包括物理场所,也包括沟通的时间和沟通参与者的个人特征,如情绪、文化背景等。不同的沟通背景或情景会影响对沟通信息的理解。

(二)信息发出者

信息发出者指发出信息的主体,既可以是个人,也可以是群体、组织。信息发出者的社会文化背景、知识和沟通技巧等都可对信息的表达和理解造成影响。

(三)信息

信息是沟通得以进行的最基本的要素,指能够传递并被接收者所接受的观点、思想、情感等。包括语言和非语言的行为。

(四)信息传递途径

信息传递途径指信息传递的手段或媒介,包括视觉、听觉、触觉等。护士在进行沟通时,应根据实际情况综合运用多种传递途径,以帮助患者更好地理解信息。

(五)信息接受者

信息接受者是接受信息的主体。信息接受者的社会文化背景、知识和沟通技巧等均可影响信息的理解和表达。

(六)反馈

反馈指沟通双方彼此的回应。

三、沟通的基本层次

沟通可分为以下5个层次。

(一)一般性沟通

一般性沟通又称陈词滥调式的沟通,是沟通双方参与的程度最差,彼此分享真实感觉最少的沟通。双方往往只是表达一些表面式的社交性话题,如"今天天气不错""您好吗"等。在护患关系建立的初期,可使用一般性沟通帮助建立信任关系,并有助于鼓励患者表达出有意义的信息。但如一直维持在这一层次,将无法建立治疗性人际关系。

(二)陈述事实的沟通

陈述事实的沟通是一种不掺加个人意见、判断,不涉及人与人之间关系的一种客观性沟通。如"我曾做过剖宫产手术""我今年50岁"等。这一层次的沟通对护士了解患者的情况非常重要,护士不应阻止患者以此种方式进行沟通,以促使其表达更多的信息。

(三)分享个人的想法

这一层次的沟通比陈述事实的沟通高一层次。患者对护士表达自己的想法,表示护患之间已建立起信任感,如患者向护士表达其对治疗的要求等。此时,护士应注意理解患者,不要随意反对患者。

(四)分享感觉

在沟通双方相互信任的基础上才会发生。沟通时个体愿意和对方分享他的感觉、观点、态度等。

(五)一致性的沟通

这是沟通的最高层次,指沟通双方对语言和非语言性行为的理解一致,达到分享彼此感觉的最高境界。如护士和患者不用说话,就可了解对方的感觉和想表达的意思。

四、沟通的基本类型

按照沟通使用的符号分类,沟通可分为语言性沟通和非语言性沟通。

(一)语言性沟通

语言性沟通是指沟通者通过语言或文字的形式与接受者进行信息的传递与交流。护士在为患者采集病史、进行健康教育和实施护理措施时都必须进行语言性沟通。

(二)非语言性沟通

非语言性沟通是指不使用语言或文字进行的沟通,而是通过躯体姿势和运动、面部表情、空间、声音和触觉等来进行信息的沟通。非语言性沟通可以伴随着语言性沟通而产生,主要目的是表达情绪和情感、调节互动、验证语言信息、维护自我形象和表示人际关系的状态。非语言性沟通具有情景性、整体性和可信性的特点。非语言性沟通形式主要包括以下几种。

1.体语

体语指通过人体运动表达的信息,如仪表、面部表情、眼神、姿态、手势、触摸等。

2.空间效应

空间效应指沟通双方对他们沟通中的空间和距离的理解与运用。个体沟通时的空间与距离会影响个体的自我暴露程度与舒适感。人际交往中的距离主要分为4种。

(1)亲密区:指沟通双方距离小于 50 cm,当护士在进行查体、治疗、安慰、爱抚时,与患者之间的距离。

(2)个人区:指沟通双方距离在 50～100 cm,人们与亲友交谈、护士与患者进行交谈时主要使用此区距离。

(3)社会区:指沟通双方距离在 1.1～4.0 m,在工作单位和社会活动时常用,如护士同事一起工作时或护士通知患者吃饭等。

(4)公众区:指沟通双方距离在 4 m 以上,一般用于正式公开讲话中,如上课、开会等。

3.反应时间

反应时间的长短可反映对沟通的关注程度,及时的反应可鼓励沟通的进行。

4.类语言

类语言指伴随语言产生的声音,包括音质、音量、音调、语速、节奏等。这些可影响人们对沟通的注意力,同时可表达沟通者的情绪和情感。

五、影响有效沟通的因素

(一)信息发出者和信息接收者的个人因素

个人因素包括生理因素(如年龄、疲劳、疼痛、耳聋等)、情绪状态(如愤怒、焦虑、悲伤等)、知识水平(如文化程度、语言等)、社会背景(如种族、民族、职业等)、个性特征、外观形象等。

(二)信息因素

信息因素包括信息本身是否清楚、完整、符合逻辑、是否相互矛盾等。

(三)环境因素

环境因素包括物理环境(如光线、温度、湿度、整洁度、噪声及是否利于保护患者隐私等)和社会环境(如人际关系、沟通的距离、氛围等)。

（四）不适当的沟通方式

常见的有突然改变话题、急于陈述自己的观点、匆忙下结论或表达个人的判断、虚假或不适当的安慰、针对性不强的解释、引用事实不当等。

六、常用的沟通技巧

良好的沟通技巧是达到有效沟通的重要保障,有效沟通是指信息接收者所接收的信息与发出者所要表达的一致。常用的沟通技巧包括以下几点。

（一）倾听

倾听时,护士要做到注意力集中、全神贯注,避免分心;耐心,不随意打断患者的谈话;不急于做判断;除关注患者的语言信息外还要关注患者的非语言信息,以了解患者真正要表达的意思。此外,护士应注意做到与患者经常保持眼神的交流,进行适当的提问及采用适当的非语言信息时常给患者以响应。

（二）反应

反应即信息接收者(护士)将部分或全部的沟通内容(包括语言性及非语言性的)反述给发出者(患者),使其能对自己的谈话和表现进行评估,如"您看起来好像……"。进行反应时应注意,鼓励患者显露其情绪和情感,并恰当地运用移情,帮助建立信任的护患关系。

（三）提问

提问的方式可分为明确性提问、激励性提问、征求意见性提问、证实性提问等类型。所提的问题有开放式问题和封闭式问题两种。开放式问题没有固定的答案,是让患者自由作答,因此可获得较多的信息,但需要时间较长,如"您现在有哪些不适";封闭式问题答案是限定的,只要做简单的选择即可,省时、效率高,但不利于患者表露自己的感情和提供额外的信息,如"您是否吸烟"。提问时,护士应注意组织好提问的内容,围绕谈话中心,避免跑题;所用语言应能为患者理解,避免应用术语;此外,应注意提问的时机、语气、语调和句式,避免诱导式的提问和不愉快的提问。

（四）重复

重复即指将患者关键的话重复一遍;或保持患者原意不变,将患者的话用自己的语言给予复述。恰当的重复可增强患者对护士的信任。

（五）澄清和阐明

澄清是将患者模棱两可、含糊不清或不够完整的谈话弄清楚,以增强沟通的准确性。阐明是对患者所表达的问题进行解释的过程,目的是为患者提供一个新的观点。

（六）沉默

适当地运用沉默可以给患者思考的时间,让患者感到护士在认真倾听,同时也给了护士观察患者和调试自己的时间。急于打破沉默会阻碍有效的沟通。

（七）触摸

触摸是一种非语言性沟通技巧,适当的触摸可加强沟通。护士可通过适当的触摸表达对患者的关心、理解和支持,也是护士与视觉或听觉有障碍的患者进行有效沟通的重要方法。但应注意针对不同年龄、性别、种族、文化背景等的对象采取适当的、个性化的触摸,以免产生消极后果。

（刘　娜）

第三章

护 理 技 术

第一节 口 服 给 药

口服是一种最常用的给药方法。它既方便又经济且较安全,药物经口服后,通过胃肠黏膜吸收进入血液循环,起到局部或全身的治疗作用。口服法的缺点是吸收慢而不规则;有些药物到达全身循环前要经过肝脏,使药效受到破坏;有的药物在肠内不吸收或具有刺激性而不能口服。病危、昏迷或呕吐不止的患者不宜应用口服法。因此,护士应根据病情、用药目的及药物吸收的快慢,掌握用药的时间。

一、摆药

(一)病区摆药

1.用物

药柜(内有各种药物、量杯、滴管、乳体、药匙、纱布或小毛巾),发药盘或发药车,药杯,小药牌,服药单(本),小水壶内备温开水。

2.操作方法

(1)操作前应洗手、戴口罩,打开药柜将用物备齐。

(2)按服药时间挑选小药牌,核对小药牌及服药单,无误后依床号顺序将小药牌插入发药盘内配药,注意用药的起止时间,先配固体药,后配水剂及油剂。

(3)摆固体药片、药粉、胶囊时应用药匙分发,同一患者的数种药片可放入同一个杯内,药粉或含化药须用纸包。

(4)摆水剂用量杯计量,左手持量杯,拇指置于所需刻度,右手持药瓶先将药液摇匀,标签朝上,举量杯使所需刻度与视线平行,缓缓倒入所需药量(图3-1),倒毕,以湿纱布擦净瓶口放回原处。同时服用几种水剂时,须分别倒入几个杯内。更换药液品种应洗净量杯。

(5)药液不足 1 mL,须用滴管测量,1 mL＝15 滴,滴时须稍倾斜。为使患者得到准确的药量,避免药液蘸在杯内,应滴入已盛好冷开水的药杯。

21

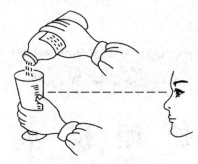

图 3-1　倒药液法

(6)药摆毕,应将药物、小药牌与服药单全部核对一遍;发药前由别人再查对一次,无误后方可发药。

(二)中心药站

有的医院设有中心药站,为住院患者集中摆药。中心药站具有全院宏观调控药品的作用,避免积压浪费,减少病区摆药、取药、退药、保管等烦琐工作。

病区护士每天查房后,将药盘及小药牌一起送到中心药站,由药站专人负责摆药、核对。摆药一次备一天的量(三次用量),之后由病区护士核对取回,按时发给患者。

各病区可另设一小药柜,存放少量的常用药、抢救药、针剂和极少量毒、麻、限制药品等,以备夜间及临时急用。

二、发药

(1)备好温开水,携带发药车或发药盘,服药单进病室。

(2)按规定时间送药至床前,核对床号、姓名,并呼唤患者无误后再发药物,待患者服下后方可离开。

(3)对危重患者护士应予喂服,鼻饲患者应由胃管注入。若患者不在或因故不能当时服药者,将药品带回保管。换药或停药应及时告诉患者,如患者提出疑问,应耐心解释。

(4)抗生素及磺胺类药物需在血液内保持有效浓度,必须准时给药。

三、注意事项

(1)某些刺激食欲的健胃药宜在饭前服,因为刺激舌的味觉感受器,使胃液大量分泌。

(2)某些磺胺类药物经肾脏排出,尿少时即析出结晶引起肾小管堵塞,服药后指导患者多饮水,而对呼吸道黏膜起保护性作用的止咳合剂,服后则不宜立即饮水,以免冲淡药物降低药效。

(3)服用强心苷类药物,如洋地黄、地高辛等,应先测脉率、心率,并注意其节律变化,脉率低于60次/分或节律不齐则不可继续服用。

(4)某些药物对牙齿有腐蚀作用或使牙齿染色的药物,如酸类或铁剂,服用时避免与牙齿接触,可将药液由饮水管吸入,服后再漱口。

四、发药后处理

药杯用肥皂水和清水洗净,消毒擦干后,放回原处备用。油剂药杯应先用纸擦净后清洗再消毒,同时清洁药盘或发药车。

(李　珊)

第二节 皮内注射

一、目的

(1)进行药物过敏试验,以观察有无变态反应。

(2)预防接种。

(3)局部麻醉的起始步骤。

二、评估

(一)评估患者

(1)双人核对医嘱。

(2)核对患者床号、姓名、住院号和腕带(请患者自己说出床号和姓名)。

(3)评估患者病情、意识状态、配合能力、用药史、药物过敏史、不良反应史。

(4)向患者解释操作目的和过程,取得患者配合。

(5)查看注射部位皮肤情况(皮肤颜色,有无皮疹、感染和皮肤划痕阳性)。

(6)协助患者取舒适坐位或卧位。

(二)评估环境

安静整洁,宽敞明亮,必要时遮挡。

三、操作前准备

(一)人员准备

仪表整洁,符合要求。洗手,戴口罩。

(二)按医嘱配制药液

(1)操作台(治疗室):注射盘、无菌治疗巾、无菌镊子、1 mL 注射器、药液、安尔碘、75%乙醇、无菌棉签等。

(2)双人核对药液标签,药名、浓度、剂量、有效期、给药途径。

(3)检查瓶口有无松动、瓶身有无破裂、药液有无浑浊、沉淀、絮状物和变质。

(4)检查注射器、安尔碘、75%乙醇、无菌棉签、包装无破裂、是否在有效期内。

(5)按正规操作抽吸药液,并贴好标识,置于无菌盘内。

(6)再次核对皮试液,并签名。

(三)物品准备

治疗车上层放置无菌盘(内置已抽吸好的药液)、治疗盘(75%乙醇、无菌棉签)、备用(1 mL 注射器 1 支、0.1%盐酸肾上腺素 1 支,变态反应时用)、快速手消毒剂、注射单,以上物品符合要求,均在有效期内。治疗车下层放置生活垃圾桶、医疗废物桶、锐器盒。

四、操作程序

(1)携用物推车至患者床旁,核对床号、姓名、住院号、腕带和药物过敏史(请患者自己说出床号和姓名)。

(2)选择注射部位(过敏试验选择前臂掌侧下 1/3;预防接种选择上臂三角肌下缘;局部麻醉则选择麻醉处)。

(3)75％乙醇常规消毒皮肤。

(4)二次核对患者床号、姓名和药名。

(5)排尽空气,药液至所需刻度,且药液不能外溢。

(6)一手绷紧局部皮肤,一手持注射器,针头斜面向上,与皮肤成 5°刺入皮内。

(7)待针头斜面完全进入皮内后,放平注射器,固定针栓并注入 0.1 mL 药液,使局部形成一个圆形隆起的皮丘(皮丘直径 5 mm,皮肤变白,毛孔变大)。

(8)迅速拔出针头,勿按揉和压迫注射部位。

(9)20 分钟后观察患者局部反应,做出判断。

(10)协助患者取舒适体位,整理床单位。

(11)快速手消毒剂消毒双手,签名。

(12)推车回治疗室,按医疗废物处理原则处理用物。

五、20 分钟后判断结果

(1)核对患者床号、姓名、住院号和腕带(请患者自己说出床号和姓名)。

(2)须经两人判断皮试结果,并将结果告知患者和家属。

(3)洗手,皮试结果记录在病历、护理记录单和病员一览表等处。阳性用红笔标记"＋",阴性用蓝色或黑笔标记"－"。

(4)如对结果有怀疑,应在另一侧前臂皮内注入 0.1 mL 生理盐水进行对照试验。

六、皮内试验结果判断

(一)阴性
皮丘无改变,周围无红肿,并无自觉症状。

(二)阳性
局部皮丘隆起,局部出现红晕、硬块,直径＞1 cm 或周围有伪足;或局部出现红晕,伴有小水疱者;或局部发痒者为阳性。严重时可出现过敏性休克。观察反应的同时,应询问有无头晕、心慌、恶心、胸闷、气短、发麻等不适症状,如出现上述症状时不可使用青霉素。

七、注意事项

(1)皮试药液要现用现配,剂量准确。

(2)备好相应抢救设备与药物,及时处理变态反应。

(3)行皮试前,尤其行青霉素过敏试验前必须询问患者家族史、用药史和药物过敏史,如有药物过敏史者不可进行试验。

(4)药物过敏试验时,患者体位要舒适,不可采取直立位。

(5)选择注射部位时应注意避开瘢痕和皮肤红晕处。

(6)皮肤试验时禁用碘剂消毒,对乙醇过敏者可用生理盐水消毒,避免反复用力涂擦局部皮肤。

（7）拔出针头后,注射部位不可用棉球按压揉擦,以免影响结果观察。

（8）进针角度以针尖斜面全部刺入皮内为宜,进针角度过大易将药液注入皮下,影响结果的观察和判断。

（9）如需进行对照试验,应用另一注射器和针头,抽吸无菌生理盐水,在另一前臂相同部位皮内注射0.1 mL,观察20分钟进行对照。告知患者皮试后20分钟内不要离开病房。

（10）正确判断试验结果,对皮试结果阳性者,应在病历、床头或腕带、门诊病历和患者一览表上醒目标记,并将结果告知医师、患者和家属。

（11）特殊药物皮试,按要求观察结果。

（朱云云）

第三节 皮下注射

一、目的

（1）注入小剂量药物,用于不宜口服给药而需在一定时间内发生药效时。

（2）预防接种。

（3）局部供药,如局部麻醉用药。

二、评估

（一）评估患者

（1）双人核对医嘱。

（2）核对患者床号、姓名、住院号和腕带(请患者自己说出床号和姓名)。

（3）评估患者病情、意识状态、配合能力、用药史、药物过敏史、不良反应史等。

（4）向患者解释操作目的和过程,取得患者配合。

（5）查看注射部位皮肤情况(皮肤颜色,有无皮疹、感染)。

（6）协助患者取舒适坐位或卧位。

（二）评估环境

安静整洁,宽敞明亮,必要时遮挡。

三、操作前准备

（一）人员准备

仪表整洁,符合要求。洗手,戴口罩。

（二）按医嘱配制药液

（1）操作台上放置注射盘、纸巾、无菌治疗巾、无菌镊子、2 mL注射器、医嘱用药液、安尔碘、75％乙醇、无菌棉签。

（2）双人核对药液标签、药名、浓度、剂量、有效期、给药途径。

（3）检查瓶口有无松动、瓶身有无破裂、药液有无浑浊、沉淀、絮状物和变质。

（4）检查注射器、安尔碘、75％乙醇、无菌棉签等，包装无破裂，在有效期内。

（5）按正规操作抽吸药液，并贴好标识，置于无菌盘内。

（6）再次核对药液，记录时间并签名。

（三）物品准备

治疗车上层放置无菌盘（内置抽吸好的药液）、治疗盘（安尔碘、75％乙醇）、注射单、快速手消毒剂，以上物品符合要求，均在有效期内。治疗车下层放置生活垃圾桶、医疗废物桶、锐器盒。

四、操作程序

（1）携用物推车至患者床旁，核对床号、姓名、住院号和腕带（请患者自己说出床号和姓名）。

（2）根据注射目的选择注射部位（上臂三角肌下缘、两侧腹壁、后背、股前侧和外侧等）。

（3）常规消毒皮肤，待干。

（4）二次核对患者床号、姓名和药名。

（5）排尽空气；取干棉签夹于左手示指与中指之间。

（6）一手绷紧皮肤，另一手持注射器，示指固定针栓，针头斜面向上，与皮肤的角度为 30°～40°（过瘦患者可捏起注射部位皮肤，并减少穿刺角度）快速刺入皮下，深度为针梗的 1/2～2/3；松开紧绷皮肤的手，抽动活塞，如无回血，缓慢推注药液。

（7）注射毕用无菌干棉签轻压针刺处，快速拔针后按压片刻。

（8）再次核对患者床号、姓名和药名，注射器按要求放置。

（9）协助患者取舒适体位，整理床单位，并告知患者注意事项。

（10）快速手消毒剂消毒双手，记录时间并签名。

（11）推车回治疗室，按医疗废物处理原则处理用物。

（12）洗手，根据病情书写护理记录单。

五、注意事项

（1）遵医嘱和药品说明书使用药品。

（2）长期注射者应注意更换注射部位。

（3）注射中、注射后观察患者不良反应和用药效果。

（4）注射＜1 mL 药液时须使用 1 mL 注射器，以保证注入药液剂量准确无误。

（5）持针时，右手示指固定针栓，但不可接触针梗，以免污染。

（6）针头刺入角度不宜超过 45°，以免刺入肌层。

（7）尽量避免应用对皮肤有刺激作用的药物作皮下注射。

（8）若注射胰岛素时，需告知患者进食时间。

（龙　瑶）

第四节 肌内注射

一、目的

注入药物,用于不宜或不能口服或静脉注射,且要求比皮下注射更快发生疗效时。

二、评估

(一)评估患者

(1)双人核对医嘱。

(2)核对患者床号、姓名、住院号和腕带(请患者自己说出床号和姓名)。

(3)评估患者病情、治疗情况、意识状态、用药史、药物过敏史、不良反应史、肢体活动能力和合作程度。

(4)向患者解释操作目的和过程,取得患者配合。

(5)查看注射部位皮肤情况(皮肤颜色,有无皮疹、感染和皮肤划痕阳性)。

(6)协助患者取舒适坐位或卧位。

(二)评估环境

安静整洁,宽敞明亮,必要时遮挡。

三、操作前准备

(一)人员准备

仪表整洁,符合要求。洗手,戴口罩。

(二)按医嘱配制药液

(1)操作台:注射盘、无菌盘、2 mL 注射器、5 mL 注射器、医嘱所用药液、安尔碘、无菌棉签。如注射用药为油剂或混悬液,需备较粗针头。

(2)双人核对药物标签、药名、浓度、剂量、有效期、给药途径。

(3)检查瓶口有无松动、瓶身有无破裂、药液有无浑浊、变质。

(4)检查无菌注射器、安尔碘、无菌棉签等,包装无破裂,在有效期内。

(5)按正规操作抽吸药液,并贴好标识,置于无菌盘内。

(6)再次核对药液,记录时间并签名。

(三)物品准备

治疗车上层放置无菌盘(内置抽吸好药液)、安尔碘、注射单、无菌棉签、快速手消毒剂,以上物品符合要求,均在有效期内。治疗车下层放置生活垃圾桶、医疗废物桶、锐器盒。

四、操作程序

(1)携用物推车至患者床旁,核对床号、姓名、住院号和腕带(请患者自己说出床号和姓名)。

(2)协助患者取舒适体位,暴露注射部位,注意保暖,保护患者隐私,必要时可遮挡。

（3）选择注射部位（臀大肌、臀中肌、臀小肌、股外侧和上臂三角肌）。

（4）常规消毒皮肤，待干。

（5）再次核对患者床号、姓名和药名。

（6）拿取药液并排尽空气，取干棉签，夹于左手示指与中指之间，以一手拇指和示指绷紧局部皮肤，另一手持注射器，中指固定针栓，将针头迅速垂直刺入，深度约为针梗的 2/3。

（7）松开紧绷皮肤的手，抽动活塞。如无回血，缓慢注入药液，同时观察反应。

（8）注射毕，用无菌干棉签轻按进针处，快速拔针，按压片刻。

（9）再次核对患者床号、姓名和药名。

（10）协助患者取舒适体位，整理床单位，注射后观察用药反应。

（11）快速手消毒剂消毒双手，记录时间并签名。

（12）推车回治疗室，按医疗废物处理原则处理用物。

（13）洗手，根据病情书写护理记录单。

五、常用肌内注射定位方法

（一）臀大肌肌内注射定位法
注射时应避免损伤坐骨神经。

1.十字法

从臀裂顶点向左或右侧画一水平线，然后从髂嵴最高点作一垂线，将一侧臀部被划分为 4 个象限，其外上象限并避开内角为注射区。

2.连线法

从髂前上棘至尾骨作一连线，其外 1/3 处为注射部位。

（二）臀中肌、臀小肌肌内注射定位法
（1）以示指尖和中指尖分别置于髂前上棘和髂嵴下缘处，在髂嵴、示指、中指之间构成一个三角形区域，示指与中指构成的内角为注射部位。

（2）髂前上棘外侧三横指处（以患者手指的宽度为标准）。

（三）股外侧肌内注射定位法
在股中段外侧，一般成人可取髋关节下 10 cm 至膝关节的范围。此处大血管、神经干很少通过，且注射范围广，可供多次注射，尤适用于 2 岁以下的幼儿。

（四）上臂三角肌内注射定位法
取上臂外侧，肩峰下 2～3 横指处。此处肌肉较薄，只可做小剂量注射。

（五）体位准备

1.卧位

臀部肌内注射时，为使局部肌肉放松，减轻疼痛与不适，可采用以下姿势。

（1）侧卧位：上腿伸直，放松，下腿稍弯曲。

（2）俯卧位：足尖相对，足跟分开，头偏向一侧。

（3）仰卧位：常用于危重和不能翻身的患者，采用臀中肌、臀小肌肌内注射法较为方便。

2.坐位

为门诊患者接受注射时常用体位。可供上臂三角肌或臀部肌内注射时采用。

六、注意事项

(1)遵医嘱和药品说明书使用药品。

(2)药液要现用现配,在有效期内,剂量要准确。选择两种药物同时注射时,应注意配伍禁忌。

(3)注射时应做到"两快一慢"(进针、拔针快,推注药液慢)。

(4)选择合适的注射部位,避免刺伤神经和血管,无回血时方可注射。

(5)注射时切勿将针梗全部刺入,以防针梗从根部衔接处折断。若针头折断,应先稳定患者情绪,并嘱患者保持原位不动,固定局部组织,以防断针移位,同时尽快用无菌血管钳夹住断端取出;如断端全部埋入肌肉,应速请外科医师处理。

(6)对需长期注射者,应交替更换注射部位,并选择细长针头,以避免减少硬结的发生。如因长期多次注射出现局部硬结时,可采用热敷、理疗等方法予以处理。

(7)2 岁以下婴幼儿不宜选用臀大肌注射,因其臀大肌尚未发育好,注射时有损伤坐骨神经的危险,最好选择臀中肌和臀小肌注射。

(朱云云)

第五节 静脉注射

一、目的

(1)所选用药物不宜口服、皮下注射、肌内注射,又需迅速发挥药效时。

(2)注入药物进行某些诊断性检查,如对肝、肾、胆囊等造影时需静脉注入造影剂。

二、评估

(一)评估患者

(1)双人核对医嘱。

(2)核对患者床号、姓名、住院号和腕带(请患者自己说出床号和姓名)。

(3)了解患者病情、意识状态、配合能力、药物过敏史、用药史。

(4)评估患者穿刺部位的皮肤状况、肢体活动能力、静脉充盈度和管壁弹性。选择合适静脉注射的部位,评估药物对血管的影响程度。

(5)向患者解释静脉注射的目的和方法,告知所注射药物的名称,取得患者配合。

(二)评估环境

安静整洁,宽敞明亮。

三、操作前准备

(一)人员准备

仪表整洁,符合要求。洗手,戴口罩。

(二)物品准备

1.操作台

治疗单、静脉注射所用药物、注射器。

2.按要求检查所需用物,符合要求方可使用

(1)双人核对药物名称、浓度、剂量、有效期、给药途径。

(2)检查药物的质量、标签,液体有无沉淀和变色,有无渗漏、浑浊和破损。

(3)检查注射器和无菌棉签的有效期、包装是否紧密无漏气,安尔碘的使用日期是否在有效期内。

3.配制药液

(1)安尔碘棉签消毒药物瓶口,掰开安瓿,瓶帽弃于锐器盒内。

(2)打开注射器,将外包装袋置于生活垃圾桶内,固定针头,回抽针栓,检查注射器,取下针帽置于生活垃圾桶内,抽取安瓿内药液,排气,置于无菌盘内。在注射器上贴上患者床号、姓名、药物名称、用药方法的标签。

(3)再次核对空安瓿和药物的名称、浓度、剂量、用药方法和时间。

4.备用物品

治疗车上层治疗盘内放置备用注射器一支、安尔碘、无菌棉签,无菌盘内放置配好的药液、垫巾。以上物品符合要求,均在有效期内。治疗车下层放置生活垃圾桶、医疗废物桶、锐器盒,含有效氯 250 mg/L 消毒液桶。

四、操作程序

(1)携用物推车至患者床旁,核对床号、姓名、住院号和腕带(请患者自己说出床号和姓名)。

(2)向患者说明静脉注射的方法、配合要点、注射药物的作用和不良反应。

(3)协助患者取舒适体位,充分暴露穿刺部位,放垫巾于穿刺部位下方。

(4)在穿刺部位上方 5~6 cm 处扎压脉带,末端向上,以防污染无菌区。

(5)安尔碘棉签消毒穿刺部位皮肤,以穿刺点为中心向外螺旋式旋转擦拭,直径>5 cm。

(6)再次核对患者床号、姓名和药名。

(7)嘱患者握拳,使静脉充盈,左手拇指固定静脉下端皮肤,右手持注射器与皮肤的角度为 15°~30°自静脉上方或侧方刺入,见回血可再沿静脉进针少许。

(8)保留静脉通路者安尔碘棉签消毒静脉注射部位三通接口,以接口处为中心向外螺旋式旋转擦拭。

(9)静脉注射过程中,观察局部组织有无肿胀,严防药液渗漏,如出现渗漏立即拔出针头,按压局部,另行穿刺。

(10)拔针后,指导患者按压穿刺点 3 分钟,勿揉,凝血功能差的患者适当延长按压时间。

(11)再次核对患者床号、姓名和药名。

(12)将压脉带与输液垫巾对折取出,输液垫巾置于生活垃圾桶内,压脉带放于含有效氯 250 mg/L 消毒液桶中。整理患者衣物和床单位,观察有无不良反应,并向患者讲明注射后注意事项。快速手消毒剂消毒双手,推车回治疗室,按医疗废物处理原则整理用物。

(13)洗手,在治疗单上签名并记录时间。按护理级别书写护理记录单。

五、注意事项

(1)严格执行查对制度,需双人核对医嘱。

(2)严格遵守无菌操作原则。

(3)了解注射目的、药物对血管的影响程度、给药途径、给药时间和药物过敏史。

(4)选择粗直、弹性好、易固定的静脉,避开关节和静脉瓣。常用的穿刺静脉为肘部浅静脉,即贵要静脉、肘正中静脉、头静脉。小儿多采用头皮静脉。

(5)根据患者年龄、病情和药物性质掌握注入药物的速度,并随时听取患者主诉,观察病情变化。必要时使用微量注射泵。

(6)对需要长期注射者,应有计划地由小到大、由远心端到近心端选择静脉。

(7)根据药物特性和患者肝肾或心脏功能,采用合适的注射速度。随时听取患者主诉,观察体征和其病情变化。

(李　琳)

第六节　无　菌　技　术

无菌技术是医疗护理操作中防止发生感染和交叉感染的一项重要的基本操作,执行无菌技术可以减少以致杜绝患者因诊断、治疗和护理所引起的意外感染。因此,医护人员必须加强无菌操作的观念,正确熟练地掌握无菌技术,严密遵守操作规程,以保证患者的安全,防止医源性感染。

一、相关概念

(一)无菌技术
无菌技术是指在医疗、护理操作过程中防止一切微生物侵入人体和防止无菌物品、无菌区域被污染的操作技术。

(二)无菌物品
无菌物品是指经过物理或化学方法灭菌后保持无菌状态的物品。

(三)非无菌区
非无菌区是指未经过灭菌处理或虽经过灭菌处理但又被污染的区域。

二、无菌技术操作原则

(一)环境清洁
操作区域要宽敞,无菌操作前30分钟通风,停止清扫工作,减少走动,防止尘埃飞扬。

(二)工作人员准备
修剪指甲,洗手,戴好帽子、口罩(4~8小时更换,一次性的少于4小时更换),必要时穿无菌衣,戴无菌手套。

(三)物品妥善保管

(1)无菌物品与非无菌物品应分别放置。

(2)无菌物品须存放在无菌容器或无菌包内。

(3)无菌包外注明物名、时间,按有效期先后安放。

(4)未被污染下保存期7~14天。

(5)过期或受潮均应重新灭菌。

(四)取无菌物注意事项

(1)面向无菌区域,用无菌钳钳取,手臂须保持在腰部水平以上,注意不可跨越无菌区。

(2)无菌物品一经取出,即使未使用,也不可放回。

(3)未经消毒的用物不可触及无菌物品。

(五)操作时要保持无菌

不可面对无菌区讲话、咳嗽、打喷嚏,疑有无菌物品被污染,不可使用。

(六)一人一物

一套无菌物品,仅供一人使用,防止交叉感染。

三、无菌技术基本操作

无菌技术及操作规程是根据科学原则制定的,任何一个环节都不可违反,每个医护人员都必须遵守,以保证患者的安全。

(一)取用无菌物持钳法

使用无菌物持钳取用和传递无菌物品,以维持无菌物品及无菌区的无菌状态。

1.类别

(1)三叉钳:夹取较重物品,如盆、盒、瓶、罐等,不能夹取细的物品。

(2)卵圆钳:夹取镊、剪、刀、治疗碗及盘等,不能夹取较重物品。

(3)镊子:夹取棉球、棉签、针、注射器等。

2.无菌持物钳(镊)的使用法

(1)无菌持物钳(镊)应浸泡在盛有消毒溶液的无菌广口容器内,液面需超过轴节以上2~3 cm或镊子1/2处。容器底部应垫无菌纱布,容器口上加盖。每个容器内只能放一把无菌持物钳(镊)(图3-2)。

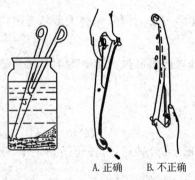

A.正确　　B.不正确

图3-2　无菌持物钳(镊)的使用

(2)取放无菌持物钳(镊)时,尖端闭合,不可触及容器口缘及溶液面以上的容器内壁。手指不可触摸浸泡部位。使用时保持尖端向下,不可倒转向上,以免消毒液倒流污染尖端。用后立即放回容器内,并将轴节打开。如取远处无菌物品时,无菌持物钳(镊)应连同容器移至无菌物品旁使用。

(3)无菌持物钳(镊)不能触碰未经灭菌的物品,也不可用于换药或消毒皮肤。如被污染或可疑污染时,应重新消毒灭菌。

(4)无菌持物钳(镊)及其浸泡容器,每周消毒灭菌 1 次,并更换消毒溶液及纱布。外科病室每周 2 次,手术室、门诊换药室或其他使用较多的部门,应每天灭菌 1 次。

(5)不能用无菌持物钳夹取油纱布,因黏于钳端的油污可形成保护层,影响消毒液渗透而降低消毒效果。

(二)无菌容器的使用法

无菌容器用以保存无菌物品,使其处于无菌状态以备使用(图 3-3)。

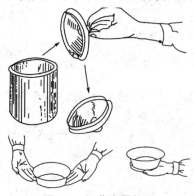

图 3-3 无菌容器使用

(1)取无菌容器内的物品,打开时将盖内面(无菌面)向上置于稳妥处或内面向下拿在手中,手不可触及容器壁的内面,取后即将容器盖盖严,避免容器内无菌物品在空气中暴露过久。

(2)取无菌容器应托住容器底部,手指不可触及容器边缘及内面。

(三)取用无菌溶液法

目的是维持无菌溶液在无菌状态下使用。

1.核对

药名、剂量、浓度、有效期。

2.检查

有无裂缝、瓶盖有无松动、溶液的澄清度、质量。

3.倒用密封瓶溶液法

擦净瓶外灰尘,用启瓶器撬开铝盖,用双手拇指将橡胶塞边缘向上翻起,再用示指和中指套住橡胶塞拉出,先倒出少量溶液冲洗瓶口,倒液时标签朝上,倒后立即将橡胶塞塞好,常规消毒后将塞翻下,记录开瓶日期、时间,有效期 24 小时,不可将无菌物品或非无菌物品伸入无菌溶液内蘸取或直接接触瓶口倒液,以免污染瓶内的溶液,已倒出的溶液不可再倒回瓶内(图 3-4)。

4.倒用烧瓶液法

先检查后解系带,倒液同密封法。

(四)无菌包使用法

目的是保持无菌包内无菌物品处于无菌状态,以备使用。

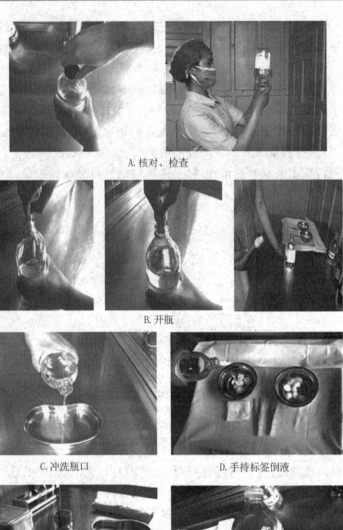

A. 核对、检查

B. 开瓶

C. 冲洗瓶口　　　　　　　　　　D. 手持标签倒液

E. 消毒瓶口　　　　　　　　　　F. 注明开瓶时间

图 3-4　无菌溶液的取用

1. 包扎法

将物品放在包布中央,最后一角折盖后用化学指示胶带粘贴,封包胶带上可书写记录,或用带包扎"＋"。

2. 开包法

(1)三查:名称、日期、化学指示胶带。

(2)撕开粘贴或解开系带,系带卷放在包布边下,先外角再两角,后内角,注意手不可触及内面,放在事先备好的无菌区域内,将包布按原折痕包起,将带以"一"字形包扎,记录,24 小时有效(图 3-5)。

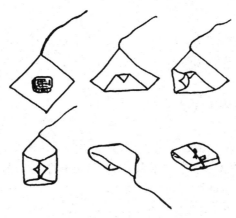

图 3-5　无菌包的使用

3.小包打开法

托在手上打开,另一手将包布四角抓住,稳妥地将包内物品放入无菌区域内。

4.一次性无菌物品

注射器或输液条,敷料或导管。

(五)铺无菌盘法

目的是维持无菌物品处于无菌状态,以备使用。

将无菌治疗巾铺在清洁、干燥的治疗盘内,使其内面为无菌区,可放置无菌物品,以供治疗和护理操作使用。有效期限不超过 4 小时。

(1)无菌治疗巾的折叠法:将双层棉布治疗巾横折 2 次,再向内对折,将开口边分别向外翻折对齐。

(2)无菌治疗巾的铺法:手持治疗巾两开口外角呈双层展开,由远端向近端铺于治疗盘内。两手捏住治疗巾上层下边两外角向上呈扇形折叠三层,内面向外。

(3)取所需无菌物品放入无菌区内,覆盖上层无菌巾,使上、下层边缘对齐,多余部分向上反折。

(六)戴、脱无菌手套法

目的是防止患者在手术与治疗过程中受到感染,处理无菌物品过程中确保物品无菌(图 3-6)。

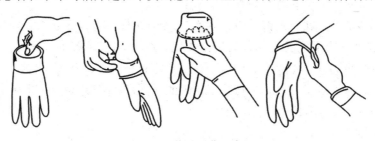

图 3-6　戴脱无菌手套

(1)洗净擦干双手,核对号码及日期。

(2)打开手套袋,取出滑石粉擦双手。

(3)掀起手套袋开口处,取出手套,对准戴上。

(4)双手调手套位置,扣套在工作衣袖外面。

（5）脱手套，外面翻转脱下。

（6）注意：①未戴手套的手不可触及手套的外面；②已戴手套的手不可触及未戴手套的手或另一手套内面；③发现手套有破洞立即更换。

（七）取用消毒棉签法

目的是保持无菌棉签处于无菌状态下使用。

1.无菌棉签使用法

（1）检查棉签有效作用期及包装的完整程度，有破损时不能使用。

（2）左手握棉签棍端，右手捏住塑料包装袋上部，依靠棉签棍端的支撑向后稍用力撕开前面的包装袋。

（3）将包装袋抽后折盖左手示指，以中指压住。

（4）右手拇指顶出所用棉签并取出。

2.复合碘医用消毒棉签使用法

（1）取复合碘医用消毒棉签1包，检查有效期，注明开启时间。

（2）将包内消毒棉签推至包的右下端，并分离1根留置包内左侧。

（3）左手拇、示指持复合碘医用消毒棉签包的窗口缘，右手拇指、示指捏住窗翼，揭开窗口。

（4）将窗翼拉向右下方，以左手拇指按压窗翼，固定窗盖。

（5）右手从包的后方将包左上角向后反折，夹于左手示指与中指之间，露出棉签手柄部。

（6）以右手取出棉签。

（7）松开左手拇指和中指，拇指顺势将窗口封好，放回盘内备用。

（夏佩佩）

第七节　生命体征的观察与护理

生命体征是体温、脉搏、呼吸及血压的总称，是机体生命活动的客观反映，是评价生命活动状态的重要依据，也是护士评估患者身心状态的基本资料。

正常情况下，生命体征在一定范围内相对稳定，相互之间保持内在联系；当机体患病时，生命体征可发生不同程度的变化。护士通过对生命体征的观察，可以了解机体重要脏器的功能状态，了解疾病的发生、发展、转归，并为疾病预防、诊断、治疗和护理提供依据；同时，可以发现患者现存的或潜在的健康问题，以正确制订护理计划。因此，生命体征的测量及护理是临床护理工作的重要内容之一，也是护士应掌握的基本技能。

一、体温

体温由三大营养物质氧化分解而产生。50％以上迅速转化为热能，50％贮存于 ATP 内，供机体利用，最终仍转化为热能散发到体外。正常人体的温度是由大脑皮质和丘脑下部体温调节中枢所调节（下丘脑前区为散热中枢，下丘脑后区为产热中枢），并通过神经、体液因素调节产热和散热过程，保持产热与散热的动态平衡，所以正常人有相对恒定的体温。

（一）正常体温及生理性变化

1.正常体温

通常说的体温是指机体内部的温度,即胸腔、腹腔、中枢神经的温度,又称体核温度,较高且稳定。皮肤温度称体壳温度。临床上通常用口温、肛温、腋温来代替体温。在这3个部位测得的温度接近身体内部的温度,且测量较为方便。3个部位测得的温度略有不同,口腔温度居中,直肠温度较高,腋下温度较低。同时在3个部位进行测量,其温度差一般不超过1℃。这是由于血液在不断地流动,将热量很快地由温度较高处带往温度较低处,因而机体各部的温度一般差异不大。

体温的正常值不是一个具体的点,而是一个范围。机体各部位由于代谢率的不同,温度略有差异,常以口腔、直肠、腋下的平均温度为标准,个体体温可以较正常的平均温度增减0.3～0.6 ℃,健康成人的平均温度波动范围见表3-1。

表 3-1　健康成人不同部位温度的波动范围

部位	波动范围
口腔	36.2～37.0 ℃
直肠	36.5～37.5 ℃
腋窝	36.0～36.7 ℃

2.生理性变化

人的体温在一些因素的影响下,会出现生理性的变化,但这种体温的变化,往往是在正常范围内或是一闪而过的。

（1）时间:人的体温24小时内的变动在0.5～1.5 ℃,一般清晨2～6时体温最低,下午2～8时体温最高。这种昼夜的节律波动,可能与人体活动代谢的相应周期性变化有关。如长期从事夜间工作的人员,可出现夜间体温上升、日间体温下降的现象。

（2）年龄:新生儿因体温调节中枢尚未发育完全,调节体温的能力差,体温易受环境温度影响而变化;儿童由于代谢率高,体温可略高于成人;老年人代谢率较低,血液循环变慢,加上活动量减少,因此体温偏低。

（3）性别:一般来说,女性比男性有较厚的皮下脂肪层,维持体热能力强,故女性体温较男性高约0.3 ℃。并且女性的基础体温随月经周期出现规律变化,即月经来潮后逐渐下降,至排卵后,体温又逐渐上升。这种体温的规律性变化与血中孕激素及其代谢产物的变化相吻合。

（4）环境温度:在寒冷或炎热的环境下,机体的散热受到明显的抑制或加强,体温可暂时性的降低或升高。另外,气流、个体暴露的范围大小也影响个体的体温。

（5）活动:任何需要耗力的活动,都使肌肉代谢增强,产热增加,可以使体温暂时性上升1～2 ℃。

（6）饮食:进食的冷热可以暂时性地影响口腔温度,进食后由于食物的特殊动力作用,可以使体温暂时性地升高0.3 ℃左右。

另外,强烈的情绪反应、冷热的应用及个体的体温调节机制都对体温有影响,在测量体温的过程中要加以注意并能够做出解释。

3.产热与散热

（1）产热过程:机体产热过程是细胞新陈代谢的过程。人体通过化学方式产热,即食物氧化、骨骼肌运动、交感神经兴奋、甲状腺素分泌增多,以及体温升高均可提高新陈代谢率,而增加产热量。

（2）散热过程：机体通过物理方式进行散热。机体大部分的热量通过皮肤的辐射、传导、对流、蒸发来散热；一小部分的热量通过呼吸、尿、粪便而散发于体外。

当外界温度等于或高于皮肤温度时，蒸发就是人体唯一的散热形式。①辐射：是热由一个物体表面通过电磁波的形式传至另一个与它不接触物体表面的一种形式。在低温环境中，它是主要的散热方式，安静时的辐射散热所占的百分比较大，可达总热量的60%。其散热量的多少与所接触物质的导热性能、接触面积和温差大小有关。②传导：是机体的热量直接传给同它接触的温度较低的物体的一种散热方法。③对流：是传导散热的特殊形式。对流是指通过气体或液体的流动来交换热量的一种散热方法。④蒸发：由液态转变不气态，同时带走大量热量的一种散热方法。

（二）异常体温的观察

人体最高的耐受热为40.6～41.4 ℃，低于34 ℃或高于43 ℃，则极少存活。升高超过41 ℃，可引起永久性的脑损伤；高热持续在42 ℃以上24小时常导致休克及严重并发症。所以对于体温过高或过低者应密切观察病情变化，不能有丝毫的松懈。

1.体温过高

体温过高又称发热，是由于各种原因使下丘脑体温调节中枢的调定点上移，产热增加而散热减少，导致体温升高超过正常范围。

（1）原因：①感染性，如病毒、细菌、真菌、螺旋体、立克次体、支原体、寄生虫等感染引起的发热，最多见。②非感染性，如无菌性坏死物质的吸收引起的吸收热、变态反应性发热等。

（2）以口腔温度为例，按照发热的高低将发热分为如下几类。①低热：37.5～37.9 ℃。②中等热：38.0～38.9 ℃。③高热：39.0～40.9 ℃。④超高热：41 ℃及以上。

（3）发热过程：发热的过程常根据疾病在体内的发展情况而定，一般分为3个阶段。①体温上升：特点是产热大于散热。主要表现为皮肤苍白、干燥无汗，患者畏寒、疲乏，体温升高，有时伴寒战。方式为骤升和渐升。骤升指体温在数小时内升至高峰，如肺炎球菌导致的肺炎；渐升指体温在数小时内逐渐上升，数天内达高峰，如伤寒。②高热持续期：特点是产热和散热在较高水平上趋于平衡。主要表现为体温居高不下，皮肤潮红，呼吸加深加快，脉搏增快并有头痛、食欲缺乏、恶心、呕吐、口干、尿量减少等症状，甚至惊厥、谵妄。③体温下降期：特点是散热增加，产热趋于正常，体温逐渐恢复至正常水平。主要表现为大量出汗、皮肤潮湿、温度降低。老年人易出现血压下降、脉搏细速、四肢厥冷等循环衰竭的症状。方式为骤降和渐降。骤降指体温在数小时内降至正常，如大叶性肺炎、疟疾；渐降指体温在数天内降至正常，如伤寒、风湿热。

（4）热型：将不同时间测得的体温绘制在体温单上，互相连接就构成体温曲线。各种体温曲线形状称为热型。有些发热性疾病有特殊的热型，通过观察体温曲线可协助诊断。但需注意，药物的应用可使热型变得不典型。常见的热型有以下4种。①稽留热：体温持续在39～40 ℃，达数天或数周，24小时波动范围不超过1 ℃。常见于大叶性肺炎、伤寒等急性感染性疾病的极期。②弛张热：体温多在39 ℃以上，24小时体温波动幅度可超过2 ℃，但最低温度仍高于正常水平。常见于化脓性感染、败血症、浸润性肺结核等疾病。③间歇热：体温骤然升高达高峰后，持续数小时又迅速降至正常，经过一天或数天间歇后，体温又突然升高，如此有规律地反复发作，常见于疟疾。④不规则热：发热不规律，持续时间不定。常见于流行性感冒、肿瘤等疾病引起的发热。

2.体温过低

体温过低是指由于各种原因引起的产热减少或散热增加,导致体温低于正常范围,称为体温过低。当体温低于 35 ℃时,称为体温不升。体温过低的原因如下。

(1)体温调节中枢发育未成熟:如早产儿、新生儿。

(2)疾病或创伤:见于失血性休克、极度衰竭等患者。

(3)药物中毒。

(三)体温异常的护理

1.体温过高

降温措施有物理降温、药物降温及针刺降温。

(1)观察病情:加强对生命体征的观察,定时测量体温,一般每天测温 4 次,高热患者应每 4 小时测温1 次,待体温恢复正常 3 天后,改为每天 1～2 次,同时观察脉搏、呼吸、血压、意识状态的变化;及时了解有关各种检查结果及治疗护理后病情好转还是恶化。

(2)饮食护理:①补充高蛋白、高热量、高维生素、易消化的流质或半流质饮食,如粥、鸡蛋羹、面片汤、青菜、新鲜果汁等。②多饮水,每天补充液量 3 000 mL,必要时给予静脉滴注,以保证入量。

由于高热时,热量消耗增加,全身代谢率加快,蛋白质、维生素的消耗量增加,水分丢失增多,同时消化液分泌减少,胃肠蠕动减弱,所以宜及时补充水分和营养。

(3)使患者舒适:①安置舒适的体位让患者卧床休息,同时调整室温和避免噪声。②每天早、晚刷牙,饭前、饭后漱口,不能自理者,可行特殊口腔护理。由于发热患者唾液分泌减少,口腔黏膜干燥,机体抵抗力下降,极易引起口腔炎、口腔溃疡,因此口腔护理可预防口腔及咽部细菌繁殖。③发热患者退热期出汗较多,此时应及时擦干汗液并更换衣裤和大单等,以保持皮肤的清洁和干燥,防止皮肤继发性感染。

(4)心理调护:注意患者的心理状态,对体温的变化给予合理的解释,以缓解患者紧张和焦虑的情绪。

2.体温过低

(1)保暖:①给患者加盖衣被、毛毯、电热毯等或放置热水袋,注意小儿、老人、昏迷者,热水袋温度不宜过高,以防烫伤。②暖箱:适用于体重＜2 500 g,胎龄不足 35 周的早产儿、低体重儿。

(2)给予热饮。

(3)监测生命体征:每小时测体温 1 次,直至恢复正常且保持稳定,同时观察脉搏、呼吸、血压、意识的变化。

(4)设法提高室温:以 22～24 ℃为宜。

(5)积极宣教:教会患者避免导致体温过低的因素。

(四)测量体温的技术

1.体温计的种类及构造

(1)水银体温计:水银体温计又称玻璃体温计,是最常用的最普通的体温计。它是一种外标刻度为红线的真空玻璃毛细管。其刻度范围为 35～42 ℃,每小格 0.1 ℃,在 37 ℃刻度处以红线标记,以示醒目。体温计一端贮存水银,当水银遇热膨胀后沿毛细管上升;因毛细管下端和水银槽之间有一凹陷,所以水银柱遇冷不致下降,以便检视温度。

根据测量部位的不同可将体温计分为口表、肛表、腋表。口表的水银端呈圆柱形,较细长;肛表的水银端呈梨形,较粗短,适合插入肛门;腋表的水银端呈扁平鸭嘴形。临床上口表可代替腋表使用。

(2)其他:如电子体温计、感温胶片、可弃式化学体温计等。

2.测体温的方法

(1)目的:通过测量体温,了解患者的一般情况及疾病的发生,发展规律,为诊断、预防、治疗提供依据。

(2)用物准备:①测温盘内备体温计(水银柱甩至35℃以下)、秒表、纱布、笔、记录本。②若测肛温,另备润滑油、棉签、手套、卫生纸、屏风。

(3)操作步骤:①洗手、戴口罩,备齐用物,携至床旁。②核对患者并解释目的。③协助患者取舒适卧位。④根据病情选择合适的测温方法。测腋温,即擦干汗液,将体温计放在患者腋窝,紧贴皮肤屈肘臂过胸,夹紧体温计。测量10分钟后,取出体温计用纱布擦拭。测口温法,即嘱患者张口,将口表汞柱端放于舌下热窝。嘱患者闭嘴用鼻呼吸,勿用牙咬体温计。测量时间3~5分钟。嘱患者张口,取出口表,用纱布擦拭。测肛温法,即协助患者取合适卧位,露出臀部。润滑肛表前端,戴手套用手垫卫生纸分开臀部,轻轻插入肛表3~4 cm。测量时间3~5分钟。用卫生纸擦拭肛表。检视读数,放体温计盒内,记录。⑤整理床单位。⑥洗手,绘制体温于体温单上。⑦消毒用过的体温计。

(4)注意事项:①测温前应注意有无影响体温波动的因素存在,如30分钟内有无进食、剧烈活动、冷热敷、坐浴等。②体温值如与病情不符,应重复测量。③腋下有创伤、手术或消瘦夹不紧体温计者不宜测腋温;腹泻、肛门手术、心肌梗死的患者禁测肛温;精神异常、昏迷、婴幼儿等不能合作者,以及口鼻疾病或张口呼吸者禁测口温;进热食或面颊部热敷者,应间隔30分钟后再测口温。④对小儿、重症患者测温时,护士应守护在旁。⑤测口温时,如不慎咬破体温计,应立即清除玻璃碎屑,以免损伤口腔黏膜;口服蛋清或牛奶,以保护消化道黏膜并延缓汞的吸收;病情允许者,进粗纤维食物,以加快汞的排出。

3.体温计的消毒与检查

(1)体温计的消毒:为防止测体温引起的交叉感染,保证体温计清洁,用过的体温计应消毒。先将体温计分类浸泡于含氯消毒液内30分钟后取出,再用冷开水冲洗擦干,放入清洁容器中备用。(集体测温后的体温计,用后全部浸泡于消毒液中)。

5分钟后取出清水冲净,擦干后放入另一消毒液容器中进行第二次浸泡,半小时后取出清水冲净,擦干后放入清洁容器中备用。

消毒液的容器及清洁体温计的容器每周进行2次高压蒸汽灭菌消毒,消毒液每天更换1次,若有污染随时消毒。

传染病患者应设专人体温计,单独消毒。

(2)体温计的检查:在使用新的体温计前,或定期消毒体温计后,应对体温计进行校对,以检查其准确性。将全部体温计的水银柱甩至35℃以下,同一时间放入已测好的40℃水内,3分钟后取出检视。若体温计之间相差0.2℃以上或体温计上有裂痕者,取出不用。

二、脉搏

(一)正常脉搏及生理性变化

1.正常脉搏

随着心脏节律性收缩和舒张,动脉内的压力也发生周期性的波动,这种周期性的压力变化可引起动脉血管发生扩张与回缩的搏动,这种搏动在浅表的动脉可触摸到,临床简称为脉搏。正常人的脉搏节律均匀、规则,间隔时间相等,每搏强弱相同且有一定的弹性,每分钟搏动的次数为60～100次(即脉率)。脉搏通常与心率一致,是心率的指标。

2.生理性变化

脉率受许多生理性因素影响而发生一定范围的波动。

(1)年龄:一般新生儿、幼儿的脉率较成人快。

(2)性别:同龄女性比男性快。

(3)情绪:兴奋、恐惧、发怒时脉率增快,忧郁时则慢。

(4)活动:一般人运动、进食后脉率会加快;休息、禁食则相反。

(5)药物:兴奋剂可使脉搏增快,镇静剂、洋地黄类药物可使脉搏减慢。

(二)异常脉搏的观察

1.脉率异常

(1)速脉:成人脉率在安静状态下超过100次/分,又称为心动过速。见于高热、甲状腺功能亢进(简称甲亢,由于代谢率增加而使脉率增快)、贫血或失血等患者。正常人可有窦性心动过速,为一过性的生理现象。

(2)缓脉:成人脉率在安静状态下低于60次/分,又称心动过缓。颅内压增高、病窦综合征、二度以上房室传导阻滞,或服用某些药物,如地高辛、普尼拉明、利血平、普萘洛尔等可出现缓脉。正常人可有生理性窦性心动过缓,多见于运动员。

2.脉律异常

脉搏的搏动不规则,间隔时间时长时短,称为脉律异常。

(1)间歇脉:在一系列正常均匀的脉搏中出现一次提前而较弱的脉搏,其后有一较正常延长的间歇(即代偿性间歇),也称期前收缩。见于各种心脏病或洋地黄中毒的患者;正常人在过度疲劳、精神兴奋、体位改变时也偶尔出现间歇脉。

(2)脉搏短绌:同一单位时间内脉率少于心率。绌脉是由于心肌收缩力强弱不等,有些心排血量少的搏动可发出心音,但不能引起周围血管搏动,导致脉率少于心率。特点为脉律完全不规则,心率快慢不一、心音强弱不等。多见于心房颤动者。

3.强弱异常

(1)洪脉:当心排血量增加,血管充盈度和脉压较大时,脉搏强大有力,称洪脉。见于高热、甲状腺功能亢进、主动脉关闭不全等患者;运动后、情绪激动时也常触到洪脉。

(2)细脉:当心排血量减少,动脉充盈度降低时,脉搏细弱无力,扪之如细丝,称细脉或丝脉。见于大出血、主动脉瓣狭窄和休克、全身衰竭的患者,是一种危险的脉象。

(3)交替脉:节律正常而强弱交替时出现的脉搏,称为交替脉。交替脉是左心室衰竭的重要体征。常见于高血压性心脏病、急性心肌梗死、主动脉关闭不全等患者。

(4)水冲脉:脉搏骤起骤落,有如洪水冲涌,故名水冲脉,主要见于主动脉关闭不全、动脉导管未闭、甲亢、严重贫血者,检查方法是将患者前臂抬高过头,检查者用手紧握患者手腕掌面,可明显感知。

(5)奇脉:在吸气时脉搏明显减弱或消失为奇脉。其产生主要与吸气时,左心室的搏出量减少有关。常见于心包腔积液、缩窄性心包炎等患者,是心脏压塞的重要体征之一。

4.动脉壁异常

由于动脉壁弹性减弱,动脉变得迂曲不光滑,有条索感,如按在琴弦上,多见于动脉硬化的患者。

(三)测量脉搏的技术

1.部位

临床上常在靠近骨骼的动脉测量脉搏。最常用最方便的是桡动脉,患者也乐于接受。其次为颞动脉、颈动脉、肱动脉、腘动脉、足背动脉和股动脉等。如怀疑患者心搏骤停或休克时,应选择大动脉为诊脉点,如颈动脉、股动脉。

2.测脉搏的方法

(1)目的:通过测量脉搏,可间接了解心脏的情况,观察相关疾病发生、发展规律,为诊断、治疗提供依据。

(2)准备:治疗盘内备带秒钟的表、笔、记录本及听诊器。

(3)操作步骤:①洗手、戴口罩,备齐用物,携至床旁。②核对患者,解释目的。③协助患者取坐位或半坐卧位,手臂放在舒适位置,腕部伸展。④以示指、中指、无名指的指端按在桡动脉表面,压力大小以能清楚地触及脉搏为宜,注意脉律,强弱动脉壁的弹性。⑤一般情况下所测得的数值乘以 2,心脏病患者、脉率异常者、危重患者则应以 1 分钟记录。⑥协助患者取舒适体位。⑦将脉搏绘制在体温单上。

(4)注意事项:①诊脉前患者应保持安静,剧烈运动后应休息 20 分钟后再测。②偏瘫患者应选择健侧肢体测量。③脉搏细、弱难以测量时,用听诊器测心率。④脉搏短细的患者,应由 2 名护士同时测量,一人听心率,另一人测脉率,一人发出"开始""停止"的口令,记数 1 分钟,以分数式记录:心率/脉率,若心率每分钟 120 次,脉率 90 次,即应写成 120/90 次/分。

三、呼吸

(一)正常呼吸及生理变化

1.正常呼吸的观察

在安静状态下,正常成人的呼吸频率为 16～20 次/分。正常呼吸表现为节律规则,均匀无声且不费力。

2.生理性变化

(1)年龄:一般年龄越小,呼吸频率越快,小儿比成年人稍快,老年人稍慢。

(2)性别:同龄的女性呼吸频率比男性稍快。

(3)运动:运动后呼吸加深加快,休息和睡眠时减慢。

(4)情绪:强烈的情绪变化会刺激呼吸中枢,导致呼吸加快或屏气。如恐惧、愤怒、紧张等都可引起呼吸加快。

(5)其他:环境温度过高或海拔增加,均会使呼吸加深加快,呼吸的频率和深浅度还可受意识控制。

(二)异常呼吸的评估及护理

1.异常呼吸的评估

(1)频率异常:①呼吸过速,在安静状态下,成人呼吸频率超过 24 次/分,称为呼吸过速或气促。见于高热、疼痛、甲亢、缺氧等患者,因血液中二氧化碳积聚,血氧不足,可刺激呼吸中枢,使呼吸加快。发热时,体温每升高 1 ℃,每分钟呼吸增加 3～4 次。②呼吸过缓,在安静状态下,成人呼吸频率少于 10 次/分,称为呼吸过缓。常见于呼吸中枢抑制的疾病,如颅内压增高、麻醉剂及安眠药过量等患者。

(2)节律异常:①潮式呼吸,又称陈-施呼吸,是一种周期性的呼吸异常,周期为 0.5～2.0 分钟,需观察较长时间才能发现。特点表现为开始时呼吸浅慢,以后逐渐加深加快,又逐渐由深快变为浅慢,然后呼吸暂停 5 秒后,再重复上述状态的呼吸,如此周而复始,呼吸运动呈潮水涨落样,故称潮式呼吸(图 3-7)。当呼吸中枢兴奋性减弱或高度缺氧时,呼吸减弱至暂停,血中二氧化碳增高到一定程度时,通过颈动脉和主动脉的化学感受器反射性地刺激呼吸中枢,使呼吸恢复。随着呼吸的由弱到强,二氧化碳不断排出,使其分压降低,呼吸中枢又失去有效的刺激,呼吸再次减弱至暂停,从而形成了周期性呼吸。常见于中枢神经系统疾病,如脑炎、颅内压增高、酸中毒、巴比妥中毒等患者。②间断呼吸,又称毕奥呼吸,表现为呼吸和呼吸暂停现象交替出现的呼吸。特点是有规律地呼吸几次后,突然暂停呼吸,间隔时间长短不同,随后又开始呼吸,然后反复交替出现(图 3-8)。其发生机制同潮式呼吸,是呼吸中枢兴奋性显著降低的表现,但比潮式呼吸更为严重,多在呼吸停止前出现,预后不佳。常见于颅内病变、呼吸中枢衰竭等患者。

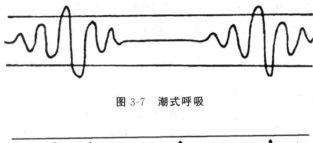

图 3-7　潮式呼吸

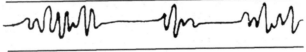

图 3-8　间断呼吸

(3)深浅度异常:①深度呼吸,又称库斯莫呼吸,是一种深而规则的大呼吸。见于尿毒症、糖尿病等引起的代谢性酸中毒等患者。②浮浅性呼吸,是一种浅表而不规则的呼吸。有时呈叹息样,见于呼吸肌麻痹或濒死的患者。

(4)音响异常:①蝉鸣样呼吸,吸气时有一种高音调的音响,声音似蝉鸣,称为蝉鸣样呼吸。其发生机制多由于声带附近有阻塞,使空气进入发生困难所致。见于喉头水肿、痉挛、喉头有异物等患者。②鼾声呼吸,呼气时发出粗糙的呼声。其发生机制由于气管或支气管内有较多的分泌物蓄积,多见于深昏迷等患者。

(5)呼吸困难:是指呼吸频率、节律和深浅度都有异常。呼吸困难的患者主观上表现空气不足、呼吸费力;客观上表现用力呼吸、张口耸肩、鼻翼翕动、发绀,辅助呼吸肌也参与呼吸运动,在呼吸频率、节律、深浅度上出现异常改变,根据临床表现可分为如下 3 种。①吸气性呼吸困难:是由于上呼吸道部分梗阻,使得气体进入肺部不畅,肺内负压极度增高所致,患者感觉吸气费力,吸气时间显著长于呼气时间,辅助呼吸肌收缩增强,出现明显的三凹征(胸骨上窝、锁骨上窝和肋间隙及腹上角凹陷)。多见于喉头水肿或气管、喉头有异物等患者。②呼气性呼吸困难:是由于下呼吸道部分梗阻,使得气体呼出肺部不畅所致,患者呼气费力,呼气时间显著长于吸气时间,多见于支气管哮喘和阻塞性肺气肿患者。③混合性呼吸困难:呼气和吸气均感费力,呼吸的频率加快而表浅。多见于重症肺炎、大片肺不张或肺纤维化的患者。

(6)形态异常:①胸式呼吸渐弱,腹式呼吸增强,正常女性以胸式呼吸为主。当胸部或肺有疾病或手术时均使胸式呼吸渐弱,腹式呼吸增强。②腹式呼吸渐弱,胸式呼吸增强:正常男性及儿童以腹式呼吸为主。当有腹部疾病时,如腹膜炎、腹部巨大肿瘤、大量腹水等,使膈肌下降,腹式呼吸渐弱,胸式呼吸增强。

2.异常呼吸的护理

(1)观察:密切观察呼吸状态及相关症状、体征的变化。

(2)吸氧:酌情给予氧气吸入,必要时可用呼吸机辅助呼吸。

(3)心理护理:根据患者的反应,有针对性地对患者做好患者的心理护理,合理解释及安慰患者,以消除患者的紧张、恐惧心理,有安全感,主动配合治疗和护理。

(4)卧床休息:调节室内温度和湿度,保持空气清新,禁止吸烟;根据病情安置舒适体位,以保证患者的休息,减少耗氧量。

(5)保持呼吸道通畅:及时清除呼吸道分泌物,必要时给予吸痰。

(6)给药治疗:根据医嘱给药治疗,注意观察疗效及不良反应。

(7)健康教育:讲解有效咳嗽和正确呼吸方法,指导患者戒烟。

(三)呼吸测量技术

1.目的

(1)测量患者每分钟的呼吸次数。

(2)协助临床诊断,为预防、治疗、护理提供依据。

(3)观察呼吸的变化,了解患者疾病的发生、发展规律。

2.评估

(1)患者的病情、治疗情况及合作程度。

(2)患者在30分钟内有无活动、情绪激动等影响呼吸的因素存在。

3.操作前准备

(1)用物准备:有秒针的表、记录本和笔。

(2)患者准备:情绪稳定,保持自然的呼吸状态。

(3)护士准备:着装整洁,修剪指甲,洗手,戴口罩。

(4)环境准备:安静、整洁、光线充足。

4.操作步骤

见表3-2。

表3-2 呼吸测量技术操作步骤

流程	步骤	要点说明
1.核对	携用物到床旁,核对床号、姓名	*确定患者
2.取体位	测量脉搏后,护士仍保持诊脉手势	*分散患者的注意力
3.测量呼吸	(1)观察患者胸部或腹部的起伏(一起一伏为一次呼吸),一般情况测30秒,将所测数值乘以2即为呼吸频率,如患者呼吸不规则或婴儿应测1分钟	*男性多为腹式呼吸,女性多为胸式呼吸,同时应观察呼吸的节律、深浅度、音响及呼吸困难的症状
	(2)如患者呼吸微弱不易观察时,可用少许棉花放于患者鼻孔前,观察棉花纤维被吹动的次数,计数1分钟	

流程	步骤	要点说明
4.记录	记录呼吸值:次/分,洗手	

5.注意事项

测量患者呼吸时,患者应处于自然呼吸的状态,以保证测量数值的准确性。

四、血压

血压是指血液在血管内流动时对血管壁的侧压力。一般指动脉血压,如无特别注明均指肱动脉的血压。当心脏收缩时,主动脉压急剧升高,至收缩中期达最高值,此时的动脉血压称收缩压。当心室舒张时,主动脉压下降,至心舒末期达动脉血压的最低值,此时的动脉血压称舒张压。

(一)正常血压及生理性变化

1.正常血压

在安静状态下,正常成人的血压范围为(12.0～18.5)/(8.0～11.9)kPa,脉压为4.0～5.3 kPa。血压的计量单位,过去多用 mmHg(毫米汞柱),后改用国际统一单位 kPa(千帕斯卡)。目前仍用 mmHg(毫米汞柱)。两者换算公式:1 kPa＝7.5 mmHg,1 mmHg＝0.133 kPa。

2.生理性变化

在各种生理情况下,动脉血压可发生各种变化,影响血压的生理因素有以下几种。

(1)年龄:随着年龄的增长血压逐渐增高,以收缩压增高较显著。儿童血压的计算公式为:

$$收缩压＝80＋年龄×2$$

$$舒张压＝收缩压×2/3$$

(2)性别:青春期前的男女血压差别不显著。成年男子的血压比女性高 0.7 kPa(5 mmHg);绝经期后的女性血压又逐渐升高,与男性差不多。

(3)昼夜和睡眠:血压在上午 8～10 时达全天最高峰,之后逐渐降低;午饭后又逐渐升高,下午4～6 时出现全天次高值,然后又逐渐降低;至入睡后 2 小时,血压降至全天最低值;早晨醒来又迅速升高。睡眠欠佳时,血压稍增高。

(4)环境:寒冷时血管收缩,血压升高;气温高时血管扩张,血压下降。

(5)部位:一般右上肢血压常高于左上肢,下肢血压高于上肢。

(6)情绪:紧张、恐惧、兴奋及疼痛均可引起血压增高。

(7)体重:血压正常的人发生高血压的危险性与体重增加成正比。

(8)其他:吸烟、劳累、饮酒、药物等都对血压有一定的影响。

(二)异常血压的观察

1.高血压

目前基本上采用世界卫生组织(WHO)和国际抗高血压联盟(ISH)高血压治疗指南的高血压定义:在未服抗高血压药的情况下,成人收缩压≥18.7 kPa (140 mmHg)和/或舒张压≥12.0 kPa(90 mmHg)者。95％的患者为病因不明的原发性高血压,多见于动脉硬化、肾炎、颅内压增高等,最易受损的部位是心、脑、肾、视网膜。

2.低血压

一般认为血压低于正常范围且有明显的血容量不足表现如脉搏细速、心悸、头晕等,即可诊断为低血压。常见于休克、大出血等。

3.脉压异常

脉压增大多见于主动脉瓣关闭不全、主动脉硬化等;脉压减小多见于心包积液、缩窄性心包炎等。

(三)血压的测量

1.血压计的种类和构造

(1)水银血压计:分立式和台式两种,其基本结构都包括输气球、调节空气的阀门、袖带、能充水银的玻璃管、水银槽几部分。袖带的长度和宽度应符合标准:宽度比被测肢体的直径宽20%,长度应能包绕整个肢体。充水银的玻璃管上标有刻度,范围为0～40.0 kPa(0～300 mmHg),每小格表示0.3 kPa(2 mmHg);玻璃管上端和大气相通,下端和水银槽相通。当输气球送入空气后,水银由玻璃管底部上升,水银柱顶端的中央凸起可指出压力的刻度。水银血压计测得的数值相当准确。

(2)弹簧表式血压计:由一袖带与有刻度[2.7～4.0 kPa(20～30 mmHg)]的圆盘表相连而成,表上的指针指示压力。此种血压计携带方便,但不准确。

(3)电子血压计:袖带内有一换能器,可将信号经数字处理,在显示屏上直接显示收缩压、舒张压和脉搏的数值。此种血压计操作方便,清晰直观,不需听诊器,使用方便、简单,但欠准确。

2.测血压的方法

(1)目的:通过测量血压,了解循环系统的功能状况,为诊断、治疗提供依据。

(2)准备:听诊器、血压计、记录纸、笔。

(3)操作步骤:①测量前,让患者休息片刻,以消除活动或紧张因素对血压的影响;检查血压计,如袖带的宽窄是否适合患者、玻璃管有无裂缝、橡胶管和输气球是否漏气等。②向患者解释,以取得合作。患者取坐位或仰卧,被侧肢体的肘臂伸直、掌心向上,肱动脉与心脏在同一水平。坐位时,肱动脉平第4软骨;卧位时,肱动脉平腋中线。如手臂低于心脏水平,血压会偏高;手臂高于心脏水平,血压会偏低。③放平血压计于上臂旁,打开水银槽开关,将袖带平整地缠于上臂中部,袖带的松紧以能放入一指为宜,袖带下缘距肘窝2～3 cm。如测下肢血压。袖带下缘距腘窝3～5 cm。将听诊器胸件置于腘动脉搏动处,记录时注明下肢血压。④戴上听诊器,关闭输气球气门,触及肱动脉搏动。易地听诊器胸件放在肱动脉搏动最明显的地方,但勿塞入袖带内,以一手稍加固定。⑤挤压输气球囊打气至肱动脉搏动音消失,水银柱又升高2.7～4.0 kPa(20～30 mmHg)后,以每秒0.5 kPa(4 mmHg)左右的速度放气,使水银柱缓慢下降,视线与水银柱所指刻度平行。⑥在听诊器中听到第一声动脉音时,水银柱所指刻度即为收缩压;当搏动音突然变弱或消失时,水银柱所指的刻度即为舒张压。当变音与消失音之间有差异时,或危重者应记录两个读数。⑦测量后,驱尽袖带内的空气,解开袖带。安置患者于舒适卧位。⑧将血压计右倾45°,关闭气门,气球放在固定的位置,以免压碎玻璃管;关闭血压计盒盖。⑨用分数式即收缩压/舒张压 mmHg记录测得的血压值,如14.7/9.3 kPa(110/70 mmHg)。

(4)注意事项:①测血压前,要求安静休息20～30分钟,如运动、情绪激动、吸烟、进食等可导致血压偏高。②血压计要定期检查和校正,以保证其准确性,切勿倒置或震动。③打气不可过猛、过高,如水银柱里出现气泡,应调节或检修,不可带着气泡测量。④降至"0",稍等片刻再行第二次测量。⑤对偏瘫、一侧肢体外伤或手术后患者,应在健侧手臂上测量。⑥排除影响血压值的外界因素,如袖带太窄、袖带过松、放气速度太慢测得的血压值偏高,反之则血压值偏低。⑦长期测血压应做到四定:定部位、定体位、定血压计、定时间。

(刘　莉)

第四章

神经科护理

第一节　偏　头　痛

偏头痛是一类发作性且常为单侧的搏动性头痛。发病率各家报告不一,有学者描述约 6% 的男性,18% 的女性患有偏头痛,男女之比为 1:3;Wilkinson 的数字为约 10% 的英国人口患有偏头痛;有报告在美国约有 2 300 万人患有偏头痛,其中男性占 6%,女性占 17%。偏头痛多开始于青春期或成年早期,约 25% 的患者于 10 岁以前发病,55% 的患者发生在 20 岁以前,90% 以上的患者发生于 40 岁以前。在美国,偏头痛造成的社会经济负担为 10 亿～17 亿美元。在我国也有大量患者因偏头痛而影响工作、学习和生活。多数患者有家庭史。

一、病因与发病机制

偏头痛的确切病因及发病机制仍处于讨论之中。很多因素可诱发、加重或缓解偏头痛的发作。通过物理或化学的方法,学者们也提出了一些学说。

(一)激发或加重因素

对于某些个体而言,很多外部或内部环境的变化可激发或加重偏头痛发作。

(1)激素变化:口服避孕药可增加偏头痛发作的频度;月经是偏头痛常见的触发或加重因素("周期性头痛");妊娠、性交可触发偏头痛发作("性交性头痛")。

(2)某些药物:某些易感个体服用硝苯地平、硝酸异山梨酯或硝酸甘油后可出现典型的偏头痛发作。

(3)天气变化:特别是天气转热、多云或天气潮湿。

(4)某些食物添加剂和饮料:最常见者是酒精性饮料,如某些红葡萄酒;奶制品,奶酪,特别是硬奶酪;咖啡;含亚硝酸盐的食物,如汤、热狗;某些水果,如柑橘类水果;巧克力("巧克力性头痛");某些蔬菜;酵母;人工甜食;发酵的腌制品如泡菜;味精。

(5)运动:头部的微小运动可诱发偏头痛发作或使之加重,有些患者因惧怕乘车引起偏头痛发作而不敢乘车;踢足球的人以头顶球可诱发头痛("足球运动员偏头痛");爬楼梯上楼可出现偏头痛。

（6）睡眠过多或过少。

（7）一顿饭漏吃或延后。

（8）抽烟或置身于烟中。

（9）闪光、灯光过强。

（10）紧张、生气、情绪低落、哭泣（"哭泣性头痛"）：很多女性逛商场或到人多的场合可致偏头痛发作；国外有人骑马时尽管拥挤不到一分钟，也可使偏头痛加重。

在激发因素中，剂量、联合作用及个体差异尚应考虑。如对于敏感个体，吃一片橘子可能不致引起头痛，而吃数枚橘子则可引起头痛。有些情况下，吃数枚橘子也不引起头痛发作，但如同时有月经的影响，这种联合作用就可引起偏头痛发作。有的个体在商场中待一会儿即出现发作，而有的个体仅于商场中久待才出现偏头痛发作。

偏头痛尚有很多改善因素。有人于偏头痛发作时静躺片刻，即可使头痛缓解。有人于光线较暗淡的房间闭目而使头痛缓解。有人于头痛发作时喜以双手压迫双颞侧，以期使头痛缓解，有人通过冷水洗头使头痛得以缓解。妇女绝经后及妊娠 3 个月后偏头痛趋于缓解。

（二）有关发病机制的几个学说

1.血管活性物质

在所有血管活性物质中，5-羟色胺(5-HT)学说是学者们提及最多的一个。人们发现偏头痛发作期血小板中5-HT浓度下降，而尿中 5-HT 代谢物 5-HT 羟吲哚乙酸增加。脑干中 5-HT 能神经元及去甲肾上腺素能神经元可调节颅内血管舒缩。很多 5-HT 受体拮抗剂治疗偏头痛有效。以利血压耗竭 5-HT 可加速偏头痛发生。

2.三叉神经血管脑膜反应

曾通过刺激啮齿动物的三叉神经，可使其脑膜产生炎性反应，而治疗偏头痛药物麦角胺，双氢麦角胺、舒马普坦(舒马普坦)等可阻止这种神经源性炎症。在偏头痛患者体内可检测到由三叉神经所释放的降钙素基因相关肽(CGRP)，而降钙素基因相关肽为强烈的血管扩张剂。双氢麦角胺、舒马普坦既能缓解头痛，又能降低降钙素基因相关肽含量。因此，偏头痛的疼痛是由神经血管性炎症产生的无菌性脑膜炎。Wilkinson 认为三叉神经分布于涉痛区域，偏头痛可能就是一种神经源性炎症。Solomon 在复习儿童偏头痛的研究文献后指出，儿童眼肌瘫痪型偏头痛的复视源于海绵窦内颈内动脉的肿胀伴第Ⅲ对脑神经的损害。另一种解释是小脑上动脉和大脑后动脉肿胀造成的第Ⅲ对脑神经的损害，也可能为神经的炎症。

3.内源性疼痛控制系统障碍

中脑水管周围及第四脑室室底灰质含有大量与镇痛有关的内源性阿片肽类物质，如脑啡肽、β-内啡肽等。正常情况下，这些物质通过对疼痛传入的调节而起镇痛作用。虽然报告的结果不一，但多数报告显示偏头痛患者脑脊液或血浆中 β-内啡肽或其类似物降低，提示偏头痛患者存在内源性疼痛控制系统障碍。这种障碍导致患者疼痛阈值降低，对疼痛感受性增强，易于发生疼痛。鲑钙紧张素治疗偏头痛的同时可引起患者血浆 β-内啡肽水平升高。

4.自主功能障碍

自主功能障碍很早即引起了学者们的重视。瞬时心率变异及心血管反射研究显示，偏头痛患者存在交感功能低下。24 小时动态心率变异研究提示，偏头痛患者存在交感、副交感功能平衡障碍。也有学者报道偏头痛患者存在瞳孔直径不均，提示这部分患者存在自主功能异常。有人认为在偏头痛患者中的猝死现象可能与自主功能障碍有关。

5.偏头痛的家族聚集性及基因研究

偏头痛患者具有肯定的家族聚集性倾向。遗传因素最明显,研究较多的是家族性偏瘫型偏头痛及基底型偏头痛。有先兆偏头痛比无先兆偏头痛具有更高的家族聚集性。有先兆偏头痛和偏瘫发作可在同一个体交替出现,并可同时出现于家族中,基于此,学者们认为家族性偏瘫型偏头痛和非复杂性偏头痛可能具有相同的病理生理和病因。有学者报告了数个家族,其家族中多个成员出现偏头痛性质的头痛,并有眩晕发作或原发性眼震,有的晚年继发进行性周围性前庭功能丧失,有的家族成员发病年龄趋于一致,如均于25岁前出现症状发作。

有报告,偏瘫型偏头痛家族基因缺陷与19号染色体标志点有关,但也有发现提示有的偏瘫型偏头痛家族与19号染色体无关,提示家族性偏瘫型偏头痛存在基因的变异。与19号染色体有关的家族性偏瘫型偏头痛患者出现发作性意识障碍的频度较高,这提示在各种与19号染色体有关的偏头痛发作的外部诱发阈值较低是由遗传决定的。也有报告34例与19号染色体有关的家族性偏瘫型偏头痛家族,在电压闸门性钙通道 α_1 亚单位基因代码功能区域存在4种不同的错义突变。

有一种伴有发作间期眼震的家族性发作性共济失调,其特征是共济失调。眩晕伴以发作间期眼震,为显性遗传性神经功能障碍,这类患者约有50%出现无先兆偏头痛,临床症状与家族性偏瘫型偏头痛有重叠,二者也均与基底型偏头痛的典型状态有关,且均可有原发性眼震及进行性共济失调。Ophoff报告了2例伴有发作间期眼震的家族性共济失调家族,存在19号染色体电压依赖性钙通道基因的突变,这与在家族性偏瘫型偏头痛所探测到的一样。所不同的是其阅读框架被打断,并产生一种截断的 α_1 亚单位,这导致正常情况下可在小脑内大量表达的钙通道密度的减少,由此可能解释其发作性及进行性加重的共济失调。同样的错义突变如何导致家族性偏瘫型偏头痛中的偏瘫发作尚不明。

有学者报告了3个伴有双侧前庭病变的家族性偏头痛家族。家族中多个成员经历偏头痛性头痛、眩晕发作(数分钟),晚年继发前庭功能丧失,晚期,当眩晕发作停止,由于双侧前庭功能丧失导致平衡障碍及走路摆动。

6.血管痉挛学说

颅外血管扩张可伴有典型的偏头痛性头痛发作。偏头痛患者是否存在颅内血管的痉挛尚有争议。以往认为偏头痛的视觉先兆是由血管痉挛引起的,现在有确切的证据表明,这种先兆是由于皮层神经元活动由枕叶向额叶的扩布抑制(3 mm/min)造成的。血管痉挛更像是视网膜性偏头痛的始动原因,一些患者经历短暂的单眼失明,于发作期检查,可发现视网膜动脉的痉挛。另外,这些患者对抗血管痉挛剂有反应。与偏头痛相关的听力丧失和/或眩晕可基于内听动脉耳蜗和/或前庭分支的血管痉挛来解释。血管痉挛可导致内淋巴管或囊的缺血性损害,引起淋巴液循环损害,并最终发展成为水肿。经颅多普勒(TCD)脑血流速度测定发现,不论是在偏头痛发作期还是发作间期,均存在血流速度的加快,提示这部分患者颅内血管紧张度升高。

7.离子通道障碍

很多偏头痛综合征所共有的临床特征与遗传性离子通道障碍有关。偏头痛患者内耳存在局部细胞外钾的积聚。当钙离子进入神经元时钾退出。因为内耳的离子通道在维持富含钾离子的内淋巴和神经元兴奋功能方面是至关重要的,脑和内耳离子通道的缺陷可导致可逆性毛细胞除极及听觉和前庭症状。偏头痛中的头痛则是继发现象,这是细胞外钾离子浓度增加的结果。偏头痛综合征的很多诱发因素,包括紧张、月经,可能是激素对有缺陷的钙离子通道影响的结果。

8.其他学说

有学者发现偏头痛于发作期存在血小板自发聚集和黏度增加。另有人发现偏头痛患者存在 TXA$_2$、PGI$_2$ 平衡障碍、P 物质及神经激肽的改变。

二、临床表现

(一)偏头痛发作

有学者在描述偏头痛发作时将其分为 5 期来叙述。需要指出的是,这 5 期并非每次发作所必备的,有的患者可能只表现其中的数期,大多数患者的发作表现为两期或两期以上,有的仅表现其中的一期。另外,每期特征可以存在很大不同,同一个体的发作也可不同。

1.前驱期

60% 的偏头痛患者在头痛开始前数小时至数天出现前驱症状。前驱症状并非先兆,不论是有先兆偏头痛还是无先兆偏头痛均可出现前驱症状。可表现为精神、心理改变,如精神抑郁、疲乏无力、懒散、昏昏欲睡,也可情绪激动。易激惹、焦虑、心烦或欣快感等。尚可表现为自主神经症状,如面色苍白、发冷、厌食或明显的饥饿感、口渴、尿少、尿频、排尿费力、打哈欠、颈项发硬、恶心、肠蠕动增加、腹痛、腹泻、心慌、气短、心率加快,对气味过度敏感等,不同患者前驱症状具有很大的差异,但每例患者每次发作的前驱症状具有相对稳定性。这些前驱症状可在前驱期出现,也可于头痛发作中、甚至持续到头痛发作后成为后续症状。

2.先兆

约有 20% 的偏头痛患者出现先兆症状。先兆多为局灶性神经症状,偶为全面性神经功能障碍。典型的先兆应符合下列 4 条特征中的 3 条,即重复出现、逐渐发展、持续时间不多于 1 小时,并跟随出现头痛。大多数病例先兆持续 5~20 分钟。极少数情况下先兆可突然发作,也有的患者于头痛期间出现先兆性症状,尚伴有迁延性先兆的偏头痛,其先兆不仅始于头痛之前,尚可持续到头痛后数小时至 7 天。

先兆可为视觉性的、运动性的、感觉性的,也可表现为脑干或小脑性功能障碍。最常见的先兆为视觉性先兆,约占先兆的 90%。如闪电、暗点、单眼黑蒙、双眼黑蒙、视物变形、视野外空白等。闪光可为锯齿样或闪电样闪光、城堞样闪光。视网膜动脉型偏头痛患者眼底可见视网膜水肿,偶可见樱红色黄斑。仅次于视觉现象的常见先兆为麻痹。典型的是影响一侧手和面部,也可出现偏瘫。如果优势半球受累,可出现失语。数十分钟后出现对侧或同侧头痛,多在儿童期发病。这称为偏瘫型偏头痛。偏瘫型偏头痛患者的局灶性体征可持续 7 天以上,甚至在影像学上发现脑梗死。偏头痛伴迁延性先兆和偏头痛性偏瘫以前曾被划入"复杂性偏头痛"。偏头痛反复发作后出现眼球运动障碍称为眼肌瘫痪型偏头痛。多为动眼神经麻痹所致,其次为滑车神经和展神经麻痹。多有无先兆偏头痛病史,反复发作者麻痹可经久不愈。如果先兆涉及脑干或小脑,则这种状况被称为基底型偏头痛,又称基底动脉型偏头痛。可出现头昏、眩晕、耳鸣、听力障碍、共济失调、复视,视觉症状包括闪光、暗点、黑蒙、视野缺损、视物变形。双侧损害可出现意识抑制,后者尤见于儿童。尚可出现感觉迟钝,偏侧感觉障碍等。

偏头痛先兆可不伴头痛出现,称为偏头痛等位症。多见于儿童偏头痛。有时见于中年以后,先兆可为偏头痛发作的主要临床表现而头痛很轻或无头痛。也可与头痛发作交替出现,可表现为闪光、暗点、腹痛、腹泻、恶心、呕吐、复发性眩晕、偏瘫、偏身麻木及精神心理改变。如儿童良性发作性眩晕、前庭性美尼尔氏病、成人良性复发性眩晕。有跟踪研究显示,为数不少的以往诊断为美尼尔氏病的患者,其症状大多数与偏头痛有关。有报告描述了一组成人良性复发性眩晕患者,年龄在 7～55 岁,晨起发病症状表现为反复发作的头晕、恶心、呕吐及大汗,持续数分钟至 4 天不等。发作开始及末期表现为位置性眩晕,发作期间无听觉症状。发作间期几乎所有患者均无症状,这些患者眩晕发作与偏头痛有着几个共同的特征,包括可因乙醇、睡眠不足、情绪紧张造成及加重,女性多发,常见于经期。

3.头痛

头痛可出现于围绕头或颈部的任何部位,可位颞侧、额部、眶部。多为单侧痛,也可为双侧痛,甚至发展为全头痛,其中单侧痛者约占 2/3。头痛性质往往为搏动性痛,但也有的患者描述为钻痛。疼痛程度往往为中、重度痛,甚至难以忍受。往往是晨起后发病,逐渐发展,达高峰后逐渐缓解。也有的患者于下午或晚上起病,成人头痛大多历时 4 小时至 3 天,而儿童头痛多历时2 小时至 2 天。尚有持续时间更长者,可持续数周。有人将发作持续 3 天以上的偏头痛称为偏头痛持续状态。

头痛期间不少患者伴随出现恶心、呕吐、视物不清、畏光、畏声等,喜独居。恶心为最常见伴随症状,达一半,且常为中、重度恶心。恶心可先于头痛发作,也可于头痛发作中或发作后出现。近一半的患者出现呕吐,有些患者的经验是呕吐后发作即明显缓解。其他自主功能障碍也可出现,如尿频、排尿障碍、鼻塞、心慌、高血压、低血压,甚至可出现心律失常。发作累及脑干或小脑者可出现眩晕、共济失调、复视、听力下降、耳鸣、意识障碍。

4.头痛终末期

此期为头痛开始减轻至最终停止这一阶段。

5.后续症状期

为数不少的患者于头痛缓解后出现一系列后续症状。表现怠倦、困钝、昏昏欲睡。有的感到精疲力竭、饥饿感或厌食、多尿、头皮压痛、肌肉酸痛。也可出现精神心理改变,如烦躁、易怒、心境高涨或情绪低落、少语、少动等。

(二)儿童偏头痛

儿童偏头痛是儿童期头痛的常见类型。儿童偏头痛与成人偏头痛在一些方面有所不同。性别方面,发生于青春期以前的偏头痛,男女患者比例大致相等,而成人期偏头痛,女性比例大大增加,约为男性的 3 倍。

儿童偏头痛的诱发及加重因素有很多与成人偏头痛一致,如劳累和情绪紧张可诱发或加重头痛,为数不少的儿童可因运动而诱发头痛,儿童偏头痛患者可有睡眠障碍,而上呼吸道感染及其他发热性疾病在儿童比成人更易使头痛加重。

在症状方面,儿童偏头痛与成人偏头痛也有区别。儿童偏头痛持续时间常较成人短。偏瘫型偏头痛多在儿童期发病,成年期停止,偏瘫发作可从一侧到另一侧,这种类型的偏头痛常较难控制。反复的偏瘫发作可造成永久性神经功能缺损,并可出现病理征,也可造成认知障碍。基底动脉型偏头痛,在儿童也比成人常见,表现闪光、暗点、视物模糊、视野缺损,也可出现脑干、小脑及耳症状,如眩晕、耳鸣、耳聋、眼球震颤。在儿童出现意识恍惚者比成人多,尚可出现跌倒发作。有些偏头痛儿童尚可仅出现反复发作性眩晕,而无头痛发作。一个平时表现完全正常的儿童可突然恐惧、大叫、面色苍白、大汗、步态蹒跚、眩晕、旋转感,并出现眼球震颤,数分钟后可完全缓解,恢复如常,称为儿童良性发作性眩晕,属于一种偏头痛等位症。这种眩晕发作典型地始于 4 岁以前,可每天数次发作,其后发作次数逐渐减少,多数于 7～8 岁以后不再发作。与成人不同,儿童偏头痛的前驱症状常为腹痛,有时可无偏头痛发作而代之以腹痛、恶心、呕吐、腹泻,称为腹型偏头痛等位症。在偏头痛的伴随症状中,儿童偏头痛出现呕吐较成人更加常见。

儿童偏头痛的预后较成人偏头痛好。6 年后约有一半儿童不再经历偏头痛,约 1/3 的偏头痛得到改善。而始于青春期以后的成人偏头痛常持续几十年。

三、诊断与鉴别诊断

(一)诊断

偏头痛的诊断应根据详细的病史做出,特别是头痛的性质及相关的症状非常重要。如头痛的部位、性质、持续时间、疼痛严重程度、伴随症状及体征、既往发作的病史、诱发或加重因素等。

对于偏头痛患者应进行细致的一般内科查体及神经科检查,以除外症状与偏头痛有重叠、类似或同时存在的情况。诊断偏头痛虽然没有特异性的实验室指标,但有时给予患者必要的实验室检查非常重要,如血、尿、脑脊液及影像学检查,以排除器质性病变。特别是中年或老年期出现的头痛,更应排除器质性病变。当出现严重的先兆或先兆时间延长时,有学者建议行颅脑 CT 或 MRI 检查。也有学者提议当偏头痛发作每月超过 2 次时,应警惕偏头痛的原因。

国际头痛协会(IHS)头痛分类委员会于制定了一套头痛分类和诊断标准,这个旧的分类与诊断标准在世界范围内应用了很多年,至今我国尚有部分学术专著仍在沿用或参考这个分类。之后国际头痛协会头痛分类委员会制定了新的关于头痛、脑神经痛及面部痛的分类和诊断标准。目前临床及科研多采用这个标准。本标准将头痛分为 13 个主要类型,包括了总数 129 个头痛亚型。其中常见的头痛类型为偏头痛、紧张型头痛、丛集性头痛和慢性发作性偏头痛,而偏头痛又被分为 7 个亚型(表 4-1~表 4-4)。这 7 个亚型中,最主要的两个亚型是无先兆偏头痛和有先兆偏头痛,其中最常见的是无先兆偏头痛。

表 4-1　偏头痛分类

分类
无先兆偏头痛
有先兆偏头痛
偏头痛伴典型先兆
偏头痛伴迁延性先兆
家族性偏瘫型偏头痛
基底动脉型偏头痛
偏头痛伴急性先兆发作
眼肌瘫痪型偏头痛
视网膜型偏头痛
可能为偏头痛前驱或与偏头痛相关联的儿童期综合征
儿童良性发作性眩晕
儿童交替性偏瘫
偏头痛并发症
偏头痛持续状态
偏头痛性偏瘫
不符合上述标准的偏头痛性障碍

表 4-2　国际头痛协会关于无先兆偏头痛的诊断标准

诊断标准

1.至少 5 次发作符合第 2～4 项标准

2.头痛持续 4～72 小时(未治疗或没有成功治疗)

3.头痛至少具备下列特征中的 2 条

(1)位于单侧

(2)搏动性质

(3)中度或重度(妨碍或不敢从事每天活动)

(4)因上楼梯或类似的日常体力活动而加重

4.头痛期间至少具备下列 1 条

(1)恶心和/或呕吐

(2)畏光和畏声

5.至少具备下列 1 条

(1)病史、体格检查和神经科检查不提示器质性障碍

(2)病史和/或体格检查和/或神经检查确实提示这种障碍(器质性障碍),但被适当的观察排除

(3)这种障碍存在,但偏头痛发作并非与这种障碍有密切的时间关系上首次出现

表 4-3　国际头痛协会关于有先兆偏头痛的诊断标准

诊断标准

1.至少 2 次发作符合第 2 项标准

2.至少符合下列 4 条特征中的 3 条

(1)一个或一个以上提示局灶大脑皮质或脑干功能障碍的完全可逆性先兆症状

(2)至少一个先兆症状逐渐发展超过 4 分钟,或 2 个或 2 个以上的症状接着发生

(3)先兆症状持续时间不超过 60 分钟,如果出现 1 个以上先兆症状,持续时间可相应增加

(4)继先兆出现的头痛间隔期在 60 分钟之内(头痛尚可在先兆前或与先兆同时开始)

3.至少具备下列 1 条

(1)病史:体格检查及神经科检查不提示器质性障碍

(2)病史和/或体格检查和/或神经科检查确实提示这种障碍,但通过适当的观察被排除

(3)这种障碍存在,但偏头痛发作并非在与这种障碍有密切的时间关系上首次出现

4.有典型先兆的偏头疼应符合有先兆偏头痛诊断标准,包括第 2 项全部 4 条标准

5.有典型先兆的偏头疼应有一条或一条以上下列类型的先兆症状

(1)视觉障碍

(2)单侧偏身感觉障碍和/或麻木

(3)单侧力弱

(4)失语或非典型言语困难

表 4-4　国际头痛协会关于儿童偏头痛的诊断标准

诊断标准

1.至少 5 次发作符合第(1)、(2)项标准

(1)每次头痛发作持续 2～48 小时

诊断标准

（2）头痛至少具备下列特征中的 2 条

　①位于单侧

　②搏动性质

　③中度或重度

　④可因常规的体育活动而加重

2.头痛期间内至少具备下列 1 条

（1）恶心和/或呕吐

（2）畏光和畏声

国际头痛协会的诊断标准为偏头痛的诊断提供了一个可靠的、可量化的诊断标准,对于临床和科研的意义是显而易见的,有学者特别提到其对于临床试验及流行病学调查有重要意义。但临床上有时遇到患者并不能完全符合这个标准,对这种情况学者们建议随访及复查,以确定诊断。

由于国际头痛协会的诊断标准掌握起来比较复杂,为了便于临床应用,国际上一些知名的学者一直在探讨一种简单化的诊断标准。其中 Solomon 介绍了一套简单标准,符合这个标准的患者 99％符合国际头痛协会关于无先兆偏头痛的诊断标准。这套标准较易掌握,供参考。

（1）具备下列 4 条特征中的任何 2 条,即可诊断无先兆偏头痛:①疼痛位于单侧。②搏动性痛。③恶心。④畏光或畏声。

（2）另有 2 条附加说明:①首次发作者不应诊断;②应无器质性疾病的证据。

在临床工作中尚能遇到患者有时表现为紧张型头痛,有时表现为偏头痛性质的头痛,为此有学者查阅了国际上一些临床研究文献后得到的答案是,紧张型头痛和偏头痛并非是截然分开的,其临床上确实存在着重叠,故有学者提出二者可能是一个连续的统一体。有时遇到有先兆偏头痛患者可表现为无先兆偏头痛,同样,学者们认为二型之间既可能有不同的病理生理,又可能是一个连续的统一体。

（二）鉴别诊断

偏头痛应与下列疼痛鉴别。

1.紧张型头痛

紧张型头痛又称肌收缩型头痛。其临床特点为头痛部位较弥散,可位于前额、双颞、顶、枕及颈部。头痛性质常呈钝痛,头部压迫感、紧箍感,患者常述犹如戴着一个帽子。头痛常呈持续性,可时轻时重。多有头皮、颈部压痛点,按摩头颈部可使头痛缓解,多有额、颈部肌肉紧张。多少伴有恶心、呕吐。

2.丛集性头痛

丛集性头痛又称组胺性头痛、Horton 综合征,表现为一系列密集的、短暂的、严重的单侧钻痛。与偏头痛不同,头痛部位多局限并固定于一侧眶部、球后和额颞部。发病时间常在夜间,并使患者痛醒。发病时间固定,起病突然而无先兆,开始可为一侧鼻部烧灼感或球后压迫感,继之出现特定部位的疼痛,常疼痛难忍,并出现面部潮红、结膜充血、流泪、流涕、鼻塞。为数不少的患者出现 Horner 征,可出现畏光,不伴恶心、呕吐。诱因可为发作群集期饮酒、兴奋或服用扩血管药引起。发病年龄常较偏头痛晚,平均 25 岁,男女之比约 4∶1。罕见家族史。治疗包括非甾体抗炎止痛剂;激素治疗;睾丸素治疗;吸氧疗法(国外介绍为 100％氧,8～10 L/min,共 10～15 分钟,仅供参考);麦角胺咖啡因或双氢麦角碱睡前应用,对夜间头痛特别有效;碳酸锂疗效尚有争议,但多数介绍其有效,但中毒剂量有时与治疗剂量很接近,曾有老年患者(精神患者)服一片致昏迷者,建议有条件者监测血锂水平,不良反应有胃肠道症状、肾功能改变、内分泌改变、震颤、眼球震颤、抽搐等;其他药物尚有钙通道阻滞剂、舒马普坦等。

3.痛性眼肌麻痹

痛性眼肌麻痹又称 Tolosa-Hunt 综合征,是一种以头痛和眼肌麻痹为特征,涉及特发性眼眶和海绵窦的炎性疾病。病因可为颅内颈内动脉的非特异性炎症,也可能涉及海绵窦。常表现为球后及眶周的顽固性胀痛、刺痛,数天或数周后出现复视,并可有第Ⅲ、Ⅳ、Ⅵ对脑神经受累表现,间隔数月数年后复发,需行血管造影以排除颈内动脉瘤。皮质类固醇治疗有效。

4.颅内占位所致头痛

占位早期,头痛可为间断性或晨起为重,但随着病情的发展,多成为持续性头痛,进行性加重,可出现颅内高压的症状与体征,如头痛、恶心、呕吐、视盘水肿,并可出现局灶症状与体征,如精神改变、偏瘫、失语、偏身感觉障碍、抽搐、偏盲、共济失调、眼球震颤等,典型者鉴别不难。但需注意,也有表现为十几年的偏头痛,最后被确诊为巨大血管瘤者。

四、防治

(一)一般原则

偏头痛的治疗策略包括两个方面:对症治疗及预防性治疗。对症治疗的目的在于消除、抑制或减轻疼痛及伴随症状。预防性治疗用来减少头痛发作的频度及减轻头痛严重性。对偏头痛患者是单用对症治疗还是同时采取对症治疗及预防性治疗,要具体分析。一般说来,如果头痛发作频度较小,疼痛程度较轻,持续时间较短,可考虑单纯选用对症治疗。如果头痛发作频度较大,疼痛程度较重,持续时间较长,对工作、学习、生活影响较明显,则在给予对症治疗的同时,给予适当的预防性治疗。总之,既要考虑到疼痛对患者的影响,又要考虑到药物不良反应对患者的影响,有时还要参考患者个人的意见。Saper 的建议是每周发作 2 次以下者单独给予药物性对症治疗,而发作频繁者应给予预防性治疗。

不论是对症治疗还是预防性治疗均包括两个方面,即药物干预及非药物干预。非药物干预方面,强调患者自助。嘱患者详细记录前驱症状、头痛发作与持续时间及伴随症状,找出头痛诱发及缓解的因素,并尽可能避免。如避免某些食物,保持规律的作息时间、规律饮食。不论是在工作日,还是周末抑或假期,坚持这些方案对于减轻头痛发作非常重要,接受这些建议对 30％患者有帮助。另有人倡导有规律的锻炼,如长跑等,可能有效地减少头痛发作。认知和行为治疗,如生物反馈治疗等,已被证明有效,另有患者于头痛时进行痛点压迫,于凉爽、安静、暗淡的环境中独处,或以冰块冷敷均有一定效果。

(二)药物对症治疗

偏头痛对症治疗可选用非特异性药物治疗,包括简单的止痛药,非甾体抗炎药及麻醉剂。对于轻、中度头痛,简单的镇痛药及非甾体抗炎药常可缓解头痛的发作。常用的药物有脑清片、对乙酰氨基酚、阿司匹林、萘普生、吲哚美辛、布洛芬、罗通定等。麻醉药的应用是严格限制的,Saper 提议主要用于严重发作,其他治疗不能缓解,或对偏头痛特异性治疗有禁忌或不能忍受的情况下应用。偏头痛特异性 5-HT 受体拮抗剂主要用于中、重度偏头痛。偏头痛特异性 5-HT 受体拮抗剂结合简单的止痛剂，大多数头痛可得到有效的治疗。

5-HT 受体拮抗剂治疗偏头痛的疗效是肯定的。麦角胺咖啡因既能抑制去甲肾上腺素的再摄取，又能拮抗其与 β-肾上腺素受体的结合，于先兆期或头痛开始后服用 1 片，常可使头痛发作终止或减轻。如效不显，于数小时后加服 1 片，每天不超过 4 片，每周用量不超过 10 片。该药缺点是不良反应较多，并且有成瘾性，有时剂量会越来越大。常见不良反应为消化道症状、心血管症状，如恶心、呕吐、胸闷、气短等。孕妇、心肌缺血、高血压、肝肾疾病等忌用。

麦角碱衍生物酒石酸麦角胺，舒马普坦和双氢麦角胺为偏头痛特异性药物，均为 5-HT 受体拮抗剂。这些药物作用于中枢神经系统和三叉神经中受体介导的神经通路，通过阻断神经源性炎症而起到抗偏头痛作用。

酒石酸麦角胺主要用于中、重度偏头痛，特别是当简单的镇痛治疗效果不足或不能耐受时。其有多项作用：既是 $5-HT_{1A}$、$5-HT_{1B}$、$5-HT_{1D}$ 和 $5-HT_{1F}$ 受体拮抗剂，又是 α-肾上腺素受体拮抗剂，通过刺激动脉平滑肌细胞 5-HT 受体而产生血管收缩作用；它可收缩静脉容量性血管、抑制交感神经末端去甲肾上腺素再摄取。作为 $5-HT_1$ 受体拮抗剂，它可抑制三叉神经血管系统神经源性炎症，其抗偏头痛活性中最基础的机制可能在此，而非其血管收缩作用。其对中枢神经递质的作用对缓解偏头痛发作也是重要的。给药途径有口服、舌下及直肠给药。生物利用度与给药途径关系密切。口服及舌下含化吸收不稳定，直肠给药起效快，吸收可靠。为了减少过多应用导致麦角胺依赖性或反跳性头痛，一般每周应用不超过 2 次，应避免大剂量连续用药。

有学者总结酒石酸麦角胺在下列情况下慎用或禁用：年龄 55～60 岁（相对禁忌）；妊娠或哺乳；心动过缓（中至重度）；心室疾病（中至重度）；胶原-肌肉病；心肌炎；冠心病，包括血管痉挛性心绞痛；高血压（中至重度）；肝、肾损害（中至重度）；感染或高热/败血症；消化性溃疡性疾病；周围血管病；严重瘙痒。另外，该药可加重偏头痛造成的恶心、呕吐。

舒马普坦也适用于中、重度偏头痛发作。作用于神经血管系统和中枢神经系统，通过抑制或减轻神经源性炎症而发挥作用。曾有人称舒马普坦为偏头痛治疗的里程碑。皮下用药 2 小时，约 80% 的急性偏头痛有效。尽管 24～48 小时 40% 的患者重新出现头痛，这时给予第 2 剂仍可达到同样的有效率。口服制剂的疗效稍低于皮下给药，起效也稍慢，通常在 4 小时内起效。皮下用药后 4 小时给予口服制剂不能预防再出现头痛，但对皮下用药后 24 小时内出现的头痛有效。

舒马普坦具有良好的耐受性，其不良反应通常较轻和短暂，持续时间常在 45 分钟以内。包括注射部位的疼痛、耳鸣、面红、烧灼感、热感、头昏、体重增加、颈痛及发音困难。少数患者于首剂时出现非心源性胸部压迫感，仅有很少患者于后续用药时再出现这些症状。罕见引起与其相关的心肌缺血。

应用舒马普坦注意事项及禁忌证：年龄超过 60 岁（相对禁忌证）；妊娠或哺乳；缺血性心肌病（心绞痛、心肌梗死病史、记录到的无症状性缺血）；不稳定型心绞痛；高血压（未控制）；基底型或偏瘫型偏头痛；未识别的冠心病（绝经期妇女，男性＞40 岁，心脏病危险因素如高血压、高脂血症、肥胖、糖尿病、严重吸烟及强阳性家族史）；肝肾功能损害（重度）；同时应用单胺氧化酶抑制剂或单胺氧化酶抑制剂治疗终止后 2 周内；同时应用含麦角胺或麦角类制剂（24 小时内），首次剂量可能需要在医师监护下应用。

酒石酸双氢麦角胺的效果超过酒石酸麦角胺。大多数患者起效迅速，在中、重度发作特别有用,也可用于难治性偏头痛。与酒石酸麦角胺有共同的机制,但其动脉血管收缩作用较弱,有选择性收缩静脉血管的特性,可静脉注射、肌内注射及鼻腔吸入。静脉注射途径给药起效迅速。肌内注射生物利用度达 100%。鼻腔吸入的绝对生物利用度 40%,应用酒石酸双氢麦角胺后再出现头痛的频率较其他现有的抗偏头痛剂小,这可能与其半衰期长有关。

酒石酸双氢麦角胺较酒石酸麦角胺具有较好的耐受性、恶心和呕吐的发生率及程度非常低,静脉注射最高,肌内注射及鼻吸入给药低。极少成瘾和引起反跳性头痛。通常的不良反应包括胸痛、轻度肌痛、短暂的血压上升。不应给予有血管痉挛反应倾向的患者,包括已知的周围性动脉疾病,冠状动脉疾病(特别是不稳定性心绞痛或血管痉挛性心绞痛)或未控制的高血压。注意事项和禁忌证同酒石酸麦角胺。

(三)药物预防性治疗

偏头痛的预防性治疗应个体化,特别是剂量的个体化。可根据患者体重,一般身体情况、既往用药体验等选择初始剂量,逐渐加量,如无明显不良反应,可连续用药 2～3 天,无效时再用其他药物。

1.抗组织胺药物

苯噻啶为一有效的偏头痛预防性药物。可每天 2 次,每次 0.5 mg 起,逐渐加量,一般可增加至每天3 次,每次 1.0 mg,最大量不超过 6 mg/d。不良反应为嗜睡、头昏、体重增加等。

2.钙通道阻滞剂

氟桂利嗪,每晚 1 次,每次 5～10 mg,不良反应有嗜睡、锥体外系反应、体重增加、抑郁等。

3.β 受体阻滞剂

普萘洛尔,开始剂量 3 次/天,每次 10 mg,逐渐增加至 60 mg/d,也有介绍 120 mg/d,心率<60 次/分者停用。哮喘、严重房室传导阻滞者禁用。

4.抗抑郁剂

阿米替林每天 3 次,每次 25 mg,逐渐加量。可有嗜睡等不良反应,加量后不良反应明显。氟西汀(我国商品名百优解)每片 20 mg,每晨 1 片,饭后服,该药初始剂量及有效剂量相同,服用方便,不良反应有睡眠障碍、胃肠道症状等,常较轻。

5.其他

非甾体抗炎药,如萘普生;抗惊厥药,如卡马西平、丙戊酸钠等;舒必剂;硫必利;中医中药(辨证施治、辨经施治、成方加减、中成药)等皆可试用。

(四)关于特殊类型偏头痛

与偏头痛相关的先兆是否需要治疗及如何治疗,目前尚无定论。通常先兆为自限性的、短暂的,大多数患者于治疗尚未发挥作用时可自行缓解。如果患者经历复发性、严重的、明显的先兆,考虑舌下含化尼非地平,但头痛有可能加重,且疗效也不肯定。给予舒马普坦及酒石酸麦角胺的疗效也尚处观察之中。

(五)关于难治性、严重偏头痛性头痛

这类头痛主要涉及偏头痛持续状态,头痛常不能为一般的门诊治疗所缓解。患者除持续的进展性头痛外尚有一系列生理及情感症状,如恶心、呕吐、腹泻、脱水、抑郁、绝望,甚至自杀倾向。用药过度及反跳性依赖、戒断症状常促发这些障碍。这类患者常需收入急症室观察或住院,以纠正患者存在的生理障碍,如脱水等;排除伴随偏头痛出现的严重的神经内科或内科疾病;治疗纠正药物依赖;预防患者于家中自杀等。应注意患者的生命体征,可做心电图检查。药物可选用酒石酸双氢麦角胺、舒马普坦、鸦片类及止吐药,必要时也可谨慎给予氯丙嗪等。可选用非肠道途径给药,如静脉或肌内注射给药。一旦发作控制,可逐渐加入预防性药物治疗。

(六)关于妊娠妇女的治疗

给予地美罗注射剂或片剂,并应限制剂量。还可应用泼尼松,其不易穿过胎盘,在妊娠早期不损害胎儿,但不宜应用太频。如欲怀孕,最好尽最大可能不用预防性药物并避免应用麦角类制剂。

(七)关于儿童偏头痛

儿童偏头痛用药的选择与成人有很多重叠,如止痛药物、钙通道阻滞剂、抗组织胺药物等,但也有人质疑酒石酸麦角胺药物的疗效。如能确诊,重要的是对儿童及其家长进行安慰,使其对本病有一个全面的认识,以缓解由此带来的焦虑,对治疗当属有益。

五、护理

(一)护理评估

1.健康史

(1)了解头痛的部位、性质和程度:询问是全头疼还是局部头疼;是搏动性头疼还是胀痛、钻痛;是轻微痛、剧烈痛还是无法忍受的疼痛。偏头疼常描述为双侧颞部的搏动性疼痛。

(2)头疼的规律:询问头疼发病的急缓,是持续性还是发作性,起始与持续时间,发作频率,激发或缓解的因素,与季节、气候、体位、饮食、情绪、睡眠、疲劳等的关系。

(3)有无先兆及伴发症状:如头晕、恶心、呕吐、面色苍白、潮红、视物不清、闪光、畏光、复视、耳鸣、失语、偏瘫、嗜睡、发热、晕厥等。典型偏头疼发作常有视觉先兆和伴有恶心、呕吐、畏光。

(4)既往史与心理社会状况:询问患者的情绪、睡眠、职业情况及服药史,了解头疼对日常生活、工作和社交的影响,患者是否因长期反复头疼而出现恐惧、忧郁或焦虑心理。大部分偏头疼患者有家族史。

2.身体状况

检查意识是否清楚,瞳孔是否等大等圆、对光反射是否灵敏;体温、脉搏、呼吸、血压是否正常;面部表情是否痛苦,精神状态怎样;眼睑是否下垂、有无脑膜刺激征。

3.主要护理问题及相关因素

(1)偏头疼:与发作性神经血管功能障碍有关。

(2)焦虑:与偏头疼长期、反复发作有关。

(3)睡眠形态紊乱:与头疼长期反复发作和/或焦虑等情绪改变有关。

(二)护理措施

1.避免诱因

告知患者可能诱发或加重头疼的因素,如情绪紧张、进食某些食物、饮酒、月经来潮、用力性动作等;保持环境安静、舒适、光线柔和。

2.指导患者减轻头疼的方法

如指导患者缓慢深呼吸,听音乐、练气功、生物反馈治疗,引导式想象,冷、热敷及理疗、按摩、指压止痛法等。

3.用药护理

告知止痛药物的作用与不良反应,让患者了解药物依赖性或成瘾性的特点,如大量使用止痛剂,滥用麦角胺咖啡因可致药物依赖。指导患者遵医嘱正确服药。

（赵国洪）

第二节　特发性面神经麻痹

特发性面神经麻痹又称 Bell 麻痹,为面神经在茎乳孔以上面神经管内段的急性非化脓性炎症。

一、病因

病因不明,一般认为面部受冷风吹袭、病毒感染、自主神经功能紊乱造成面神经的营养微血管痉挛,引起局部组织缺血、缺氧所致。近年来也有认为可能是一种免疫反应。膝状神经节综合征则为带状疱疹病毒感染,由膝状神经节及面神经发生炎症所致。

二、临床表现

无年龄和性别差异,多为单侧,偶见双侧,多为吉兰-巴雷综合征。发病与季节无关,通常急性起病,数小时至 3 天达到高峰。病前 1～3 天患侧乳突区可有疼痛。同侧额纹消失、眼裂增大,闭眼时眼睑闭合不全,眼球向外上方转动并露出白色巩膜,称 Bell 现象。病侧鼻唇沟变浅,口角下垂。不能做撅嘴和吹口哨动作,鼓腮时病侧口角漏气,食物常滞留于齿颊之间。

若病变波及鼓索神经,尚可有同侧舌前 2/3 味觉减退或消失。镫骨肌支以上部位受累时,出现同侧听觉过敏。膝状神经节受累时,除面瘫、味觉障碍和听觉过敏外,还有同侧唾液、泪腺分泌障碍,耳内及耳后疼痛,外耳道及耳郭部位带状疱疹,称膝状神经节综合征。一般预后良好,通常于起病 1～2 周后开始恢复,2～3 个月痊愈。发病时伴有乳突疼痛、老年、患有糖尿病和动脉硬化者预后差。可遗有面肌痉挛或面肌抽搐。可根据肌电图检查及面神经传导功能测定判断面神经受损的程度和预后。

三、诊断与鉴别诊断

根据急性起病的周围性面瘫即可诊断。但需与以下疾病鉴别。

（1）吉兰-巴雷综合征:可有周围面瘫,多为双侧性,并伴有对称性肢体瘫痪和脑脊液蛋白-细胞分离。

（2）中耳炎迷路炎乳突炎等并发的耳源性面神经麻痹,以及腮腺炎肿瘤下颌化脓性淋巴结炎等所致者多有原发病的特殊症状及病史。

（3）颅后窝肿瘤或脑膜炎引起的周围性面瘫:起病较慢,且有原发病及其他脑神经受损表现。

四、治疗

(一)急性期治疗

以改善局部血液循环,消除面神经的炎症和水肿为主。如因带状疱疹所致的 Hunt 综合征,可口服阿昔洛韦 5 mg/(kg·d),每天 3 次,连服 7～10 天。①类固醇皮质激素:泼尼松(20～30 mg)每天 1 次,口服,连续 7～10 天。②改善微循环,减轻水肿:706 代血浆(羟乙基淀粉)或右旋糖苷-40 250～500 mL,静脉滴注每天 1 次,连续 7～10 天,也可加用脱水利尿剂。③神经营养代谢药物的应用:维生素 B_1 50～100 mg,维生素 B_{12} 500 μg,胞磷胆碱 250 mg,辅酶 Q_{10} 5～10 mg 等,肌内注射,每天 1 次。④理疗:茎乳孔附近超短波透热疗法,红外线照射。

(二)恢复期治疗

以促进神经功能恢复为主。①口服维生素 B_1、维生素 B_{12} 各 1～2 片,每天 3 次;地巴唑10～20 mg,每天 3 次。也可用加兰他敏 2.5～5.0 mg,肌内注射,每天 1 次。②中药,针灸,理疗。③采用眼罩、滴眼药水、涂眼药膏等方法保护暴露的角膜。④病后 2 年仍不恢复者,可考虑行神经移植治疗。

五、护理

(一)一般护理

(1)病后两周内应注意休息,减少外出。

(2)本病一般预后良好,约 80% 患者可在 3～6 周痊愈,因此应向患者说明病情,使其积极配合治疗,解除心理压力,尤其年轻患者,应保持健康心态。

(3)给予易消化、高热能的半流质饮食,保证机体足够营养代谢,增加身体抵抗力。

(二)观察要点

特发性面神经麻痹是神经科常见病之一,在护理观察中主要注意以下两方面的鉴别。

1.分清面瘫属中枢性还是周围性瘫痪

中枢性面瘫是由对侧皮质延髓束受损引起的,故只产生对侧下部面肌瘫痪,表现为鼻唇沟浅、口角下坠、露齿、鼓腮、吹口哨时出现肌肉瘫痪,而皱额、闭眼仍正常或稍差。哭笑等情感运动时,面肌仍能收缩。周围性面瘫所有表情肌均瘫痪,不论随意或情感活动,肌肉均无收缩。

2.正确判断患病一侧

面肌挛缩时病侧鼻唇沟加深,眼裂缩小,易误认健侧为病侧。如让患者露齿时可见挛缩侧面肌不收缩,而健侧面肌收缩正常。

(三)保护暴露的角膜及防止结膜炎

由于患者不能闭眼,因此必须注意眼的清洁卫生。①外出必须戴眼罩,避免尘沙进入眼内;②每天抗生素眼药水滴眼,入睡前用眼药膏,以防止角膜炎或暴露性角结膜炎;③擦拭眼泪的正确方法是向上,以防止加重外翻。④注意用眼卫生,养成良好习惯,不能用脏手、脏手帕擦泪。

(四)保持口腔清洁防止牙周炎

由于患侧面肌瘫痪,进食时食物残渣常停留于患侧颊齿间,故应注意口腔卫生。①经常漱口,必要时使用消毒漱口液;②正确使用刷牙方法,应采用短横法或竖转动法两种方法,以去除菌斑及食物残片;③牙齿的邻面与间隙容易堆积菌斑而发生牙周炎,可用牙线紧贴牙齿颈部,然后在邻面做上下移动,每个牙齿 4～6 次,直至刮净;④牙龈乳头萎缩和齿间空隙大的情况下可用牙签沿着牙龈的形态线平行插入,不宜垂直插入,以免影响美观和功能。

(五)家庭护理

1.注意面部保暖

夏天避免在窗下睡觉,冬天迎风乘车要戴口罩,在野外作业时注意面部及耳后的保护。耳后及病侧面部给予温热敷。

2.平时加强身体锻炼

增强抗风寒侵袭的能力,积极治疗其他炎性疾病。

3.瘫痪面肌锻炼

因面肌瘫痪后常松弛无力,患者自己可对着镜用手掌贴于瘫痪的面肌上做环形按摩,每天3～4次,每次 15 分钟,以促进血液循环,并可减轻患者面肌受健侧的过度牵拉。当神经功能开始恢复时,鼓励患者练习病侧的各单个面肌的随意运动,以促进瘫痪肌的早日康复。

(赵国洪)

第三节　病毒性脑膜炎

病毒性脑膜炎是一组由各种病毒感染引起的脑膜急性炎症性疾病,临床以发热、头痛和脑膜刺激征为主要表现。本病大多呈良性过程。

一、病因及发病机制

多数的病毒性脑膜炎由肠道病毒引起。该病毒属于微小核糖核酸病毒科,有 60 多个不同亚型,包括脊髓灰质炎病毒、柯萨奇病毒 A 和 B、埃可病毒等,其次为流行性腮腺炎、单纯疱疹病毒和腺病毒。

肠道病毒主要经粪-口途径传播,少数通过呼吸道分泌物传播;大部分病毒在下消化道发生最初的感染,肠道细胞上有与肠道病毒结合的特殊受体,病毒经肠道入血,产生病毒血症,再经脉络丛侵犯脑膜,引发脑膜炎症改变。

二、临床表现

(1)本病以夏秋季为高发季节,在热带和亚热带地区可终年发病。儿童多见,成人也可罹患。多为急性起病,出现病毒感染的全身中毒症状如发热、头痛、畏光、肌痛、恶心、呕吐、食欲减退、腹泻和全身乏力等,并可有脑膜刺激征。病程在儿童常超过 1 周,成人病程可持续 2 周或更长时间。

(2)临床表现可因患者的年龄、免疫状态和病毒种类不同而异,如幼儿可出现发热、呕吐、皮疹等症状,而脑膜刺激征轻微甚至缺如;手-足-口综合征常发生于肠道病毒 71 型脑膜炎,非特异性皮疹常见于埃可病毒 9 型脑膜炎。

三、辅助检查

脑脊液压力正常或增高,白细胞数正常或增高,可达(10～100)×10^6/L,早期可以多形核细胞为主,8~48小时以淋巴细胞为主。蛋白质可轻度增高,糖和氯化物含量正常。

四、治疗

本病是一种自限性疾病,主要是对症治疗、支持治疗和防治并发症。对症治疗,如头痛严重者可用止痛药,癫痫发作可选用卡马西平或苯妥英钠等,脑水肿在病毒性脑膜炎不常见,可适当应用甘露醇。对于疱疹病毒引起的脑膜炎,应用阿昔洛韦抗病毒治疗可明显缩短病程和缓解症状,目前针对肠道病毒感染临床上使用或试验性使用的药物有人免疫球蛋白和抗微小核糖核酸病毒药物普来可那利。

五、护理评估

(一)健康史
发病前有无发热及感染史(呼吸道、消化道)。

(二)症状
发热、头痛、呕吐、食欲减退、腹泻、乏力、皮疹等。

(三)身体状况
(1)生命体征及意识,尤其是体温及意识状态。

(2)头痛:头痛部位、性质、有无逐渐加重及突然加重,脑膜刺激征是否阳性。

(3)呕吐:呕吐物性质、量、频率,是否为喷射样呕吐。

(4)其他症状:有无人格改变、共济失调、偏瘫、偏盲、皮疹。

(四)心理状况
(1)有无焦虑、恐惧等情绪。

(2)疾病对生活、工作有无影响。

六、护理诊断/问题

(一)体温过高
与感染的病原体有关。

(二)意识障碍
与高热、颅内压升高引起的脑膜刺激征及脑疝形成有关。

(三)有误吸的危险
与脑部病变引起的脑膜刺激征及吞咽困难有关。

(四)有受伤的危险
与脑部皮质损伤引起的癫痫发作有关。

(五)营养失调:低于机体需要量
与高热、吞咽困难、脑膜刺激征所致的入量不足有关。

(六)生活自理能力缺陷
与昏迷有关。

(七)有皮肤完整性受损的危险
与昏迷抽搐有关。

(八)语言沟通障碍

与脑部病变引起的失语、精神障碍有关。

(九)思维过程改变

与脑部损伤所致的智能改变、精神障碍有关。

七、护理措施

(一)高热的护理

(1)注意观察患者发热的热型及相伴的全身中毒症状的程度,根据体温高低定时监测其变化,并给予相应的护理。

(2)患者在寒战期及时给予增加衣被保暖;在高热期则给予减少衣被,增加其散热。患者的内衣以棉制品为宜,且不宜过紧,应勤洗勤换。

(3)在患者头、颈、腋窝、腹股沟等大血管走行处放置冰袋,及时给予物理降温,30分钟后测量降温后的效果。

(4)当物理降温无效、患者持续高热时,遵医嘱给予降温药物。给予药物降温后特别是有昏迷的患者,要观察其神志、瞳孔、呼吸、血压的变化。

(5)做好基础护理,使患者身体舒适;做好皮肤护理,防止降温后大量出汗带来的不适;给予患者口腔护理,以减少高热导致口腔分泌物减少引起的口唇干裂、口干、舌苔,以及呕吐、口腔残留食物引起的口臭带来的不适感及舌尖、牙龈炎等感染;给予会阴部护理,保持其清洁,防止卧床所致的泌尿系统感染;床单位清洁、干燥、无异味。

(6)患者的饮食应以清淡为宜,给予细软、易消化、高热量、高维生素、高蛋白、低脂肪饮食。鼓励患者多饮水、多吃水果和蔬菜。意识障碍不能经口进食者及时给予鼻饲,并计算患者每千克体重所需的热量,配置合适的鼻饲饮食。

(7)保持病室安静舒适,空气清新,室温18~22 ℃,湿度50％～60％适宜。避免噪声,以免加重患者因发热引起的躁动不安、头痛及精神方面的不适感。降低室内光线亮度或给患者戴眼罩,减轻因光线刺激引起的燥热感。

(二)病情观察

(1)严密观察患者的意识状态,维持患者的最佳意识水平。严密观察病情变化,包括意识、瞳孔、血压、呼吸、体温等生命体征的变化,结合其伴随症状,正确判断、准确识别因智能障碍引起的表情呆滞、反应迟钝,或因失语造成的不能应答,或因高热引起的精神萎靡,或因颅内压高所致脑疝引起的嗜睡、昏睡、昏迷,应及时并准确地反馈给医师,以利于患者得到恰当的救治。

(2)按时给予脱水降颅内压的药物,以减轻脑水肿引起的头痛、恶心、呕吐等脑膜刺激征,防止脑疝的发生。

(3)注意补充液体,准确记录24小时出入量,防止低血容量性休克而加重脑缺氧。

(4)定时翻身、叩背、吸痰,及时清理口鼻呼吸道分泌物,保持呼吸道通畅,防止肺部感染。

(5)给予鼻导管吸氧或储氧面罩吸氧,保证脑组织氧的供给,降低脑组织氧代谢。

(6)避免噪声、强光刺激,减少癫痫发作,减少脑组织损伤,维护患者意识的最佳状态。

(7)癫痫发作及癫痫持续状态的护理详见癫痫患者的护理。

(三)精神症状的护理

(1)密切观察患者的行为,每天主动与患者交谈,关心其情绪,及时发现有无暴力行为和自杀倾向。

(2)减少环境刺激,避免引起患者恐惧。

(3)注意与患者沟通交流和护理操作技巧,减少不良语言和护理行为的刺激,避免患者意外事件的发生。①在与患者接触时保持安全距离,以防有暴力行为患者的伤害。②在与患者交流时注意表情,声音要低,语速要慢,避免使患者感到恐惧,从而增加患者对护士的信任。③运用顺应性语言劝解患者接受治疗护理,当患者焦虑或拒绝时,除特殊情况外,可等其情绪稳定后再处理。④每天集中进行护理操作,避免反复的操作引起患者的反感或激惹患者的情绪。⑤当遇到患者有暴力行为的倾向时,要保持沉着、冷静的态度,切勿大叫,以免使患者受到惊吓后产生恐惧,引发攻击行为而伤害他人。

(4)当患者烦躁不安或暴力行为不可控时,及时给予适当约束,以协助患者缓和情绪,减轻或避免意外事件的发生。约束患者时应注意以下几点:①约束患者前一定要向患者家属讲明约束的必要性,医师病程和护理记录要详细记录,必要时签知情同意书,在患者情绪稳定的情况下也应向家属讲明约束原因。②约束带应固定在患者手不可触及的地方。约束时注意患者肢体的姿势,维持肢体功能性位置,约束带松紧度适宜,注意观察被约束肢体的肤色和活动度。③长时间约束至少每2小时松解约束5分钟。必要时改变患者体位,协助肢体被动运动。若患者情况不允许,则每隔一段时间轮流松绑肢体。④患者在约束期间家属或专人陪伴,定时巡视病房,并保证患者在护理人员的视线之内。

(四)用药护理

(1)遵医嘱使用抗病毒药物,静脉给药注意保持静脉通路通畅,做好药物不良反应宣教,注意观察患者有无谵妄、震颤、皮疹、血尿,定期抽血监测肝肾功能。

(2)使用甘露醇等脱水降颅内压的药物,应保证输液快速滴注,并观察皮肤情况,药液有无外渗,准确记录出入量。

(3)使用镇静、抗癫痫药物,要观察药效及药物不良反应,定期抽血,监测血药浓度。

(4)使用退热药物,注意及时补充水分,观察血压情况,预防休克。

(五)心理护理

(1)要做好患者心理护理,介绍有关疾病知识,鼓励患者配合医护人员的治疗,树立战胜疾病的信心,减轻恐惧、焦虑、抑郁等不良情绪,以促进疾病康复。

(2)对有精神症状的患者,给予家属帮助,做好患者生活护理,减少家属的焦虑。

(六)健康教育

(1)指导患者和家属养成良好的卫生习惯。

(2)加强体质锻炼,增强抵抗疾病的能力。

(3)注意休息,避免感冒,定期复查。

(4)指导患者服药。

(赵国洪)

第五章

心血管科护理

第一节 感染性心内膜炎

感染性心内膜炎为心脏内膜表面的微生物感染,伴赘生物形成。赘生物为大小不等、形状不一的血小板和纤维素团块,内含大量微生物和少量炎性细胞。瓣膜为最常受累部位,但感染也可发生在间隔缺损部位、腱索或心壁内膜。根据病程分为急性和亚急性:①急性感染性心内膜炎的特征为中毒症状明显;病程进展迅速,数天至数周引起瓣膜破坏;感染迁移多见;病原体主要为金黄色葡萄球菌;②亚急性感染性心内膜炎的特征为中毒症状轻;病程数周至数月;感染迁移少见;病原体以草绿色链球菌多见,其次为肠球菌。

感染性心内膜炎又可分为自体瓣膜、人工瓣膜和静脉药瘾者的心内膜炎。

一、自体瓣膜心内膜炎

(一)病因及发病机制

1.病因

链球菌和葡萄球菌分别占自体心内膜炎病原微生物的 65％ 和 25％。急性自体瓣膜心内膜炎主要由金黄色葡萄球菌引起,少数由肺炎球菌、淋球菌、A 族链球菌和流感杆菌等所致。亚急性自体瓣膜心内膜炎最常见的致病菌是草绿色链球菌,其次为 D 族链球菌,表皮葡萄球菌,其他细菌较少见。

2.发病机制

(1)亚急性患者至少占 2/3,发病与下列因素有关。①血流动力学因素:亚急性者主要发生于器质性心脏病,首先为心脏瓣膜病,尤其是二尖瓣和主动脉瓣;其次为先天性心血管病,如室间隔缺损、动脉导管未闭、法洛四联症和主动脉瓣缩窄。赘生物常位于血流从高压腔经病变瓣口或先天缺损至低压腔产生高速射流和湍流的下游,可能与这些部位的压力下降和内膜灌注减少,有利于微生物沉积和生长有关。高速射流冲击心脏或大血管内膜处致局部损伤易于感染。②非细菌性血栓性心内膜炎病变:当心内膜的内皮受损暴露其下结缔组织的胶原纤维时,血小板在该处聚集,形成血小板微血栓和纤维蛋白沉着,成为结节样无菌性赘生物,称非细菌性血栓性心内膜病变,是细菌定居瓣膜表面的重要因素。③短暂性菌血症:各种感染或细菌寄居的皮肤黏膜的创伤常导致暂时性菌血症,循环中的细菌若定居在无菌性赘生物上,即可发生感染性心内膜炎。④细菌感染无菌赘生物:取决于发生菌血症之频度和循环中细菌的数量、细菌黏附于无菌性赘生物的能力。草绿色链球菌从口腔进入血流的机会频繁,黏附力强,因而成为亚急性感染性心内膜炎的最常见致病菌。

细菌定居后,迅速繁殖,促使血小板进一步聚集和纤维蛋白沉积,感染赘生物增大。当赘生物破裂时,细菌又被释放进入血流。

(2)急性自体瓣膜心内膜炎发病机制尚不清楚,主要累及正常心瓣膜,主动脉瓣常受累。病原菌来自皮肤、肌肉、骨骼或肺等部位的活动感染灶。循环中细菌量大,细菌毒力强,具有高度侵袭性和黏附于内膜的能力。

(二)临床表现

1.症状

从暂时的菌血症至出现症状的时间长短不一,多在 2 周以内。

(1)亚急性感染性心内膜炎起病隐匿,可有全身不适、乏力、食欲缺乏、面色苍白、体重减轻等非特异性症状,头痛、背痛和肌肉关节痛常见。发热是最常见的症状,多呈弛张热型,午后和夜间较高,伴寒战和盗汗。

(2)急性感染性心内膜炎以败血症为主要临床表现。起病急骤,进展迅速,患者出现高热、寒战、呼吸急促,伴有头痛、背痛、胸痛和四肢肌肉关节疼痛,突发心力衰竭者较为常见。

2.体征

(1)心脏杂音:80%~85%的患者可闻及心脏杂音,杂音性质的改变为本病特征性表现,急性者要比亚急性者更易出现杂音强度和性质的变化,可由基础心脏病和/或心内膜炎导致瓣膜损害所致,如赘生物的生长与破裂、脱落有关。腱索断裂或瓣叶穿孔是迅速出现新杂音的重要因素。

(2)周围体征:多为非特异性,近年来已不多见。①瘀点,可出现于任何部位,以锁骨以上皮肤、口腔黏膜和睑结膜常见;②指和趾甲下线状出血;③Osler 结节,为指和趾垫出现的豌豆大的红或紫色痛性结节,略高出皮肤,亚急性者较常见;④Roth 斑,为视网膜的卵圆性出血斑块,其中心呈白色,亚急性者多见;⑤Janeway 损害,是位于手掌或足底直径 1~4 mm 无压痛出血红斑,急性者常见。

(3)动脉栓塞:多见于病程后期,但约 1/3 的患者是首发症状。赘生物引起动脉栓塞占 20%~40%,栓塞可发生在机体的任何部位。脑、心脏、脾、肾、肠系膜、四肢和肺为临床常见的动脉栓塞部位。脑栓塞可出现神志和精神改变、视野缺损、失语、吞咽困难、瞳孔大小不对称、偏瘫、抽搐或昏迷等表现。肾栓塞常出现腰痛、血尿等,严重者可有肾功能不全。脾栓塞时,患者出现左上腹剧痛,呼吸或体位改变时加重。肺栓塞常发生突然胸痛、气急、发绀、咯血。

(4)其他:贫血,较常见,主要由于感染导致骨髓抑制而引起,多为轻、中度,晚期患者可重度贫血。15%~50%病程超过 6 周的患者可有脾大;部分患者可见杵状指(趾)。

(三)并发症

(1)心脏并发症:心力衰竭为最常见并发症,其次为心肌炎。

(2)动脉栓塞和血管损害多见于病程后期,急性较亚急性者多见,部分患者中也可为首发症状。①脑:约 1/3 患者有神经系统受累,表现为脑栓塞、脑细菌性动脉瘤、脑出血(细菌性动脉瘤破裂引起)和弥漫性脑膜炎。患者出现神志和精神改变、失语、视野缺损、轻偏瘫、抽搐或昏迷等表现。②肾:大多数患者有肾脏损害,包括肾动脉栓塞和肾梗死、肾小球肾炎和肾脓肿。迁移性脓肿多见于急性患者。肾栓塞常出现血尿、腰痛等,严重者可有肾功能不全。③脾:发生脾栓塞,患者出现左上腹剧痛,呼吸或体位改变时加重。④肺:肺栓塞常出现突然胸闷、气急、胸痛、发绀、咯血等。⑤动脉:肠系膜动脉损害可出现急腹症症状;肢体动脉损害出现受累肢体变白或发绀、发冷、疼痛、跛行,甚至动脉搏动消失。⑥其他:可有细菌性动脉瘤,引起细菌性动脉瘤占3%～5%。迁移性脓肿多见于急性期患者。

二、人工瓣膜心内膜炎

发生于人工瓣膜置换术后60天以内者为早期人工瓣膜心内膜炎,60天以后发生者为晚期人工瓣膜心内膜炎。早期者常为急性暴发性起病,约1/2的致病菌为葡萄球菌,表皮葡萄球菌多于金黄色葡萄球菌;其次为革兰阴性杆菌和真菌。晚期者以亚急性表现常见,致病菌以链球菌最常见,其次为葡萄球菌。除赘生物形成外,常致人工瓣膜部分破裂、瓣周漏、瓣环周围组织和心肌脓肿,最常累及主动脉瓣。术后发热、出现心杂音、脾大或周围栓塞,血培养同一种细菌阳性结果至少2次,可诊断本病。预后不良,难以治愈。

三、静脉药瘾者心内膜炎

静脉药瘾者心内膜炎多见于年轻男性。致病菌最常来源于皮肤,药物污染所致者较少见,金黄色葡萄球菌为主要致病菌,其次为链球菌、革兰阴性杆菌和真菌。大多累及正常心瓣膜,三尖瓣受累占50%以上,其次为主动脉瓣和二尖瓣。急性发病者多见,常伴有迁移性感染灶。亚急性表现多见于有感染性心内膜炎史者。年轻伴右心金黄色葡萄球菌感染者病死率在5%以下,而左心革兰阴性杆菌和真菌感染者预后不良。

四、护理

(一)护理目标
患者体温恢复正常,心功能改善,活动耐力增加;营养改善,抵抗力增强;焦虑减轻,未发生并发症或发生后被及时控制。

(二)护理措施
1.一般护理

(1)休息与活动:急性感染性心内膜炎患者应卧床休息,限制活动,保持环境安静,空气新鲜,减少探视。亚急性者,可适当活动,但应避免剧烈运动及情绪激动。

(2)饮食:给予清淡、高热量、高蛋白、高维生素、低胆固醇、易消化的半流质或软食,补充营养和水分。有心力衰竭者,适当限制钠盐的摄入。注意变换饮食口味,鼓励患者多饮水,做好口腔护理,以增进食欲。

2.病情观察

(1)观察体温及皮肤黏膜变化:每4～6小时测量体温1次,准确绘制体温曲线,以反映体温动态变化,判断病情进展及治疗效果。评估患者有无皮肤瘀点、指(趾)甲下线状出血、Osler结节等皮肤黏膜病损。

(2)栓塞的观察:注意观察脑、肾、肺、脾和肢体动脉等栓塞的表现,脑栓塞出现神志和精神改变、失语、偏瘫或抽搐等;肾栓塞出现腰痛、血尿等;肺栓塞发生突然胸痛、呼吸困难、发绀和咯血等;脾栓塞出现左上腹剧痛;肢体动脉栓塞表现为肢体变白或发绀、皮肤温度降低、动脉搏动减弱或消失等。有变化及时报告医师并协助处理。

3.发热护理

高热患者应卧床休息,注意病室的温度和湿度适宜。给予冰袋物理降温或温水擦浴等,准确记录体温变化。出汗较多时可在衣服和皮肤之间垫上柔软毛巾,便于潮湿后及时更换,增强舒适感,并防止因频繁更衣而导致患者受凉。保证被服干燥清洁,以增加舒适感。

4.用药护理

抗微生物药物治疗是最重要的治疗措施。遵医嘱给予抗生素治疗,观察用药效果。坚持大剂量全疗程长时间的抗生素治疗,严格按照时间点用药,以确保维持有效的血药浓度。注意保护静脉,可使用静脉留置针,避免多次穿刺而增加患者的痛苦。注意观察药物的不良反应。

5.正确采集血培养标本

告诉患者暂时停用抗生素和反复多次采血培养的必要性,以取得患者的理解与配合。本病的菌血症为持续性,无须在体温升高时采血。每次采血量 10～20 mL 作需氧和厌氧菌培养,至少应培养 3 周。

(1)未经治疗的亚急性患者,应在第一天每间隔 1 小时采血 1 次,共 3 次。如次日未见细菌生长,重复采血 3 次后,开始抗生素治疗。

(2)用过抗生素者,停药 2～7 天后采血。

(3)急性患者应在入院后立即安排采血,在 3 小时内每隔 1 小时采血 1 次,共取 3 次血标本后,按医嘱开始治疗。

6.心理护理

由于发热、感染不易控制,疗程长,甚至出现并发症,患者常出现情绪低落、恐惧心理,应加强与患者的沟通,耐心解释治疗目的与意义,安慰、鼓励患者,给予心理支持,使其积极配合治疗。

7.健康指导

告诉患者及家属有关本病的知识,坚持足够疗程的抗生素治疗的重要意义。患者在施行口腔手术、泌尿、生殖和消化道的侵入性检查或外科手术治疗前应预防性使用抗生素。嘱患者注意防寒保暖,保持口腔和皮肤清洁,少去公共场所,减少病原体入侵的机会。教会患者自我监测体温变化、有无栓塞表现,定期门诊随访。教育家属应给予患者以生活照顾,精神支持,鼓励患者积极治疗。

(三)护理评价

通过治疗和护理患者体温基本恢复正常,心功能得到改善,提高了活动耐力;营养状况改善,抵抗力增强;焦虑减轻,未发生并发症或发生后得到及时控制。

(赵国洪)

第二节 病毒性心肌炎

病毒性心肌炎是指由嗜心肌性病毒感染所致,以非特异性间质性心肌炎为主要病变的疾病,可呈局限性或弥漫性改变。

一、病因和发病机制

确切的发病机制尚不清楚,可能与病毒感染和自身免疫反应有关。最常见的病毒是柯萨奇B组 2～5 型和 A 组 9 型病毒,其次是埃可病毒、腺病毒、流感病毒等。

二、临床表现

约半数患者在发病前 1～3 周有病毒感染的临床表现,如发热、头痛、全身倦怠感等上呼吸道感染症状,或有恶心、呕吐、腹痛、腹泻等消化道症状。然后出现心血管系统症状,如心悸、气短、胸闷、胸痛等。重症患者可出现心力衰竭、休克、晕厥、阿-斯综合征、猝死等。

三、辅助检查

(一)实验室检查

(1)血常规:白细胞计数轻度升高,血沉加快。

(2)血清心肌损伤标志物:急性期肌酸激酶(CK)、肌酸激酶同工酶(CK-MB)、心肌肌钙蛋白T(cTnT),心肌肌钙蛋白 I(cTnI),天门冬酸氨基转移酶(AST)等增高。其中 cTnT、cTnI 的敏感性及特异性最强,并且检测时间窗也最宽(可达 2 周)。

(3)血清病毒中和抗体及血凝抑制抗体升高,＞4 倍或 1 次＞1:640 即为阳性标准。

(4)从患者咽部、粪便、血液标本中可做病毒分离。

(二)心电图检查

各种类型的心律失常、非特异性的 ST-T 改变。

(三)X 线检查

正常或不同程度心脏扩大、心搏动减弱,心力衰竭时有肺淤血、肺水肿征。

(四)超声心动图检查

心脏扩大,室壁运动减弱,若伴有心包炎,可见心包积液征、心收缩功能降低。

四、治疗要点

病毒性心肌炎无特效治疗,治疗目的在于减轻心脏负荷,控制心律失常和防治心力衰竭。

(一)休息

休息是治疗急性病毒性心肌炎最重要的措施,急性期应卧床休息,尤其是心脏扩大或心力衰竭者,至少应休息 3 个月,待心界恢复正常或不再缩小,体温正常方可活动。

(二)改善心肌代谢,促进心肌恢复治疗

(1)静脉滴注维生素 C 5～10 g+5％葡萄糖 500～1 000 mL,每天 1 次,2 周为 1 个疗程。

(2)极化液(ATP、辅酶 A、维生素 C)静脉滴注,加强心肌营养。

(3)辅酶 Q_{10} 每次 10 mg,每天 3 次,口服;曲美他嗪每次 20 mg,每天 3 次,口服。

(三)抗病毒治疗

干扰素 $(10～30)×10^5$ U,每天 1 次肌内注射,2 周为 1 个疗程;黄芪注射液可能有抗病毒、调节免疫功能,可口服或静脉滴注。

(四)抗生素应用

治疗初期应常规应用青霉素 $(40～80)×10^5$ U/d 或克林霉素 1.2 g/d,静脉滴注 1 周。

(五)并发症治疗

并发心力衰竭、心律失常者按相应常规治疗。但在急性心肌炎时洋地黄制剂用量宜偏小,因此时易引起洋地黄中毒。

(六)激素应用

病程早期不主张应用糖皮质激素,但在重症患者,如伴难治性心力衰竭或三度房室传导阻滞者可少量、短期内试用。

病毒性心肌炎大多数预后良好,重症者死于心力衰竭,严重心律失常;少数患者转为慢性,或发展为扩张型心肌病。

五、护理措施

(一)病情观察

监测患者脉搏、心律的变化情况,及时发现患者是否发生心力衰竭、严重心律失常等危重情况。

(二)充分休息

对病毒性心肌炎患者来说,休息是减轻心脏负荷的最好方法。症状明显、血清心肌酶增高或出现严重心律失常的患者应卧床 3 个月以上,心脏增大者最好卧床半年至 1 年,待症状、体征、心脏大小、心电图恢复正常后,逐渐增加活动量。

(三)饮食

给予高热量、高蛋白、高维生素、丰富矿物质饮食,增加营养,满足机体消耗并促进心肌细胞恢复。

(四)心理支持

病毒性心肌炎患者中青壮年占一定比例,且在疾病急性期心悸等症状明显,影响患者的日常生活和工作,使者产生焦急、烦躁等情绪。故应向患者讲明本病的演变过程及预后,使患者安心休养。

(赵国洪)

第三节 心脏瓣膜病

心脏瓣膜病是由于炎症、缺血性坏死、退行性变、黏液样变性、先天性畸形、创伤等原因引起单个或多个瓣膜的功能和/或结构异常,导致瓣膜口狭窄和/或关闭不全。瓣膜关闭不全和瓣膜口狭窄可单独发生,也可合并存在。风湿性心脏病患者中二尖瓣最常受累,其次是主动脉瓣。而老年退行性瓣膜病以主动脉瓣膜病变最为常见。患者多表现为呼吸困难、咳嗽、口唇发绀、气促、反复发作的肺部感染及心房纤颤等症状。目前治疗心脏瓣膜病多以内科方式初步治疗,当内科保守治疗无法纠正血流动力学时,应进一步采取介入或外科手术干预治疗。

一、一般护理

(1)执行一般内科护理常规。

(2)卧位与休息:①在心功能代偿期,可进行日常工作,避免劳累、剧烈活动。作息规律,保证充足的睡眠,保持良好的心态。②在心功能失代偿期、有风湿活动及并发症者以卧床休息为主,出现呼吸困难时,给予半坐位或坐位;长期卧床的患者,协助生活护理,加强皮肤护理,减少机体消耗,保持病室舒适、安静、空气清新。

二、饮食护理

给予患者营养丰富的高蛋白、高维生素、清淡易消化的食物,少食多餐,避免过饱,禁食辣椒、浓茶或咖啡等。伴有心功能不全者适量限制钠盐、水的摄入,发热时鼓励患者适量喝水,预防发热所致脱水。

三、用药护理

(1)使用抗生素及抗风湿药物治疗患者,应遵医嘱正确用药,严格执行给药时间,严密观察药物疗效及有无过敏等不良反应。

(2)长期服用抗凝药物者,需监测凝血指标。注意有无出血倾向,评估栓塞风险。华法林是目前使用最普遍、研究证据最充分的口服抗凝药物。华法林通过抑制维生素 K 依赖的凝血因子的活化而发挥凝血作用,因个体基因多态性的影响、与药物和食物的相互作用等原因,剂量的个体差异极大。严密监测凝血酶原时间国际标准化比值(INR),维持在 2～3,能安全而有效地预防脑卒中的发生。

(3)服用抗心律失常药物时,注意心率、心律、脉搏的变化。

四、并发症的护理

(一)心力衰竭
检测生命体征的变化,评估者有无呼吸困难、乏力、食欲减退、少尿、水肿等。

(二)栓塞
了解超声心动图报告,有左心房内附壁血栓者应绝对卧床休息,防止血栓脱落。病情允许时协助患者翻身、床上活动,防止下肢深静脉血栓形成。

五、病情观察

(1)监测生命体征,观察有无心功能不全症状,如呼吸困难、咳嗽、发绀、水肿、腹水,观察皮肤颜色及外周动脉搏动情况等。

(2)评估患者有无栓塞的危险因素,如长期卧床、心房纤颤、意识改变、运动功能障碍、突发严重的呼吸困难和胸痛等,做到及早发现,及时处理。

(3)听诊心脏各瓣膜区杂音及变化。

(4)准确监测出入量,尤其是合并心力衰竭患者,为利尿治疗提供参考。

(5)服用洋地黄类药物,注意观察洋地黄中毒症状。

六、健康指导

(1)向患者及家属介绍该病发病的基本原因、诱发因素、病程特点、治疗要点等,使患者以乐观的态度投入到疾病的治疗当中,取得患者的积极配合。

（2）教会患者自测脉搏，每次测1分钟。

（3）患者居住环境要避免潮湿、阴暗等不良条件，保持室内空气流通，温度适宜，注意保暖。

（4）嘱患者进食高蛋白、高维生素、富含纤维素的清淡饮食，心力衰竭时应给予低盐饮食，保持大便通畅。

（5）心功能代偿期指导患者适当锻炼，提高机体抵抗力，避免诱发因素。

（6）坚持按医嘱服用药物，不可擅自停药或增减剂量。

（赵国洪）

第四节　慢性肺源性心脏病

一、疾病概述

（一）概念

慢性肺源性心脏病简称慢性肺心病，是由肺组织、肺血管或胸廓的慢性病变引起肺组织结构和/或功能异常，产生肺血管阻力增加，肺动脉压力增高，使右心室扩张和/或肥厚，伴或不伴右心衰竭的心脏病，并排除先天性心脏病和左心病变引起者。

（二）相关病理生理

由于肺功能和结构的不可逆性改变，发生反复的气道感染和低氧血症，导致一系列体液因子和肺血管的变化，使肺血管阻力增加，肺动脉血管的结构重塑，产生肺动脉高压。肺血管阻力增加的功能性因素有缺氧、高碳酸血症和呼吸性酸中毒使肺血管收缩、痉挛，其中缺氧是肺动脉高压形成最重要的因素。

肺循环阻力增加时，右心发挥其代偿功能，以克服肺动脉压升高的阻力而发生右心室肥厚。肺动脉高压早期，右心室尚能代偿，舒张末期压仍正常。随着病情的进展，特别是急性加重期，肺动脉压持续升高，超过右心室的代偿能力，右心失代偿，右心排血量下降，右心室收缩末期残留血量增加，舒张末压增高，促使右心室扩大和右心室功能衰竭。

慢性肺心病除发现右心室改变外，也有少数可见左心室肥厚。由于缺氧、高碳酸血症、酸中毒、相对血流量增多等因素，使左心负荷加重。如病情进展，则可发生左心室肥厚，甚至导致左心衰竭。

（三）慢性肺源性心脏病的病因与诱因

1.病因

（1）支气管、肺疾病：以慢性阻塞性肺疾病（COPD）最为多见，占80%～90%，其次为支气管哮喘、支气管扩张、重症肺结核、肺尘埃沉着症、结节病、间质性肺炎、过敏性肺泡炎、嗜酸性肉芽肿、药物相关性肺疾病等。

（2）胸廓运动障碍性疾病：较少见，严重的脊椎后凸、侧凸、脊椎结核、类风湿关节炎、胸膜广泛粘连及胸廓成形术后造成的严重胸廓或脊椎畸形，以及神经肌肉疾病如脊髓灰质炎，均可引起胸廓活动受限、肺受压、支气管扭曲或变形，导致肺功能受损。气道引流不畅，肺部反复感染，并发肺气肿或纤维化。

(3)肺血管疾病:慢性血栓栓塞性肺动脉高压、肺小动脉炎、累及肺动脉的过敏性肉芽肿病,以及原因不明的原发性肺动脉高压,均可引起肺血管阻力增加、肺动脉高压和右心室负荷加重,发展成慢性肺心病。

(4)其他:原发性肺泡通气不足及先天性口咽畸形、睡眠呼吸暂停低通气综合征等均可产生低氧血症,引起肺血管收缩,导致肺动脉高压,发展成慢性肺心病。

2.诱因

呼吸道感染,各种变应原、有害气体、粉尘吸入等。

(四)临床表现

本病发展缓慢,临床上除原有肺、胸疾病的各种症状和体征外,主要是逐步出现肺、心力衰竭及其他器官损害的征象。按其功能的代偿期与失代偿期进行分述。

1.肺、心功能代偿期

(1)症状:咳嗽、咳痰、气促,活动后可有心悸、呼吸困难、乏力和劳动耐力下降。急性感染可使上述症状加重。少有胸痛或咯血。

(2)体征:可有不同程度的发绀和肺气肿体征。偶有干、湿啰音,心音遥远,P2＞A2,三尖瓣区可出现收缩期杂音或剑突下心脏搏动增强,提示有右心室肥厚。部分患者因肺气肿使胸膜腔内压升高,阻碍腔静脉回流,可有颈静脉充盈。此期肝界下移是由膈下降所致。

2.肺、心功能失代偿期

(1)呼吸衰竭:①症状有呼吸困难加重,夜间为甚,常有头痛、失眠、食欲下降,但白天嗜睡,甚至出现表情淡漠、神志恍惚、谵妄等肺性脑病的表现;②体征有明显发绀、球结膜充血、水肿,严重时可有视网膜血管扩张、视盘水肿等颅内压升高的表现。腱反射减弱或消失,出现病理反射。因高碳酸血症可出现周围血管扩张的表现,如皮肤潮红、多汗。

(2)右心衰竭:①症状有气促更明显,心悸、食欲缺乏、腹胀、恶心等;②体征有发绀更明显,颈静脉曲张,心率增快,可出现心律失常,剑突下可闻及收缩期杂音,甚至出现舒张期杂音。肝大且有压痛,肝颈静脉回流征阳性,下肢水肿,重者可有腹水。少数患者可出现肺水肿及全心衰竭的体征。

3.并发症

(1)肺性脑病。

(2)酸碱失衡及电解质紊乱:可发生各种不同类型的酸碱失衡及电解质紊乱。

(3)心律失常:多表现为房性期前收缩及阵发性室上性心动过速,其中以紊乱性房性心动过速最具特征性。

(4)休克:慢性肺心病休克并不多见,一旦发生,预后不良。发生原因有严重感染、失血(多由上消化道出血所致)和严重心力衰竭或心律失常。

(5)弥散性血管内凝血。

(五)辅助检查

1.X线检查

除肺、胸基础疾病及急性肺部感染的特征外,尚有肺动脉高压症,右心室增大皆为诊断慢性肺心病的主要依据。个别患者心力衰竭控制后可见心影有所缩小。

2.心电图检查

主要表现有右心室肥大改变。

73

3.超声心动图检查

通过测定右心室流出道,右心室内径、右心室前壁的厚度、右心室内径比值、右肺动脉内径或肺动脉干及右心房增大等指标,可诊断慢性肺心病。

4.血气分析

慢性肺心病肺功能失代偿期可出现低氧血症或合并高碳酸血症,当 $PaO_2 < 8.0$ kPa(60 mmHg)、$PaCO_2 > 6.7$ kPa(50 mmHg)时,表示有呼吸衰竭。

5.血液检查

红细胞及血红蛋白可升高。全血黏度及血浆黏度可增加,红细胞电泳时间常延长;合并感染时白细胞总数增高,中性粒细胞增加。部分患者血清学检查可有肾功能或肝功能改变;血清钾、钠、氯、钙、镁均可有变化。

6.其他

肺功能检查对早期或缓解期慢性肺心病患者有意义。痰细菌学检查对急性加重期慢性肺心病可以指导抗生素的选用。

(六)主要治疗原则

积极控制感染;通畅呼吸道,改善呼吸功能;纠正缺氧和二氧化碳潴留;控制呼吸和心力衰竭;以治肺为主,治心为辅;积极处理并发症。

(七)急性加重期的药物治疗

1.控制感染

参考痰菌培养及药物敏感试验选择抗生素。在还没有培养结果前,根据感染的环境及痰涂片革兰染色选用抗生素。社区获得性感染以革兰阳性菌占多数,医院感染则以革兰阴性菌为主,或选用二者兼顾的抗生素。常用的有青霉素类、氨基糖苷类、喹诺酮类及头孢菌素类抗感染药物,必须注意可能继发真菌感染。

2.控制心力衰竭

慢性肺心病心力衰竭的治疗与其他心脏病心力衰竭的治疗有其不同之处,因为慢性肺心病患者一般在积极控制感染、改善呼吸功能后心力衰竭便能得到改善,患者尿量增多,水肿消退,不需加用利尿剂。但对治疗无效的重症患者,可适当选用利尿剂、正性肌力药或扩血管药物。

(1)利尿剂:原则上宜选用作用轻的利尿剂,小剂量使用。利尿剂应用后可出现低钾、低氯性碱中毒,痰液黏稠不易排痰和血液浓缩,应注意预防。

(2)正性肌力药:慢性肺心病患者由于慢性缺氧及感染,对洋地黄类药物的耐受性很低,疗效较差,且易发生心律失常。正性肌力药的剂量宜小,一般约为常规剂量的 1/2 或 2/3,同时选用作用快、排泄快的洋地黄类药物,用药前应注意纠正缺氧,防治低钾血症,以免发生药物毒性反应。

(3)血管扩张药:钙通道阻滞剂、一氧化氮(NO)、川芎嗪等有一定的降低肺动脉压效果。

3.控制心律失常

一般经过治疗慢性肺心病的感染、缺氧后,心律失常可自行消失。如果持续存在可根据心律失常的类型选用药物。

4.抗凝治疗

应用普通肝素或低分子肝素防止肺微小动脉原位血栓形成。

二、护理评估

(一)一般评估

(1)生命体征(T、P、R、BP):急性加重期合并肺部感染患者体温可升高;心率加快或有心律不齐;呼吸频率为每分钟 30~40 次;脉压增大,或持续低血压提示患者可能并发休克、消化道出血或弥散性血管内凝血。

(2)评估患者神志,有无白天嗜睡,甚至出现表情淡漠、神志恍惚、谵妄等肺性脑病的表现。

(3)评估咳嗽、咳痰、呼吸困难、发绀等,观察痰的量及性状。

(4)评估患者的营养状况,皮肤和黏膜,查看水肿部位及程度。

(二)身体评估

1.视诊

面部颜色、口唇有无发绀、有无球结膜充血、水肿、皮肤潮红、多汗(二氧化碳潴留、高碳酸血症的体征);颈静脉充盈情况:有无颈静脉曲张(右心衰竭的主要体征)。

2.触诊

(1)测量腹围:观察有无腹水征象;观察平卧时背部有无水肿出现(心源性水肿的特点先是出现在身体下垂部位)。

(2)肝脏肿大并有压痛,肝颈静脉回流征阳性。

(3)下肢有无凹陷性水肿情况(从踝内侧开始检查,逐渐向上),根据每天下肢水肿的部位记录情况与尿量情况做动态的综合分析,判断水肿是否减轻,心力衰竭治疗是否有效。

3.叩诊

心界有无扩大。

4.听诊

肺部常可闻及湿啰音和哮鸣音;心尖部第一心音减弱,肺动脉瓣第二心音亢进;剑突下可闻及收缩期杂音,甚至出现舒张期杂音(结合患者综合考虑)。

(三)心理-社会评估

患者在疾病治疗过程中的心理反应与需求,家庭及社会支持情况,引导患者正确配合疾病的治疗与护理。

(四)辅助检查结果评估

1.血气分析

$PaO_2 < 8.0$ kPa(60 mmHg),$PaCO_2 > 6.7$ kPa(50 mmHg)时,提示有呼吸衰竭。根据血 pH 情况,有无酸碱失衡,判断是哪一类型的酸碱失衡。

2.血常规检查

红细胞及血红蛋白可升高,提示全血黏度及血浆黏度可增加;白细胞总数增高,中性粒细胞增加提示合并感染。

3.电解质

肺心病急性加重期由于呼吸衰竭、心力衰竭可引起各种电解质紊乱。应用利尿剂后,其中低血钾和失盐性低钠综合征最为多见,所以需要结合出入量与生化检查结果综合做动态的分析。

4.痰细菌学检查

痰细菌学检查可指导抗生素的选用。

（五）肺心病治疗常用药效果的评估

1.应用强心剂评估要点

用药前后要评估患者血氧分压情况、电解质情况。注意纠正缺氧，防治低钾血症，以免发生药物毒性反应。

2.应用利尿剂评估要点

（1）准确记录患者出入量（尤其是尿量/24 小时），过度脱水引起血液浓缩、痰液黏稠不易排出等不良反应。

（2）血生化检查的结果：长期使用噻嗪类利尿剂有可能导致水、电解质紊乱，产生低钠、低氯和低钾血症。

三、主要护理诊断/问题

（一）气体交换受损

与肺血管阻力增高引起肺淤血、肺血管收缩导致肺血流量减少有关。

（二）清理呼吸道无效

与呼吸道感染、痰多黏稠有关。

（三）活动无耐力

与心肺功能减退有关。

（四）体液过多

与心排血量减少、肾血流灌注量减少有关。

（五）潜在并发症

肺性脑病。

四、护理措施

（一）急性期卧床休息

心肺衰竭时应绝对卧床休息，呼吸困难时取半坐卧位或高枕卧位；下肢水肿者应抬高下肢，恢复期适度活动，以能耐受为度。

（二）饮食

进食高热量、高蛋白、丰富维生素、易消化、无刺激的饮食，重者给予半流质或鼻饲饮食，水肿者，宜限制水和钠盐的摄入。

（三）给氧

持续低流量摄氧，使用呼吸机的患者按机械通气护理常规护理。

（四）保持呼吸道通畅

医护人员需指导和鼓励患者进行有效的咳嗽及排痰。

（五）严密观察生命体征、神志等病情变化

患者烦躁不安时，警惕呼吸衰竭，电解质紊乱，未建立人工气道者慎用镇静剂，以免诱发和加重肺性脑病。给予床栏，防坠床。

（六）水肿患者的护理

做好皮肤护理，预防皮肤完整性受损。

（七）心血管并发症护理

心力衰竭、呼吸衰竭、消化道出血者分别按其相应护理常规护理。

（八）给予心理疏导和支持

帮助患者克服多疑,敏感,依赖等心理。

（九）健康教育

1.疾病预防指导

由于慢性肺心病是各种原发肺胸疾病晚期的并发症,应对高危人群宣传教育,劝导戒烟,积极防治慢性阻塞性肺疾病等慢性支气管肺疾病,以降低发病率。指导腹式和缩唇式呼吸训练,改善通气。

2.疾病知识指导

使患者和家属了解疾病发生、发展过程,减少反复发作的次数。积极防治原发病,避免和防治可能导致病情急性加重的诱因,坚持家庭氧疗等。加强饮食营养,以保证机体康复的需要。病情缓解期应根据肺、心功能及体力情况进行适当的体育锻炼,如散步、练气功、打太极拳、腹式呼吸、缩唇呼吸等,改善呼吸功能,提高机体免疫功能。

3.就诊指标

（1）体温升高。

（2）呼吸困难加重。

（3）咳嗽剧烈、咳痰不畅。

（4）尿量减少、水肿明显。

（5）患者神志淡漠、嗜睡、躁动、口唇发绀加重等。

五、护理效果评估

（1）患者神志清楚、情绪稳定。

（2）患者自觉症状好转（咳嗽、咳痰、呼吸困难减轻、发绀好转）。

（3）患者体温正常、心率由快变慢,血压平稳。

（4）患者尿量增加、体重减轻、水肿减轻。

（5）患者血气分析、血常规检查、电解质检查均恢复至缓解期水平。

（赵国洪）

第五节　心源性休克

心源性休克是指由于严重的心脏泵功能衰竭或心功能不全导致心排血量减少,各重要器官和周围组织灌注不足而发生的一系列代谢和功能障碍综合征。

一、临床表现

多数心源性休克患者,在出现休克之前有相应心脏病史和原发病的各种表现,如急性肌梗死患者可表现严重心肌缺血症状,心电图可能提示急性冠状动脉供血不足,尤其是广泛前壁心肌梗死;急性心肌炎者则可有相应感染史,并有发热、心悸、气短及全身症状,心电图可有严重心律失常;心脏手术后所致的心源性休克,多发生于手术1周内。

心源性休克目前国内外比较一致的诊断标准如下。

(1)收缩压低于12.0 kPa(90 mmHg)或原有基础血压降低4.0 kPa(30 mmHg),非原发性高血压患者一般收缩压小于10.7 kPa(80 mmHg)。

(2)循环血量减少的征象:①尿量减少,常少于20 mL/h;②神志障碍、意识模糊、嗜睡、昏迷等;③周围血管收缩,伴四肢厥冷、冷汗,皮肤湿凉、脉搏细弱快速、颜面苍白或发绀等末梢循环衰竭征象。

(3)纠正引起低血压和低心排血量的心外因素(低血容量、心律失常、低氧血症、酸中毒等)后,休克依然存在。

二、诊断

(1)有急性心肌梗死、急性心肌炎、原发或继发性心肌病、严重的恶性心律失常、具有心肌毒性的药物中毒、急性心脏压塞及心脏手术等病史。

(2)早期患者烦躁不安、面色苍白,诉口干、出汗,但神志尚清;后逐渐表情淡漠、意识模糊、神志不清直至昏迷。

(3)体检心率逐渐增快,常>120次。收缩压<10.7 kPa(80 mmHg),脉压<2.7 kPa(20 mmHg),后逐渐降低,严重时血压测不出。脉搏细弱,四肢厥冷,肢端发绀,皮肤出现花斑样改变。心音低纯,严重者呈单音律。尿量<17 mL/h,甚至无尿。休克晚期出现广泛性皮肤、黏膜及内脏出血,即弥漫性血管内凝血的表现,以及多器官衰竭。

(4)血流动力学监测提示心脏指数降低、左心室舒张末压升高等相应的血流动力学异常。

三、检查

(1)血气分析。

(2)弥漫性血管内凝血的有关检查。血小板计数及功能检测,出凝血时间,凝血酶原时间,凝血因子Ⅰ,各种凝血因子和纤维蛋白降解产物(FDP)。

(3)必要时做微循环灌注情况检查。

(4)血流动力学监测。

(5)胸部X线检查,心电图,必要时做动态心电图检查,条件允许时行床旁超声心动图检查。

四、治疗

(一)一般治疗

(1)绝对卧床休息,有效止痛,由急性心肌梗死所致者吗啡3～5 mg或哌替啶50 mg,静脉注射或皮下注射,同时予安定、苯巴比妥(鲁米那)。

(2)建立有效的静脉通道,必要时行深静脉插管。留置导尿管监测尿量。持续心电、血压、血氧饱和度监测。

(3)氧疗:持续吸氧,氧流量一般为4～6 L/min,必要时气管插管或气管切开,人工呼吸机辅助呼吸。

(二)补充血容量

首选右旋糖酐-40 250~500 mL 静脉滴注或 0.9％氯化钠液、平衡液 500 mL 静脉滴注,最好在血流动力学监护下补液,前 20 分钟内快速补液 100 mL,如中心静脉压上升不超过0.2 kPa(1.5 mmHg),可继续补液直至休克改善,或输液总量为 500~750 mL。无血流动力学监护条件者可参照以下指标进行判断:诉口渴,外周静脉充盈不良,尿量<30 mL/h,尿比重>1.02,中心静脉压<0.8 kPa(6 mmHg),则表明血容量不足。

(三)血管活性药物的应用

首选多巴胺或与间羟胺(阿拉明)联用,从 2~5 μg/(kg·min)开始渐增剂量,在此基础上根据血流动力学资料选择血管扩张剂。①肺充血而心排血量正常,肺毛细血管嵌顿压>2.4 kPa(18 mmHg)。而心脏指数>2.2 L/(min·m²)时,宜选用静脉扩张剂,如硝酸甘油 15~30 μg/min 静脉滴注或泵入,并可适当利尿;②心排血量低且周围灌注不足,但无肺充血,即心脏指数<2.2 L/(min·m²),肺毛细血管嵌顿压<2.4 kPa(18 mmHg)而肢端湿冷时,宜选用动脉扩张剂,如酚妥拉明 100~300 μg/min 静脉滴注或泵入,必要时增至 1 000~2 000 μg/min;③心排血量低且有肺充血及外周血管痉挛,即心脏指数<2.2 L/(min·m²),肺毛细血管嵌顿压<2.4 kPa(18 mmHg)而肢端湿冷时,宜选用硝普钠,10 μg/min 开始,每 5 分钟增加 5~10 μg/min,常用量为 40~160 μg/min,也有高达 430 μg/min 才有效。

(四)正性肌力药物的应用

1.洋地黄制剂

一般在急性心肌梗死的 24 小时内,尤其是 6 小时内应尽量避免使用洋地黄制剂,在经上述处理休克无改善时可酌情使用毛花苷 C 0.2~0.4 mg,静脉注射。

2.拟交感胺类药物

对心排血量低,肺毛细血管嵌顿压不高,体循环阻力正常或低下,合并低血压时选用多巴胺,用量同前;而心排血量低,肺毛细血管嵌顿压高,体循环血管阻力和动脉压在正常范围者,宜选用多巴酚丁胺5~10 μg/(kg·min),也可选用多培沙明 0.25~1.0 μg/(kg·min)。

3.双异吡啶类药物

常用氨力农 0.5~2 mg/kg,稀释后静脉注射或静脉滴注,或米力农 2~8 mg,静脉滴注。

(五)其他治疗

1.纠正酸中毒

常用 5％碳酸氢钠或摩尔乳酸钠,根据血气分析结果计算补碱量。

2.激素应用

早期(休克 4~6 小时)可尽早使用糖皮质激素,如地塞米松 10~20 mg 或氢化可的松 100~200 mg,必要时每 4~6 小时重复 1 次,共用 1~3 天,病情改善后迅速停药。

3.纳洛酮

首剂 0.4~0.8 mg,静脉注射,必要时在 2~4 小时后重复 0.4 mg,继以 1.2 mg 置于 500 mL 液体内静脉滴注。

4.机械性辅助循环

经上述处理后休克无法纠正者,可考虑主动脉内气囊反搏(IABP)、体外反搏、左心室辅助泵等机械性辅助循环。

5.原发病治疗

如急性心肌梗死患者应尽早进行再灌注治疗,溶栓失败或有禁忌证者应在 IABP 支持下进行急诊冠状动脉成形术;急性心包压塞者应立即心包穿刺减压;乳头肌断裂或室间隔穿孔者应尽早进行外科修补等。

6.心肌保护

1,6-二磷酸果糖 5～10 g/d,或磷酸肌酸 2～4 g/d,酌情使用血管紧张素转换酶抑制剂等。

(六)防治并发症

1.呼吸衰竭

呼吸衰竭包括持续氧疗,必要时呼气末正压给氧,适当应用呼吸兴奋剂,如尼可刹米 0.375 g 或洛贝林(山梗菜碱)3～6 mg 静脉注射;保持呼吸道通畅,定期吸痰,加强抗感染等。

2.急性肾衰竭

注意纠正水、电解质紊乱及酸碱失衡,及时补充血容量,酌情使用利尿剂如呋塞米 20～40 mg 静脉注射。必要时可进行血液透析、血液滤过或腹膜透析。

3.保护脑功能

酌情使用脱水剂及糖皮质激素,合理使用兴奋剂及镇静剂,适当补充促进脑细胞代谢药,如脑活素、胞磷胆碱、三磷酸腺苷等。

4.防治弥散性血管内凝血

休克早期应积极应用右旋糖酐-40、阿司匹林、双嘧达莫等抗血小板及改善微循环药物,有弥散性血管内凝血早期指征时应尽早使用肝素抗凝,首剂($3\sim6$)$\times10^3$ U 静脉注射,后续以($0.5\sim1$)$\times10^3$ U/h 静脉滴注,监测凝血时间调整用量,后期适当补充消耗的凝血因子,对有栓塞表现者可酌情使用溶栓药如小剂量尿激酶[($25\sim30$)$\times10^4$ U]或链激酶。

五、护理

(一)急救护理

(1)护理人员熟练掌握常用仪器、抢救器材及药品。

(2)各种抢救用物定点放置,定人保管,定量供应,定时核对,定期消毒,使其保持完好备用状态。

(3)患者一旦发生晕厥,应立即就地抢救并通知医师。

(4)应及时给予吸氧,建立静脉通道。

(5)按医嘱准、稳、快地使用各类药物。

(6)若患者出现心脏骤停,立即进行心、肺、脑复苏。

(二)护理要点

1.给氧用面罩或鼻导管给氧

面罩要严密,鼻导管吸氧时,导管插入要适宜,调节氧流量 4～6 L/min,每天更换鼻导管一次,以保持导管通畅。如发生急性肺水肿时,立即给患者端坐位,两腿下垂,以减少静脉回流,同时加用 30%乙醇吸氧,降低肺泡表面张力,特别是患者咯大量粉红色泡沫样痰时,应及时用吸引器吸引,保持呼吸道通畅,以免发生窒息。

2.建立静脉输液通道

迅速建立静脉通道。护士应建立静脉通道一至两条。在输液时,输液速度应控制,应当根据心率、血压等情况,随时调整输液速度,特别是当液体内有血管活性药物时,更应注意输液通畅,避免管道滑脱、输液外渗。

3.尿量观察

单位时间内尿量的观察,对休克病情变化及治疗是十分敏感和有意义的指标。如果患者六小时无尿或每小时为 20～30 mL,说明肾小球滤过量不足,如无肾实质变说明血容量不足。相反,每小时尿量大于 30 mL,表示微循环功能良好,肾血灌注好,是休克缓解的可靠指标。如果血压回升,而尿量仍很少,考虑发生急性肾衰竭,应及时处理。

4.血压、脉搏、末梢循环的观察

血压变化直接标志着休克的病情变化及预后,因此,在发病几小时内应严密观察血压,15～30 分钟一次,待病情稳定后 1～2 小时观察一次。若收缩压下降到 10.7 kPa(80 mmHg)以下,脉压小于 2.7 kPa(20 mmHg)或患者原有高血压,血压的数值较原血压下降 2.7～4.0 kPa(20～30 mmHg),要立即通知医师迅速给予处理。

脉搏的快慢取决于心率,其节律是否整齐,也与心搏节律有关,脉搏强弱与心肌收缩力及排血量有关。所以休克时脉搏在某种程度上反映心功能,同时,临床上脉搏的变化,往往早于血压变化。

心源性休克由于心排血量减少,末梢循环灌注量减少,血流留滞,末梢发生发绀,尤其以口唇、黏膜及甲床最明显,四肢也因血运障碍而冰冷,皮肤潮湿。这时,即使血压不低,也应按休克处理。当休克逐步好转时,末梢循环得到改善,发绀减轻,四肢转温。因此末梢的变化也是休克病情变化的一个标志。

5.心电监护的护理

患者入院后立即建立心电监护,通过心电监护可及时发现致命的室速或室颤。当患者入院后一般监测 24～48 小时,有条件可直到休克缓解或心律失常纠正。常用标准 Ⅱ 导进行监测,必要时描记心电记录。在监测过程中,要严密观察心律、心率的变化,对于频发室早(每分钟 5 个以上)、多源性室早,室早呈二联律、三联律,室性心动过速,R-on-T、R-on-P(室早落在前一个 P 波或 T 波上)立即报告医师,积极配合抢救,准备各种抗心律失常药,随时做好除颤和起搏的准备,分秒必争,以挽救患者的生命。

此外,还必须做好患者的保温工作,防止呼吸道并发症和预防压疮等方面的基础护理工作。

（赵国洪）

第六章

消化科护理

第一节 胃 炎

胃炎是指不同病因所致的胃黏膜炎症,通常包括上皮损伤、黏膜炎症反应和细胞再生 3 个过程,是最常见的消化道疾病之一。

一、急性胃炎

急性胃炎是由多种病因引起的急性胃黏膜炎症,内镜检查可见胃黏膜充血、水肿、出血、糜烂及浅表溃疡等一过性病变。临床上,以急性糜烂出血性胃炎最常见。

(一)病因与发病机制

1.药物

最常引起胃黏膜炎症的药物是非甾体抗炎药(non-steroidal anti-inflammatory drug, NSAID),如阿司匹林、吲哚美辛等,可破坏胃黏膜上皮层,引起黏膜糜烂。

2.急性应激

严重的重要脏器衰竭、严重创伤、大手术、大面积烧伤、休克甚至精神心理因素等引起的急性应激,导致胃黏膜屏障破坏和 H^+ 弥散进入黏膜,引起胃黏膜糜烂和出血。

3.其他

酒精具有亲脂性和溶脂能力,高浓度酒精可直接破坏胃黏膜屏障。某些急性细菌或病毒感染、胆汁和胰液反流、胃内异物及肿瘤放射治疗(简称放疗)后的物理性损伤,可造成胃黏膜损伤引起上皮细胞损害、黏膜出血和糜烂。

(二)临床表现

1.症状

轻者大多无明显症状;有症状者主要表现为非特异性消化不良的表现。上消化道出血是该病突出的临床表现。

2.体征

上腹部可有不同程度的压痛。

（三）辅助检查

1.实验室检查

大便潜血试验呈阳性。

2.内镜检查

纤维胃镜检查是诊断的主要依据。

（四）治疗要点

治疗原则是去除致病因素和积极治疗原发病。药物引起者，立即停药。急性应激者，在积极治疗原发病的同时，给予抑制胃酸分泌的药物。发生上消化道大出血时，按上消化道出血处理。

（五）护理措施

1.休息与活动

注意休息，减少活动。急性应激致病者应卧床休息。

2.饮食护理

定时、规律进食，少食多餐，避免辛辣刺激性食物。

3.用药指导

指导患者遵医嘱慎用或禁用对胃黏膜有刺激作用的药物，并指导患者正确服用抑酸剂、胃黏膜保护剂等药物。

二、慢性胃炎

慢性胃炎是由各种病因引起的胃黏膜慢性炎症。其发病率在各种胃病中居首位。

（一）病因与发病机制

1.幽门螺杆菌感染

幽门螺杆菌感染被认为是慢性胃炎最主要的病因。

2.饮食和环境因素

饮食中高盐和缺乏新鲜蔬菜、水果与发生慢性胃炎相关。幽门螺杆菌可增加胃黏膜对环境因素损害的易感性。

3.物理及化学因素

物理及化学因素可削弱胃黏膜的屏障功能，使其易受胃酸-胃蛋白酶的损害。

4.自身免疫

由于壁细胞受损，机体产生壁细胞抗体和内因子抗体，使胃酸分泌减少乃至缺失，还可影响维生素 B_{12} 吸收，导致恶性贫血。

5.其他因素

慢性胃炎与年龄相关。

（二）临床表现

1.症状

$70\%\sim80\%$ 的患者可无任何症状，部分患者表现为非特异性的消化不良，症状常与进食或食物种类有关。

2.体征

体征多不明显，有时上腹部轻压痛。

(三)辅助检查

1.实验室检查

胃酸分泌正常或偏低。

2.幽门螺杆菌检测

可通过侵入性和非侵入性方法检测。

3.胃镜及胃黏膜活组织检查

胃镜及胃黏膜活组织检查是诊断慢性胃炎最可靠的方法。

(四)治疗要点

治疗原则是消除病因、缓解症状、控制感染、防治癌前病变。

1.根除幽门螺杆菌感染

对幽门螺杆菌感染引起的慢性胃炎,尤其在活动期,目前多采用三联疗法,即一种胶体铋剂或一种质子泵抑制剂加上两种抗菌药物。

2.根据病因给予相应处理

若因非甾体抗炎药引起,应停药并给予抑酸剂或硫糖铝;若因胆汁反流,可用氢氧化铝凝胶来吸附,或予以硫糖铝及胃动力药物以中和胆盐,防止反流。

3.对症处理

有胃动力学改变者,可服用多潘立酮、西沙必利等;自身免疫性胃炎伴有恶性贫血者,遵医嘱肌内注射维生素 B_{12}。

(五)护理措施

1.一般护理

(1)休息与活动:急性发作或伴有消化道出血时应卧床休息,并可用转移注意力、做深呼吸等方法来减轻焦虑、缓解疼痛。病情缓解时,进行适当的运动和锻炼,注意避免过度劳累。

(2)饮食护理:以高热量、高蛋白、高维生素及易消化的饮食为原则,宜定时定量、少食多餐、细嚼慢咽,避免摄入过咸、过甜、过冷、过热及辛辣刺激性食物。

2.病情观察

观察患者消化不良症状,腹痛的部位及性质,呕吐物和粪便的颜色、量及性状等,用药前后患者的反应。

3.用药护理

注意观察药物的疗效及不良反应。

(1)慎用或禁用阿司匹林、吲哚美辛等对胃黏膜有刺激的药物。

(2)胶体铋剂:枸橼酸铋钾宜在餐前半小时用吸管吸入服用。部分患者服药后出现便秘和大便呈黑色,停药后可自行消失。

(3)抗菌药物:服用阿莫西林前应询问患者有无青霉素过敏史,应用过程中注意有无迟发性变态反应。甲硝唑可引起恶心、呕吐等胃肠道反应。

4.症状、体征的护理

腹部疼痛或不适者,避免精神紧张,采取转移注意力、做深呼吸等方法缓解疼痛;或用热水袋热敷胃部,以解除痉挛,减轻腹痛。

5.健康指导

(1)疾病知识指导:向患者及家属介绍本病的相关病因和预后,避免诱发因素。

（2）饮食指导：指导患者加强饮食卫生和营养，规律饮食。

（3）生活方式指导：指导患者保持良好的心态，生活要有规律，合理安排工作和休息时间，劳逸结合。

（4）用药指导：指导患者遵医嘱服药，如有异常及时就诊，定期门诊复查。

（马　佳）

第二节　消化性溃疡

一、疾病概述

（一）概念和特点

消化性溃疡主要指发生在胃和十二指肠的慢性溃疡，即胃溃疡（gastric ulcer，GU）和十二指肠溃疡（duodenal ulcer，DU），因溃疡的形成与胃酸/胃蛋白酶的消化作用有关而得名。溃疡的黏膜缺损超过黏膜肌层，不同于糜烂。

消化性溃疡是全球常见疾病，其患病率在近年来呈下降趋势。本病可发生于任何年龄，但中年最为常见，DU 多见于青壮年，而 GU 多见于中老年，后者发病高峰比前者约迟 10 年。男性患病比女性多见。临床上 DU 比 GU 多见，两者之比为（2～3）∶1，但有地区差异。

（二）相关病理、生理

目前，对消化性溃疡的病理、生理的认识主要是基于 Shay 和 Sun 等人提出的"平衡学说"。即正常情况下，胃黏膜的攻击因子与防御因子应保持生理上的平衡，若攻击因子过强或防御因子减弱，就会造成胃黏膜损伤而引起溃疡。攻击因子主要有胃酸、胃蛋白酶、幽门螺杆菌等。防御因子主要有碳酸氢盐、胃黏液屏障和前列腺素等细胞保护因子。因此，"平衡学说"实际上就是胃酸分泌系统与胃黏膜保护系统之间的平衡。

（三）消化性溃疡的病因

1.幽门螺杆菌感染和非甾体抗炎药

近年来的研究已经明确，幽门螺杆菌（Hp）感染和服用非甾体抗炎药（NSAID）是最常见病因。溃疡发生是黏膜侵袭因素和防御因素失平衡的结果，胃酸在溃疡的形成中起关键作用。对胃、十二指肠黏膜有损伤的侵袭因素包括胃酸和胃蛋白酶的消化作用，Hp 的感染、NSAID，以及其他如胆盐、胰酶、酒精等，其中 Hp 和 NSAID 是损害胃黏膜屏障，导致消化性溃疡的最常见病因。

2.下列因素与消化性溃疡发病有不同程度的关系

（1）吸烟：吸烟者消化性溃疡的发生率比不吸烟者高，吸烟影响溃疡愈合和促进溃疡复发。

（2）遗传：消化性溃疡的家族史可能是 Hp 感染"家庭聚集"现象，O 型血胃上皮细胞表面表达更多黏附受体而有利于 Hp 定植，故 O 型血者易患消化性溃疡。

（3）急性应激：情绪应激可能主要起诱因作用，可能通过神经内分泌途径影响胃十二指肠分泌、运动和黏膜血流的调节。

（4）胃十二指肠运动异常：胃肠运动障碍不大可能是原发病因，但可加重 Hp 或 NSAID 对黏膜的损害。

因此,消化性溃疡是一种多因素疾病,其中 Hp 感染和服用 NSAID 是已知的主要病因,溃疡发生是黏膜侵袭因素和防御因素失平衡的结果,胃酸在溃疡形成中起关键作用。

(四)临床表现

上腹痛是消化性溃疡的主要症状,但部分患者可无症状或症状较轻以至于不为患者所注意,而以出血、穿孔等并发症为首发症状。

典型的消化性溃疡有如下临床特点:①慢性过程,病史可达数年至数十年;②周期性发作,发作与自发缓解相交替,发作期可为数周或数月,缓解期也长短不一,短者数周、长者数年;发作常有季节性,多在秋冬季或冬春之交发病,可因精神情绪不良或过劳而诱发;③发作时上腹痛呈节律性,表现为空腹痛即餐后2~4小时和/或午夜痛,腹痛多为进食或服用抗酸药所缓解,典型节律表现在 GU 多见。

1.症状

上腹痛为主要症状,性质多为灼痛,也可为钝痛、胀痛、剧痛或饥饿样不适感。多位于中上腹,可偏右或偏左。一般为轻至中度持续性痛。疼痛常有典型的节律性如上述。腹痛多在进食或服用抗酸药后缓解。

2.体征

溃疡活动时上腹部可有局限性轻压痛,缓解期无明显体征。

(五)辅助检查

1.实验室检查

血常规、尿和便常规(粪便潜血试验)、生化、肝肾功能检查(以了解其病因、诱因及潜在的护理问题)。

2.胃镜和胃黏膜活组织检查

胃镜和胃黏膜活组织检查是确诊消化性溃疡首选的检查方法。内镜下消化性溃疡多呈圆形或椭圆形,也有呈线形,边缘光整,底部覆有灰黄色或灰白色渗出物,周围黏膜可有充血、水肿,可见皱襞向溃疡集中。内镜下溃疡可分为活动期(A)、愈合期(H)和瘢痕期(S)3 个病期。

3.X 线钡餐检查

其适用于对胃镜检查有禁忌或不愿接受胃镜检查者。溃疡的 X 线征象有直接和间接两种:龛影是直接征象,对溃疡有确诊价值;局部压痛、十二指肠球部激惹和球部畸形、胃大弯侧痉挛性切迹均为间接征象,仅提示可能有溃疡。

4.Hp 检测

该检测应列为消化性溃疡诊断的常规检查项目,因为有无 Hp 感染决定治疗方案的选择。监测方法分为侵入性和非侵入性两大类。前者需通过胃镜检查取胃黏膜活组织进行监测,主要包括快呋塞米素酶试验、组织学检查和 Hp 培养;后者主要有^{13}C 或^{14}C 尿素呼气试验、粪便 Hp 抗原检测及血清学检查。

(六)治疗原则

消化性溃疡的治疗目的:消除病因、缓解症状、愈合溃疡、防止复发和防治并发症。针对病因的治疗,例如根除 Hp,有可能彻底治愈溃疡病,是近年来消化性溃疡治疗的一大进展。

1.药物治疗

治疗消化性溃疡的药物可分为抑制胃酸分泌的药物和保护胃黏膜的药物两大类,主要起缓解症状和促进溃疡愈合的作用,常与根除 Hp 治疗配合使用。

(1)抑制胃酸药物:溃疡的愈合与抑酸治疗的强度和时间成正比。抗酸药具有中和胃酸作用,可迅速缓解疼痛症状,但一般剂量难以促进溃疡愈合,故目前多作为加强止痛的辅助治疗。常用的抑制胃酸的药物如下。①碱性抗酸剂:氢氧化铝、铝碳酸镁等及其复方制剂;②H_2受体拮抗剂:西咪替丁 800 mg,每晚 1 次或400 mg,2 次/天;雷尼替丁 300 mg,每晚 1 次或 150 mg,2 次/天;法莫替丁 40 mg,每晚 1 次或 20 mg,2 次/天;尼扎替丁 300 mg,每晚 1 次或 150 mg,2 次/天;③质子泵抑制剂:奥美拉唑 20 mg,1 次/天;兰索拉唑 30 mg,1 次/天。

(2)保护胃黏膜药物:硫糖铝和胶体铋目前已少用作治疗消化性溃疡的一线药物。枸橼酸铋钾因兼有较强抑制幽门螺杆菌作用,可作为根除 Hp 联合治疗方案的组分,但要注意此药不能长期服用,因会过量蓄积而引起神经毒性。米索前列醇具有抑制胃酸分泌、增加胃十二指肠黏膜的黏液及碳酸氢盐分泌和增加黏膜血流等作用,主要用于 NSAID 溃疡的预防,腹泻是常见不良反应,因引起子宫收缩故孕妇忌服。

常用的有硫糖铝 1 g,4 次/天;前列腺素类药物:米索前列醇 200 μg,4 次/天;胶体铋:枸橼酸铋钾120 mg,4 次/天。

根除幽门螺杆菌治疗:凡有 Hp 感染的消化性溃疡,无论初发或复发、活动或静止、有无合并症,均应予以根除 Hp 治疗。根除 Hp 治疗结束后,继续给予一个常规疗程的抗溃疡治疗是最理想的。这对有并发症或溃疡面积大的患者尤为必要。

2.其他治疗

外科手术,仅限于少数有并发症者,包括以下几方面:①大量出血经内科治疗无效;②急性穿孔;③瘢痕性幽门梗阻;④胃溃疡癌变;⑤严格内科治疗无效的顽固性溃疡。

二、护理评估

(一)一般评估

1.患病及治疗经过

询问发病的有关诱因和病因,例如发病是否与天气变化,饮食不当或情绪激动有关;有无暴饮暴食、喜食酸辣等刺激性食物的习惯;是否嗜烟酒;有无经常服用 NSAID 药物史;家族中有无溃疡病者等。询问患者的病程经过,例如首次疼痛发作的时间,疼痛与进食的关系,是餐后还是空腹出现,有无规律,部位及性质如何,应用何种方法能缓解疼痛。曾做过何种检查和治疗,结果如何。

2.患者主诉与一般情况

有无恶心、呕吐、嗳气、反酸等其他消化道症状,有无呕血、黑便、频繁呕吐等症状。询问此次发病与既往有无变化,日常休息与活动如何等。

3.相关记录

腹痛、体重、体位、饮食、药物、出入量等记录结果。

(二)身体评估

1.头颈部

有无痛苦表情、消瘦、贫血貌等。

2.腹部

(1)上腹部有无固定压痛点,有无胃蠕动波,全腹有无压痛、反跳痛,有无腹肌紧张。

(2)有无空腹振水音,腹部有无肠鸣音变化(亢进、减弱或消失)(结合病例综合考虑)。

3.其他

有无因腹部疼痛而发生的体位改变等。

(三)心理-社会评估

患者及家属对疾病的认识程度,患者有无焦虑或恐惧等心理,患者在疾病治疗过程中的心理反应与需求,家庭及社会支持情况。

(四)辅助检查结果评估

(1)血常规:有无红细胞计数、血红蛋白减少。

(2)粪便潜血试验:是否为阳性。

(3)Hp 检测:是否为阳性。

(4)胃液分析:基础排酸量和最大排酸量是增高、减少还是正常。

(5)X 线钡餐造影:有无典型的溃疡龛影及其部位。

(6)胃镜及黏膜活检:溃疡的部位、大小及性质如何,有无活动性出血。

(五)常用药物治疗效果的评估

1.抗酸药评估要点

(1)用药剂量/天、时间、用药的方法(静脉注射、口服)的评估与记录。

(2)有无磷缺乏症表现:食欲缺乏、软弱无力等症状,甚至有骨质疏松的表现。

(3)有无严重便秘、代谢性碱中毒与钠潴留,甚至肾损害。服用镁剂应注意有无腹泻。

2.H_2 受体拮抗剂评估要点

(1)用药剂量/天、时间、用药的方法(静脉注射、口服)的评估与记录,静脉给药应注意控制速度,速度过快可引起低血压和心律失常。

(2)注意监测肝、肾功能,注意有无头痛、头晕、疲倦、腹泻及皮疹等反应,因药物可随母乳排出,哺乳期应停止用药。

3.质子泵抑制剂的评估要点

(1)患者自觉症状:有无头晕、腹泻等症状。

(2)有无皮肤等反应:如荨麻疹、皮疹、瘙痒、头痛、口苦和肝功能异常等。

三、主要护理诊断

(1)腹痛:与胃酸刺激溃疡面引起化学性炎症反应有关。

(2)营养失调,低于机体需要量:与疼痛致摄入减少及消化吸收障碍有关。

(3)知识缺乏:缺乏有关消化性溃疡病因及预防知识。

(4)潜在并发症:上消化道大量出血、穿孔、幽门梗阻和癌变。

四、护理措施

(一)休息与活动

溃疡活动期且症状较重者,嘱其卧床休息几天至1～2周,可使疼痛等症状缓解。病情较轻者则应鼓励其适当活动,以分散注意力。

(二)指导缓解疼痛

注意观察及详细了解患者疼痛的规律和特点,并按其疼痛特点指导缓解疼痛的方法。如DU 表现为空腹痛或午夜痛,指导患者在疼痛前或疼痛时进食碱性食物(如苏打饼干等),或服用制酸剂。也可采用局部热敷或针灸止痛。

(三)合理饮食

选择营养丰富,易消化的食物。症状重者以面食为主。避免食用机械性和化学性刺激强的食物。以少食多餐为主,每天进食4～5次,避免过饱,进食宜细嚼慢咽,以增加唾液分泌,稀释和中和胃酸。

(四)用药护理

应严格按医嘱用药,并注意观察常用药的毒副作用,发现问题及时处理。

(五)心理护理

多关心体贴患者,使患者保持良好的情绪,因为过分焦虑和恐惧往往更易诱发和加重消化性溃疡。

(六)健康教育

1.帮助患者认识和去除病因

讲解引起和加重溃疡病的相关因素,指导其保持乐观情绪,规律生活。

2.饮食指导

建立合理的饮食习惯和结构,戒除烟酒,避免摄入刺激性食物。饮食宜清淡、易消化、富营养,少食多餐。

3.用药原则

指导患者按医嘱正确服药,学会观察药效及不良反应,不随便停药或减量,防止溃疡复发。指导患者慎用或勿用致溃疡的药物,如阿司匹林、咖啡因、泼尼松等。

4.适当活动计划

制订个体化的活动计划,选择合适的锻炼方式,提高机体抵抗力。

5.自我观察

教会患者出院后的某些重要指标的自我监测:如腹痛、呕吐、黑便等监测并正确记录。

6.及时就诊的指标

(1)上腹疼痛节律发生变化或疼痛加剧。

(2)出现呕血、黑便等。

(马 佳)

第三节　反流性食管炎

反流性食管炎(reflux esophagitis,RE)是指胃、十二指肠内容物反流入食管所引起的食管黏膜炎症、糜烂、溃疡和纤维化等病变,甚至引起咽喉、气道等食管以外的组织损害。其发病男性多于女性,男女比例为(2～3)∶1,发病率为1.92%。随着年龄的增长,食管下段括约肌收缩力的下降,胃、十二指肠内容物自发性反流,而使老年人反流性食管炎的发病率有所增加。

一、病因与发病机制

(一)抗反流屏障削弱

食管下括约肌是指食管末端3～4 cm 长的环形肌束。正常人静息时压力为 1.3～4.0 kPa (10～30 mmHg),为一高压带,防止胃内容物反流入食管。由于年龄的增长,机体老化导致食管下括约肌的收缩力下降引起食物反流。一过性食管下括约肌松弛也是反流性食管炎的主要发病机制。

(二)食管清除作用减弱

正常情况下,一旦发生食物的反流,大部分反流物通过1～2 次食管自发和继发性的蠕动性收缩将食管内容物排入胃内,即容量清除,剩余的部分则由唾液缓慢地中和。老年人食管蠕动缓慢和唾液产生减少,影响了食管的清除作用。

(三)食管黏膜屏障作用下降

反流物进入食管后,可以凭借食管上皮表面黏液、不移动水层和表面 HCO_3^-、复层鳞状上皮等构成上皮屏障,以及黏膜下丰富的血液供应构成的后上皮屏障,发挥其抗反流物对食管黏膜损伤的作用。随着机体老化,食管黏膜逐渐萎缩,黏膜屏障作用下降。

二、护理评估

(一)健康史

询问患者的饮食结构及习惯、有无长期服用药物史。

(二)身体评估

1.反流症状

反酸、反食、反胃(指胃内容物在无恶心和不用力的情况下涌入口腔)、嗳气等,多在餐后明显或加重,平卧或躯体前屈时易出现。

2.反流物引起的刺激症状

胸骨后或剑突下烧灼感、胸痛、吞咽困难等。常由胸骨下段向上伸延,常在餐后 1 小时出现,平卧、弯腰或腹压增高时可加重。反流物刺激食管痉挛导致胸痛,常发生在胸骨后或剑突下。严重时可为剧烈刺痛,可放射到后背、胸部、肩部、颈部、耳后,有的酷似心绞痛的特点。

3.其他症状

咽部不适,有异物感、棉团感或堵塞感,可能与酸反流引起食管上段括约肌压力升高有关。

4.并发症

(1)上消化道出血:因食管黏膜炎症、糜烂及溃疡可以导致上消化道出血。

(2)食管狭窄:食管炎反复发作致使纤维组织增生,最终导致瘢痕性狭窄。

(3)Barrett 食管:在食管黏膜的修复过程中,食管-贲门交界处 2 cm 以上的食管鳞状上皮被特殊的柱状上皮取代,称为 Barrett 食管。Barrett 食管发生溃疡时,又称 Barrett 溃疡。Barrett 食管是食管癌的主要癌前病变,其腺癌的发生率较正常人高 30～50 倍。

(三)辅助检查

1.内镜检查

内镜检查是反流性食管炎最准确、最可靠的诊断方法,能判断其严重程度和有无并发症,结合活检可与其他疾病鉴别。

2. 24 小时食管 pH 监测

应用便携式 pH 记录仪在生理状态下对患者进行 24 小时食管 pH 连续监测,可提供食管是否存在过度酸反流的客观依据。在进行该项检查前 3 天,应停用抑酸药与促胃肠动力的药物。

3.食管吞钡 X 线检查

对不愿意接受或不能耐受内镜检查者行该检查。严重患者可发现阳性 X 线征。

(四)心理社会状况

反流性食管炎长期持续存在,病情反复、病程迁延,因此患者会出现食欲减退、体重下降,导致患者心情烦躁、焦虑;合并消化道出血时会使患者紧张、恐惧。应注意评估患者的情绪状态及对本病的认知程度。

三、常见护理诊断及问题

(一)疼痛

与胃食管黏膜炎性病变有关。

(二)营养失调:低于机体需要量

与害怕进食、消化吸收不良等有关。

(三)有体液不足的危险

与合并消化道出血引起活动性体液丢失、呕吐及液体摄入量不足有关。

(四)焦虑

与病情反复、病程迁延有关。

(五)知识缺乏

缺乏对反流性食管炎病因和预防知识的了解。

四、诊断要点与治疗原则

(一)诊断要点

临床上有明显的反流症状,内镜下有反流性食管炎的表现,食管过度酸反流的客观依据即可做出诊断。

(二)治疗原则

以药物治疗为主,对药物治疗无效或发生并发症者可做手术治疗。

1.药物治疗

目前多主张采用递减法,即开始使用质子泵抑制剂加促胃肠动力药,迅速控制症状,待症状控制后再减量维持。

(1)促胃肠动力药:目前主要常用的药物是西沙必利。常用量为每次 5～15 mg,每天 3～4 次,疗程8～12 周。

(2)抑酸药:①H_2 受体拮抗剂(H_2RA),西咪替丁 400 mg、雷尼替丁 150 mg、法莫替丁 20 mg,每天2 次,疗程 8～12 周。②质子泵抑制剂(PPI):奥美拉唑 20 mg、兰索拉唑 30 mg、泮托拉唑 40 mg、雷贝拉唑 10 mg 和埃索美拉唑 20 mg,每天 1 次,疗程 4～8 周。③抗酸药:仅用于症状轻、间歇发作的患者作为临时缓解症状用。反流性食管炎有并发症或停药后很快复发者,需要长期维持治疗。H_2RA、西沙必利、PPI 均可用于维持治疗,其中以 PPI 效果最好。维持治疗的剂量因患者而异,以调整至患者无症状的最低剂量为合适剂量。

2.手术治疗

手术为不同术式的胃底折叠术。手术指征为:①严格内科治疗无效。②虽经内科治疗有效,但患者不能忍受长期服药。③经反复扩张治疗后仍反复发作的食管狭窄。④确证由反流性食管炎引起的严重呼吸道疾病。

3.并发症的治疗

(1)食管狭窄:大部分狭窄可行内镜下食管扩张术治疗。扩张后予以长程 PPI 维持治疗可防止狭窄复发。少数严重瘢痕性狭窄需行手术切除。

(2)Barrett 食管:药物治疗是预防 Barrett 食管发生和发展的重要措施,必须使用 PPI 治疗及长期维持。

五、护理措施

(一)一般护理

为减少平卧时及夜间反流可将床头抬高 15~20 cm。避免睡前 2 小时内进食,白天进餐后也不宜立即卧床。应避免食用使食管下括约肌压力降低的食物和药物,如高脂肪、巧克力、咖啡、浓茶及硝酸甘油、钙通道阻滞剂等。应戒烟及禁酒。减少一切影响腹压增高的因素,如肥胖、便秘、紧束腰带等。

(二)用药护理

遵医嘱给予药物治疗,注意观察药物的疗效及不良反应。

1.H_2 受体拮抗剂

药物应在餐中或餐后即刻服用,若需同时服用抗酸药,则两药应间隔 1 小时以上。若静脉给药应注意控制速度,过快可引起低血压和心律失常。西咪替丁对雄性激素受体有亲和力,可导致男性乳腺发育、阳痿及性功能紊乱,应做好解释工作。该药物主要通过肾排泄,用药期间应监测肾功能。

2.质子泵抑制剂

奥美拉唑可引起头晕,应嘱患者用药期间避免开车或做其他必须高度集中注意力的工作。兰索拉唑的不良反应包括荨麻疹、皮疹、瘙痒、头痛、口苦、肝功能异常等,轻度不良反应不影响继续用药,较严重时应及时停药。泮托拉唑的不良反应较少,偶可引起头痛和腹泻。

3.抗酸药

该药在饭后 1 小时和睡前服用。服用片剂时应嚼服,乳剂给药前应充分摇匀。

抗酸剂应避免与奶制品、酸性饮料及食物同时服用。

(三)饮食护理

(1)指导患者有规律地定时进餐,饮食不宜过饱,选择营养丰富,易消化的食物。避免摄入过咸、过甜、过辣的刺激性食物。

(2)制定饮食计划:与患者共同制订饮食计划,指导患者及家属改进烹饪技巧,增加食物的色、香、味,刺激患者食欲。

(3)观察并记录患者每天进餐次数、量、种类,以了解其摄入营养素的情况。

六、健康指导

(一)疾病知识的指导

向患者及家属介绍本病的有关病因,避免诱发因素。保持良好的心理状态,平时生活要有规律,合理安排工作和休息时间,注意劳逸结合,积极配合治疗。

(二)饮食指导

指导患者加强饮食卫生和饮食营养,养成有规律的饮食习惯;避免过冷、过热、辛辣等刺激性食物及浓茶、咖啡等饮料;嗜酒者应戒酒。

(三)用药指导

根据病因及病情进行指导,嘱患者长期维持治疗,介绍药物的不良反应,如有异常及时复诊。

(马　佳)

第四节　炎症性肠病

炎症性肠病是一种病因不明的肠道慢性非特异性炎症性疾病。它包括溃疡性结肠炎(ulcerative colitis,UC)和克罗恩病(Crohn's disease,CD)。一般认为,UC 和 CD 是同一疾病的不同亚类,组织损伤的基本病理过程相似,但可能由于致病因素不同,发病的具体环节不同,最终导致组织损害的表现不同。

一、溃疡性结肠炎

UC 是一种病因不明的直肠和结肠慢性非特异性炎症性疾病。病变主要位于大肠的黏膜与黏膜下层。其主要症状有腹泻、黏液脓血便和腹痛,病程漫长,病情轻重不一,常反复发作。本病多见于 20～40 岁,男女发病率无明显差别。

(一)病理

病变主要位于直肠和乙状结肠,可延伸到降结肠,甚至整个结肠。病变一般仅限于黏膜和黏膜下层,少数重症者可累及肌层。活动期黏膜呈弥漫性炎症反应,可见水肿、充血与灶性出血,黏膜脆弱,触之易出血。由于黏膜与黏膜下层有炎性细胞浸润,大量中性粒细胞在肠腺隐窝底部聚集,形成小的隐窝脓肿。当隐窝脓肿融合破溃,黏膜即出现广泛的浅小溃疡,并可逐渐融合成不规则的大片溃疡。结肠炎症在反复发作的慢性过程中,大量新生肉芽组织增生,常出现炎性息肉。黏膜因不断破坏和修复,丧失其正常结构,并且由于溃疡愈合形成瘢痕,黏膜肌层与肌层增厚,使结肠变形缩短,结肠袋消失,甚至出现肠腔狭窄。少数患者有结肠癌变,以恶性程度较高的未分化型多见。

(二)临床分型

临床上根据本病的病程、程度、范围和病期进行综合分型。

1.根据病程经过分型

(1)初发型:无既往史的首次发作。

(2)慢性复发型:最多见,发作期与缓解期交替。

（3）慢性持续型：病变范围广，症状持续半年以上。

（4）急性暴发型：少见，病情严重，全身毒血症状明显，易发生大出血和其他并发症。

上述后三型可相互转化。

2.根据病情程度分型

（1）轻型：多见，腹泻每天4次以下，便血轻或无，无发热、脉速、贫血轻或无，血沉正常。

（2）重型：腹泻频繁并有明显黏液脓血便，有发热、脉速等全身症状，血沉加快、血红蛋白下降。

（3）中型：介于轻型和重型之间。

3.根据病变范围分型

可分为直肠炎、直肠乙状结肠炎、左半结肠炎、全结肠炎及区域性结肠炎。

4.根据病期分型

可分为活动期和缓解期。

（三）临床表现

起病多数缓慢，少数急性起病，偶见急性暴发起病。病程长，呈慢性经过，常有发作期与缓解期交替，少数症状持续并逐渐加重。

1.症状

（1）消化系统表现：主要表现为腹泻与腹痛。①腹泻为最主要的症状，黏液脓血便是本病活动期的重要表现。腹泻主要与炎症导致大肠黏膜对水钠吸收障碍及结肠运动功能失常有关。粪便中的黏液或黏液脓血，由炎症渗出和黏膜糜烂及溃疡所致。排便次数和便血程度可反映病情程度，轻者每天排便2～4次，粪便呈糊状，可混有黏液、脓血，便血轻或无，重者腹泻每天可达10次，大量脓血，甚至呈血水样粪便。病变限于直肠和乙状结肠的患者，偶有腹泻与便秘交替的现象，此与病变直肠排空功能障碍有关。②腹痛，轻者或缓解期患者多无腹痛或仅有腹部不适，活动期有轻或中度腹痛，为左下腹的阵痛，也可涉及全腹。有疼痛-便意-便后缓解的规律，大多伴有里急后重，为直肠炎症刺激所致。若并发中毒性巨结肠或腹膜炎，则腹痛持续且剧烈。③其他症状可有腹胀、食欲缺乏、恶心、呕吐等。

（2）全身表现：中、重型患者活动期有低热或中等度发热，高热多提示有并发症或急性暴发型。重症患者可出现衰弱、消瘦、贫血、低清蛋白血症、水和电解质平衡紊乱等表现。

（3）肠外表现：本病可伴有一系列肠外表现，包括口腔黏膜溃疡、结节性红斑、外周关节炎、坏疽性脓皮病、虹膜睫状体炎等。

2.体征

患者呈慢性病容，精神状态差，重者呈消瘦贫血貌。轻者仅有左下腹轻压痛，有时可触及痉挛的降结肠和乙状结肠。重症者常有明显腹部压痛和鼓肠。若有反跳痛、腹肌紧张、肠鸣音减弱等应注意中毒性巨结肠和肠穿孔等并发症。

（四）护理

1.护理目标

患者大便次数减少，粪质正常；腹痛缓解，营养改善，体重恢复，未发生并发症，焦虑减轻。

2.护理措施

（1）一般护理：①休息与活动，在急性发作期或病情严重时均应卧床休息，缓解期适当休息，注意劳逸结合。②合理饮食，指导患者食用质软、易消化、少纤维素又富含营养、有足够热量的食物,以利于吸收、减轻对肠黏膜的刺激并供给足够的热量,以维持机体代谢的需要。避免食用冷饮、水果、多纤维的蔬菜及其他刺激性食物,忌食牛乳和乳制品。急性发作期患者,应进流质或半流质饮食,病情严重者应禁食,按医嘱给予静脉高营养,以改善全身状况。应注意给患者提供良好的进餐环境,避免不良刺激,以增进患者食欲。

(2)病情观察:观察患者腹泻的次数、性质,腹泻伴随症状,如发热、腹痛等,监测粪便检查结果。严密观察腹痛的性质、部位及生命体征的变化,以了解病情的进展情况,如腹痛性质突然改变,应注意是否发生大出血、肠梗阻、中毒性巨结肠、肠穿孔等并发症。观察患者进食情况,定期测量患者的体重,监测血红蛋白、血清电解质和清蛋白的变化,了解营养状况的变化。

(3)用药护理:遵医嘱给予柳氮磺吡啶(SASP)、糖皮质激素、免疫抑制剂等治疗,以控制病情,使腹痛缓解。注意药物的疗效及不良反应,如应用 SASP 时,患者可出现恶心、呕吐、皮疹、粒细胞减少及再生障碍性贫血等。应嘱患者餐后服药,服药期间定期复查血常规,应用糖皮质激素者,要注意激素不良反应,不可随意停药,防止反跳现象,应用硫唑嘌呤或巯嘌呤时患者可出现骨髓抑制的表现,应注意监测白细胞计数。

(4)心理护理:安慰鼓励患者,向患者解释病情,使患者以平和的心态应对疾病,自觉地配合治疗。

(5)健康指导:①心理指导,由于病情反复发作,迁延不愈,常给患者带来痛苦,尤其是排便次数的增加,给患者的精神和日常生活带来很多困扰,易产生自卑、忧虑,甚至恐惧心理。应鼓励患者以平和的心态应对疾病,积极配合治疗。②指导患者合理饮食及活动,指导患者食用质软、易消化、少纤维素又富含营养、有足够热量的食物,避免食用冷饮、水果、多纤维的蔬菜及其他刺激性食物,忌食牛乳和乳制品。在急性发作期或病情严重时均应卧床休息,缓解期适当休息,注意劳逸结合。③用药指导,嘱患者坚持治疗,不要随意更换药物或停药。教会患者识别药物的不良反应,出现异常症状要及时就诊,以免耽误病情。

3.护理评价

患者腹泻、腹痛缓解,营养改善,体重恢复。

二、克罗恩病

CD 是一种病因尚不十分清楚的胃肠道慢性炎性肉芽肿性疾病。病变多见于末段回肠和邻近结肠,但从口腔至肛门各段消化道均可受累,呈节段性或跳跃式分布。临床上以腹痛、腹泻、体重下降、腹块、瘘管形成和肠梗阻为特点,可伴有发热等全身表现及关节、皮肤、眼、口腔黏膜等肠外损害。本病有终身复发倾向,重症患者迁延不愈,预后不良。

(一)病理

病变表现为同时累及回肠末段与邻近右侧结肠者,只涉及小肠者,局限在结肠者。病变可涉及口腔、食管、胃、十二指肠,但少见。

大体形态上,克罗恩病特点为:①病变呈节段性或跳跃性,而不呈连续性。②黏膜溃疡早期呈鹅口疮样溃疡,随后溃疡增大、融合,形成纵行溃疡和裂隙溃疡,将黏膜分割呈鹅卵石样外观。③病变累及肠壁全层,肠壁增厚变硬,肠腔狭窄。

组织学上,克罗恩病的特点为:①非干酪性肉芽肿,由类上皮细胞和多核巨细胞构成,可发生在肠壁各层和局部淋巴结。②裂隙溃疡,呈缝隙状,可深达黏膜下层甚至肌层。③肠壁各层炎症,伴固有膜底部和黏膜下层淋巴细胞聚集、黏膜下层增宽、淋巴管扩张及神经节炎等。肠壁全层病变致肠腔狭窄,可发生肠梗阻。溃疡穿孔引起局部脓肿,或穿透至其他肠段、器官、腹壁,形成内瘘或外瘘。肠壁浆膜纤维素渗出、慢性穿孔均可引起肠粘连。

(二)临床分型

区别本病不同临床情况,有助全面估计病情和预后,制订治疗方案。

1.临床类型

依疾病行为分型,可分为狭窄型(以肠腔狭窄所致的临床表现为主)、穿通型(有瘘管形成)和非狭窄非穿通型(炎症型)。各型可有交叉或互相转化。

2.病变部位

参考影像和内镜结果确定,可分为小肠型、结肠型、回结肠型。如消化道其他部分受累也应注明。

3.严重程度

根据主要临床表现的程度及并发症计算 CD 活动指数(CDAI),用于疾病活动期与缓解期区分、病情严重程度估计(轻、中、重度)和疗效评定。

(三)临床表现

起病大多隐匿、缓渐,从发病早期症状出现至确诊往往需数月至数年。病程呈慢性,长短不等的活动期与缓解期交替,有终身复发倾向。少数急性起病,可表现为急腹症,酷似急性阑尾炎或急性肠梗阻。腹痛、腹泻和体重下降三大症状是本病的主要临床表现。但本病的临床表现复杂多变,这与临床类型、病变部位、病期及并发症有关。

1.消化系统表现

(1)腹痛:为最常见症状。多位于右下腹或脐周,间歇性发作,常为痉挛性阵痛伴肠鸣。常于进餐后加重,排便或肛门排气后缓解。腹痛的发生可能与进餐引起胃肠反射或肠内容物通过炎症、狭窄肠段,引起局部肠痉挛有关。体检常有腹部压痛,部位多在右下腹。腹痛也可由部分或完全性肠梗阻引起,此时伴有肠梗阻症状。出现持续性腹痛和明显压痛,提示炎症波及腹膜或腹腔内脓肿形成。全腹剧痛和腹肌紧张,提示病变肠段急性穿孔。

(2)腹泻:也为本病常见症状,主要由病变肠段炎症渗出、蠕动增加及继发性吸收不良引起。腹泻先是间歇发作,病程后期可转为持续性。粪便多为糊状,一般无脓血和黏液。病变涉及下段结肠或肛门直肠者,可有黏液血便及里急后重。

(3)腹部包块:见于 10%～20% 患者,由于肠粘连、肠壁增厚、肠系膜淋巴结肿大、内瘘或局部脓肿形成所致。多位于右下腹与脐周。固定的腹块提示有粘连,多已有内瘘形成。

(4)瘘管形成:是克罗恩病的特征性临床表现,因透壁性炎性病变穿透肠壁全层至肠外组织或器官而成。瘘分内瘘和外瘘,前者可通向其他肠段、肠系膜、膀胱、输尿管、阴道、腹膜后等处,后者通向腹壁或肛周皮肤。肠段之间内瘘形成可致腹泻加重及营养不良。肠瘘通向的组织与器官因粪便污染可致继发性感染。外瘘或通向膀胱、阴道的内瘘均可见粪便与气体排出。

(5)肛门周围病变:包括肛门周围瘘管、脓肿形成及肛裂等病变,见于部分患者,有结肠受累者较多见。有时这些病变可为本病的首发或突出的临床表现。

2.全身表现

(1)发热:为常见的全身表现之一,与肠道炎症活动及继发感染有关。间歇性低热或中度热常见,少数呈弛张高热伴毒血症。少数患者以发热为主要症状,甚至较长时间不明原因发热之后才出现消化道症状。

（2）营养障碍：由慢性腹泻、食欲减退及慢性消耗等因素所致。其主要表现为体重下降,可有贫血、低蛋白血症和维生素缺乏等表现。青春期前患者常有生长发育迟滞。

3.肠外表现

本病肠外表现与溃疡性结肠炎的肠外表现相似,但发生率较高,据我国统计报道以口腔黏膜溃疡、皮肤结节性红斑、关节炎及眼病为常见。

（四）护理

1.护理目标

患者腹泻、腹痛缓解,营养改善,体重恢复,无并发症。

2.护理措施

（1）一般护理：①休息与活动,在急性发作期或病情严重时均应卧床休息,缓解期适当休息,注意劳逸结合。必须戒烟。②合理饮食,一般给高营养低渣饮食,适当给予叶酸、维生素 B_{12} 等多种维生素。重症患者酌用要素饮食或全胃肠外营养,除营养支持外还有助诱导缓解。

（2）病情观察：观察患者腹泻的次数、性质,腹泻伴随症状,如发热、腹痛等,监测粪便检查结果。严密观察腹痛的性质、部位及生命体征的变化,测量患者的体重,监测血红蛋白、血清电解质和清蛋白的变化,了解营养状况的变化。

（3）用药护理：遵医嘱腹痛、腹泻可使用抗胆碱能药物或止泻药,合并感染者静脉途径给予广谱抗生素。给予柳氮磺吡啶（SASP）、糖皮质激素、免疫抑制剂等治疗,以控制病情,使腹痛缓解。注意避免药物的不良反应,如应嘱患者餐后服药,服药期间定期复查血常规,不可随意停药,防止反跳现象等。

（4）心理护理：向患者解释病情,使患者树立战胜疾病信心,自觉地配合治疗。

（5）健康指导：①疾病知识指导,指导患者合理休息与活动,戒烟,食用质软、易消化、少纤维素又富含营养、有足够热量的食物,避免食用冷饮、水果、多纤维的蔬菜及其他刺激性食物,忌食牛乳和乳制品。②安慰鼓励患者,使患者树立信心,积极地配合治疗。③用药指导,嘱患者坚持服药并了解药物的不良反应,病情有异常变化要及时就诊。

3.护理评价

患者腹泻、腹痛缓解,无发热、营养不良,体重增加。

（马　佳）

第五节　胆道蛔虫病

蛔虫进入胆总管、肝内胆管和胆囊引起急腹症统称为胆道蛔虫病,本病发病率与卫生条件有关,我国农村发病率较高,多发于青少年。近年由于卫生条件的改善,发病率明显下降,在大城市医院已成为少见病。

蛔虫寄生在小肠中下段,厌酸喜碱,具有钻孔习性。当宿主高热、消化功能紊乱、饮食不节、驱蛔虫不当、胃酸降低、Oddi 括约肌功能失调,肠道内环境改变时,蛔虫窜动,经十二指肠乳头钻入胆道,刺激 Oddi 括约肌发生痉挛,引起胆绞痛、胆道梗阻、胆道感染、肝脓肿、胰腺炎及胆道结石。蛔虫还可经胆囊管钻入胆囊,引起胆囊穿孔。

一、护理评估

(一)健康史

应注意询问患者的饮食卫生习惯,有无肠道蛔虫病史。

(二)身体状况

(1)症状:①腹痛,突起剑突下阵发性钻顶样绞痛,可放射至右肩及背部,患者常弯腰捧腹,坐卧不宁,大汗淋漓,表情痛苦。不痛时安然如常。如此反复发作,持续时间不一。②恶心、呕吐:30%的患者呕出蛔虫。③发热、黄疸:提示合并胆道梗阻、感染。

(2)体征:单纯性胆道蛔虫病,腹软,剑突右下方仅有轻度深压痛,此种体征与症状不相符合,是胆道蛔虫的最大特点。若并发胆道感染、胰腺炎、肝脓肿等,则有相应的体征。

(三)心理-社会状况

由于患者突发剧烈疼痛,难以忍受,使患者及其亲属十分恐惧。

(四)辅助检查

(1)实验室检查:大便内可找到蛔虫卵,白细胞计数及嗜酸性粒细胞计数比例可升高。

(2)B超检查:可能显示胆道内蛔虫。

(3)经内镜逆行胆胰管成像:偶可见胆总管开口处有蛔虫。

(五)治疗要点

多数胆道蛔虫病,可通过中西医结合,以解痉、止痛、消炎利胆、排蛔,并驱除肠道蛔虫等非手术治疗可治愈。少数患者因非手术治疗无效或出现严重胆道感染时才考虑手术取蛔虫。

二、护理诊断及合作性问题

(一)急性疼痛

与蛔虫钻入胆道,Oddi 括约肌阵发性痉挛有关。

(二)体温过高

与蛔虫携带细菌进入胆道,引起继发感染,并发胆道炎症、胆源性肝脓肿等有关。

(三)知识缺乏

与卫生基本知识缺乏,卫生习惯不良有关。

三、护理措施

(一)密切观察及时施治

注意观察体温、腹痛情况,遵医嘱及时给予解痉、止痛、输液、抗感染等治疗。出现高热、黄疸等症状提示有严重胆道感染,应及时报告医师做进一步处理。

(二)驱虫护理

驱虫尽量在症状缓解期进行,于清晨空腹或晚上临睡前服药;服药后注意观察有无蛔虫排出。

(三)手术准备

如患者出现严重胆道感染,需要手术治疗,应积极完成术前各项准备。

(四)健康指导

宣传卫生知识,养成良好的饮食卫生习惯。

(马　佳)

第七章

内分泌科护理

第一节 腺垂体功能减退症

腺垂体功能减退症是由多种病因引起一种或多种腺垂体激素减少或缺乏所致的一系列临床综合征。腺垂体功能减退症可原发于垂体病变,或继发于下丘脑病变,表现为甲状腺、肾上腺、性腺等功能减退症和/或蝶鞍区占位性病变。由于病因多,涉及的激素种类和数量多,故临床症状变化大,但补充所缺乏激素治疗后症状可快速缓解。

一、病因与发病机制

(一)垂体瘤

成人最常见的原因,大都属于良性肿瘤。肿瘤可分为功能性和无功能性。腺瘤增大可压迫正常垂体组织,引起垂体功能减退或功能亢进,并与腺垂体功能减退症同时存在。

(二)下丘脑病变

如肿瘤、炎症、浸润性病变(如淋巴瘤、白血病等)、肉芽肿(如结节病)等,可直接破坏下丘脑神经内分泌细胞,使释放激素分泌减少。

(三)垂体缺血性坏死

妊娠期垂体呈生理性肥大,血供丰富,若围产期前置胎盘、胎盘早期剥离、胎盘滞留、子宫收缩无力等引起大出血、休克、血栓形成,可使腺垂体大部分缺血坏死和纤维化,致腺垂体功能低下,临床称为希恩综合征。糖尿病血管病变使垂体供血障碍也可导致垂体缺血性坏死。

(四)蝶鞍区手术、放疗和创伤

垂体瘤切除、术后放疗及乳腺癌做垂体切除治疗等,均可导致垂体损伤。颅底骨折可损毁垂体柄和垂体门静脉血液供应。鼻咽癌放疗也可损坏下丘脑和垂体,引起腺垂体功能减退。

(五)感染和炎症

细菌、病毒、真菌等感染引起的脑炎、脑膜炎、流行性出血热、梅毒或疟疾等均可损伤下丘脑和垂体。

(六)糖皮质激素长期治疗

可抑制下丘脑-垂体-肾上腺皮质轴,突然停用糖皮质激素后可出现医源性腺垂体功能减退,表现为肾上腺皮质功能减退。

(七)先天遗传性

腺垂体激素合成障碍可有基因遗传缺陷,转录因子突变可见于特发性垂体单一或多激素缺乏症患者。

(八)垂体卒中

垂体瘤内突然出血,瘤体骤然增大,压迫正常垂体组织和邻近视神经束,可出现急症危象。

(九)其他

自身免疫性垂体炎、空泡蝶鞍、颞动脉炎、海绵窦处颈内动脉瘤均可引起腺垂体功能减退。

二、临床表现

垂体组织破坏达95％临床表现为重度,75％临床表现为中度,破坏60％为轻度,破坏50％以下者不出现功能减退症状。促性腺激素、生长激素(GH)和催乳素(PRL)缺乏为最早表现;促甲状腺激素(TSH)缺乏次之;然后可伴有促皮质素(ACTH)缺乏。希恩综合征患者往往因围产期大出血休克而有全垂体功能减退症,即垂体激素均缺乏,但无占位性病变发现。腺垂体功能减退主要表现为相应靶腺(性腺、甲状腺、肾上腺)功能减退。

(一)靶腺功能减退表现

1.性腺(卵巢、睾丸)功能减退

性腺(卵巢、睾丸)功能减退最早出现。女性多数有产后大出血、休克、昏迷病史,表现为产后无乳、绝经、乳房萎缩、性欲减退、不育、性交痛、阴道炎等。查体见阴道分泌物减少,外阴、子宫和阴道萎缩,毛发脱落,尤以阴毛、腋毛为甚。成年男子表现为性欲减退、阳痿、无男性气质等,查体见肌力减弱、皮脂分泌减少、睾丸松软缩小、胡须稀少、骨质疏松等。

2.甲状腺功能减退

表现与原发性甲状腺功能减退症相似,但通常无甲状腺肿。

3.肾上腺功能减退

表现与原发性慢性肾上腺皮质功能减退症相似,所不同的是本病由于缺乏黑素细胞刺激素,故皮肤色素减退,表现为面色苍白、乳晕色素浅淡,而原发性慢性肾上腺功能减退症则表现为皮肤色素加深。

4.生长激素不足

成人一般无特殊症状,儿童出现生长障碍,表现为侏儒症。

(二)垂体内或其附近肿瘤压迫症群

最常见的为头痛及视神经交叉受损引起的偏盲甚至失明。

(三)垂体功能减退性危象

在全垂体功能减退症基础上,各种应激如感染、败血症、腹泻、呕吐、失水、饥饿、寒冷、急性心肌梗死、脑血管意外、手术、外伤、麻醉及使用镇静药、安眠药、降糖药等均可诱发垂体功能减退性危象(简称垂体危象)。临床表现:①高热型(体温＞40 ℃)。②低温型(体温＜30 ℃)。③低血糖型。④低血压、循环虚脱型。⑤水中毒型。⑥混合型。各种类型可伴有相应的症状,突出表现为消化系统、循环系统和神经精神方面的症状,如高热、循环衰竭、休克、恶心、呕吐、头痛、神志不清、谵妄、抽搐、昏迷等严重垂危状态。

三、医学检查

(一)性腺功能测定

女性有血雌二醇水平降低,没有排卵及基础体温改变,阴道涂片未见雌激素作用的周期性改变;男性见血睾酮水平降低或正常低值,精液检查精子数量减少,形态改变,活动度差,精液量少。

(二)甲状腺功能测定

游离 T_4、血清总 T_4 均降低,而游离 T_3、总 T_3 可正常或降低。

(三)肾上腺皮质功能测定

24 小时尿 17-羟皮质类固醇及游离皮质醇输出量减少;血浆皮质醇浓度降低,但节律正常;葡萄糖耐量试验显示血糖曲线低平。

(四)腺垂体分泌激素测定

如 FSH、LH、TSH、ACTH、GH、PRL 均减少。

(五)腺垂体内分泌细胞的储备功能测定

可采用 TRH、PRL 和 LRH 兴奋试验。胰岛素低血糖激发试验忌用于老年人、冠心病、惊厥和黏液性水肿的患者。

(六)其他检查

通过 X 线、CT、MRI 无创检查来了解、辨别病变部位、大小、性质及其对邻近组织的侵犯程度。肝、骨髓和淋巴结等活检,可用于判断原发性疾病的原因。

四、诊断要点

本病诊断须根据病史、症状、体征,结合实验室检查和影像学发现进行全面分析,排除其他影响因素和疾病后才能明确。

五、治疗

(一)病因治疗

肿瘤患者可通过手术、放疗或化学治疗(简称化疗)等措施缓解症状,对于鞍区占位性病变,首先必须解除压迫及破坏作用,减轻和缓解颅内高压症状;出血、休克而引起的缺血性垂体坏死,预防是关键,应加强产妇围产期的监护。

(二)靶腺激素替代治疗

需长期甚至终身维持治疗。

1.糖皮质激素

为预防肾上腺危象发生,应先补糖皮质激素。常用氢化可的松,20～30 mg/d,服用方法按照生理分泌节律为宜,剂量根据病情变化做相应调整。

2.甲状腺激素

常用左甲状腺素 50～150 μg/d,或甲状腺干粉片 40～120 mg/d。对于冠心病、老年人、骨密度低的患者,用药从最小剂量开始缓慢递增剂量,防止诱发危象。

3.性激素

育龄女性病情较轻者可采用人工月经周期治疗,维持第二性征和性功能;男性患者可用丙酸睾酮治疗,以改善性功能与性生活。

(三)垂体危象抢救

抢救过程见图 7-1。抢救过程中,禁用或慎用麻醉剂、镇静药、催眠药或降糖药等。

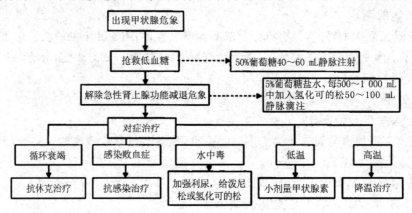

图 7-1　垂体危象抢救

六、护理诊断

(一)性功能障碍

与促性腺激素分泌不足有关。

(二)自我形象紊乱

与身体外观改变有关。

(三)体温过低

与继发性甲状腺功能减退有关。

(四)潜在并发症

垂体危象。

七、护理措施

(一)安全与舒适管理

根据自身体力情况安排适当的活动量,保持情绪稳定,注意生活规律,避免感染、饥饿、寒冷、手术、外伤、过劳等诱因。更换体位时注意动作易缓慢,以免发生晕厥。

(二)疾病监测

1.常规监测

观察有无视力障碍,脑神经压迫症状及颅内压增高征象。

2.并发症监测

严密观察患者生命体征、意识、瞳孔变化,一旦出现低血糖、低血压、高热或体温过低、谵妄、恶心、呕吐、抽搐甚至昏迷等垂体危象的表现,立即通知医师并配合抢救。

(三)对症护理

对于性功能障碍的患者,应安排恰当的时间与患者沟通,了解患者目前的性功能、性活动与性生活情况。向患者解释疾病及药物对性功能的影响,为患者提供信息咨询服务的途径,如专业医师、心理咨询师、性咨询门诊等。鼓励患者与配偶交流感受,共同参加性健康教育及阅读有关性健康教育的材料。女性患者若存在性交痛,推荐使用润滑剂。

(四)用药护理

向患者介绍口服药物的名称、剂量、用法、剂量不足和过量的表现;服甲状腺激素应观察心率、心律、体温及体重的变化;嘱患者避免服用镇静剂、麻醉剂等药物。应用激素替代疗法的患者,应使其认识到长期坚持按量服药的重要性和随意停药的危险性。严重水中毒水肿明显者,应用利尿剂应注意观察药物治疗效果,加强皮肤护理,防止擦伤,皮肤干燥者涂以油剂。

(五)垂体危象护理

急救配合:立即建立静脉通路,维持输液通畅,保证药物、液体输入;保持呼吸道通畅,氧气吸入;做好对症护理,低温者可用热水袋或电热毯保暖,但要注意防止烫伤;高热者应进行降温处理,如乙醇擦浴、冰敷或遵医嘱用药。加强基础护理,如口腔护理、皮肤护理,防止感染。

八、健康指导

(一)预防疾病

保持皮肤清洁,注意个人卫生,督促患者勤换衣、勤洗澡。保持口腔清洁,避免到人多拥挤的公共场所。鼓励患者活动,减少皮肤感染和皮肤完整性受损的机会;告知患者要注意休息,保持心情愉快,避免精神刺激和情绪激动。

(二)管理疾病

指导患者定期复查,发现病情加重或有变化时及时就诊。嘱患者外出时随身携带识别卡,以便发生意外时能及时救治。

(三)康复指导

遵医嘱定时、定量服用激素,勿随意停药。若需要生育者,可在医师指导下使用性激素替代疗法,以期精子(卵子)生成。

(马 佳)

第二节 甲状腺功能亢进症

甲状腺功能亢进症(简称甲亢)指由多种病因导致的甲状腺激素(TH)分泌过多,引起各系统兴奋性增高和代谢亢进为主要表现的一组临床综合征。其中以毒性弥漫性甲状腺肿(Graves病)最多见。

一、病因

(一)遗传因素

弥漫性毒性甲状腺肿是器官特异性自身免疫病之一,有显著的遗传倾向。

(二)免疫因素

弥漫性毒性甲状腺肿的体液免疫研究较为深入。最明显的体液免疫特征为血清中存在甲状腺细胞促甲状腺激素(TSH)受体抗体。即甲状腺细胞增生,TH合成及分泌增加。

(三)环境因素

环境因素对本病的发生、发展有重要影响,如细菌感染、性激素、应激等,可能是该病发生和恶化的重要诱因。

二、临床表现

(一)一般临床表现

1.甲状腺激素分泌过多综合征

(1)高代谢综合征:多汗怕热、疲乏无力、体重锐减、低热和皮肤温暖潮湿。

(2)精神神经系统:焦躁易怒、神经过敏、紧张忧虑、多言好动、失眠不安、思想不集中和记忆力减退等。

(3)心血管系统:心悸、胸闷、气短,严重者可发生甲亢性心脏病。

(4)消化系统:常表现为食欲亢进,多食消瘦。重者可有肝功能异常,偶有黄疸。

(5)肌肉骨骼系统:部分患者有甲亢性肌病、肌无力和周期性瘫痪。

(6)生殖系统:女性月经常有减少或闭经。男性有勃起功能障碍,偶有乳腺发育。

(7)内分泌系统:早期血促肾上腺皮质激素(ACTH)及24小时尿17-羟皮质类固醇升高,继而受过高 T_3、T_4 抑制而下降。

(8)造血系统:血淋巴细胞升高,白细胞计数偏低,血容量增大,可伴紫癜或贫血,血小板寿命缩短。

2.甲状腺肿

(1)弥漫性、对称性甲状腺肿大。

(2)质地不等、无压痛。

(3)肿大程度与甲亢轻重无明显关系。

(4)甲状腺上下可触及震颤,闻及血管杂音,为诊断本病的重要体征。

3.眼征

(1)单纯性突眼:眼球轻度突出,瞬目减少,眼裂增宽。

(2)浸润性突眼:眼球突出明显,眼睑肿胀,眼球活动受限,结膜充血水肿,严重者眼睑闭合不全、眼球固定、角膜外露而形成角膜溃疡、全眼炎,甚至失明。

(二)特殊临床表现

(1)甲亢危象:①高热(40 ℃以上);②心率快(>140 次/分);③烦躁不安、呼吸急促、大汗、恶心、呕吐和腹泻等,严重者可出现心力衰竭、休克及昏迷。

(2)甲状腺毒症性心脏病主要表现为心排血量增加、心动过速、心房颤动和心力衰竭。

(3)淡漠型甲状腺功能亢进症:①多见于老年患者,起病隐袭;②明显消瘦、乏力、头晕、淡漠、昏厥等;③厌食、腹泻等消化系统症状。

(4)T_3 型甲状腺毒症多见于碘缺乏地区和老年人,实验室检查:血清总三碘甲腺原氨酸(TT_3)与游离三碘甲腺原氨酸(FT_3)均增高,而血清总甲状腺素(TT_4)、血清游离甲状腺素(FT_4)正常。

(5)亚临床型甲状腺功能亢进症血清 FT_3、FT_4 正常,促甲状腺激素(TSH)降低。

(6)妊娠期甲状腺功能亢进症:①妊娠期甲状腺激素结合球蛋白增高,引起 TT_4 和 TT_3 增高。②一过性甲状腺毒症。③新生儿甲状腺功能亢进症。④产后由于免疫抑制的解除,弥漫性毒性甲状腺肿易于发生,称为产后弥漫性毒性甲状腺肿。

(7)胫前黏液性水肿多发生在胫骨前下 1/3 部位,也见于足背、踝关节、肩部、手背或手术瘢痕处,偶见于面部,皮损大多为对称性。

(8)Graves眼病(甲状腺相关性眼病)。

三、辅助检查

(一)实验室检查

检测血清游离甲状腺素(FT$_4$)、游离三碘甲腺原氨酸(FT$_3$)和促甲状腺激素(TSH)。

(二)影像学及其他检查

放射性核素扫描、CT 检查、B 超检查、MRI 检查等有助于甲状腺、异位甲状腺肿和球后病变性质的诊断,可根据需要选用。

四、处理原则和治疗要点

(一)抗甲状腺药物

口服抗甲状腺药物是治疗甲亢的基础措施,也是手术和^{131}I 治疗前的准备阶段。常用的抗甲状腺药物包括硫脲类(丙硫氧嘧啶、甲硫氧嘧啶等)和咪唑类(甲巯咪唑、卡比马唑等)。

(二)^{131}I 治疗甲亢

目的是破坏甲状腺组织,减少甲状腺激素产生。该方法简单、经济,治愈率高,尚无致畸、致癌、不良反应增加的报道。

(三)手术治疗

通常采取甲状腺次全切术,两侧各留下 2～3 g 甲状腺组织。

五、护理评估

(一)病史

详细询问过去健康情况,有无甲亢家族史,有无病毒感染,应激因素,诱发因素,生活方式,饮食习惯,排便情况;查询上次住院的情况,药物使用情况,以及出院后病情控制情况;询问最近有无疲乏无力、怕热多汗、大量进食却容易饥饿、甲状腺肿大、眼部不适、高热的症状。

(二)身体状况

评估生命体征的变化,包括体温是否升高,脉搏是否加快,脉压是否增大等;情绪是否发生变化;有无体重下降,是否贫血。观察和测量突眼度;观察甲状腺肿大的程度,是否对称,有无血管杂音等。

(三)心理-社会评估

询问对甲状腺疾病知识的了解情况,患病后对日常生活的影响,是否有情绪上的变化,如急躁易怒,易与身边的人发生冲突或矛盾;了解所在社区的医疗保健服务情况。

六、护理措施

(一)饮食护理

(1)给予高蛋白、高维生素、矿物质丰富、高热量饮食。

(2)适量增加奶类、蛋类、瘦肉类等优质蛋白以纠正体内的负氮平衡,多摄取新鲜蔬菜和水果。

(3)多饮水,保证每天2 000～3 000 mL,以补充腹泻、出汗等所丢失的水分。若患者并发心脏疾病应避免大量饮水,以预防水肿和心力衰竭的发生。

(4)为避免引起患者精神兴奋,不宜摄入刺激性的食物及饮料,如浓茶、咖啡等。

(5)为减少排便次数,不宜摄入过多的粗纤维食物。

(6)限制含碘丰富的食物,不宜食海带、紫菜等海产品,慎食卷心菜、甘蓝等易致甲状腺肿的食物。

(二)用药护理

(1)指导患者正确用药,不可自行减量或停药。

(2)观察药物不良反应:①粒细胞缺乏症多发生在用药后2～3个月。定期复查血常规,如血白细胞计数低于3×10^9/L或中性粒细胞计数低于1.5×10^9/L,应考虑停药,并给予升白药物。②如伴咽痛、发热、皮疹等症状须立即停药。③药疹较常见,可用抗组胺药控制,不必停药,发生严重皮疹时应立即停药,以免发生剥脱性皮炎。④发生肝坏死、中毒性肝炎、精神病、狼疮样综合征、胆汁淤滞综合征、味觉丧失等应立即停药进行治疗。

(三)休息与活动

评估患者目前的活动情况,与患者共同制订日常活动计划。不宜剧烈活动,活动时以不感疲劳为好,适当休息,保证充足睡眠,防止病情加重。如有心力衰竭或严重感染者应严格卧床休息。

(四)环境

保持病室安静,避免嘈杂,限制探视时间,告知家属不宜提供兴奋、刺激的信息,以减少患者激动、易怒的精神症状。甲亢患者因怕热多汗,应安排通风良好的环境,夏天使用空调,保持室温凉爽而恒定。

(五)生活护理

协助患者完成日常的生活护理,如洗漱、进餐、如厕等。对大量出汗的患者,加强皮肤护理,应随时更换浸湿的衣服及床单,防止受凉。

(六)心理护理

耐心细致地解释病情,提高患者对疾病的认知水平,让患者及其家属了解其情绪、性格改变是暂时的,可因治疗而得到改善,鼓励患者表达内心感受,理解和同情患者,建立互信关系。与患者共同探讨控制情绪和减轻压力的方法,指导和帮助患者正确处理生活中的突发事件。

(七)病情观察

观察患者精神状态和手指震颤情况,注意有无焦虑、烦躁、心悸等甲亢加重的表现,必要时使用镇静剂。

(八)眼部护理

采取保护措施,预防眼睛受到刺激和伤害。外出戴深色眼镜,减少光线、灰尘和异物的侵害。经常用眼药水湿润眼睛,避免过度干燥;睡前涂抗生素眼膏,眼睑不能闭合者用无菌纱布或眼罩覆盖双眼。指导患者当眼睛有异物感、刺痛或流泪时,勿用手直接揉眼睛。睡眠或休息时,抬高头部,使眶内液回流减少,减轻球后水肿。

七、健康指导

(一)疾病知识指导

为患者讲解有关甲亢的疾病知识,指导患者注意加强自我保护,上衣领宜宽松,避免压迫甲状腺,严禁用手挤压甲状腺以免 TH 分泌过多,加重病情。对有生育需要的女性患者,应告知其妊娠可加重甲亢,宜治愈后再妊娠。育龄女性在[131]I 治疗后的 6 个月内应当避孕。妊娠期间监测胎儿发育。鼓励患者保持身心愉快,避免精神刺激或过度劳累,建立和谐的人际关系和良好的社会支持系统。

(二)患者用药指导

坚持遵医嘱按剂量、按疗程服药,不可随意减量或停药。对妊娠期甲亢患者,应指导其避免各种对母亲及胎儿造成影响的因素,宜选用抗甲状腺药物治疗,禁用[131]I 治疗,慎用普萘洛尔。产后如需继续服药,则不宜哺乳。

(三)定期监测及复查

指导患者服用抗甲状腺药物,开始 3 个月,每周检查血常规 1 次,每隔 1～2 个月做甲状腺功能测定,每天清晨卧床时自测脉搏,定期测量体重。脉搏减慢、体重增加是治疗有效的标志。若出现高热、恶心、呕吐、不明原因腹泻、突眼加重等症状,警惕甲状腺危象可能,应及时就诊。指导患者出院后定期复查甲状腺功能、甲状腺彩超等。

(马　佳)

第三节　甲状腺功能减退症

甲状腺功能减退症(简称甲减)是由各种原因导致的甲状腺激素合成和分泌减少(低甲状腺激素血症),或组织利用不足(甲状腺激素抵抗)而引起的全身性低代谢并伴各系统功能减退的综合征。其病理征表现为黏液性水肿。起病于胎儿或新生儿的甲减称为呆小病,常伴有智力障碍和发育迟缓。起病于成人者称成年型甲减。本节主要介绍成年型甲减。

一、病因

(一)自身免疫损伤
常见于自身免疫性甲状腺炎引起 TH 合成和分泌减少。

(二)甲状腺破坏
甲状腺切除术后、[131]I 治疗后导致的甲状腺功能减退。

(三)中枢性甲减
由垂体外照射、垂体大腺瘤、颅咽管瘤及产后大出血引起的促甲状腺激素释放激素(TRH)和促甲状腺激素(TSH)产生和分泌减少所致。

(四)碘过量
可引起具有潜在性甲状腺疾病者发生甲减,也可诱发和加重自身免疫性甲状腺炎。

(五)抗甲状腺药物使用
硫脲类药物、锂盐等可抑制 TH 合成。

二、临床表现

甲减多病程较长、病情轻或早期可无症状,其临床表现与甲状腺激素缺乏的程度有关。

（一）一般表现

1.基础代谢率降低

体温偏低、怕冷、易疲倦、无力，水肿、体重增加，反应迟钝、健忘、嗜睡等。

2.黏液性水肿面容

面部虚肿、面色苍白或呈姜黄色，部分患者鼻唇增厚、表情淡漠、声音低哑、说话慢且发音不清。

3.皮肤及附属结构

皮肤苍白、干燥、粗糙少光泽，肢体凉。少数病例出现胫前黏液性水肿。指甲生长缓慢、厚脆，表面常有裂纹，毛发稀疏干燥、眉毛外 1/3 脱落。

（二）各系统表现

1.心血管系统

主要表现为心肌收缩力减弱、心动过缓、心排血量降低。久病者由于胆固醇增高，易并发冠心病，10％的患者伴发高血压。

2.消化系统

主要表现为便秘、腹胀、畏食等，严重者可出现麻痹性肠梗阻或黏液水肿性巨结肠。

3.内分泌生殖系统

主要表现为性欲减退，女性常有月经过多或闭经情况。

4.肌肉与关节

主要表现为肌肉乏力，暂时性肌强直、痉挛和疼痛等。

5.血液系统

主要表现为贫血。

6.黏液水肿性昏迷

主要表现为低体温（<35 ℃）、嗜睡、呼吸减慢、心动过缓、血压下降、四肢肌肉松弛、腱反射减弱或消失、血压明显降低，甚至发生昏迷、休克而危及生命。

三、辅助检查

（一）实验室检查

血常规检查、血生化检查、尿常规检查、甲状腺功能检查。

（二）影像学及其他检查

颈部 B 超检查、心电图检查、胸部 X 线检查、头 MRI 检查、头 CT 检查。

四、处理原则及治疗要点

（一）替代治疗

首选左甲状腺素钠片口服。替代治疗时，需从最小剂量开始用药，之后根据 TSH 目标调整剂量，逐渐纠正甲减而不产生明显不良反应，使血 TSH 和 TH 水平恒定在正常范围内。

（二）对症治疗

有贫血者补充铁剂、维生素 B_{12}、叶酸等。胃酸分泌过少者补充稀盐酸，与 TH 合用疗效好。

（三）亚临床甲减的处理

亚临床甲减引起的血脂异常可导致动脉粥样硬化，部分亚临床甲减也可发展为临床甲减。

目前认为只要患者有高胆固醇血症、血清 TSH＞10 mU/L,就需要给予左甲状腺素钠片进行替代治疗。

(四)黏液性水肿昏迷的治疗

(1)立即静脉补充 TH,清醒后改口服维持治疗。

(2)保持呼吸道通畅,吸氧,同时给予保暖。

(3)糖皮质激素持续静脉滴注,待患者清醒后逐渐减量、停药。根据需要补液。

(4)去除诱因,治疗原发病。

五、护理评估

(一)病史

(1)详细了解患者患病的起始时间,有无诱因,发病的缓急,主要症状及其特点。

(2)评估患者有无进食异常或营养异常,有无排泄功能异常和体力减退等。

(3)评估患者有无失眠、瞌睡、记忆力下降、注意力不集中、畏寒、手足搐搦、四肢感觉异常或麻痹等症状。

(4)评估患者既往检查情况,是否遵从医嘱治疗,用药及治疗效果。

(5)询问患者家族有无类似疾病发生。

(二)身体状况

(1)观察有无体温降低、脉搏减慢等体征。

(2)观察患者有无记忆力减退、反应迟钝和表情淡漠等表现。

(3)观察患者皮肤有无干燥发凉、粗糙脱屑、毛发脱落和黏液性水肿等表现。

(4)有无畏食、腹胀和便秘等。

(5)有无肌肉乏力、暂时性肌强直、痉挛、疼痛等表现,有无关节病变。

(6)有无心肌收缩力减弱、心动过缓、心排血量下降等表现。

(三)心理-社会状况

(1)评估患者患病后的精神、心理变化。

(2)评估疾病对患者日常生活、学习或工作、家庭的影响,是否适应角色的转变。

(3)评估患者对疾病的认知程度。

(4)评估社会支持系统,如家庭成员、经济状况等能否满足患者的医疗护理需求。

六、护理措施

(一)心理护理

多与患者接触交流,鼓励患者表达其感受,交谈时语言温和,耐心倾听,消除患者的陌生感和紧张感。耐心向患者解释病情,消除紧张和顾虑,保持一个健康的心态,积极面对疾病,使其积极配合治疗,树立信心。

(二)饮食护理

给予高维生素、高蛋白、低钠、低脂饮食。宜进食粗纤维食物,促进排便。桥本甲状腺炎所致的甲减应避免摄取含碘食物和药物,以免诱发严重的黏液性水肿。

(三)低体温护理

(1)保持室内空气新鲜,每天通风,调节室温在 22～24 ℃,注意保暖。可通过添加衣服,包裹毛毯,睡眠时加盖棉被,冬季外出时戴手套、穿棉鞋,以避免着凉。

(2)注意监测生命体征变化,观察有无体温过低、心律失常等表现,并给予及时处理。

(四)便秘护理

指导患者每天定时排便,养成规律的排便习惯。适当地按摩腹部,多进食富含粗纤维的蔬菜、水果、全麦制品。根据患者病情、年龄进行适度的运动,如慢走、慢跑,促进胃肠蠕动。

(五)用药护理

通常需要终身服药,从小剂量开始,逐渐加量至达到完全替代剂量。空腹或餐前30分钟口服,一般与其他药物分开服用。如用泻剂,观察排便的次数、量,有无腹痛、腹胀等麻痹性肠梗阻的表现。

(六)黏液水肿昏迷的护理

(1)应立即建立静脉通路,给予急救药物。

(2)保持呼吸道通畅,给予吸氧,必要时配合气管插管术或气管切开术。

(3)监测生命体征和动脉血气分析的变化,记录24小时出入液量。

(4)给予保暖,避免局部热敷,以免烫伤和加重循环不良。

七、健康指导

(一)疾病知识指导

讲解疾病发生原因及注意事项,如地方性缺碘者可采用碘化盐。药物引起者应调整剂量或停药。注意个人卫生,注意保暖,避免在人群集中的地方停留时间过长,预防感染和创伤。慎用催眠、镇静、止痛等药物。

(二)饮食原则

遵循高蛋白、高维生素、低钠、低脂肪的饮食原则。

(三)药物指导

向其解释终身坚持服药的必要性。不可随意停药或更改剂量,否则可能导致心血管疾病,如心肌缺血、心肌梗死或充血性心力衰竭。替代治疗效果最佳的指标为血 TSH 恒定在正常范围内,长期行替代治疗者宜每6~12个月检测1次。对有心脏病、高血压、肾炎的患者,注意剂量的调整。服用利尿剂时,指导患者记录24小时出入量。

(四)病情观察

观察患者的症状和体征改善情况,如出现明显的药物不良反应或并发症,应及时给予处置。讲解黏液性水肿昏迷发生的原因及表现,若出现低血压、心动过缓、体温<35 ℃等,应及时就医。指导患者自我监测甲状腺激素服用过量的症状,如出现多食消瘦、脉搏>100 次/分、心律失常、体重减轻、发热、大汗、情绪激动等情况,及时报告医师。指导患者定期复查肝肾功能、甲状腺功能、血常规、心电图等。

(五)定期复查甲状腺功能

药物治疗开始后4~8周或剂量调整后检测 TSH,TSH 恢复正常后每6~12个月检查1次甲状腺功能。监测体重,以了解病情控制情况,及时调整用药剂量。

(马　佳)

第四节　痛　风

痛风是由于单钠尿酸盐沉积在骨关节、肾脏和皮下等部位,引发的急、慢性炎症与组织损伤,与嘌呤代谢紊乱和/或尿酸排泄减少所导致的高尿酸血症直接相关。其临床特点为高尿酸血症、反复发作的痛风性急性关节炎、间质性肾炎和痛风石形成,严重者可导致关节畸形及功能障碍,常伴有尿酸性尿路结石。根据病因可分为原发性及继发性两大类,其中原发性痛风占绝大多数。

一、病因与发病机制

由于地域、民族、饮食习惯的不同,高尿酸血症的发病率也明显不同。其中原发性痛风属遗传性疾病,由先天性嘌呤代谢障碍所致,多数有阳性家族史。继发性痛风可由肾病、血液病、药物及高嘌呤食物等多种原因引起。

(一)高尿酸血症的形成

痛风的生化标志是高尿酸血症。尿酸是嘌呤代谢的终产物,血尿酸的平衡取决于嘌呤的生成和排泄。高尿酸血症的形成原因如下。①尿酸生成过多:当嘌呤核苷酸代谢酶缺陷和/或功能异常时,引起嘌呤合成增加,尿酸升高,这类患者在原发性痛风中不足20%。②肾对尿酸排泄减少:这是引起高尿酸血症的重要因素,在原发性痛风中80%~90%的个体有尿酸排泄障碍。事实上尿酸的排泄减少和生成增加常是伴发的。

(二)痛风的发生

高尿酸血症只有5%~15%发生痛风,部分患者的高尿酸血症可持续终身但却无痛风性关节炎发作。当血尿酸浓度过高或在酸性环境下,尿酸可析出结晶,沉积在骨关节、肾脏及皮下组织等,引起痛风性关节炎、痛风肾及痛风石等。

二、临床表现

痛风多见于40岁以上的男性,女性多在绝经期后发病,近年发病有年轻化趋势,常有家族遗传史。

(一)无症状期

本期突出的特点为仅有血尿酸持续性或波动性升高,无任何临床表现。一般从无症状的高尿酸血症发展至临床痛风需要数年,有些甚至可以终身不出现症状。

(二)急性关节炎期

急性关节炎期常于夜间突然起病,并可因疼痛而惊醒。初次发病往往为单一关节受累,继而累及多个关节。以第一跖趾关节为好发部位,其次为足、踝、跟、膝、腕、指和肘。症状一般在数小时内进展至高峰,受累关节及周围软组织呈暗红色,明显肿胀,局部发热,疼痛剧烈,常有关节活动受限,大关节受累时伴有关节腔积液。可伴有体温升高、头痛等症状。

(三)痛风石及慢性关节炎期

痛风石是痛风的特征性临床表现,典型部位在耳郭,也可见于反复发作的关节周围。外观为大小不一、隆起的黄白色赘生物,表面菲薄,破溃后排出白色豆渣样尿酸盐结晶,很少引起继发感染。关节内大量沉积的痛风石可导致骨质破坏、关节周围组织纤维化及继发退行性变等,临床表现为持续的关节肿痛、畸形、关节功能障碍等。

(四)肾脏改变

肾脏改变主要表现在两个方面。

1.痛风性肾病

早期表现为尿浓缩功能下降,可出现夜尿增多、低分子蛋白尿和镜下血尿等。晚期发展为慢性肾功能不全、高血压、水肿、贫血等。少数患者表现为急性肾衰竭,出现少尿甚至无尿,尿中可见大量尿酸晶体。

2.尿酸性肾石病

有 10%～25% 的痛风患者出现肾尿酸结石。较小者呈细小泥沙样结石并可随尿液排出,较大的结石常引起肾绞痛、血尿、排尿困难及肾盂肾炎等。

三、辅助检查

(一)尿尿酸测定

经过 5 天限制嘌呤饮食后,24 小时尿尿酸排泄量超过 3.57 mmol(600 mg),即可认为尿酸生成增多。

(二)血尿酸测定

男性血尿酸正常值为 208～416 μmol/L;女性为 149～358 μmol/L,绝经后接近男性。男性及绝经期后女性血尿酸＞420 μmol/L,绝经前女性＞350 μmol/L,可诊断为高尿酸血症。

(三)滑囊液或痛风石内容物检查

偏振光显微镜下可见双折光的针形尿酸盐结晶。

(四)X 线检查

急性关节炎期可见非特异性软组织肿胀;慢性关节炎期可见软骨缘破坏,关节面不规则,特征性变化为穿凿样、虫蚀样圆形或弧形的骨质透亮缺损。

(五)CT 与 MRI

CT 扫描受损部位可见不均匀的斑点状高密度痛风石影像;MRI 的 T_1 和 T_2 加权图像呈斑点状低信号。

四、治疗要点

痛风防治原则:控制高尿酸血症,预防尿酸盐沉积;控制急性关节炎发作;预防尿酸结石形成和肾功能损害。

(一)无症状期的处理

一般无须药物治疗,积极寻找病因及相关因素。如一些利尿剂、体重增加、饮酒、高血压、血脂异常等。适当调整生活方式,以减低血尿酸水平。此期的患者需定期监测血尿酸水平。

(二)急性关节炎期的治疗

此期治疗目是迅速终止关节炎发作。

1.非甾体抗炎药

为急性痛风关节炎的一线药物,代表药物有吲哚美辛、双氯芬酸、依托考昔。

2.秋水仙碱

为痛风急性关节炎期治疗的传统药物,其机制是抑制致炎因子释放,对控制痛风急性发作具有非常显著的疗效,但不良反应较大。

3.糖皮质激素

上述两类药无效或禁忌时用,一般尽量不用。

(三)间歇期及慢性关节炎期的治疗

主要治疗目的是降低血尿酸水平。抑制尿酸合成的药物有别嘌醇;促进尿酸排泄的药物有丙磺舒、磺吡酮、苯溴马隆等;碱性药物有碳酸氢钠,目的是碱化尿液。

(四)继发性痛风的治疗

除治疗原发病外,对于痛风的治疗原则同前面阐述。

五、护理措施

(一)一般护理

改变生活方式,饮食应以低嘌呤食物为主,鼓励多饮水,每天饮水量至少在 1 500 mL,最好>2 000 mL。限制烟酒,坚持运动和控制体重等。

(二)病情观察

观察关节疼痛的部位、性质、间隔时间等。观察受累关节红肿热痛的变化和功能障碍。观察有无过度疲劳、受凉、潮湿、饮酒、饱餐、精神紧张、关节扭伤等诱发因素。有无痛风石体征,结石的部位,有无溃破,有无症状。观察药物疗效及不良反应,及时反馈给医师,调整用药。卧床患者做好口腔、皮肤护理,预防压疮发生。观察患者体温的变化,有无发热。监测尿酸、肾功能的变化。

(三)关节疼痛的护理

急性发作时应卧床休息,抬高患肢,避免受累关节负重。也可在病床上安放支架支托盖被,减少患部受压。也可给予 25%硫酸镁于受累关节处湿敷,消除关节的肿胀和疼痛。如痛风石溃破,则要注意保持受损部位的清洁,避免发生感染。

(四)用药护理

指导患者正确用药,观察药物的疗效,及时发现不良反应并反馈给医师,给予处理。

1.秋水仙碱

口服给药常有胃肠道反应,若患者一开始口服即出现恶心、呕吐、水样腹泻等严重的消化道反应,可静脉给药。但是静脉给药可能发生严重的不良反应,如肝损害、骨髓抑制、弥散性血管内凝血(DIC)、脱发、肾衰竭、癫痫样发作,甚至死亡。应用时要密切观察患者状态,一旦出现不良反应立即停药。此外静脉给药时要特别注意切勿外漏,以免引起组织坏死。

2.非甾体抗炎药

要注意有无活动性消化道溃疡或消化道出血的发生。

3.别嘌醇

除有可能出现皮疹、发热、胃肠道反应外,还可能出现肝损害、骨髓抑制等,要密切关注。对于肾功能不全者,使用别嘌醇宜减量。

4.丙磺舒、磺吡酮、苯溴马隆

可能出现皮疹、发热、胃肠道反应等。

5.糖皮质激素

要观察其疗效,是否出现"反跳"现象。

(五)健康指导

给予患者健康指导及心理指导,讲解疾病相关知识,提高患者防病治病的意识,提高治疗依从性。

(1)培养良好的生活习惯,肥胖的患者要减轻体重,避免劳累、受凉、感染、外伤等诱发因素。

(2)限制进食高嘌呤食物,多饮水,尤其是碱性水,多食碱性食物,有助于尿酸的排出。

(3)适度活动与保护关节:急性期避免运动。运动后疼痛超过 1 小时,则暂时停止此项运动。不要长时间持续进行重体力劳动或工作,可选择交替完成轻、重不同的工作。不时改变姿势,使受累关节保持舒适,若局部红肿,应尽可能避免活动。

(4)促进局部血液循环,可通过局部按摩、泡热水澡等促进局部血液循环,避免尿酸盐结晶形成。

(5)自我观察病情,如经常用手触摸耳郭及手足关节,检查是否有痛风石形成。

(6)定期复查血尿酸及门诊随访。

(马　佳)

第八章

妇产科护理

第一节 闭 经

闭经是妇科常见症状,分为原发性闭经和继发性闭经两类。原发性闭经指年龄超过16岁,第二性征已发育,或年龄超过14岁,第二性征尚未发育,且无月经来潮者;继发性闭经指正常月经建立后,因病理性原因月经停止6个月,或按自身原来月经周期计算停经3个周期以上者。青春期以前、妊娠期、哺乳期及绝经后的无月经均属生理现象。

一、护理评估

(一)健康史

原发性闭经较少见,常由于遗传性因素或先天性发育缺陷所致,评估时应注意患者生殖器官和第二性征发育情况及家族史。继发性闭经发病率高,病因复杂,评估时应详细询问患者月经史,已婚者应注意有无产后大出血、不孕及流产史。根据控制正常月经周期的4个环节,按病变部位将闭经分为下丘脑性闭经、垂体性闭经、卵巢性闭经及子宫性闭经。

1.下丘脑性闭经

最常见,以功能性原因为主。

(1)精神因素:精神创伤、紧张忧虑、环境改变、过度劳累、盼子心切或畏惧妊娠等可使内分泌调节功能紊乱而发生闭经。闭经多为一时性,可自行恢复。

(2)剧烈运动、体重下降和神经性厌食:均可诱发闭经。因初潮发生和月经维持有赖于一定比例(17%~20%)的机体脂肪,中枢神经对体重下降极为敏感。

(3)药物:一般在停药后3~6个月月经恢复。

2.垂体性闭经

垂体器质性病变或功能失调可影响卵巢功能而引起闭经。

(1)垂体梗死:常见于产后出血使垂体缺血坏死,出现闭经、性欲减退、毛发脱落、第二性征衰退等希恩综合征。

(2)垂体肿瘤:可引起闭经溢乳综合征。

3.卵巢性闭经

因性激素水平低落,子宫内膜不发生周期性变化而导致闭经。

(1)卵巢功能早衰:40 岁前绝经者称卵巢功能早衰,常伴有围绝经期综合征的表现。

(2)卵巢功能性肿瘤、卵巢切除或组织破坏。

(3)多囊卵巢综合征:表现为闭经、不孕、多毛、肥胖、双侧卵巢增大。

4.子宫性闭经

月经调节功能及第二性征发育正常,但子宫内膜受到破坏或对卵巢激素不能产生正常的反应而引起闭经。

(1)先天性子宫发育不良或子宫切除术后者。

(2)子宫内膜损伤:子宫腔放射治疗后、结核性子宫内膜炎、子宫腔粘连综合征,后者因人工流产刮宫过度,使子宫内膜损伤粘连而无月经产生。

5.其他内分泌功能异常

甲状腺功能减退或亢进、肾上腺皮质功能亢进、糖尿病等可引起闭经。

(二)身体状况

了解患者的闭经类型、时间及伴随症状。注意观察患者精神状态、智力发育、营养与健康状况;检查全身发育状况,测量身高、体重、四肢与躯干比例;第二性征,如音调、毛发分布、乳房发育状况,挤压乳腺有无乳汁分泌;妇科检查生殖器官有无发育异常和肿瘤等。

(三)心理-社会状况

患者担心闭经对自己的健康、性生活及生育能力有影响,病程过长及治疗效果不佳会加重患者及其家属的心理压力,产生情绪低落、焦虑,反过来又加重闭经。

(四)辅助检查

1.子宫功能检查

(1)诊断性刮宫:适用于已婚妇女,必要时可在宫腔镜直视下检查。

(2)子宫输卵管碘油造影:了解子宫腔及输卵管情况。

(3)药物撤退试验:①孕激素试验可评估内源性雌激素水平;②雌、孕激素序贯疗法。

2.卵巢功能检查

通过 B 超检查、基础体温测定、宫颈黏液结晶检查、阴道脱落细胞检查、血清激素测定、诊断性刮宫,了解排卵情况及体内性激素水平。

3.垂体功能检查

如垂体兴奋试验等。

4.其他检查

B 超检查、染色体检查及内分泌检查等。

(五)处理要点

(1)全身治疗积极治疗全身性疾病,增强体质,加强营养,保持正常体重。

(2)心理治疗精神因素所致闭经,应行心理疏导。

(3)病因治疗子宫腔粘连、先天畸形、卵巢及垂体肿瘤等采取相应手术治疗。

(4)性激素替代疗法:根据病变部位及病因,给予相应激素治疗,常用雌激素替代疗法,雌、孕激素序贯疗法和雌、孕激素合并疗法。

(5)诱发排卵常用氯米芬、人绒毛膜促性腺激素。

二、护理问题

(一)焦虑
与担心闭经对健康、性生活及生育的影响有关。

(二)功能障碍性悲哀
与长期闭经及治疗效果不佳,担心丧失女性形象有关。

三、护理措施

(一)一般护理
1.鼓励患者增加营养

营养不良引起的闭经者,应供给足够的营养。

2.保证睡眠

工作紧张引起的闭经者,鼓励患者加强锻炼,增强体质,注意劳逸结合。如为肥胖引起的闭经,指导患者进低热量饮食,但需要富有维生素和矿物质,嘱咐患者适当增加运动量。

(二)病情观察
(1)观察患者情绪变化,有无引起闭经的精神因素,如工作、家庭、生活等情况。

(2)对有人工流产、剖宫产史的闭经患者,应监测阴道流血情况及月经变化。

(3)注意患者体重增加或减少的数据和时间,与闭经前、后的关系。

(4)观察患者甲状腺有无肿大、有无糖尿病症状。

(三)用药护理
指导患者合理使用性激素,说明性激素的作用、不良反应、用药方法及注意事项。

(四)心理护理
讲解月经的生理知识,使患者了解闭经与女性特征、生育及健康的关系,减轻心理压力,避免闭经加重。对原发性闭经者,特别是生殖器官畸形者进行心理疏导,保持心情舒畅,正确对待疾病,提高对自我形象的认识。

(五)健康指导
(1)告知患者要耐心坚持规范治疗,在医师的指导下接受全身系统检查。

(2)短期治疗效果可能不明显,要有心理准备,不要放弃治疗,树立战胜疾病的信心。

(朱云云)

第二节　功能失调性子宫出血

功能失调性子宫出血(dysfunctional uterine bleeding,DUB)简称功血,为妇科常见病。它是由于调节生殖系统的神经内分泌机制失常引起的异常子宫出血,而全身及内、外生殖器官无器质性病变存在。常表现为月经周期长短不一、经期延长、经量过多或不规则阴道出血。功血可分为排卵性功血和无排卵性功血两类,约85%患者属无排卵性功血。功血可发生于月经初潮至绝经期间的任何年龄,约50%患者发生于绝经前期,育龄期约占30%,青春期约占20%。

一、护理评估

(一)健康史

1.无排卵性功血

(1)青春期:与下丘脑-垂体-卵巢轴调节功能未健全有关,过度劳累、精神紧张、恐惧、忧伤、环境及气候改变等应激刺激,以及肥胖、营养不良等因素易导致下丘脑-垂体-卵巢轴调节功能紊乱,卵巢不能排卵。

(2)绝经过渡期:因卵巢功能衰退,卵巢对促性腺激素敏感性降低,卵泡在发育过程中因退行性变而不能排卵。

(3)生育期:可因内、外环境改变,如劳累、应激、流产、手术或疾病等引起短暂无排卵。也可因肥胖、多囊卵巢综合征、高催乳素血症等因素长期存在,引起持续无排卵。

2.排卵性功血

黄体功能不足原因在于神经内分泌调节功能紊乱,导致卵泡期促卵泡激素(FSH)缺乏,卵泡发育缓慢,雌激素分泌减少,正反馈作用不足,黄体生成素(LH)峰值不高,使黄体发育不全、功能不足。子宫内膜不规则脱落者,由于下丘脑-垂体-卵巢轴调节功能紊乱或黄体机制异常引起萎缩过程延长。

评估时注意了解患者的发病年龄、月经史、婚育史及发病诱因,有无性激素治疗不当及全身性出血性疾病史。

(二)身体状况

1.月经紊乱

(1)无排卵性功血:最常见的症状是子宫不规则性出血,特点是月经周期紊乱,经期长短不一,经量多少不定。可先有数周或数月停经,然后阴道流血,量较多,持续2~3周或更长时间,不易自止,无腹痛或其他不适。

(2)排卵性功血:黄体功能不足者月经周期缩短,月经频发(月经周期短于21天),不易受孕或怀孕早期易流产;子宫内膜不规则脱落者月经周期正常,但经期延长,长达9~10天,多发生于产后或流产后。

2.贫血

因出血多或时间长,患者出现头晕、乏力、面色苍白等贫血征象。

3.体格检查

体格检查包括全身检查和妇科检查,排除全身性疾病及生殖器官器质性病变。

(三)心理-社会状况

青春期患者常因害羞而影响及时诊治,生育期患者担心影响生育而焦虑,围绝经期患者因治疗效果不佳或怀疑为恶性肿瘤而焦虑、紧张、恐惧。

(四)辅助检查

1.诊断性刮宫

诊断性刮宫可了解子宫内膜反应、子宫内膜病变,达到止血的目的。不规则流血者可随时刮宫,用以止血。确定有无排卵或黄体功能,于月经前一天或者月经来潮6小时内做诊断性刮宫,无排卵性功血的子宫内膜呈增生期改变,黄体功能不足显示子宫内膜分泌不良。子宫内膜不规则脱落,于月经周期第5~6天进行诊断性刮宫,增生期与分泌期子宫内膜共存。

2.B超检查

了解子宫内膜厚度及生殖器官有无器质性改变。

3.血常规及凝血功能检查

了解有无贫血、感染及凝血功能障碍。

4.宫腔镜检查

直接观察子宫内膜,选择病变区进行活组织检查。

5.卵巢功能检查

判断卵巢有无排卵或黄体功能。

(五)处理要点

1.无排卵性功血

青春期和生育期患者以止血、调整周期、促排卵为原则。围绝经期患者以止血、防止子宫内膜癌变为原则。

2.排卵性功血

黄体功能不足的治疗原则是促进卵泡发育,刺激黄体功能及黄体功能替代,分别应用氯米芬、人绒毛膜促性腺激素和孕酮;子宫内膜不规则脱落的治疗原则是促使黄体及时萎缩,子宫内膜及时完整脱落,常用药物有孕激素和 HCG。

二、护理问题

(一)潜在并发症

贫血。

(二)知识缺乏

缺乏性激素治疗的知识。

(三)有感染的危险

与经期延长、机体抵抗力下降有关。

(四)焦虑

与性激素使用及药物不良反应有关。

三、护理措施

(一)一般护理

患者体质往往较差,应加强营养,改善全身情况,可补充铁剂、维生素 C 和蛋白质。成人体内大约每 100 mL 血中含 50 mg 铁,行经期妇女,每天从食物中吸收铁 0.7～2.0 mg,经量多者应额外补充铁。向患者推荐含铁较多的食物如猪肝、胡萝卜、葡萄干等。按照患者的饮食习惯,为患者制订适合于个人的饮食计划,保证患者获得足够的营养。

(二)病情观察

观察并记录患者的生命体征、出量及入量,嘱患者保留出血期间使用的会阴垫及内裤,以便更准确地估计出血量,出血较多者,督促其卧床休息,避免过度疲劳和剧烈活动,贫血严重者,遵医嘱做好配血、输血、止血措施,执行治疗方案,维持患者正常血容量。

(三)对症护理

1.无排卵性功血

(1)止血:对大量出血患者,要求在性激素治疗8小时内见效,24～48小时出血基本停止,若96小时以上仍不止血者,应考虑有器质性病变存在。①性激素止血:应用大剂量雌激素可迅速提高血内雌激素浓度,促使子宫内膜生长,短期内修复创面而止血,主要用于青春期功血。目前多选用妊马雌酮2.5 mg或己烯雌酚1～2 mg。孕激素适用于体内已有一定水平雌激素的患者。常用药物如甲羟孕酮或炔诺酮,用药原则同雌激素。雄激素可拮抗雌激素、增加子宫平滑肌及子宫血管张力而减少出血,主要用于围绝经期功血患者的辅助治疗,可随时停用。联合用药,止血效果优于单一药物,可用三合激素或口服短效避孕药,血止后逐渐减量。②刮宫术:止血及排除子宫内膜癌变,适用于年龄超过35岁、药物治疗无效或存在子宫内膜癌高危因素的患者。③其他止血药:卡巴克洛和酚磺乙胺可减少微血管的通透性;氨基己酸、氨甲苯酸、氨甲环酸等可抑制纤维蛋白溶酶,有减少出血量的辅助作用,但不能赖以止血。

(2)调整月经周期:一般连续用药3个周期。在此过程中务必积极纠正贫血,加强营养,以改善体质。①雌、孕激素序贯疗法:人工周期,通过模拟自然月经周期中卵巢的内分泌变化,将雌、孕激素序贯应用,使子宫内膜发生相应变化,引起周期性脱落。适用于青春期功血或生育期功血者,可诱发卵巢自然排卵。雌激素自月经来潮第5天开始用药,妊马雌酮1.25 mg或己烯雌酚1 mg,每晚1次,连服20天,于服雌激素最后10天加用甲羟孕酮每天10 mg,两药同时用完,停药后3～7天出血。于出血第5天重复用药,一般连续使用3个周期。用药2～3个周期后,患者常能自发排卵。②雌、孕激素联合疗法:可周期性口服短效避孕药,适用于生育期功血、内源性雌激素水平较高者或绝经过渡期功血者。③后半周期疗法:于月经周期的后半周期开始(撤药性出血的第16天)服用甲羟孕酮,每天10 mg,连服10天为1个周期,共3个周期为1个疗程。适用于青春期或绝经过渡期功血者。

(3)促排卵:适用于育龄期功血者。常用药物如氯米芬、人绒毛膜促性腺激素等。于月经第5天开始每天口服氯米芬50 mg,连续5天,以促进卵泡发育。B超监测卵泡发育接近成熟时,可大剂量肌内注射HCG 5 000 U以诱发排卵。青春期不提倡使用。

(4)手术治疗:以刮宫术最常用,既能明确诊断,又能迅速止血。绝经过渡期出血患者激素治疗前宜常规刮宫,最好在子宫镜下行分段诊断性刮宫,以排除子宫内细微器质性病变。对青春期功血刮宫应持慎重态度。必要时行子宫次全切除或子宫切除术。

2.排卵性功血

(1)黄体功能不足:药物治疗如下。①黄体功能替代疗法:自排卵后开始每天肌内注射孕酮10 mg,共10～14天,用以补充黄体分泌孕酮的不足。②黄体功能刺激疗法:通常应用HCG以促进及支持黄体功能。于基础体温上升后开始,隔天肌内注射HCG 1 000～2 000 U,共5次,可使血浆孕酮明显上升,随之正常月经周期恢复。③促进卵泡发育:于月经第5天开始,每晚口服氯米芬50 mg,共5天。

(2)子宫内膜不规则脱落:药物治疗如下。①孕激素:自排卵后第1～2天或下次月经前10～14天开始,每天口服甲羟孕酮10 mg,连续10天,有生育要求可肌内注射孕酮。②HCG:用法同黄体功能不足。

3.性激素治疗的注意事项

(1)严格遵医嘱正确用药,不得随意停服或漏服,以免使用不当引起子宫出血。

（2）药物减量必须按规定在血止后开始，每3天减量1次，每次减量不超过原剂量的1/3，直至维持量，持续用至血止后20天停药。

（3）雌激素口服可能引起恶心、呕吐等胃肠道反应，可饭后或睡前服用；对存在血液高凝倾向或血栓性疾病史者禁忌使用。

（4）雄激素用量过大可能出现男性化不良反应。

（四）预防感染

（1）测体温、脉搏。

（2）指导患者保持会阴部清洁，出血期间禁止盆浴及性生活。

（3）注意有无腹痛等生殖器官感染征象。

（4）按医嘱使用抗生素。

（五）心理护理

注意情绪调节，避免过度紧张与精神刺激。特别是青春期少女，父母们不仅要关注女孩的学习状况与膳食状况，还要重视女孩的情绪变化，与其多沟通，了解其内心世界的变化，帮助其释放不良情绪，以使其保持相对稳定的精神-心理状态，避免情绪上的大起大落。

（六）健康指导

（1）宜清淡饮食，多食富含维生素C的新鲜瓜果、蔬菜。注意休息，保持心情舒畅。

（2）强调严格掌握雌激素的适应证，并合理使用，对更年期及绝经后妇女更应慎用，应用时间不宜过长，量不宜大，并应严密观察反应。

（3）月经期避免剧烈运动，禁止盆浴及性生活，保持会阴部清洁。

（朱云云）

第三节 子宫颈炎

子宫颈（简称宫颈）炎是指发生的急性/慢性炎症。子宫颈炎是妇科常见疾病之一，包括宫颈阴道部炎症及子宫颈管（简称宫颈管）黏膜炎症。临床上分为急性子宫颈炎和慢性子宫颈炎。临床多见的子宫颈炎是急性宫颈管黏膜炎，若急性子宫颈炎未经及时诊治或病原体持续存在，可导致慢性子宫颈炎症。

由于宫颈管黏膜上皮为单层柱状上皮，抗感染能力较差，当遇到多种病原体侵袭、物理化学因素刺激、机械性子宫颈损伤、子宫颈异物等，引起子宫颈局部充血、水肿，上皮变性、坏死，黏膜、黏膜下组织、腺体周围大量中性粒细胞浸润，或子宫颈间质内有大量淋巴细胞、浆细胞等慢性炎细胞浸润，可伴有子宫颈腺上皮及间质增生和鳞状上皮化生。因子宫颈阴道部鳞状上皮与阴道鳞状上皮相延续，也可由阴道炎症引起宫颈阴道部炎症。

病原体种类：①性传播疾病的病原体主要是淋病奈瑟菌及沙眼衣原体。②内源性病原体与细菌性阴道病病原体、生殖道支原体感染有关。

一、护理评估

(一)健康史

1.一般资料

年龄、月经史、婚育史,是否处在妊娠期。

2.既往疾病史

详细了解有无阴道炎、性传播疾病及子宫颈炎症的病史,包括发病时间、病程经过、治疗方法及效果。

3.既往手术史

详细询问分娩手术史,了解阴道分娩时有无宫颈裂伤;是否做过妇科阴道手术操作及有无宫颈损伤、感染史。

4.个人生活史

了解个人卫生习惯,分析可能的感染途径。

(二)生理状况

1.症状

(1)急性子宫颈炎:阴道分泌物增多,呈黏液脓性,阴道分泌物的刺激可引起外阴瘙痒及灼热感;可出现月经间期出血、性交后出血等症状;常伴有尿道症状,如尿急、尿频、尿痛。

(2)慢性子宫颈炎:患者多无症状,少数患者可有阴道分泌物增多,呈淡黄色或脓性,偶有接触性出血、月经间期出血,偶有分泌物刺激引起外阴瘙痒或不适。

2.体征

(1)急性子宫颈炎:检查见脓性或黏液性分泌物从宫颈管流出;用棉拭子擦拭宫颈管时,容易诱发宫颈管内出血。

(2)慢性子宫颈炎:检查可见宫颈呈糜烂样改变,或有黄色分泌物覆盖子宫颈口或从宫颈管流出,也可见子宫颈息肉或子宫颈肥大。

3.辅助检查

(1)实验室检查:分泌物涂片做革兰染色,中性粒细胞＞30/高倍视野;阴道分泌物湿片检查白细胞＞10/高倍视野;做淋菌奈瑟菌及沙眼衣原体检测,以明确病原体。

(2)宫腔镜检查:镜下可见血管充血,宫颈黏膜及黏膜下组织、腺体周围大量中性粒细胞浸润,腺腔内可见脓性分泌物。

(3)宫颈细胞学检查:宫颈刮片、宫颈管吸片,与宫颈上皮瘤样病变或早期宫颈癌相鉴别。

(4)阴道镜及活组织检查:必要时进行,以明确诊断。

(三)高危因素

(1)性传播疾病,年龄低于 25 岁,多位性伴侣或新性伴侣且为无保护性交。

(2)细菌性阴道病。

(3)分娩、流产或手术致子宫颈损伤。

(4)卫生不良或雌激素缺乏,局部抗感染能力差。

(四)心理-社会因素

1.对健康问题的感受

是否存在因无明显症状,而不重视或延误治疗。

2.对疾病的反应

是否因病变在宫颈,又涉及生殖器官与性,而不愿及时就诊;或因阴道分泌物增多引起不适;或治疗效果不明显而烦躁不安;或遇有白带带血或接触性出血时,担心疾病的严重程度,疑有癌变而恐惧、焦虑。

3.家庭、社会及经济状况

家人对患者是否关心;家庭经济状况及是否有医疗保险。

二、护理诊断

(一)皮肤完整性受损

其与宫颈上皮糜烂及炎性刺激有关。

(二)舒适的改变

其与白带增多有关。

(三)焦虑

其与害怕宫颈癌有关。

三、护理措施

(一)症状护理

1.阴道分泌物增多

观察阴道分泌物颜色、性状、气味及量,选择合适的药液进行阴道冲洗。在不清楚种类时,不可滥用冲洗液,指导患者勤换会阴垫及内裤,保持外阴清洁干燥。

2.外阴瘙痒与灼痛

嘱患者尽量避免搔抓,防止外阴部皮肤破损,减少活动,避免摩擦外阴。

(二)用药护理

药物治疗主要用于急性子宫颈炎。

1.遵医嘱用药

(1)经验性抗生素治疗:在未获得病原体检测结果前,采用针对衣原体的经验性抗生素治疗,阿奇霉素 1 g,单次顿服,或多西环素 100 mg,每天 2 次,连服 7 天。

(2)针对病原体的抗生素治疗:临床上除选用抗淋病奈瑟菌的药物外,同时应用抗衣原体感染的药物。对于单纯急性淋病奈瑟菌性子宫颈炎,常用药物有头孢菌素,如头孢曲松钠 250 mg,单次肌内注射,或头孢克肟 400 mg,单次口服等;对沙眼衣原体所致子宫颈炎,治疗药物有四环素类,如多西环素 100 mg,每天 2 次,连服 7 天。

2.用药观察

注意观察药物的不良反应,若出现不良反应,立即停药并通知医师。

3.用药注意事项

注意药物的半衰期及有效作用时间;注意药物的配伍禁忌;抗生素应现配现用。

4.用药指导

若病原体为沙眼衣原体及淋病奈瑟菌,应对性伴侣进行相应的检查和治疗。

(三)物理治疗及手术治疗的护理

1.宫颈糜烂样改变

若为无症状的生理性柱状上皮异位,无须处理;对伴有分泌物增多、乳头状增生或接触性出血,可给予局部物理治疗,包括激光、冷冻、微波等,也可以给予中药作为物理治疗前后的辅助治疗。

2.慢性子宫颈黏膜炎

针对病因给予治疗,若病原体不清可试用物理治疗,方法同上。

3.子宫颈息肉

配合医师行息肉摘除术。

4.子宫颈肥大

一般无须治疗。

(四)心理护理

(1)加强疾病知识宣传,引导患者正确认识疾病,及时就诊,接受规范治疗。

(2)向患者解释疾病与健康的问题,鼓励患者表达自己的想法。对病程长、迁延不愈的患者,给予关心和耐心解说,告知疾病的过程及防治措施;对病理检查发现宫颈上皮有异常增生的患者,告知通过密切监测,坚持治疗,可阻断癌变途径,以缓解焦虑心理,增加治疗的信心。

(3)与家属沟通,让其多关心患者,支持患者,坚持治疗,促进康复。

四、健康指导

(一)讲解疾病知识

向患者讲解子宫颈炎的疾病知识,告知及时就诊和规范治疗的重要性。

(二)个人卫生指导

嘱患者保持外阴清洁,每天清洗外阴 2 次,养成良好的卫生习惯,尤其是经期、孕产期及产褥期卫生,避免感染发生。

(三)随访指导

告知患者,物理治疗后有分泌物增多,甚至有多量水样排液,在术后 1~2 周脱痂时可有少量出血,是创面愈合的过程,不必应诊;如出血量多于月经量则需到医院就诊处理;在物理治疗后 2 个月内禁止性生活、盆浴和阴道冲洗;治疗后经过 2 个月经周期,于月经干净后 3~7 天来院复查,评价治疗效果,效果欠佳者可进行第二次治疗。

(四)体检指导

坚持每 1~2 年做 1 次体检,及早发现异常,及早治疗。

五、注意事项

(1)治疗前,应常规做宫颈刮片行细胞学检查。

(2)在急性生殖器炎症期不做物理治疗。

(3)治疗时间应选在月经干净后 3~7 天进行。

(4)物理治疗后可出现阴道分泌物增多,甚至有大量水样排液,在术后 1~2 周脱痂时可有少许出血。

(5)应告知患者,创面完全愈合时间为 4~8 周,期间禁盆浴、性交和阴道冲洗。

（6）物理治疗有引起术后出血、宫颈管狭窄、感染的可能，应定期复查，观察创面愈合情况直到痊愈，同时检查有无宫颈管狭窄。

（朱云云）

第四节　子宫内膜异位症

　　子宫内膜异位症是指具有生长功能的子宫内膜生长在子宫腔内壁以外引起的症状和体征。异位的子宫内膜绝大多数局限在盆腔内的生殖器官和邻近器官的腹膜面，故临床上称为盆腔子宫内膜异位症。当子宫内膜生长在子宫肌层内称子宫腺肌病，部分患者两者可合并存在。

　　子宫内膜异位症的发病率近年来明显增高，是目前常见的妇科病之一。多见于30～40岁的妇女。本病为良性病变，但有远距离转移和种植能力。初潮前无发病者，绝经后异位的子宫内膜组织可逐渐萎缩吸收，妊娠或使用性激素抑制卵巢功能可暂时阻止本病的发展，因此，子宫内膜的发病与卵巢的周期性变化有关。也发生周期性出血，引起周围组织纤维化、粘连，病变局部形成紫蓝色硬结或包块。卵巢的子宫内膜异位症最为常见，卵巢内的异位内膜因反复出血而形成多个囊肿，但以单个多见，故又称为卵巢子宫内膜异位囊肿。囊肿内含暗褐色黏稠的陈旧血，状似巧克力液体，故又称为卵巢巧克力囊肿。

一、护理评估

（一）病史

1.月经史

初潮年龄，月经周期、经期、经量是否正常，有无痛经或其他伴随症状。痛经的性质，是否为进行性加重。

2.婚育史

结婚年龄，婚次，夫妻性生活情况，有无经期性交，生育情况，足月产、早产、流产次数，现有子女数等。

3.既往病史

有无先天性生殖道畸形、子宫手术或经期盆腔检查等情况。

（二）身心状态

1.身体状态

（1）痛经是子宫内膜异位症的典型症状，其特点为继发性和进行性加重。疼痛多位于下腹部和腰骶部，可放射至阴道、会阴、肛门或大腿，常于月经来潮前1～2天开始，经期第一天最为剧烈，以后逐渐减轻，至月经干净时消失。

（2）月经失调：部分患者有经量增多和经期延长，少数出现经前期点滴出血。月经失调可能与卵巢无排卵、黄体功能不足等有关。

（3）性交痛：由于异位的内膜出现在子宫直肠陷凹或病变导致子宫后倾固定，性交时子宫颈受到碰撞及子宫收缩和向上提升，可引起疼痛。

（4）不孕：占40%左右，其不孕的原因可能与盆腔内器官和组织广泛粘连和输卵管的蠕动减

125

弱,影响卵子的排出、摄取和受精卵的运行有关。

2.心理状态

由于疼痛、不孕造成患者顾虑重重,心理压力大,需要手术的患者会有紧张、恐惧等心理问题。

(三)诊断性检查

1.妇科检查

典型者子宫后倾固定,盆腔检查可扪及盆腔内有触痛性结节或子宫旁有不活动的囊性包块。

2.辅助检查

(1)B超检查:可确定卵巢子宫内膜异位囊肿的位置、大小和形状。

(2)腹腔镜检查:可发现盆腔内器官或子宫直肠陷凹、子宫骶骨韧带等处有紫蓝色结节。

二、护理诊断

(一)焦虑

与不孕和需要手术有关。

(二)知识缺乏

与缺乏自我照顾及手术相关的知识有关。

(三)舒适改变

与痛经及术后伤口有关。

三、护理目标

(1)患者能正确认识疾病的性质及发生原因,解除紧张、恐惧的心理,坚定治疗信心。

(2)患者自觉疼痛症状缓解。

四、护理措施

(1)心理护理:许多年轻患者因顽固的痛经、不孕等情况而焦虑。护理人员应多关心和理解患者,说明该病只要坚持用药或采取必要的手术便可改善症状,鼓励患者树立信心,积极配合治疗,对尚未生育的患者应给予指导和帮助,促使其尽早受孕。

(2)做好卫生宣传教育工作,防止经血逆流,如有先天性生殖道畸形或后天性炎性阴道狭窄、宫颈粘连等应及时手术。凡进入宫腔内的经腹手术,应保护腹壁切口和子宫切口,防止子宫内膜种植到腹壁切口或子宫切口。经期应避免盆腔检查和性交。

(3)使用激素治疗患者,应介绍服药的注意事项及用后可能出现的反应(恶心、食欲缺乏、闭经、乏力或体重增加等),使其解除思想顾虑,提高治疗效果。

(4)用药期间注意有无卵巢子宫内膜异位囊肿破裂的征象,如出现急性腹痛应及时通知医师,并做好剖腹探查的各项准备。

(5)对需要手术者应按腹部手术做好术前准备和术后护理。

(6)出院健康教育,加强患者对病程及治疗的认识,指导伤口处理和康复教育,术后6周避免盆浴和性生活,6周后来院复查。

五、评价

(1)患者无焦虑的表现并对治疗充满信心。

(2)患者能按时服药并了解药物的反应。

(3)自觉症状缓解和消失。

(朱云云)

第五节 自 然 流 产

妊娠不足 28 周、胎儿体重不足 1 000 g 而终止者,称为流产。妊娠 12 周前终止者,称为早期流产;妊娠 12 周至不足 28 周终止者,称为晚期流产。流产分为自然流产和人工流产。自然流产占妊娠总数的 10%~15%,其中早期流产占 80% 以上。

一、病因

自然流产的病因包括胚胎因素、母体因素、免疫功能异常和环境因素。

(一)胚胎因素

染色体异常是早期流产最常见的原因,半数以上与胚胎染色体异常有关。染色体异常包括数目异常和结构异常。除遗传因素外,感染、药物等因素也可引起胚胎染色体异常。若发生流产,多为空孕囊或已退化的胚胎。少数至妊娠足月可能娩出畸形儿,或有代谢及功能缺陷。

(二)母体因素

1.全身性疾病

全身性疾病(如严重感染、高热等疾病)会刺激孕妇的子宫强烈收缩导致流产;引发胎儿缺氧(如严重贫血或心力衰竭)、胎儿死亡(如细菌毒素和某些病毒如巨细胞病毒、单纯疱疹病毒经胎盘进入胎儿血液循环)或胎盘梗死(如孕妇患慢性肾炎或高血压)均可导致流产。

2.生殖器官异常

子宫畸形(如子宫发育不良、双子宫、子宫纵隔等)和子宫肿瘤(如黏膜下肌瘤等),均可影响胚胎着床发育而导致流产。宫颈重度裂伤、宫颈内口松弛引发胎膜早破而发生晚期自然流产。

3.内分泌异常

黄体功能不足、甲状腺功能减退、严重糖尿病血糖未能控制等,均可导致流产。

4.强烈应激与不良习惯

妊娠期无论严重的躯体(如手术、直接撞击腹部、性交过频)或心理(过度紧张、焦虑、恐惧、忧伤等精神创伤)的不良刺激均可导致流产。孕妇过量吸烟、酗酒,过量饮咖啡、二醋吗啡(海洛因)等,均有导致流产的报道。

5.免疫功能异常

胚胎及胎儿属于同种异体移植物。母体对胚胎及胎儿的免疫耐受是胎儿在母体内得以生存的基础。若孕妇于妊娠期间对胎儿免疫耐受降低可致流产。

6.环境因素

过多接触放射线和砷、铅、甲醛、苯、氯丁二烯、氧化乙烯等化学物质,都有可能引起流产。

二、病理

孕 8 周前的早期流产,胚胎多先死亡。随后发生底蜕膜出血并与胚胎绒毛分离、出血,已分离的胚胎组织作为异物有可引起子宫收缩,妊娠物多能完全排出。因这时胎盘绒毛发育不成熟,与子宫蜕膜联系尚不牢固,胚胎绒毛易与底蜕膜分离,出血不多。早期流产时胚胎发育异常,一类是全胚发育异常,即生长结构障碍,包括无胚胎、结节状胚、圆柱状胚和发育阻滞胚;另一类是特殊发育缺陷,以神经管畸形、肢体发育缺陷等最常见。孕 8~12 周时胎盘绒毛发育茂盛,与底蜕膜联系较牢固,流产的妊娠物往往不易完整排出,部分妊娠物滞留在宫腔内,影响子宫收缩,导致出血量较多。孕 12 周以后的晚期流产,胎盘已完全形成,流产时会先出现腹痛,然后排出胎儿、胎盘。胎儿在宫腔内死亡过久,被血块包围,形成血样胎块而引起出血不止;也可因血红蛋白长久被吸收而形成肉样胎块,或胎儿钙化后形成石胎。其他尚可见压缩胎儿、纸样胎儿、浸软胎儿、脐带异常等病理表现。

三、临床表现

主要为停经后阴道流血和腹痛。

(一)孕 12 周前的早期流产

开始时绒毛与蜕膜剥离,血窦开放,出现阴道流血,剥离的胚胎和血液刺激子宫收缩,排出胚胎或胎儿,产生阵发性下腹部疼痛。胚胎或胎儿及其附属物完全排出后,子宫收缩,血窦闭合,出血停止。

(二)孕 12 周后的晚期流产

晚期流产的临床过程与早产和足月产相似,胎儿娩出后胎盘娩出,出血不多。

由此可见,早期流产的临床全过程表现为先出现阴道流血,而后出现腹痛。晚期流产的临床全过程表现为先出现腹痛(阵发性子宫收缩),而后出现阴道流血。

四、临床类型

按自然流产发展的不同阶段,分为以下临床类型。

(一)先兆流产

先兆流产是指妊娠 28 周前先出现少量阴道流血,常为暗红色或血性白带,无妊娠物排出,随后出现阵发性下腹痛或腰背痛。妇科检查可见宫颈口未开,胎膜未破,子宫大小与停经周数相符。经休息及治疗后症状消失,可继续妊娠;若阴道流血量增多或下腹痛加剧,可发展为难免流产。

(二)难免流产

难免流产是指流产不可避免。在先兆流产基础上,阴道流血量增多,阵发性下腹痛加剧,或出现阴道流液(胎膜破裂)。产科检查可见宫颈口已扩张,有时可见胚胎组织或胎囊堵塞于宫颈口内,子宫大小与停经周数基本相符或略小。

(三)不全流产

不全流产是指难免流产继续发展,部分妊娠物排出宫腔,且部分残留于宫腔内或嵌顿于宫颈口处,或胎儿排出后胎盘滞留宫腔或嵌顿于宫颈口,影响子宫收缩,导致大量出血,甚至发生休克。产科检查见宫颈口已扩张,宫颈口有妊娠物堵塞及持续性血液流出,子宫小于停经周数。

(四)完全流产

完全流产是指妊娠物已全部排出,阴道流血逐渐停止,腹痛逐渐消失。产科检查可见宫颈口已关闭,子宫接近正常大小。

自然流产的临床过程简示如下:

$$\text{先兆流产}\begin{cases}\text{继续妊娠}\\\text{难免流产}\begin{cases}\text{不全流产}\\\text{完全流产}\end{cases}\end{cases}$$

(五)其他特殊情况

流产有以下 3 种特殊情况。

1.稽留流产

稽留流产又称过期流产。指胚胎或胎儿已死亡滞留宫腔内未能及时自然排出者。典型表现为早孕反应消失,有先兆流产症状或无任何症状,子宫不再增大反而缩小。若已到中期妊娠,孕妇腹部不见增大,胎动消失。产科检查可见宫颈口未开,子宫较停经周数小,质地不软,未闻及胎心。

2.复发性流产

复发性流产是指连续自然流产 3 次及 3 次以上者。每次流产多发生于同一妊娠月份,其临床经过与一般流产相同。早期流产常见原因为胚胎染色体异常、免疫功能异常、黄体功能不足、甲状腺功能减退症等。晚期流产常见原因为子宫畸形或发育不良、宫颈内口松弛、子宫肌瘤等。宫颈内口松弛常发生于妊娠中期,胎儿长大,羊水增多,宫腔内压力增加,羊膜囊经宫颈内口突出,宫颈管逐渐缩短、扩张。患者常无自觉症状,一旦胎膜破裂,胎儿立即娩出。

3.流产合并感染

在流产过程中,若阴道流血时间长,有组织残留于宫腔内或非法堕胎,有可能引起宫腔感染,常为厌氧菌及需氧菌混合感染,严重感染可扩展至盆腔、腹腔甚至全身,并发盆腔炎、腹膜炎、败血症及感染性休克。

五、处理

确诊流产后,应根据自然流产的不同类型进行相应处理。

(一)先兆流产

卧床休息,禁性生活,必要时给予对胎儿危害小的镇静剂。黄体功能不足者可肌内注射黄体酮注射液 10～20 mg,每天或隔天一次,也可口服维生素 E 保胎治疗;甲状腺功能减退者可口服小剂量甲状腺片。经治疗 2 周,若阴道流血停止,B 超检查提示胚胎存活,可继续妊娠。若临床症状加重。B 超检查发现胚胎发育不良(β-HCG 持续不升或下降),表明流产不可避免,应终止妊娠。此外,应重视心理治疗,使其情绪安定,增强信心。

(二)难免流产

一旦确诊,应尽早使胚胎及胎盘组织完全排出。早期流产应及时行刮宫术,对妊娠物应仔细检查,并送病理检查。晚期流产时,子宫较大,出血较多,可用缩宫素 10～20 U 加于 5% 葡萄糖注射液 500 mL 中静脉滴注,促进子宫收缩。当胎儿及胎盘排出后检查是否完全,必要时刮宫以清除宫腔内残留的妊娠物,并给予抗生素预防感染。

(三)不全流产

一经确诊,应尽快行刮宫术或钳刮术,清除宫腔内残留组织。阴道大量出血伴休克者,应同时输血输液,并给予抗生素预防感染。

(四)完全流产

流产症状消失,B 超检查证实宫腔内无残留物,若无感染征象,不需特殊处理。

(五)稽留流产

处理较困难,胎盘组织机化,与子宫壁紧密粘连,致使刮宫困难。稽留时间过长可能发生凝血功能障碍,导致弥散性血管内凝血,造成严重出血。处理前应检查血常规、出凝血时间、血小板计数、血纤维蛋白原、凝血酶原时间、凝血块收缩试验及血浆鱼精蛋白副凝试验(3P 试验)等,并做好输血准备。子宫<12 孕周者,可行刮宫术,术中肌内注射缩宫素,手术时应特别小心,避免子宫穿孔,一次不能刮净,于 5～7 天后再次刮宫。子宫>12 孕周者,应静脉滴注缩宫素,促使胎儿、胎盘排出。若出现凝血功能障碍,应尽早使用肝素、纤维蛋白原及输新鲜血、新鲜冷冻血浆等,待凝血功能好转后,再行刮宫。

(六)复发性流产

染色体异常夫妇应于孕前进行遗传咨询,确定是否可以妊娠;女方通过产科检查、子宫输卵管造影及宫腔镜检查明确子宫有无畸形与病变,有无宫颈内口松弛等。宫颈内口松弛者应在妊娠前行宫颈内口修补术,或于孕 14～18 周行宫颈内口环扎术,术后定期随诊,提前住院,待分娩发动前拆除缝线。若环扎术后有流产征象,治疗失败,应及时拆除缝线,以免造成宫颈撕裂。当原因不明的习惯性流产妇女出现妊娠征兆时,应及时补充维生素 E、肌内注射黄体酮注射液 10～20 mg,每天 1 次,或肌内注射人绒毛膜促性腺激素 3 000 U,隔天 1 次,用药至孕 12 周时即可停药。应安抚患者情绪并嘱卧床休息、禁性生活。有学者对不明原因的复发流产患者行主动免疫治疗,将丈夫的淋巴细胞在女方前臂内侧或臀部做多点皮内注射,妊娠前注射 2～4 次,妊娠早期加强免疫 1～3 次,妊娠成功率达 86%。

(七)流产合并感染

治疗原则为在控制感染的同时尽快清除宫内残留物。若阴道流血不多,先选用广谱抗生素 2～3 天,待感染控制后再行刮宫。若阴道流血量多,静脉滴注抗生素及输血的同时,先用卵网钳将宫腔内残留大块组织夹出,使出血减少,切不可用刮匙全面搔刮宫腔,以免造成感染扩散。术后应继续用广谱抗生素,待感染控制后再行彻底刮宫。若已合并感染性休克者,应积极进行抗休克治疗,病情稳定后再行彻底刮宫。若感染严重或有盆腔脓肿形成,应行手术引流,必要时切除子宫。

六、护理

(一)护理评估

1.病史

停经、阴道流血和腹痛是流产孕妇的主要症状。应详细询问患者停经史、早孕反应情绪;阴道流血的持续时间与阴道流血量;有无腹痛,腹痛的部位、性质及程度。此外,还应了解阴道有无水样排液,排液的色、量和有无臭味,以及有无妊娠产物排出等。对于既往病史,应全面了解孕妇在妊娠期间有无全身性疾病、生殖器官疾病、内分泌功能失调及有无接触有害物质等,以识别发生流产的诱因。

2.临床表现

流产孕妇可因出血过多而出现休克,或因出血时间过长、宫腔内有残留组织而发生感染。因此,护士应全面评估孕妇的各项生命体征。判断流产类型,尤其须注意与贫血及感染相关的征象。

各型流产的具体临床表现见表 8-1。

表 8-1　各型流产的临床表现

类型	病史			妇科检查	
	出血量	下腹痛	组织排出	宫颈口	子宫大小
先兆流产	少	无或轻	无	闭	与妊娠周数相符
难免流产	中至多	加剧	无	扩张	相符或略小
不全流产	少至多	减轻	部分排出	扩张或有物堵塞或闭	小于妊娠周数
完全流产	少至无	无	全部排出	闭	正常或略大

流产孕妇的心理状况以焦虑和恐惧为特征。孕妇面对阴道流血往往会不知所措,甚至有过度严重化情绪,同时对胎儿健康的担忧也会直接影响孕妇的情绪反应,孕妇可能会表现伤心、郁闷、烦躁不安等。

3.诊断检查

(1)产科检查:在消毒条件下进行妇科检查,进一步了解宫颈口是否扩张、羊膜是否破裂、行无妊娠产物堵塞于宫颈口内;子宫大小与停经周数是否相符、有无压痛等,并应检查双侧附件有无肿块、增厚及压痛等。

(2)实验室检查:多采用放射免疫方法对人绒毛膜促性腺激素、胎盘生乳素(HPL)、雌激素和孕激素等进行定量测定,如测定的结果低于正常值,提示有流产可能。

(3)B超检查:超声显像可显示有无胎囊、胎动、胎心等,从而可诊断并鉴别流产及其类型,指导正确处理。

(二)护理诊断

1.有感染的危险

与阴道出血时间过长、宫腔内有残留组织等因素有关。

2.焦虑

与担心胎儿健康等因素有关。

(三)护理目标

(1)出院时护理对象无感染征象。

(2)先兆流产孕妇能积极配合保胎措施,继续妊娠。

(四)护理措施

对于不同类型的流产孕妇,处理原则不同,其护理措施也有差异。护理时在全面评估孕妇身心状况的基础上,综合病史及诊断检查,明确基本处理原则,认真执行医嘱,积极配合医师,为流产孕妇进行诊断,并为之提供相应的护理措施。

1.先兆流产孕妇的护理

先兆流产孕妇需卧床休息,禁止性生活,禁用肥皂水灌肠,以减少各种刺激。护士除了为其提供生活护理外,通常遵医嘱给孕妇适量镇静剂、孕激素等。随时评估孕妇的病情变化,如是否腹痛加重、阴道流血量增多等。此外,由于孕妇的情绪状态也会影响其保胎效果,因此护士还应注意观察孕妇的情绪反应,加强心理护理,从而稳定孕妇情绪,增强保胎信心。护士需向孕妇及家属讲明以上保胎措施的必要性,以取得孕妇及家属的理解和配合。

2.妊娠不能再继续者的护理

护士应积极采取措施,及时采取终止妊娠的措施,协助医师完成手术过程,使妊娠产物完全排出,同时开放静脉,做好输液、输血准备,并严密检测孕妇的体温、血压及脉搏。观察其面色、腹痛、阴道流血及与休克有关的征象。有凝血功能障碍者应予以纠正,然后再行引产或手术。

3.预防感染

护士应检测患者的体温、血常规及阴道流血,以及分泌物的性质、颜色、气味等,并严格执行无菌操作规程,加强会阴部的护理。指导孕妇使用消毒会阴垫,保持会阴部清洁,维持良好的卫生习惯。当护士发现感染征象后应及时报告医师,并按医嘱进行抗感染处理。此外,护士还应嘱患者流产后1个月返院复查,确定无禁忌证后,方可开始性生活。

4.协助患者顺利渡过悲伤期

患者由于失去婴儿,往往会出现伤心、悲哀等情绪反应,护士应给予同情和理解,帮助患者及家属接受现实,顺利渡过悲伤期。此外,护士还应与孕妇及其家属共同讨论此次流产的原因,并向他们讲解有关流产的相关知识,帮助他们为再次妊娠做好准备。有习惯性流产史的孕妇在下一次妊娠确诊后卧床休息,加强营养,禁止性生活;补充 B 族维生素、维生素 E、维生素 C 等;治疗期必须超过以往发生流产的妊娠月份。病因明确者,应积极接受对因治疗。黄体功能不足者,按医嘱正确使用黄体酮治疗,以预防流产。子宫畸形者须在妊娠前先进行矫正手术。宫颈内口松弛者应在未妊娠前做宫颈内口松弛修补术。如已妊娠,则可在妊娠 14～16 周时行子宫内口缝扎术。

(五)护理评价

(1)护理对象体温正常,血红蛋白及白细胞数正常,无出血、感染征象。

(2)先兆流产孕妇配合保胎治疗,继续妊娠。

(朱云云)

第六节 早 产

早产是指妊娠满 28 周至不足 37 周(196～258 天)间分娩者。此时娩出的新生儿称为早产儿,体重为 1 000～2 499 g,各器官发育尚不够健全,出生孕周越小,体重越轻,预后越差。国内早产占分娩总数的 5%～15%。约 15%早产儿于新生儿期死亡。近年来由于早产儿治疗学及监护手段的进步,其生存率明显提高,伤残率下降,国外学者建议将早产定义时间上限提前到妊娠 20 周。

一、病因

诱发早产的常见原因如下：①胎膜早破、绒毛膜羊膜炎最常见，30％～40％早产与此有关；②下生殖道及泌尿道感染，如 B 族溶血性链球菌、沙眼衣原体、支原体感染、急性肾盂肾炎等；③妊娠并发症与合并症，如妊娠期高血压疾病、妊娠期肝内胆汁淤积症、妊娠合并心脏病、慢性肾炎、病毒性肝炎、急性肾盂肾炎、急性阑尾炎、严重贫血、重度营养不良等；④子宫过度膨胀及胎盘因素，如羊水过多、多胎妊娠、前置胎盘、胎盘早剥、胎盘功能减退等；⑤子宫畸形，如纵隔子宫、双角子宫等；⑥宫颈内口松弛；⑦每天吸烟＞10 支，酗酒。

二、临床表现

早产的主要临床表现是子宫收缩，最初为不规则宫缩，常伴有少许阴道流血或血性分泌物，以后可发展为规则宫缩，其过程与足月临产相似，胎膜早破较足月临产多见。宫颈管先逐渐消退，然后扩张。妊娠满 28 周至不足 37 周出现至少 10 分钟一次的规则宫缩，伴宫颈管缩短，可诊断先兆早产。妊娠满 28 周至不足 37 周出现规则宫缩（20 分钟≥4 次，或 60 分钟≥8 次，持续＞30 秒），伴宫颈缩短≥80％，宫颈扩张 1 cm 以上，诊断为早产临产。部分患者可伴有少量阴道流血或阴道流液。以往有晚期流产、早产史及产伤史的孕妇容易发生早产。诊断早产一般并不困难，但应与妊娠晚期出现的生理性子宫收缩相区别。生理性子宫收缩一般不规则、无痛感，且不伴有宫颈管消退和宫口扩张等改变。

三、处理原则

若胎膜未破，胎儿存活，无胎儿窘迫，无严重妊娠并发症及合并症时，应设法抑制宫缩，尽可能延长孕周；若胎膜已破，早产不可避免时，应设法提高早产儿存活率。

四、护理

(一)护理评估

1.病史

详细评估可致早产的高危因素，如孕妇以往有流产、早产史或本次妊娠期有阴道流血史，则发生早产的可能性大，应详细询问并记录患者既往出现的症状及接受治疗的情况。

2.身心诊断

妊娠晚期者子宫收缩规律（20 分钟≥4 次），伴以宫颈管消退≥75％，以及进行性宫颈扩张 2 cm 以上时，可诊断为早产者临产。

早产已不可避免时，孕妇常会不自觉地把一些相关的事情与早产联系起来而产生自责感；由于孕妇对结果的不可预知，恐惧、焦虑、猜测也是早产孕妇常见的情绪反应。

3.辅助检查

通过全身检查及产科检查，结合阴道分泌物的生化指标检测，核实孕周，评估胎儿成熟度、胎方位等；观察产程进展，确定早产的进程。

(二)可能的护理诊断

1.有新生儿受伤的危险

与早产儿发育不成熟有关。

2.焦虑

与担心早产儿预后有关。

(三)预期目标

(1)新生儿不存在因护理不当而产生的并发症。

(2)患者能平静地面对事实,接受治疗及护理。

(四)护理措施

1.预防早产

孕妇良好的身心状况可减少早产的发生,突发的精神创伤也可诱发早产,因此,应做好孕期保健工作,指导孕妇加强营养,保持平静心情。避免诱发宫缩的活动,如抬举重物、性生活等。高危孕妇必须多卧床休息,以左侧卧位为宜,以增加子宫血液循环,改善胎儿供氧,慎做肛查和引导检查等,积极治疗并发症。宫颈内口松弛者应于孕 14~18 周或更早些时间做预防性宫颈环扎术,防止早产的产生。

2.药物治疗的护理

先兆早产的主要治疗为抑制宫缩,与此同时,还要积极控制感染治疗并发症和合并症。护理人员应能明确具体药物的作用和用法,并能识别药物的不良反应,以避免毒性作用的发生,同时,应对患者做相应的健康教育。常用抑制宫缩的药物有以下几类。

(1)β-肾上腺素受体激动素:其作用为激动子宫平滑肌 β 受体,从而抑制宫缩。此类药物的不良反应为心跳加快、血压下降、血糖增高、血钾降低、恶心、出汗、头痛等。常用药物有利托君、沙丁胺醇等。

(2)硫酸镁:镁离子直接作用于肌细胞,使平滑肌松弛,抑制子宫收缩。一般采用 25% 硫酸镁 20 mL 加于 5% 葡萄糖液 100~250 mL 中,在 30~60 分钟缓慢静脉滴注,然后用 25% 硫酸镁 20~10 mL 加于 5% 葡萄糖液 100~250 mL 中,以每小时 1~2 g 的速度缓慢静脉滴注,直至宫缩停止。

(3)钙通道阻滞剂:阻滞钙离子进入细胞而抑制宫缩。常采用硝苯地平 5~10 mg,舌下含服,每天 3 次。用药时必须密切注意孕妇及血压的变化,若合并使用硫酸镁时更应慎重。

(4)前列腺素合成酶抑制剂:前列腺素有刺激子宫收缩和软化宫颈的作用,其抑制剂则有减少前列腺素合成的作用,从而抑制宫缩。常用药物有吲哚美辛及阿司匹林等,但此类药物可抑制胎儿前列腺素的合成和释放,使胎儿体内前列腺素减少,而前列腺素有维持胎儿动脉导管开放的作用,缺乏时导管可能过早关闭而致胎儿血液循环障碍。因此,临床已较少应用,必要时仅能短期(不超过 1 周)服用。

3.预防新生儿并发症的发生

在保胎过程中,应每天行胎心监护,教会患者自数胎动,有异常时及时采用应对措施。在分娩前按医嘱给孕妇糖皮质激素(如地塞米松、倍他米松等),可促胎肺成熟,是避免发生新生儿呼吸窘迫综合征的有效步骤。

4.为分娩做准备

如早产已不可避免,应尽早决定合理分娩的方式,如臀位、横位。估计胎儿成熟度低而产程又需较长时间者,可选用剖宫产术结束分娩;经阴道分娩者,应考虑使用产钳和会阴切开术以缩短产程,从而减少分娩过程中对胎头的压迫。同时,充分做好早产儿保暖和复苏的准备,临产后慎用镇静剂,避免发生新生儿呼吸抑制的情况;产程中应给孕妇吸氧;新生儿出生后,立即结扎脐带,防止过多母血进入胎儿循环,造成循环系统负荷过载。

5.为孕妇提供心理支持

安排时间与孕妇进行开放式的讨论,让患者了解早产的发生并非她的过错,有时甚至是无缘由的;也要避免为减轻孕妇的愧疚感而给予过于乐观的保证。由于早产是出乎意料的,孕妇多没有精神和物质准备,对产程的孤独无助感尤为敏感,因此,丈夫、家人和护士在身旁提供支持比足月分娩更显重要,并能帮助孕妇重建自尊,以良好的心态承担早产儿母亲的角色。

(五)护理评价

(1)患者能积极配合医护措施。

(2)母婴顺利经历全过程。

(朱云云)

第七节 异 位 妊 娠

异位妊娠是指受精卵在子宫体腔以外着床发育,习惯称为宫外孕。异位妊娠包括输卵管妊娠、卵巢妊娠、腹腔妊娠、宫颈妊娠及阔韧带妊娠等。输卵管妊娠较为常见,其中壶腹部妊娠最多见,其次为峡部、伞部、间质部妊娠。

一、病因

(一)输卵管炎症

输卵管炎症是异位妊娠的主要病因,可分为输卵管黏膜炎和输卵管周围炎。

(二)输卵管手术史

输卵管绝育史及手术史者,输卵管妊娠的发病率为 $10\%\sim20\%$。

(三)输卵管发育不良或功能异常

输卵管过长、肌层发育差、黏膜纤毛缺乏等,均可成为输卵管妊娠的原因。

(四)辅助生殖技术

由于辅助生殖技术的应用,使输卵管妊娠发生率增加,既往少见的异位妊娠,如卵巢妊娠、宫颈妊娠、腹腔妊娠的发生率增加。

(五)避孕失败

宫内节育器避孕失败,发生异位妊娠的机会较大。

(六)其他

子宫肌瘤或卵巢肿瘤压迫输卵管,影响输卵管通畅,使受精卵运行受阻。输卵管子宫内膜异位可增加受精卵着床于输卵管的可能性。

二、病理

(一)输卵管妊娠流产

多见于输卵管壶腹部妊娠,可分为输卵管完全流产和输卵管不完全流产。

(二)输卵管妊娠破裂

多见于妊娠 6 周左右输卵管峡部妊娠,患者易出现休克,出血量远大于输卵管妊娠流产。

(三)陈旧性宫外孕

长期反复内出血形成的盆腔血肿不消散,血肿机化变硬并与周围组织粘连。

(四)继发性腹腔妊娠

存活胚胎的绒毛组织附着于原位或排至腹腔后重新种植而获得营养,可继续生长发育。

三、临床表现

(一)症状

1.停经

多数患者停经 6~8 周后出现不规则阴道流血,但有些患者因月经过期几天,误将不规则的阴道流血视为月经。

2.腹痛

腹痛是输卵管妊娠患者就诊的主要症状。输卵管妊娠未发生流产或破裂前,常表现为一侧下腹隐痛或酸胀感。输卵管妊娠流产或破裂时,患者突感一侧下腹撕裂样疼痛,常伴有恶心、呕吐;血液随后由局部、下腹流向全腹,疼痛也遍及全腹,放射至肩部;当血液积聚于直肠子宫陷凹处,可出现肛门坠胀感。

3.阴道流血

胚胎死亡后,常有不规则阴道流血,色暗红或深褐,量少呈点滴状,一般不超过月经量。少数患者阴道流血量较多,类似月经。阴道流血可伴有蜕膜管型或蜕膜碎片排出,是由子宫蜕膜剥离所致。阴道流血常在病灶去除后方能停止。

4.晕厥与休克

急性大量内出血及剧烈腹痛可引起患者晕厥或休克。内出血越多越急,症状出现的就越迅速越严重,但与阴道流血量不成比例。

5.腹部包块

当输卵管妊娠流产或破裂后形成的血肿时间过久,可因血液凝固,逐渐机化变硬与周围器官(子宫,输卵管,卵巢,肠管等)发生粘连而形成包块。

(二)体征

1.一般情况

腹腔内出血较多时,患者呈贫血貌,出现面色苍白、脉快而细弱、血压下降等休克表现。

2.腹部检查

下腹有明显压痛及反跳痛,尤以患侧为重,但腹肌紧张轻微。出血较多时,叩诊有移动性浊音。有些患者下腹可触及包块,若反复出血并积聚,包块可不断增大变硬。

3.盆腔检查

阴道内常有来自宫腔内的少许血液。输卵管妊娠未发生流产或破裂者,除子宫略大较软外,仔细检查可触及胀大的输卵管,轻度压痛。输卵管妊娠流产或破裂者,阴道后穹隆饱满,有触痛。将宫颈轻轻上抬或左右摆动时引起剧烈疼痛,称为宫颈举痛或摇摆痛,此为输卵管妊娠的主要体征之一。内出血多时检查子宫有漂浮感,子宫一侧或其后方可触及肿块,其大小、形状、质地常有变化,边界多不清楚,触痛明显。

四、辅助检查

（一）阴道后穹隆穿刺

阴道后穹隆穿刺是一种简单可靠的诊断方法，适用于疑有腹腔内出血的患者。

（二）妊娠试验

放射免疫法测血中 HCG，尤其是 β-HCG 阳性有助诊断。异位妊娠时患者体内 β-HCG 水平较宫内妊娠低。

（三）超声检查

B 超显像有助于诊断异位妊娠。阴道 B 超检查较腹部 B 超检查准确性高。

（四）腹腔镜检查

视为异位妊娠诊断的金标准，而且可以在确诊的情况下起到治疗作用。有大量腹腔内出血或伴有休克者禁忌。

（五）子宫内膜病理检查

诊刮仅适用于阴道流血量较多的患者，目的在于排除宫内妊娠流产。

五、治疗

（一）手术治疗

应在积极纠正休克的同时进行手术，腹腔镜技术成为近年来治疗异位妊娠的主要方法。

（二）药物治疗

用化学治疗药物甲氨蝶呤等治疗输卵管妊娠，但在治疗中若有严重内出血征象，或疑输卵管间质部妊娠或胚胎继续生长时仍应及时手术治疗。

六、护理措施

（一）非手术治疗患者的护理

1.休息

患者入院后应绝对卧床休息，减少活动。嘱患者避免突变换体位及增加腹压的动作，不能灌肠，以免引起反复出血。

2.饮食指导

指导患者进食高营养、高维生素的半流质的食物，保持大便通畅，防止便秘，腹胀等不适。

3.病情观察

密切观察患者血压、脉搏、呼吸、体温、面色的变化，重视患者的主诉，注意阴道流血量与腹腔内出血量比例，当阴道流血量不多时，不要误以为腹腔内出血量也很少。应告知患者病情发展指征，如出血增多，腹痛加剧，肛门坠胀感明显等，以便病情发展时，能及时发现，并给予相应处理。

4.建立静脉通路

应随时做好输液、输血及腹部手术的准备。

5.健康指导

指导患者正确留取血 β-HCG，以监测治疗效果。患者阴道有排出物时，应立即通知医师，留取好标本送病理检查，并讲明目的及意义。

6.预防感染

观察患者体温过高时,给予物理降温,告知患者多饮水;患者卧床期间,做好会阴护理;嘱患者勤换内衣、内裤、纸垫,保持外阴清洁。

7.心理护理

向患者讲述异位妊娠的相关知识,减少和消除患者的紧张、恐惧心理。

(二)手术治疗患者的护理

1.体位

在通知医师即刻到来的同时,应使患者平卧,以减少活动,增加脑血流及氧的供应。

2.病情观察

监测血压、血氧、脉搏、呼吸、体温及观察患者腹痛症状有无加剧,阴道流血量有无变化及尿量、颜色,并做好记录。

3.抢救配合

立即建立静脉通路,交叉配血,给予患者输血、输液,配合医师积极纠正休克,补充血容量。按急诊手术要求迅速做好术前准备,协助医师通知手术室。

4.心理护理

向患者及家属讲述手术的必要性,保持周围环境安静、有序,减少患者的紧张、恐惧心理,协助患者接受手术。

5.健康指导

输卵管妊娠的预后在于防止输卵管的损伤和感染,因此护士应做好妇女的健康保健工作,防止发生盆腔感染。教育患者保持良好的卫生习惯,勤洗浴,勤换衣,性伴侣稳定。发生盆腔炎后须立即彻底治疗,以免延误病情。护士需告诉患者,下次妊娠时要及时就医,并且不要轻易终止妊娠。

(朱云云)

第八节　妊　娠　剧　吐

少数孕妇早孕反应严重,频繁恶心呕吐,不能进食,以致发生体液失衡及新陈代谢障碍,甚至危及孕妇生命,称为妊娠剧吐。其发病率为 $0.35\% \sim 0.47\%$。

一、临床表现

恶心呕吐,头晕,厌食,甚则食入即吐,或恶闻食气,不食也吐。体格检查见精神萎靡消瘦,严重者可见血压下降,体温升高,黄疸,嗜睡和昏迷。

二、治疗

对妊娠剧吐者,应给予安慰,注意其精神状态,了解其思想情绪,解除顾虑;通常应住院治疗;应先禁食 $2 \sim 3$ 天,每天静脉滴注葡萄糖液及葡萄糖盐水共 $3\,000\ \text{mL}$,输液中加入氯化钾、维生素 C 及维生素 B_6,同时肌内注射维生素 B_1。合并有代谢性酸中毒者,应根据血二氧化碳结合力值或血气分析结果,静脉滴注碳酸氢钠溶液,每天尿量至少应达到 1 000 mL。一般经上述治疗 2~3 天后,病情多迅速好转,呕吐停止后,可以试进饮食。若进食量不足,应适当补液,经上述治疗,若病情不见好转,体温升高达 38 ℃,心率每分钟超过 120 次或出现黄疸时,应考虑终止妊娠。

三、护理

(一)护理措施

1.心理护理

了解患者的心理状态,充分调动患者的主动性,帮患者分析病情,使患者了解妊娠剧吐是一种常见的生理现象,经过治疗和护理是可以预防及治愈的,消除不必要的思想顾虑,克服妊娠剧吐带来的不适,树立妊娠的信心,提高心理舒适度。

2.输液护理

考虑患者的感受,输液前做好解释工作,操作时做到沉着、稳健、熟练、一针见血,尽可能减少穿刺中的疼痛,经常巡视输液情况,观察输液是否通畅,针头是否脱出,输液管有无扭曲、受压,注射部位有无液体外溢、疼痛等。

3.饮食护理

妊娠剧吐往往与孕妇自主神经系统稳定性、精神状态、生活环境有密切关系,患者在精神紧张下,呕吐更加频繁,引起水及电解质紊乱,由于呕吐后怕进食,长期饥饿热量摄入不足,故在治疗的同时应注意患者的心理因素,予以解释安慰,妊娠剧吐患者见到食物往往有种恐惧心理,食欲缺乏,因此,呕吐时禁食,使胃肠得到休息。但呕吐停止后应适当进食,饮食以清淡、易消化为主,食物应含丰富蛋白质和碳水化合物,少量多餐,对患者进行营养与胎儿发育指导,把进餐当成轻松愉快的享受而不是负担,使胎儿有足够的营养,顺利渡过早孕反应期。

4.家庭护理

(1)少吃多餐,选择能被孕妇接受的食物,以流质为主,避免油腻、异味。吐后应继续再吃,若食后仍吐,多次进食补充,仍可保持身体营养的需要,同时避免过冷过热的食物。必要时饮口服补液盐。

(2)卧床休息,环境安静,通风,减少在视线范围内引起不愉快的情景和异味。呕吐时做深呼吸和吞咽动作即大口喘气,呕吐后要及时漱口,注意口腔卫生。另外要保持外阴的清洁,床铺的整洁。

(3)关心、体贴孕妇,解除不必要的顾虑;孕妇要保持心情愉快,避免急躁和情绪激动。

(4)若呕吐导致体温上升,脉搏增快,眼眶凹陷,皮肤无弹性,精神异常,要立即送医院。

5.健康教育

(1)保持心情舒畅。呕吐严重者,须卧床休息。

(2)居室尽量布置得清洁、安静、舒适;避免异味的刺激;呕吐后应立即清除呕吐物,以避免恶性刺激,并用温开水漱口,保持口腔清洁。呕吐较剧者,可在用餐前口中含生姜 1 片,以达到暂时止呕的目的。

(3)注意饮食卫生:饮食宜营养价值稍高且易消化为主,可采取少吃多餐的方法。为防止脱水,应保持每天的液体摄入量,平时宜多吃一些西瓜、生梨、甘蔗等水果。

(4)保持大便的通畅。

(二)护理效果评估

(1)患者呕吐减轻,水、电解质和平衡。

(2)患者情绪稳定。

(朱云云)

第九节　前　置　胎　盘

妊娠 28 周后,胎盘附着于子宫下段,甚至胎盘下缘达到或覆盖宫颈内口,其位置低于胎先露部,称为前置胎盘。前置胎盘是妊娠晚期严重并发症,也是妊娠晚期阴道流血最常见的原因。其发病率国外报道 0.5%,国内报道 0.24%～1.57%。

一、病因

目前尚不清楚,高龄初产妇(年龄>35 岁)、经产妇及多产妇、吸烟或吸毒妇女为高危人群。其病因可能与下述因素有关。

(一)子宫内膜病变或损伤

多次刮宫、分娩、子宫手术史等是前置胎盘的高危因素。上述情况可损伤子宫内膜,引起子宫内膜炎或萎缩性病变,再次受孕时子宫蜕膜血管形成不良、胎盘血供不足,刺激胎盘面积增大延伸到子宫下段。前次剖宫产手术瘢痕可妨碍胎盘在妊娠晚期向上迁移,增加前置胎盘的可能性。据统计发生前置胎盘的孕妇,85%～95%为经产妇。

(二)胎盘异常

双胎妊娠时胎盘面积过大,前置胎盘发生率较单胎妊娠高 1 倍;胎盘位置正常而副胎盘位于子宫下段接近宫颈内口及膜状胎盘大而薄,扩展到子宫下段,均可发生前置胎盘。

(三)受精卵滋养层发育迟缓

受精卵到达子宫腔后,滋养层尚未发育到可以着床的阶段,继续向下游走到达子宫下段,并在该处着床而发育成前置胎盘。

二、分类

根据胎盘下缘与宫颈内口的关系,将前置胎盘分为 3 类(图 8-1)。

(1)完全性前置胎盘又称为中央性前置胎盘,胎盘组织完全覆盖宫颈内口。

(2)部分性前置胎盘宫颈内口部分为胎盘组织所覆盖。

(3)边缘性前置胎盘胎盘附着于子宫下段,胎盘边缘到达宫颈内口,未覆盖宫颈内口。

胎盘位于子宫下段,与胎盘边缘极为接近,但未达到宫颈内口,称为低置胎盘。胎盘下缘与宫颈内口的关系可因宫颈管消失和宫口扩张而改变。前置胎盘类型可因诊断时期不同而改变,如临产前为完全性前置胎盘,临产后因宫口扩张而成为部分性前置胎盘。目前临床上均依据处理前的最后一次检查结果来决定其分类。

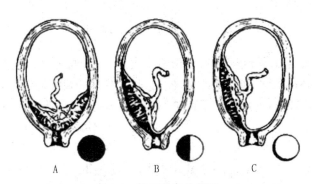

图 8-1 前置胎盘的类型

A.完全性前置胎盘;B.部分性前置胎盘;C.边缘性前置胎盘

三、临床表现

(一)症状

前置胎盘的典型症状是妊娠晚期或临产时,发生无诱因、无痛性反复阴道流血。妊娠晚期子宫下段逐渐伸展,牵拉宫颈内口,宫颈管缩短;临产后规律宫缩使宫颈管消失成为软产道的一部分。宫颈外口扩张,附着于子宫下段及宫颈内口的胎盘前置部分不能相应伸展而与其附着处分离,血窦破裂出血。前置胎盘出血前无明显诱因,初次出血量一般不多,剥离处血液凝固后,出血自然停止;也有初次即发生致命性大出血而导致休克的。由于子宫下段不断伸展,使前置胎盘出血常反复发生,出血量也越来越多。阴道流血发生的迟早、反复发生次数、出血量多少与前置胎盘类型有关。完全性前置胎盘初次出血时间早,多在妊娠28周左右,称为"警戒性出血"。边缘性前置胎盘出血多发生于妊娠晚期或临产后,出血量较少。部分性前置胎盘的初次出血时间、出血量及反复出血次数,介于两者之间。

(二)体征

患者一般情况与出血量有关,大量出血呈现面色苍白、脉搏增快微弱、血压下降等休克表现。腹部检查:子宫软,无压痛,大小与妊娠周数相符。由于子宫下段有胎盘占据,影响胎先露部入盆,故胎先露高浮,易并发胎位异常。反复出血或一次出血量过多,使胎儿宫内缺氧,严重者胎死宫内。当前置胎盘附着于子宫前壁时,可在耻骨联合上方听到胎盘杂音。临产时检查见宫缩为阵发性,间歇期子宫完全松弛。

四、处理原则

处理原则是抑制宫缩、止血、纠正贫血和预防感染。根据阴道流血量、有无休克、妊娠周数、胎位、胎儿是否存活、是否临产及前置胎盘类型等作出决定。

(一)期待疗法

应在保证孕妇安全的前提下尽可能延长孕周,以提高围生儿存活率,适用于妊娠＜34 周、胎儿体重＜2 000 g、胎儿存活、阴道流血量不多、一般情况良好的孕妇。

尽管国外有资料证明,前置胎盘孕妇的妊娠住院与门诊治疗并无明显差异,但我国仍应强调住院治疗。住院期间密切观察病情变化,为孕妇提供全面优质护理是期待疗法的关键措施。

(二)终止妊娠

1.终止妊娠指征

孕妇反复发生多量出血甚至休克者,无论胎儿成熟与否,为了母亲安全应终止妊娠;期待疗法中发生大出血或出血量虽少,但胎龄达孕 36 周,胎儿成熟度检查提示胎儿肺成熟者;胎龄未达孕 36 周,出现胎儿窘迫征象,或胎儿电子监护发现胎心异常者;胎儿已死亡或出现难以存活的畸形,如无脑儿。

2.剖宫产

剖宫产可在短时间内娩出胎儿,迅速结束分娩,对母儿相对安全,是处理前置胎盘的主要手段。剖宫产指征应包括完全性前置胎盘,持续大量阴道流血;部分性和边缘性前置胎盘出血量较多,先露高浮,短时间内不能结束分娩;胎心异常。术前应积极纠正贫血、预防感染等,备血,做好处理产后出血和抢救新生的准备。

3.阴道分娩

边缘性前置胎盘、枕先露、阴道流血不多、无头盆不称和胎位异常,估计在短时间内能结束分娩者,可予试产。

五、护理

(一)护理评估

1.病史

除个人健康史外,在孕产史中尤其注意识别有无剖宫产术、人工流产术及子宫内膜炎等前置胎盘的易发因素。此外,妊娠中特别是孕 28 周后,是否出现无痛性、无诱因、反复阴道流血症状,并详细记录具体经过及医疗处理情况。

2.身心状况

患者的一般情况与出血量的多少密切相关。大量出血时可见面色苍白、脉搏细速、血压下降等休克症状。孕妇及其家属可因突然阴道流血而感到恐惧或焦虑,既担心孕妇的健康,又担心胎儿的安危,可能显得恐慌、紧张、手足无措。

3.诊断检查

(1)产科检查:子宫大小与停经月份一致,胎儿方位清楚,先露高浮,胎心可以正常,也可因孕妇失血过多致胎心异常或消失。前置胎盘位于子宫下段前壁时,可于耻骨联合上方听见胎盘山管杂音。临产后检查,宫缩为阵发性,间歇期子宫肌肉可以完全放松。

(2)超声检查:B超断层相可清楚看到子宫壁、胎头、宫颈和胎盘的位置,胎盘定位准确率达95%,可反复检查,是目前最安全、有效的首选检查方法。

(3)阴道检查:目前一般不主张应用,只有在近临产期出血不多时,终止妊娠前为除外其他出血原因或明确诊断决定分娩方式前考虑采用。要求阴道检查操作必须在输血、输液和做好手术准备的情况下方可进行。怀疑前置胎盘的个案,切忌肛查。

(4)术后检查胎盘及胎膜:胎盘的前置部分可见陈旧血块附着呈黑紫色或暗红色,如这些改变位于胎盘的边缘,而且胎膜破口处距胎盘边缘<7 cm,则为部分性前置胎盘。如行剖宫产术,术中可直接了解胎盘附着的部分并确立诊断。

（二）护理诊断

1.潜在并发症

出血性休克。

2.有感染的危险

与前置胎盘剥离面靠近子宫颈口、细菌易经阴道上行感染有关。

（三）护理目标

（1）接受期待疗法的孕妇血红蛋白不再继续下降，胎龄可达或更接近足月。

（2）产妇产后未发生产后出血或产后感染。

（四）护理措施

根据病情须立即接受终止妊娠的孕妇，应立即安排孕妇去枕侧卧位，开放静脉，配血，做好输血准备。在抢救休克的同时，按腹部手术患者的护理进行术前准备，并做好母儿生命体征的监测及抢救准备工作。接受期待疗法的孕妇的护理措施如下。

1.保证休息

减少刺激孕妇需住院观察，绝对卧床休息，尤以左侧卧位为佳，并定时间断吸氧，每天3次，每次1小时，以提高胎儿血氧供应。此外，还需避免各种刺激，以减少出血可能。医护人员进行腹部检查时动作要轻柔，禁做阴道检查和肛查。

2.纠正贫血

除采取口服硫酸亚铁、输血等措施外，还应加强饮食营养指导，建议孕妇多食高蛋白及含铁丰富的食物，如动物肝脏、绿叶蔬菜和豆类等，一方面有助于纠正贫血，另一方面还可以增强机体抵抗力，同时也促进胎儿发育。

3.监测生命体征

及时发现病情变化，严密观察并记录孕妇生命体征，阴道流血的量、色，流血事件及一般状况，检测胎儿宫内状态。按医嘱及时完成实验室检查项目，并交叉配血备用，发现异常及时报告医师并配合处理。

4.预防产后出血和感染

（1）产妇回病房休息时严密观察产妇的生命体征及阴道流血情况，发现异常及时报告医师处理，以防止或减少产后出血。

（2）及时更换会阴垫，以保持会阴部清洁、干燥。

（3）胎儿分娩后，及早使用宫缩剂，以预防产后大出血；对新生儿严格按照高危儿处理。

5.健康教育

护士应加强对孕妇的管理和宣教，指导围孕期妇女避免吸烟、酗酒等不良行为，避免多次刮宫、引产或宫内感染，防止多产，减少子宫内膜损伤或子宫内膜炎。对妊娠期出血，无论量多少均应就医，做到及时诊断、正确处理。

（五）护理评价

（1）接受期待疗法的孕妇胎龄接近（或达到）足月时终止妊娠。

（2）产妇产后未出现产后出血和感染。

（朱云云）

第九章

儿 科 护 理

第一节　上呼吸道感染

上呼吸道感染简称上感,主要指上部呼吸道的鼻、鼻咽和咽部的黏膜炎症,是儿科最常见的疾病,在气候骤变时尤易发生。约90％由病毒引起,支原体和细菌较少见,细菌感染往往继发于病毒感染之后。过敏性鼻炎和多种小儿急性传染病早期也有上感症状,必须予以区别,避免误诊。

一、临床特点

(一)症状
(1)鼻咽部症状:可出现流清鼻涕、鼻塞、打喷嚏,也可有流泪、咽部不适、干咳或不同程度的发热。

(2)婴幼儿:可骤然起病,高热、咳嗽或呕吐、腹泻,甚至发生热性惊厥。

(3)年长儿:症状较轻,有低热、咽痛、咽不适等咽部症状或有头痛、腹痛及全身乏力等表现。

(二)体征
可见咽部充血,有时还可见疱疹,或扁桃体肿大伴渗出,颌下淋巴结肿大、触痛。肠道病毒引起的可伴有不同形态皮疹,肺部体征阴性。

(三)两种特殊类型的上感
(1)疱疹性咽峡炎:由柯萨奇 A、B 组病毒引起,好发于夏秋季。急起高热,咽痛、咽充血,咽腭弓、悬雍垂、软腭等处有疱疹,周围有红晕,疱疹破溃后形成小溃疡。病程 1 周左右。

(2)咽眼结合膜热:病原体为腺病毒,常发生于夏季,常在泳池中传播。表现为高热、咽痛、眼刺痛、一侧或双侧眼结膜炎(无分泌物)及颈部或耳后淋巴结肿大。病程 1～2 周。

(四)血常规检查
病毒感染时血白细胞计数正常或偏低,淋巴细胞升高。细菌感染时白细胞计数增高,中性粒细胞增多,有核左移现象。

二、护理评估

(一)健康史

询问发病情况,既往有无反复上呼吸道感染现象;了解患儿生长发育情况及发病前有无流行性感冒、麻疹、百日咳等接触史。

(二)症状、体征

检查患儿有无鼻塞、流涕、打喷嚏、咽痛、发热、咳嗽等症状。

(三)社会、心理

评估患儿及家长的心理状态、对疾病的了解程度、家庭环境及经济情况。

(四)辅助检查

了解血常规检查结果。

三、常见护理问题

(一)舒适的改变

与咽痛、鼻塞等有关。

(二)体温过高

与上呼吸道炎症有关。

(三)潜在并发症

惊厥。

四、护理措施

(一)提高患儿的舒适度

(1)各种治疗护理操作尽量集中完成,保证患儿有足够的休息时间。

(2)及时清除鼻腔及咽喉部分泌物,保证呼吸道通畅,如鼻咽分泌物过多,可取侧卧位。

(3)保持室内空气清新,每天定时通风但避免对流,提高病室湿度,以减轻呼吸道症状。

(4)鼻塞的护理:鼻塞严重时用0.5%麻黄素滴鼻液滴鼻,每天2～3次,每次1～2滴,对因鼻塞而妨碍吸吮的婴儿,可在哺乳前15分钟滴鼻以保证吸吮。不宜长期使用,鼻塞缓解即应停用。

(5)咽部护理:注意观察咽部充血、水肿、化脓情况,及时发现病情变化。咽部不适时可给予润喉含片,声音嘶哑可用雾化吸入治疗。

(二)高热的护理

(1)密切监测体温变化,体温38.5 ℃以上时应采用正确、合理的降温措施,按医嘱口服退热剂。

(2)保证患儿摄入充足的水分。

(三)观察病情

(1)注意全身症状如精神、食欲等,如小儿精神萎靡、多睡或烦躁不安、面色苍白,提示病情加重,应警惕。

(2)观察体温变化,警惕高热抽搐的发生。

(3)经常检查口腔黏膜及皮肤有无皮疹出现,注意咳嗽的性质及神经系统症状,甄别麻疹、猩红热、百日咳、流行性脑脊髓膜炎等急性传染病。

(四)饮食护理

鼓励患儿多饮水,给予易消化、多维生素的清淡食物,少量多餐,必要时静脉补给,保证充足的营养和水分。

(五)健康教育

(1)向家长讲解小儿易患上呼吸道感染的原因和诱因。

(2)向家长讲解小儿上呼吸道感染常会引发其他的疾病,因此应早期诊治,避免贻误病情。

(3)发热时给易消化的流质或软食,经常变换食物种类以增进食欲,婴儿可适当减少奶量,以免吐泻或消化不良。

(4)告知家长疾病从出现到好转有一个过程,高热也同样,不能太焦急。同时做到及时更换汗湿衣裤,避免对流风。

(5)休息和多饮水是对患儿最好的帮助,多喂温开水,保持口腔及皮肤清洁。

(6)告知家长体温测量的方法及一些发热时的表现,以帮助发现病情变化。

(7)教育患儿咳嗽、打喷嚏时用手帕或纸捂住,不要随地吐痰,以减少病原体感染他人的机会。

五、出院指导

(1)指导家长掌握上呼吸道感染的预防知识,懂得相应的应对技巧,防止交叉感染;气候骤变时适当保护鼻部,以逐渐适应气温的变化;穿衣要适当,避免过热或过冷。

(2)创造良好的生活环境,养成良好的卫生习惯,如住处拥挤、阳光不足、通风不良、家长吸烟等会使呼吸道局部防御能力降低,应避免。经常给小儿洗手漱口,防止"病从口入"。

(3)在集体儿童机构中,应早期隔离患儿,接触患儿后要洗手,如有流行趋势,可用食醋熏蒸法消毒居室,加强房间通风。

(4)反复发生上呼吸道感染的患儿要注意锻炼身体,合理安排户外活动,避免去人多拥挤的场所,对免疫功能低下的小儿可服用免疫增强剂。

(5)提倡母乳喂养,婴儿饮食以奶制品为主,合理添加辅食。鼓励多饮水,少喝饮料。

(刘　莉)

第二节　急性感染性喉炎

急性感染性喉炎是由病毒或细菌等引起的喉部黏膜的急性炎症,多见于5岁以下的儿童,冬、春季发病较多。由于小儿喉腔狭小、黏膜下血管淋巴组织丰富,声门下组织疏松等解剖特点,患儿易出现犬吠样咳嗽、声音嘶哑、吸气性喉鸣伴呼吸困难,严重时出现喉梗阻症状,若处理不及时,可危及生命。

一、临床特点

(一)症状

1.发热

患儿可有不同程度的发热,严重时体温可高达40 ℃并伴有中毒症状。

2.咳嗽

轻者为刺激性咳嗽,伴有声音嘶哑,较重的有犬吠样咳嗽。

3.喉梗阻症状

呈吸气性喉鸣、三凹征,重者迅速出现烦躁不安、吸气性呼吸困难、发绀、心率加快等缺氧症状。临床将喉梗阻分为四度。

(1)Ⅰ度喉梗阻:安静时如常人,但活动(或受刺激)后可出现喉鸣及吸气性呼吸困难。胸部听诊呼吸音清晰,心率无改变。

(2)Ⅱ度喉梗阻:即使在安静状态下也有喉鸣和吸气性呼吸困难。听诊可闻喉鸣传导或气管呼吸音,呼吸音强度大致正常。心率稍快,一般状况尚好。

(3)Ⅲ度喉梗阻:吸气性呼吸困难严重,除上述表现外,还因缺氧严重而出现明显发绀,患儿常极度不安、躁动、恐惧、大汗,胸廓塌陷,呼吸音明显减低。心率增快,常＞140 次/分,心音低钝。

(4)Ⅳ度喉梗阻:由于呼吸衰竭及逐渐体力耗竭,患儿极度衰竭,呈昏睡状或进入昏迷,三凹征反而不明显,呼吸微弱,呼吸音几乎消失,胸廓塌陷明显,心率或慢或快,心律不齐,心音微弱,面色由发绀变成苍白或灰白。

(二)体征

咽部充血,肺部无湿啰音。直达喉镜检查可见黏膜充血肿胀,声门下黏膜呈梭状肿胀,黏膜表面有时附有黏稠性分泌物。

二、护理评估

(一)健康史

询问发病情况,病前有无上呼吸道感染现象。

(二)症状、体征

检查患儿有无发热、声音嘶哑、咳嗽、气促、三凹征。

(三)社会-心理

评估患儿及家长的心理状态,对疾病的了解程度,家庭环境及经济情况,了解患儿有无住院的经历。

(四)辅助检查

了解病原学及血常规检查结果。

三、常见护理问题

(一)低效性呼吸形态

与喉头水肿有关。

(二)舒适的改变

与咳嗽、呼吸困难有关。

(三)有窒息的危险

与喉梗阻有关。

(四)体温过高

与感染有关。

四、护理措施

(一)改善呼吸功能,保持呼吸道通畅

(1)保持室内空气清新,每天定时通风2次,保持室内湿度在60%左右,以缓解喉肌痉挛,湿化气道。

(2)适当抬高患儿颈肩部,怀抱小儿使头部稍后仰以保持气道通畅,体位舒适。

(3)Ⅱ度以上喉梗阻患儿应给予吸氧。

(4)吸入用布地奈德混悬液+肾上腺素用生理盐水稀释后雾化吸入,每天3～4次。以消除喉水肿,恢复气道通畅。

(5)指导较大患儿进行有效的咳嗽,当患儿剧烈咳嗽时,可嘱患儿深呼吸以抑制咳嗽。

(二)密切观察病情变化

根据患儿三凹征、喉鸣、发绀及烦躁的表现来判断缺氧的程度,及时发现喉梗阻,积极处理,避免窒息。如有喉梗阻先兆,立即通知医师,备好抢救物品,积极配合抢救。

(三)发热护理

监测体温变化,发热时用温水擦浴,解热贴敷前额,必要时按医嘱给予药物降温。

(四)提高患儿的舒适度

卧床休息,减少活动,各种护理操作尽量集中进行,避免哭闹。一般情况下不用镇静剂,若患儿过度烦躁不安,可遵医嘱用地西泮、苯巴比妥肌内注射或10%水合氯醛灌肠。因氯丙嗪及吗啡有抑制呼吸的作用,不宜应用。

五、健康教育

(1)向患儿家长讲解疾病的有关知识和护理要点,指导家长耐心细致地喂养,进食易消化的流质或半流质,多饮水,不吃有刺激性的食物,避免患儿进食时发生呛咳。

(2)向家长说明雾化吸入的重要性,鼓励患儿配合治疗。

(3)避免哭闹时间过长,吸入有害气体或进食辛辣食物,刺激损伤喉部。

六、出院指导

(1)注意锻炼身体,合理喂养,增强机体抵抗力。

(2)养成良好卫生生活习惯,饭后漱口,多饮水,保持口腔清洁。

(3)一旦发生痉挛性喉炎(出现呼吸紧促,如犬吠、喉鸣、吸气困难、胸廓塌陷、唇色发绀)应立即送医院治疗,并保持气道通畅(患儿头向后仰,解开衣领)。

(刘　莉)

第三节　肺　炎

肺炎是指不同病原体或其他因素所致的肺部炎症,以发热、咳嗽、气促、呼吸困难和肺部固定湿啰音为共同临床表现。该病是儿科常见疾病中能威胁生命的疾病之一。据联合国儿童基金会

统计,全世界每年有 350 万左右<5 岁儿童死于肺炎,占<5 岁儿童总死亡率的 28%;我国每年<5 岁儿童因肺炎死亡者约 35 万,占全世界儿童肺炎死亡数的 10%。因此,积极采取措施、降低小儿肺炎的死亡率,是 21 世纪世界儿童生存、保护和发展纲要规定的重要任务。

目前,小儿肺炎的分类尚未统一,常用方法有四种,各肺炎可单独存在,也可两种同时存在:①按病理分类可分为支气管肺炎、大叶性肺炎、间质性肺炎等。②按病因分类,可分为感染性肺炎如病毒性肺炎、细菌性肺炎、支原体肺炎、衣原体肺炎、真菌性肺炎、原虫性肺炎;非感染性肺炎如吸入性肺炎、坠积性肺炎等。③按病程分类,可分为急性肺炎(病程<1 个月)、迁延性肺炎(病程 1~3 个月)、慢性肺炎(病程>3 个月)。④按病情分类,可分为轻症肺炎(主要为呼吸系统表现)、重症肺炎(除呼吸系统受累外,其他系统也受累,且全身中毒症状明显)。

临床上若病因明确,则按病因分类,否则按病理分类。

一、病因与发病机制

引起肺炎的主要病原体为病毒和细菌,病毒中最常见的为呼吸道合胞病毒,其次为腺病毒、流行性感冒病毒等;细菌中以肺炎链球菌多见,其他有葡萄球菌、链球菌、革兰阴性杆菌等。低出生体重、营养不良、维生素 D 缺乏性佝偻病、先天性心脏病等患儿易患本病,且病情严重,容易迁延不愈,病死率也较高。

病原体多由呼吸道入侵,也可经血行入肺,引起支气管、肺泡、肺间质炎症,支气管因黏膜水肿而管腔变窄,肺泡壁因充血水肿而增厚,肺泡腔内充满炎症渗出物,影响了通气和气体交换。同时,由于小儿呼吸系统的特点,当炎症进一步加重时,支气管管腔更加狭窄,甚至阻塞,造成通气和换气功能障碍,导致低氧血症及高碳酸血症。为代偿缺氧,患儿呼吸与心率加快,出现鼻翼翕动和三凹征,严重时可产生呼吸衰竭。由于病原体作用,重症常伴有毒血症,引起不同程度的感染中毒症状。缺氧、二氧化碳潴留及毒血症可导致循环系统、消化系统、神经系统的一系列症状及水、电解质和酸碱平衡紊乱。

(一)循环系统

缺氧使肺小动脉反射性收缩,肺循环压力增高,形成肺动脉高压;同时病原体和毒素侵袭心肌,引起中毒性心肌炎。肺动脉高压和中毒性心肌炎均可诱发心力衰竭。重症患儿常出现微循环障碍、休克,甚至弥散性血管内凝血。

(二)中枢神经系统

缺氧和高碳酸血症使脑血管扩张、血流减慢,血管通透性增加,致使颅内压增高。严重缺氧和脑供氧不足使脑细胞无氧代谢增加,造成乳酸堆积、ATP 生成减少和 Na^+-K^+ 泵转运功能障碍,引起脑细胞内水、钠潴留,形成脑水肿。病原体毒素作用也可引起脑水肿。

(三)消化系统

低氧血症和毒血症可引起胃黏膜糜烂、出血、上皮细胞坏死脱落等应激性反应,导致黏膜屏障功能破坏,使胃肠功能紊乱,严重者可引起中毒性肠麻痹和消化道出血。

(四)水、电解质和酸碱平衡紊乱

重症肺炎可出现混合性酸中毒,因为严重缺氧时体内需氧代谢障碍,酸性代谢产物增加,常可引起代谢性酸中毒;而二氧化碳潴留、H_2CO_3 增加又可导致呼吸性酸中毒。缺氧和二氧化碳潴留还可导致。肾小动脉痉挛而引起水、钠潴留,重症者可造成稀释性低钠血症。

二、临床表现

(一)支气管肺炎

支气管肺炎为小儿最常见的肺炎。多见于3岁以下婴幼儿。

1.轻症

以呼吸系统症状为主,大多起病较急,主要表现为发热、咳嗽和气促。

(1)发热:热型不定,多为不规则热,新生儿或重度营养不良儿可不发热,甚至体温不升。

(2)咳嗽:较频,早期为刺激性干咳,以后有痰,新生儿则表现为口吐白沫。

(3)气促:多发生在发热、咳嗽之后,呼吸频率加快,每分钟可为40~80次,可有鼻翼翕动、点头呼吸、三凹征、唇周发绀。肺部可听到较固定的中、细湿啰音,病灶较大者可出现肺实变体征。

2.重症

重症肺炎常有全身中毒症状及循环、神经、消化系统受累的临床表现。

(1)循环系统:常见心肌炎、心力衰竭及微循环障碍。心肌炎表现为面色苍白、心动过速、心音低钝、心律不齐、心电图显示ST段下移和T波低平、倒置;心力衰竭表现为呼吸突然加快,>60次/分,极度烦躁不安,明显发绀,面色发灰,心率增快,>180次/分,心音低钝有奔马率,颈静脉曲张,肝脏迅速增大,尿少或无尿,颜面或下肢水肿。

(2)神经系统:表现为烦躁或嗜睡,脑水肿时出现意识障碍、反复惊厥、前囟膨隆、脑膜刺激征等。

(3)消化系统:常有食欲缺乏、腹胀、呕吐、腹泻等。重症可引起中毒性肠麻痹和消化道出血,表现为严重腹胀、肠鸣音消失、便血等。

若延误诊断或病原体致病力强,可引起脓胸、脓气胸、肺大疱等并发症,多表现为体温持续不退,或退而复升,中毒症状或呼吸困难突然加重。

(二)几种不同病原体所致肺炎的特点

1.呼吸道合胞病毒肺炎

由呼吸道合胞病毒感染所致,多见于2岁以内婴幼儿,尤以2~6个月婴儿多见。常于上呼吸道感染后2~3天出现干咳、低至中度发热,喘憋为突出表现,2~3天后病情逐渐加重,出现呼吸困难和缺氧症状。肺部听诊可闻及多量哮鸣音、呼气性喘鸣,肺基底部可听到细湿啰音。喘憋严重时可合并心力衰竭、呼吸衰竭。

临床上有两种类型。

(1)细支气管炎:有上述临床表现,但中毒症状不严重,当毛细支气管接近完全阻塞时,呼吸音可明显减低,胸部X线检查常显示不同程度的梗阻性肺气肿和支气管周围炎,有时可见小点片状阴影或肺不张。

(2)间质性肺炎:全身中毒症状较重,呼吸困难明显,肺部体征出现较早,胸部X线检查呈线条状或单条状阴影增深,或互相交叉成网状阴影,多伴有小点状致密阴影。

2.腺病毒性肺炎

为腺病毒引起,在我国以3、7两型为主,11、12型次之。本病多见于6个月至2岁的婴幼儿。起病急骤,呈稽留热,全身中毒症状明显,咳嗽较剧,可出现喘憋、呼吸困难、发绀等。肺部体征出现较晚,常在发热4~5天后出现湿啰音,之后病变融合而呈现肺实变体征。少数患儿可并发渗出性胸膜炎。胸部X线改变的出现较肺部体征为早,可见大小不等的片状阴影或融合成大病灶,并多见肺气肿,病灶吸收较缓慢,需数周至数月。

3.葡萄球菌肺炎

葡萄球菌肺炎包括金黄色葡萄球菌及白色葡萄球菌所致的肺炎。多见于新生儿及婴幼儿。临床起病急,病情重,进展迅速。多呈弛张热,婴儿可呈稽留热。中毒症状明显,面色苍白,咳嗽,呻吟,呼吸困难,皮肤常见一过性猩红热样或荨麻疹样皮疹,有时可找到化脓灶,如疖肿等。肺部体征出现较早,双肺可闻及中、细湿啰音,易并发脓胸、脓气胸等,可合并循环、神经及胃肠功能障碍。胸部X线常见浸润阴影,易变性是其特征。

4.流感嗜血杆菌肺炎

由流感嗜血杆菌引起。近年来,由于广泛使用广谱抗生素和免疫抑制剂,加上院内感染等因素,流感嗜血杆菌感染有上升趋势,多见于<4岁的小儿,常并发于流行性感冒病毒或葡萄球菌感染者。临床起病较缓,病情较重,全身中毒症状明显,有发热、痉挛性咳嗽、呼吸困难、鼻翼翕动、三凹征、发绀等,体检肺部有湿啰音或肺实变体征。易并发脓胸、脑膜炎、败血症、心包炎、中耳炎等。胸部X线检查表现多种多样。

5.肺炎支原体肺炎

由肺炎支原体引起,多见于年长儿,婴幼儿发病率也较高。以刺激性咳嗽为突出表现,有的酷似百日咳样咳嗽,咳出黏稠痰,甚至带血丝。常有发热,热程1～3周。年长儿可伴有咽痛、胸闷、胸痛等症状,肺部体征不明显,常仅有呼吸音粗糙,少数闻及干湿啰音。婴幼儿起病急,呼吸困难、喘憋和双肺哮鸣音较突出。部分患儿出现全身多系统的临床表现,如心肌炎、心包炎、溶血性贫血、脑膜炎等。胸部X线检查可分为4种改变:①肺门阴影增浓。②支气管肺炎改变。③间质性肺炎改变。④均一的实变影。

6.衣原体肺炎

沙眼衣原体肺炎多见于6个月以下的婴儿,可于产时或产后感染,起病缓,先有鼻塞、流涕,后出现气促、频繁咳嗽,有的酷似百日咳样阵咳,但无回声,偶有呼吸暂停或呼吸喘鸣,一般无发热。可同时患有结膜炎或有结膜炎病史。胸部X线检查呈弥漫性间质性改变和过度充气。肺炎衣原体肺炎多见于5岁以上小儿,发病隐匿,体温不高,咳嗽逐渐加重,两肺可闻及干湿啰音。X线片显示单侧肺下叶浸润,少数呈广泛单侧或双侧浸润。

三、治疗要点

采取综合措施,积极控制感染,改善肺的通气功能,防止并发症。

(一)控制感染

根据不同病原体选用敏感抗生素积极控制感染,使用原则为早期、联合、足量、足疗程,重症宜静脉给药。

世界卫生组织推荐的4种第1线抗生素为复方磺胺甲噁唑、青霉素、氨苄西林、阿莫西林,其中青霉素为首选药,复方磺胺甲噁唑不能用于新生儿。怀疑有金黄色葡萄球菌肺炎者,推荐用氨苄西林、氯霉素、苯唑西林或氯唑西林和庆大霉素。中华人民共和国国家卫生健康委员会对轻症肺炎推荐使用头孢菌素(先锋霉素Ⅳ)。大环内酯类抗生素,如红霉素、罗红霉素、阿奇霉素等对支原体肺炎、衣原体肺炎等均有效。除阿奇霉素外,用药时间应持续至体温正常后5～7天,临床症状基本消失后3天。支原体肺炎至少用药2～3周。阿奇霉素3～5天为1个疗程,根据病情可再重复1个疗程,以免复发。葡萄球菌肺炎比较顽固。疗程宜长,一般于体温正常后继续用药

2 周,总疗程 6 周。

病毒感染尚无特效药物,可用利巴韦林、干扰素、聚肌胞、乳清液等,中药治疗有一定疗效。

（二）对症治疗

止咳、止喘、保持呼吸道通畅,纠正低氧血症、水电解质与酸碱平衡紊乱。对于中毒性肠麻痹者,应禁食、予以胃肠减压,皮下注射新斯的明。对有心力衰竭、感染性休克、脑水肿、呼吸衰竭者,采取相应的治疗措施。

（三）肾上腺皮质激素的应用

若中毒症状明显,或严重喘憋,或伴有脑水肿、中毒性脑病、感染性休克、呼吸衰竭等及胸膜有渗出者,可应用肾上腺皮质激素,常用地塞米松,每天 2～3 次,每次 2～5 mg,疗程 3～5 天。

（四）防治并发症

对并发脓胸、脓气胸者应及时抽脓、抽气;对年龄小、中毒症状明显、脓液黏稠经反复穿刺抽脓不畅者,以及有张力性气胸者进行胸腔闭式引流。

四、护理措施

（一）改善呼吸功能

(1)保持病室环境舒适,空气流通,温湿度适宜,尽量使患儿安静,以减少氧的消耗。不同病原体肺炎患儿应分室居住,以防交叉感染。

(2)置患儿于有利于肺扩张的体位并经常更换,或抱起患儿,以减少肺部淤血,防止肺不张。

(3)给氧:凡有低氧血症,有呼吸困难、喘憋、口唇发绀、面色灰白等情况立即给氧。婴幼儿可用面罩法给氧,年长儿可用鼻导管法。若出现呼吸衰竭,则使用人工呼吸器。

(4)正确留取标本,以指导临床用药。遵医嘱使用抗生素治疗,以消除肺部炎症,促进气体交换。注意观察治疗效果。

（二）保持呼吸道通畅

(1)及时清除患儿口鼻分泌物,经常协助患儿转换体位,同时轻拍背部,边拍边鼓励患儿咳嗽,以促使肺泡及呼吸道的分泌物借助重力和震动排出。病情许可的情况下可进行体位引流。

(2)给予超声雾化吸入,以稀释痰液,利于咳出,必要时予以吸痰。

(3)遵医嘱给予祛痰剂如复方甘草合剂等。对严重喘憋者遵医嘱给予支气管解痉剂。

(4)给予易消化、营养丰富的流质、半流质饮食,少食多餐,避免过饱影响呼吸。哺喂时应耐心,防止呛咳引起窒息。重症不能进食者,给予静脉营养。保证液体的摄入量,以湿润呼吸道黏膜,防止分泌物干结,利于痰液排出。同时可以防止发热导致的脱水。

（三）加强体温监测

观察体温变化并警惕高热惊厥的发生。对高热者给予降温措施。保持口腔及皮肤清洁。

（四）密切观察病情

(1)如患儿出现烦躁不安、面色苍白、气喘加剧、心率加速(＞180 次/分)、肝脏在短时间内急剧增大等心力衰竭的表现,及时报告医师,给予氧气吸入并减慢输液速度,遵医嘱给予强心药、利尿剂,以增强心肌收缩力,减慢心率,增加每搏输出量,减轻体内水、钠潴留,从而减轻心脏负荷。

(2)若患儿出现烦躁或嗜睡、惊厥、昏迷、呼吸不规则等,提示颅内压增高,立即报告医师并共同抢救。

(3)患儿腹胀明显伴低钾血症时,及时补钾。若有中毒性肠麻痹,应禁食、予以胃肠减压,遵医嘱皮下注射新斯的明,以促进肠蠕动,消除腹胀,缓解呼吸困难。

(4)如患儿病情突然加重,出现剧烈咳嗽、烦躁不安、呼吸困难、胸痛、面色发绀、患侧呼吸运动受限等,提示并发了脓胸或脓气胸,应及时配合进行胸膜腔穿刺或胸腔闭式引流。

(五)健康教育

向患儿家长讲解疾病的有关知识和护理要点,指导家长合理喂养,加强体格锻炼,以改善小儿呼吸功能。对易患呼吸道感染的患儿,在寒冷季节或气候骤变外出时,应注意保暖,避免着凉。定期健康检查,按时预防接种。对年长儿说明住院和注射等对疾病痊愈的重要性,鼓励患儿克服暂时的痛苦,与医护人员合作。教育患儿咳嗽时用手帕或纸捂嘴,不随地吐痰,防止病原菌污染空气而传染给他人。

(刘　莉)

第四节　急性支气管炎

急性支气管炎大多数继发于上呼吸道感染,或为一些急性呼吸道传染病(麻疹、百日咳等)的一种临床表现。气管常同时受累,又称急性气管支气管炎。病原体为各种病毒或细菌,或混合感染。特异性体质、免疫功能失调、营养不良、佝偻病、鼻窦炎等患儿常易反复发生支气管炎。

一、临床特点

(一)咳嗽为主要症状

初为持续干咳,晚上严重,2～3 天后有痰,且可因变换姿势,特别是卧位而引起较剧烈的咳嗽。

(二)常有中等度发热,可有呕吐、腹泻等消化道症状。

婴幼儿可发生一种特殊类型的支气管炎,称为喘息性支气管炎。

(三)体征

早期可见鼻咽部炎症改变及眼结合膜充血,以后听诊两肺呼吸音粗糙,有时可闻及干啰音和粗、中湿啰音,体位改变或咳嗽后啰音减少或消失是该病特征。喘息性支气管炎患儿可闻及哮鸣音。

(四)胸部 X 线检查

大多正常,或肺门阴影增深,肺纹理增粗。

(五)血常规

由病毒引起的急性支气管炎,周围血白细胞计数多正常或稍减少;由细菌引起或合并细菌感染时,白细胞计数及中性粒细胞比例均有增高。

二、护理评估

(一)健康史

询问发病史,既往有无反复呼吸道感染现象,了解发病前有无原发病如麻疹、百日咳等。了解出生时是否有早产及窒息史,家庭成员是否有呼吸道疾病史,以及患儿的生长发育情况。

(二)症状、体征

评估患儿有无发热、咳嗽、咳痰,听诊肺部呼吸音变化。

(三)社会、心理

了解患儿及其家长有无焦虑和恐惧,患儿既往是否有住院的经历,评估家庭社会经济、文化背景。

(四)辅助检查

了解胸部 X 线、病原学及外周血白细胞等检查结果。

三、常见护理问题

(一)清理呼吸道无效

与痰液黏稠不易咳出导致气道分泌物堆积有关。

(二)舒适的改变

与频繁咳嗽、胸痛有关。

(三)体温过高

与细菌或病毒感染有关。

四、护理措施

(一)休息与保暖

患儿应减少活动,增加休息时间,卧床时头胸部稍抬高,使呼吸通畅。室内空气新鲜,保持适宜的温湿度,避免对流风。

(二)保证充足的水分及营养

鼓励患儿多饮水,给予易消化、营养丰富的食物,发热期间进食以流质或半流质为宜。

(三)保持口腔

由于患儿发热、咳嗽、痰多且黏稠,咳嗽剧烈时可引起呕吐,故要多喝水以保持口腔清洁,以增加舒适感和增进食欲,促进毒素的排泄。

(四)发热护理

高热时要采取物理降温或药物降温措施,防止发生惊厥。

(五)呼吸道护理

观察呼吸道分泌物的性质及能否有效地咳出痰液。若痰液黏稠可适当提高室内湿度,宜维持在 60% 左右,以湿化空气,稀释分泌物。指导并鼓励患儿有效咳嗽,对于咳嗽无力的患儿,宜经常更换体位、拍背,使呼吸道分泌物易于排出,促进炎症消散。如果分泌物多,影响呼吸时,要及时清除痰液,保持呼吸道通畅。有呼吸困难者可给予氧气吸入。

(六)健康教育

(1)注意休息,避免剧烈活动或哭闹,做好生活护理,保持患儿安静、舒适。

(2)饮食清洁,给予易消化、富含维生素、高蛋白食物,禁食辛辣、刺激性食物,避免过饱。小婴儿要求少量多餐,喂奶后轻拍背部。

(3)保持室内空气新鲜,每天定时开窗通风,尽量减少探陪人员。

(4)药物雾化可以稀释痰液,利于痰液排出,雾化过程中勿让患儿入睡。多拍背,使痰液松动。

五、出院指导

(1)适当开展户外活动,进行体格锻炼,增强机体对气候变化的适应能力。

(2)根据气温变化增减衣服,避免受凉或过热。

(3)在呼吸道疾病流行期间,不要让小孩到公共场所,以免交叉感染。

(4)积极预防营养不良、佝偻病、贫血和各种传染病,按时预防接种,增强机体的免疫能力。建立良好的卫生习惯及生活条件。

(刘　莉)

第五节　喘息性支气管炎

喘息性支气管炎是一临床综合征,泛指一组有喘息表现的婴幼儿急性支气管感染。发病因素与感染及婴幼儿呼吸道解剖特点有关,多种病毒和细菌感染均可引起,以呼吸道合胞病毒、副流感病毒、流行性感冒病毒、腺病毒等多见,多数在病毒感染的基础上并发细菌感染。

一、临床特点

(1)发病年龄多见于1～3岁、有湿疹或其他过敏史的婴幼儿。

(2)常继发于上呼吸道感染之后,有低或中度发热。

(3)咳嗽频繁,伴有呼气性呼吸困难、喘息,夜间、清晨较重,或在哭闹、活动后加重。肺部可闻及哮鸣音及粗湿啰音。

(4)近期预后大多良好,到3～4岁时复发次数减少,渐趋康复。部分患者可发展为支气管哮喘。

二、护理评估

(一)健康史
询问发病史,有无变态原接触史,有无患湿疹史,有无呼吸道感染现象,家庭成员有无呼吸道疾病,一、二级亲属中有无变应性鼻炎、荨麻疹、哮喘等变态反应疾病史。

(二)症状、体征
检查患儿有无发热、频繁咳嗽,听诊肺部是否伴有喘鸣音和粗湿啰音。观察呼吸形态,有无呼气延长表现。

(三)社会、心理
评估家长对本病的了解及焦虑程度,评估家庭经济及社会支持系统。

(四)辅助检查
了解外周血白细胞、病原学及嗜酸性粒细胞、血清 IgE 水平等检查结果。

三、常见护理问题

(一)低效性呼吸形态
与气道狭窄、炎症使气道阻力增加有关。

(二)清理呼吸道无效

与咳嗽无力、分泌物黏稠有关。

(三)有体液失衡的危险

与进食少、出汗多、呼吸快有关。

(四)合作性问题

呼吸衰竭。

四、护理措施

(一)消除呼吸窘迫,维持气道通畅。

(1)用药护理:①支气管扩张剂(如拟肾上腺素药、茶碱及抗胆碱药),可采用吸入疗法、口服、皮下注射或静脉滴注等方式给药。②肾上腺皮质激素类,是目前最有效的药物,尽量提倡吸入给药。长期全身使用(口服或静脉)可能产生众多的不良反应,需要严格按医嘱用药。

(2)适当吸氧:有缺氧现象时,应给予氧气吸入,浓度以<40％为宜。同时密切观察患儿呼吸频率、节律、深浅度的变化及缺氧改善情况和生命体征、神志变化,并密切监测动脉血气分析。

(3)体位:采取使肺部扩张的体位,可取半坐卧位或坐位。另外还可采用体位引流以协助患儿排痰。

(4)呼吸道护理:补充足够水分,喘息严重时避免饮用碳酸饮料。经常翻身拍背,雾化吸入,湿化气道,稀释痰液,必要时吸痰。

(二)保证休息

给患儿提供一个安静、舒适、利于休息的环境。室内空气新鲜。护理操作应尽可能地集中进行。采取措施缓解恐惧心理,促使患儿放松。

(三)提高活动耐力

协助患儿的日常生活,指导患儿活动,尽量避免情绪激动及紧张的活动。

(四)密切监测病情

观察患儿有无呼气性呼吸困难、呼吸加快及哮鸣音,有无大量出汗、疲倦、发绀及呕吐情况,密切观察患儿有无烦躁不安、气喘加剧、心率加快、肝脏短时间内急剧增大等情况。警惕呼吸衰竭及呼吸骤停等并发症的发生。

(五)健康教育

(1)注意休息,避免剧烈活动或哭闹。做好生活护理,保持患儿安静、舒适。小婴儿应多怀抱,平卧时抬高头肩部。

(2)饮食给予易消化、富含维生素、高蛋白的食物,禁食辛辣刺激性食物,避免过饱。小婴儿要求少量多餐,喂奶后轻拍背部。

(3)保持室内空气新鲜,每天定时开窗通风,尽量减少探陪人员。

(4)药物雾化可以稀释痰液,利于痰液排出,雾化过程中勿让患儿入睡。多拍背,使痰液松动。

五、出院指导

(1)加强营养,适当开展户外活动,进行体格锻炼,增强机体对气温变化的适应能力。

(2)根据气温变化增减衣服,避免受凉或过热。在呼吸道疾病流行期间,不要让小孩到公共场所,以免交叉感染。

(3)保持居室环境清洁,少用化纤类被褥、地毯,避免接触变应原和有害气体。

(刘　莉)

第六节　支气管哮喘

支气管哮喘简称哮喘,是由多种炎症细胞(如嗜酸性粒细胞、肥大细胞、T淋巴细胞、中性粒细胞、气道上皮细胞等)和细胞组分参与的气道慢性炎症性疾病。这种慢性炎症导致气道高反应性的增加,并引起反复发作性的喘息、气急、胸闷或咳嗽等症状,常在夜间和/或清晨发作、加剧,通常出现广泛多变的可逆性气流受限,多数患儿可自行缓解或经治疗缓解。哮喘是当今世界威胁公共健康最常见的慢性肺部疾病。

一、临床特点

(一)症状

(1)起病较急,反复发作咳嗽和喘息,有过敏性鼻炎者发作前可先有鼻痒、打喷嚏、干咳,然后出现喘憋、气急、胸闷。

(2)根据临床表现哮喘可分为急性发作期、慢性持续期和临床缓解期。①哮喘急性发作期:喘息、气促、咳嗽、胸闷等症状突然发生,或原有症状急剧加重,常有呼吸困难,常因接触变应原、刺激物或呼吸道感染诱发。其程度轻重不一,病情加重可在数小时或数天内出现,偶尔可在数分钟内即危及生命。②慢性持续期:每周不同频度和/或不同程度地出现症状(喘息、气急、胸闷、咳嗽等)。③临床缓解期:症状、体征消失,肺功能恢复到急性发作前水平,并维持3个月以上。

(3)哮喘发作以夜间更为严重,一般可自行或用平喘药物后缓解。若哮喘急性严重发作,经合理应用拟交感神经药仍不能缓解,称作哮喘持续状态。

(4)患儿在呼吸极度困难时,哮喘最主要体征——喘息可以不存在。年幼儿常伴有腹痛。

(二)体征

(1)中重度哮喘发作时胸廓饱满呈吸气状,颈静脉曲张。严重呼吸困难时呼吸音反而减弱,哮鸣音消失。叩诊两肺呈鼓音,心浊音界缩小,提示已发生肺气肿,并有膈下移,致使可触及肝脾。

(2)听诊全肺布满哮鸣音,可闻及干啰音。

(3)严重持续哮喘气道阻塞可出现桶状胸。无并发症时较少有杵状指。

(三)全国儿科哮喘防治协作组制定的儿童哮喘防治常规

将儿童哮喘分为儿童哮喘、婴幼儿哮喘和咳嗽变异性哮喘。

(1)儿童哮喘:3岁以上哮喘反复发作,平喘药有明显疗效,发作时肺部闻及哮鸣音。

(2)婴幼儿哮喘:3岁以下,有其他过敏史,哮喘发作≥3次,发作时肺部闻及哮鸣音,父母有哮喘病史。

(3)咳嗽变异性哮喘:又称隐性哮喘。咳嗽反复或持续一个月以上,常在夜间和/或清晨发作,运动后加重,痰少,临床无感染征象,或经长期抗生素治疗无效而平喘药可使咳嗽发作缓解,有个人或家族过敏史,变应原测试阳性。

(四)辅助检查

(1)痰液嗜酸性粒细胞上升,血清免疫球蛋白 IgE 上升。

(2)胸部 X 线检查:多数患儿在发病期呈单纯过度充气及血管阴影增加。

(3)支气管舒张试验阳性,可有助于哮喘诊断。

二、护理评估

(一)健康史

询问发病史,有无变应原接触史,有无呼吸道感染现象,家庭成员有无呼吸道疾病,一、二级亲属中有无变应性鼻炎、荨麻疹、哮喘等变态反应疾病史,以及患儿的以往发病史(有无湿疹史)。

(二)症状、体征

检查患儿,评估呼吸困难的症状、体征和严重程度。

(三)社会、心理

评估患儿及其家长对本病的认识程度及有无焦虑和恐惧,评估家庭社会支持系统。

(四)辅助检查

了解外周血白细胞、血气分析、肺功能、变应原测定等检查结果。

三、常见护理问题

(一)低效性呼吸形态

与气道狭窄、阻力增加有关。

(二)清理呼吸道无效

与气道水分丢失、分泌物黏稠有关。

(三)焦虑、恐惧

与疾病的痛苦、环境的改变有关。

(四)有体液失衡的危险

与进食少、出汗多、呼吸快有关。

(五)合作性问题

呼吸衰竭。

四、护理措施

(一)消除呼吸窘迫,维持气道通畅

(1)用药护理:支气管扩张剂(如拟肾上腺素药,茶碱及抗胆碱药)可采用吸入疗法、口服、皮下注射或静脉滴注等方式给药,其中吸入疗法具有用量少、起效快、不良反应小等优点,是首选的药物治疗方法。使用吸入疗法时可嘱患儿在按压喷药于咽喉部的同时深吸气,然后屏气 10 秒钟。目前常用的拟肾上腺素药有硫酸沙丁胺醇气雾剂、硫酸特布他林气雾剂等。拟肾上腺素药的不良反应主要是心动过速、血压升高、虚弱、恶心、变态反应及反常的支气管痉挛,每周用药不能超过 10 mL。常用茶碱有氨茶碱,注射剂一般用于哮喘发作严重时,每天用量以 1.2～1.5 g 为宜,一般不静脉推注,以免引起心律失常,其不良反应主要有胃部不适、恶心、呕吐、头晕、头痛、心悸及心律不齐等。另外,由于氨茶碱的有效浓度与中毒浓度很接近,故宜做血药浓度监测,使之

维持在 $10\sim15$ $\mu g/mL$ 的最佳血药浓度。如和拟肾上腺素药联合应用时,两药均应适当减量,因两药合用易诱发心律失常。发热、患有肝脏疾病、心脏功能或肾功能障碍及甲状腺功能亢进者需慎用。合用西咪替丁、喹诺酮、大环内酯类药物等可影响氨茶碱代谢而排泄缓慢,应减少用量。正确使用糖皮质激素。

(2)吸氧:哮喘时大多有缺氧现象,故应给予氧气,以减少无氧代谢,预防酸中毒。氧气浓度以 40% 为宜。哮喘严重时常并发呼吸性酸中毒,应给予持续低流量吸氧,同时密切观察患儿呼吸频率、节律、深浅度的变化及缺氧改善情况和生命体征、神志变化,并密切监测动脉血气分析值。严重呼吸困难、呼吸音降低甚至哮鸣音消失,吸氧后仍有发绀,血气分析 $PaCO_2 > 8.7$ kPa (65 mmHg)应考虑机械通气。

(3)体位:采取使肺部扩张的体位,可取半坐卧位或坐位。

(4)呼吸道护理:补充足够的水分,定时翻身拍背,雾化吸入,湿化气道,稀释痰液,防止痰栓形成,病情许可时采用体位引流,痰多、无力咳嗽者应及时吸痰。

(二)保证休息

过度的呼吸运动、低氧血症使患儿感到极度的疲倦,给患儿提供一个安静、舒适的环境利于休息,病房内空气流通、新鲜,无灰尘、煤气、油雾、油漆味及其他一切刺激性物质及花鸟等变应原。护理操作应尽可能地集中进行。采取措施缓解恐惧心理,确保安全,促使患儿放松。

(三)心理护理

进行耐心的解释,指出哮喘是完全可以控制的,同时请哮喘控制较好的患儿现身说法,树立战胜疾病的信心。对容易接受消极暗示的人,应给予积极暗示,保持其情绪稳定、心情愉快,必要时可帮助患儿转移注意力。家庭成员应尽力创造和谐、温馨的环境,不要过于关心或疏忽患儿。

(四)提高活动耐力

协助日常生活,指导患儿活动,尽量避免情绪激动及紧张的活动。活动前后,监测其呼吸和心率情况,活动时如有气促、心率加快可给予吸氧并给予休息。依病情而定,逐渐增加活动量。

(五)密切监测病情

观察哮喘发作情况,当呼吸困难加重时观察有无呼吸音及哮鸣音是否减弱或消失、心率是否加快等。另外,应密切监测患儿是否有烦躁不安、气喘加剧、心率加快、神志模糊等情况,警惕呼吸衰竭及呼吸骤停等并发症的发生,同时还应警惕哮喘持续状态的发生。

(六)哮喘持续状态的护理

(1)给予半坐卧位或端坐卧位。保持病室安静,避免有害气体及强光刺激。

(2)改善缺氧,保持呼吸道通畅。温湿化面罩给氧,浓度以 40% 为宜,流量 $4\sim5$ L/min,使 PaO_2 保持在 9.3 kPa(70 mmHg)以上,及时清除呼吸道分泌物,必要时做好机械通气准备。

(3)遵医嘱应用支气管扩张剂和抗感染药物,并观察药物疗效。

(4)镇静:极度烦躁时酌情应用镇静剂,如 10% 水合氯醛灌肠。禁用吗啡与盐酸哌替啶和氯丙嗪。

(5)守护并安抚患儿,教会患儿做深而慢的呼吸运动。

(6)维持水和电解质平衡,保持静脉通路。

(七)健康教育

(1)饮食指导:尽量避免食入会激发哮喘发作的食物如蛋、牛奶、肉、鲜鱼、虾、蟹。但也不要过分小心谨慎,在忌食方面,婴幼儿应警惕异性蛋白,儿童应少吃生痰的食物,如鸡蛋、肥肉、花生、油腻食品等。在哮喘发作期,应注意多补充水分,进清淡流质,避免脱水或痰稠难以咳出而加重呼吸困难。

(2)指导呼吸运动。呼吸运动可以强化横膈肌,在进行呼吸运动前,应先清除患儿鼻通道的分泌物。避免在寒冷干湿的环境中运动。①腹部呼吸:平躺,双手平放在身体两侧,膝弯曲,脚平放,用鼻连续吸气,但胸部不扩张,然后缩紧双唇,慢慢吐气直到吐完,重复以上动作 10 次。②向前弯曲运动:坐在椅上,背伸直,头前倾,双手放在膝上,由鼻吸气,扩张上腹部,胸部保持直立不动,然后由口将气慢慢吹出。③侧扩张运动:坐在椅上,将手掌放在左右两侧的最下肋骨上,吸气,扩张下肋骨,然后由嘴吐气,收缩上胸部和下肋骨;③用手掌下压肋骨,可将肺底部的空气排出。④重复以上动作 10 次。

(3)介绍有关用药及防病知识:告诫患儿必须严格遵守医嘱用药,不能突然停药,以免引起疾病复发。

五、出院指导

(1)协助患儿及其家长确认导致哮喘发作的因素,评估家庭及生活环境中的变应原,避免接触变应原,去除各种诱发因素,如避免患儿暴露在寒冷空气中,避免与呼吸道感染的人接触,不养宠物,不种花草,不接触烟尘,被褥保持清洁干燥,禁用阿司匹林、普萘洛尔、吲哚美辛等药物。

(2)使患儿及其家长能辨认哮喘发作的早期征象(如鼻痒、咳嗽、打喷嚏等)及适当的处理方法。

(3)提供出院后用药资料,不能自行停药或减药。

(4)教会患儿在运动前使用支气管扩张剂(预防性药物)预防哮喘发作。

(5)介绍呼吸治疗仪的使用和清洁。

(6)出院后适当参加体育锻炼,多晒太阳,增强机体抗病能力。

(7)指导心理卫生,保持良好的心境,正确对待疾病,不宜过分的轻视或重视,并积极与其交流沟通。避免过度劳累和情绪激动,消除不良刺激。

(刘　莉)

第七节　新生儿窒息

一、疾病概述

新生儿窒息是指胎儿因缺氧发生宫内窘迫或娩出过程中引起的呼吸、循环障碍,仅有心跳而无呼吸或未建立规律呼吸的缺氧状态。以低氧血症、高碳酸血症和酸中毒为主要病理生理改变的疾病,是新生儿伤残和死亡的重要原因之一。

(一)分类

根据患儿的临床表现,按照阿普加评分可分为轻、重度,详见表 9-1。分别在出生后 1 分钟、5 分钟后给予 Apgar 评分,出生后 5 分钟评分可提示婴儿恢复的程度和复苏的效果,并且与婴儿预后、神经系统和其他系统并发症的发生率密切相关。

表 9-1　阿普加评分

体征	出生后 1 分钟	出生后 5 分钟	
	0	1	2
皮肤颜色	发绀或苍白	身体红,四肢发绀	全身红
心率	无	<100 次/分	>100 次/分
呼吸	无	慢,不规则	正常,哭声响
肌张力	松弛	四肢屈曲	四肢活动好
对刺激的反应	无反应	有些动作如皱眉	哭、打喷嚏

注:窒息分为轻、重度,4~7 分轻度窒息,0~3 分重度窒息。

(二)症状和体征

主要为缺血缺氧性引起的各脏器损伤,包括脑、心、肺、肝及内环境紊乱,详见图 9-1。

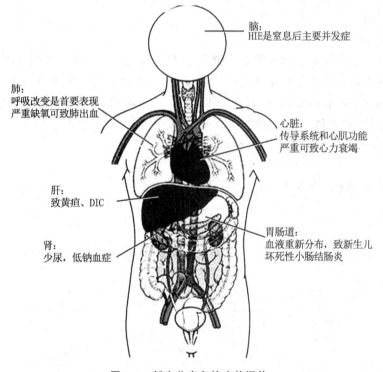

图 9-1　新生儿窒息的症状评估

(三)相关检查指标

1.血气分析

低氧血症、二氧化碳潴留、酸中毒的表现:pH 降低,PCO_2 升高,PO_2 下降。

2.血电解质

有无内环境紊乱:如低血钠、低血钙。

3.CK、CK-MB

有无因为缺血缺氧致心肌受损。

4.肝肾功能

有无因为缺血缺氧致肝肾功能受损。

5.B 超、CT

头颅 B 超、CT 有助于颅内出血的诊断。

二、治疗概述

早期有效的急救复苏、持续监测有无复苏后各器官脏器功能损害,是提高新生儿窒息的救治率与生存质量的关键。

三、护理评估、诊断和措施

(一)家庭基本资料

评估患儿分娩时羊水被胎粪污染情况、患儿出生时的阿普加评分、经抢救后的复苏情况,作为判断患儿预后的参考。

(二)健康管理

窒息的患儿由于缺氧会引起各脏器功能受损,当肝脏功能受损时可致凝血因子减少,而且患儿长时间缺氧可致各脏器功能严重受损,严重时可致 DIC 的发生。血小板计数低于 $50 \times 10^9/L$ 时会有出血倾向,低于 $20 \times 10^9/L$ 会有自发性出血。血小板相关性出血最常见的出血风险部位是皮肤黏膜,表现为躯干和四肢出现出血点、瘀点,瘀斑,采血后流血不止;风险高时可致消化道、各脏器出血,严重者发生颅内出血可导致死亡。

1.相关因素

长时间缺氧致 DIC。详见图 9-2。

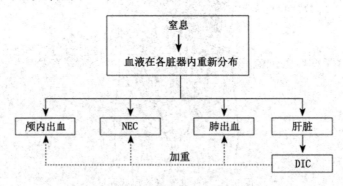

图 9-2　窒息后出血机制

2.护理问题

潜在并发症:有出血倾向,有受伤的危险。

3.护理目的与措施

及时鉴别出血危象,预防颅内出血等危象的发生。

(1)减少患儿搬动,集中措施,避免外环境对患儿的刺激,保持床单位清洁。

(2)定期检测 DIC 各项指标,必要时遵医嘱输注血液制品。

(3)严密观察患儿生命体征,评估有无颅内出血、NEC、新生儿肺出血的临床表现。颅内出血可表现为患儿神志亢奋或抑制;NEC 早期常表现为腹胀、胃内出血等;肺出血可表现为呼吸困难,应及时与医师沟通,同时备齐急救用品。

(三)排泄

排尿形态的改变:重度窒息儿肾功能低下,可表现为少尿或无尿,易引起低钠血症。无尿或患儿神志不清、反应欠佳时提示患儿休克或循环衰竭的表现。

1.相关因素

窒息致肾功能受损。

2.护理问题

排尿障碍。

3.护理目的与措施

患儿排尿色清≥2 mL/(kg·h)。

(1)严密观察生命体征,监测血压,防止休克的发生,必要时遵医嘱调整补液速度,扩容。

(2)每隔3小时评估尿量、色、性质,每天记录出入量,必要时留置导尿管,做好留置导尿管的常规护理。

(3)遵医嘱使用药物(多巴胺/呋塞米),做好药物相关护理。

(四)活动与运动:呼吸道症状

呼吸改变是新生儿窒息首要的临床表现,经过积极复苏者尚需注意气胸,继而加重缺氧可致肺出血。气胸临床表现为一侧胸部饱满,听诊一侧呼吸音消失,SpO_2下降。

1.相关因素

胎粪、羊水吸入气道,患儿无力咳出;复苏时压力过大。

2.护理诊断

(1)清理呼吸道无效:患儿入院时可见口腔、鼻腔处有羊水呛入或以痰液增多为主的呼吸道症状的临床表现。

(2)气体交换受损:以肺部气体交换功能降低为主的呼吸道症状临床表现。

(3)低效型呼吸形态:由气胸引起的呼吸浅促,呼吸音消失的临床表现。

3.护理目的与措施

氧饱和度≥85%,在辅助通气下,呼吸维持在30～60次/分;痰液能及时清除。

(1)开放气道、安置舒适体位;评估窒息的原因,入院后立即清除气道分泌物。

(2)遵医嘱予以吸氧、球囊加压,或给予呼吸机应用。

(3)观察心率、呼吸变化,呼吸机应用患儿每小时记录通气量,评估呼吸性质、频率、形态、深度,评估呼吸困难的原因。

(4)对于确诊气胸/胸腔积液的患儿,及时配合胸腔穿刺引流,留置胸腔引流管。

(五)营养代谢:体温过低

低体温是新生儿窒息的常见体征,新生儿体温中枢发育不完善、出生后未妥善保暖可导致低体温,而低体温又可加重呼吸暂停。

1.相关因素

保暖不当、新生儿体温中枢发育不完善。

2.护理诊断

体温过低。

3.护理目的与措施

6 小时内患儿体温维持稳定:36.5～37.5 ℃。

(1)准备暖床,根据患儿体温调节暖床温度。

(2)每隔 4 小时测体温(T)、呼吸(P)、心率(R),观察患儿神志、反应、有无呼吸暂停。

(六)严重并发症

新生儿窒息可致各脏器功能的衰竭。HIE 是新生儿窒息后最常见的临床并发症。HIE 是指在围产期窒息而导致脑的缺氧缺血性损害,临床表现为出现一系列脑病表现,治疗以支持疗法、控制惊厥、治疗脑水肿和改善脑损伤为主,是新生儿期最常见的病因之一。按照临床症状的严重程度,可将 HIE 分为轻、中、重度。详见表 9-2。

表 9-2 HIE 按病情程度分度

轻度	中度	重度
易激惹,肢体可出现颤动,肌张力正常或增高,拥抱反应和吸吮反射稍活跃	嗜睡,肌张力降低,拥抱反射和吸吮反射减弱	肌张力松软,拥抱反射和吸吮反射消失
一般无惊厥,呼吸规则,瞳孔无改变	常有惊厥,呼吸可能不规则,瞳孔可能缩小,症状在三天内已很明显,约一周消失	反复发生惊厥,呼吸不规则,瞳孔不对称,对光反射消失
	可能留有后遗症	存活者症状可能持续数周,留有后遗症病死率高,多在一周内死亡

(刘　莉)

第八节　新生儿肺透明膜病

一、疾病概述

新生儿肺透明膜病(hyaline membrane disease of newborn,HMD)又称新生儿呼吸窘迫综合征(neonatal respiratory distress syndrome,NRDS),是指新生儿出生不久后即出现进行性呼吸困难和呼吸衰竭等症状,多见于早产儿。它是以进行性呼吸困难和缺氧为主要临床表现的综合征,常并发多脏器功能衰竭。由于缺乏肺泡表面活性物质(pulmonary surfactant,Ps)所引起。新生儿肺透明膜病可降低肺泡的表面张力,缺乏此表面活性物质,患儿在呼气时肺泡由大至小逐渐萎陷,从而导致气体交换减少,出现缺氧及酸中毒。同时由于肺泡壁毛细血管渗透性增高,纤维蛋白渗出并沉着形成透明膜,进而阻碍通气。胎儿在 20～24 周时肺泡上皮已存在新生儿肺透明膜病,胎龄 35 周后新生儿肺透明膜病迅速增加,故本病在胎龄小于 35 周的早产儿中更多见。

二、呼吸膜结构

详见图 9-3。

三、新生儿肺透明膜病的病因及临床症状

见图 9-4。

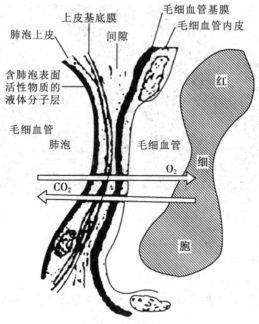

图 9-3　呼吸膜结构示意图

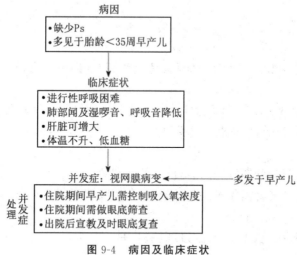

图 9-4　病因及临床症状

四、相关检查指标

(一)胸部 X 线检查

新生儿肺透明膜病的诊断依据随病情进展呈特征性表现,故宜在 8～12 小时重复摄片。早期呈肺野普遍性透亮度减低,继而呈毛玻璃状;晚期呈现网状或颗粒状及细支气管充气征;最严重时呈"白肺"。详见图 9-5。

（二）血气分析

pH 下降，$PaCO_2$ 升高，BE 明显下降。

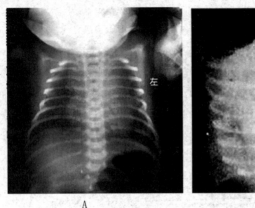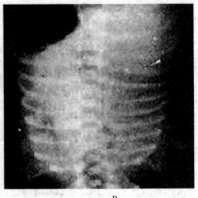

图 9-5　NRDS X 线表现
A.毛玻璃样改变；B.白肺

五、治疗概述

治疗以纠正缺氧、维持酸碱平衡为原则，临床常用肺泡表面活性物质替代治疗，具有较好的疗效。

六、护理评估、诊断和措施

（一）常见护理问题

1.症状相关

（1）清理呼吸道无效：$SpO_2 \leqslant 80\%$、患者面色发绀、肺部闻及啰音，与出生后羊水吸入，且患儿无力咳出有关。

（2）气体交换受损：$SpO_2 \leqslant 80\%$、频繁屏气，与缺少 PS 致肺泡萎缩、低血糖有关。

（3）体温过低：体温 $\leqslant 36$ ℃，与患儿受寒、体温中枢发育不完善有关。

2.治疗相关

（1）有感染的危险：与气管插管、患儿抵抗力低下有关。

（2）健康维护无效：与气管插管未妥善固定、患儿烦躁有关。

3.并发症相关

潜在并发症：视网膜病变，与早产儿过度吸氧有关。

（二）家庭基本资料

1.个人病史

患儿入院前有无引起或加重呼吸困难的疾病，如先天性心血管病、败血症、低血糖、NRDS、呼吸道畸形等。

2.用药史

患儿入院前有无使用固尔苏，使用过固尔苏的患儿在 6 小时内禁吸痰，以避免影响药物在肺内吸收弥散效果。

(三)健康管理

1.有感染的风险

新生儿抵抗力弱、疾病、治疗均可导致感染。NRDS患儿多表现为呼吸衰竭等临床症状。在治疗的过程中,患儿也需要面临气管插管、中心静脉置管带来的感染的高风险,长时间呼吸机应用的患儿有并发呼吸机相关性肺炎(VAP)的危险。同时,脐部、口腔也是新生儿常见感染的途径。

(1)相关因素:气管插管、中心静脉置管、脐部、口腔、皮肤。

(2)护理诊断:有感染的危险。

(3)护理目的与措施:患儿体温维持稳定(36.5～37.5 ℃),未发生导管相关性感染[VAP、经外周静脉穿刺的中心静脉导管(PICC)、胸引管相关感染],未发生局部感染灶(脐炎、鹅口疮、局部伤口红肿热痛等)。①对于有引流管或气管插管的患儿,严格执行无菌原则。②监测体温(T)、呼吸(P)、心率(R)、血压(BP),观察局部、全身情况,有无局部感染灶。③做好口腔及脐部护理。④保持床单位整洁,每天沐浴或床边擦浴。⑤遵医嘱合理使用抗生素。

2.有意外拔管的危险

气管插管置管期间有意外拔管的风险,脱管后可造成呼吸衰竭、气胸等危象。

(1)相关因素:患儿烦躁、患儿未恰当约束、气管插管管道未妥善固定。

(2)护理诊断:健康维护无效。

(3)护理目的与措施:置管期间未发生意外拔管。①有效固定呼吸机管道、胸腔引流管;对于口腔分泌物多的患儿及时吸痰、更换气管插管胶布;对于胸引管渗血渗液的患儿及时更换敷料。②评估患儿神志状态,进行有效约束,对于需要行约束的患儿,应事先与家长沟通并征得同意,必要时遵医嘱用镇静剂。

3.视网膜病变(ROP)

早产儿长期吸氧可致视网膜病变。故长期吸氧的早产儿需每班评估吸入氧浓度,住院期间、出院后及时为患儿做眼底检查以确定是否有视网膜病变的损伤。

(1)相关因素:早产儿视网膜发育不完善、长期吸入高浓度氧。

(2)护理诊断:有受伤的风险。

(3)护理目的与措施:住院期间未发生视网膜病变。①针对接受氧疗的早产儿每12小时测试吸入氧浓度,当患儿氧饱和度≥93%且呼吸平稳时,应尽快停止或降低氧流量。②在住院期间完善眼底检查,出院前对家长宣教尽快复查眼底以确定有无视网膜病变。

(四)活动与运动

呼吸道症状:多发于早产儿,由于缺少肺泡表面活性物质,肺部气体交换功能受损,大多于出生后1～3小时、最迟8小时内出现进行性呼吸困难表现,重者迅速发生,若抢救不及时,可于24～48小时死亡。呼吸道症状具体表现为:进行性呼吸困难、呼气性呻吟及吸气性三凹征。呼吸频率60～100次/分或更快,呼吸节律不规则,间有暂停,两肺呼吸音减低,早期肺部音常不明显,以后可听到细湿音。肝脏可增大。详见图9-6。

1.相关因素

缺少肺泡表面活性物质,出生时羊水吸入致气道阻塞。

2.护理诊断

(1)清理呼吸道无效:患儿入院时可见口腔、鼻腔处有羊水呛入或以痰液增多为主的呼吸道症状的临床表现。

(2)气体交换受损:以肺部气体交换功能降低为主呼吸道症状临床表现。

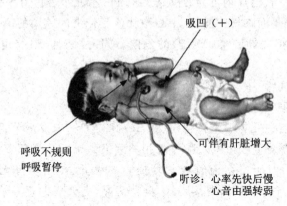

图 9-6 呼吸道症状

3.护理目的与措施

氧饱和度≥85%,在辅助通气下,呼吸维持在 30~60 次/分;痰液能及时清除。

(1)开放气道、安置舒适体位:入院时可伴有羊水吸入阻塞致呼吸困难,此时应及时清除呼吸道分泌物。

(2)遵医嘱予以吸氧、球囊加压,或给予呼吸机应用。

(3)观察心率、呼吸变化;呼吸机应用患儿每小时记录通气量,评估呼吸性质、频率、形态、深度,评估呼吸困难的原因。

(4)配合行胸部 X 线片以确诊诊断,尽快配合行固尔苏应用。

(五)营养代谢

低体温、低血糖是 NRDS 患儿的常见伴随症状,新生儿体温中枢发育不完善、出生后未妥善保暖可导致低体温。由于此类患儿出生后呼吸困难严重,能量消耗大,如未给予静脉补液维持易发生低血糖。而低体温、低血糖又可加重呼吸衰竭。

1.相关因素

保暖不当、新生儿体温中枢发育不完善、呼吸困难致能量消耗过多。

2.护理诊断

体温过低、有血糖不稳定的危险。

3.护理目的与措施

6 小时内患儿体温维持稳定在 36.5~37.5 ℃,血糖≥2.2 mmol/L(40 mg/dL)。

(1)准备暖床,根据患儿体温调节暖床温度,每隔 4 小时测体温(T)、呼吸(P)、心率(R),观察患儿神志、反应、有无呼吸暂停。

(2)入院后立即开放静脉,保证静脉营养的输注,定时监测血糖,维持血糖≥2.2 mmol/L。

(刘　莉)

第九节　新生儿肺出血

新生儿肺出血是指两叶以上融合出血,不包括散在、局灶性出血者。这是新生儿死亡最重要原因之一,其发病机制尚未明了。

一、护理关键

(1)协助患儿侧卧位。

(2)注意保暖;合理喂养;做好口腔、皮肤护理。

(3)保持呼吸道通畅,间断或持续给氧,必要时使用呼吸机。

(4)快速建立静脉通道,注意滴速及用药反应。

二、一般护理

(1)有条件的患儿应置于单人抢救室或心血管监护室,给予床边心电、呼吸、血压的监测,室内应配备必要的抢救设备和用物,如氧气装置、吸引装置、人工呼吸机、急救车,各种抢救机械包及药品等。

(2)卧床休息。协助患儿侧卧位,有利于呼吸。

(3)给予吸氧,根据血氧采取不同方式和流量。准确测量体温、呼吸。认真填写抢救过程中的治疗和用药及护理、交接班记录等。

(4)建立好静脉通道,严格掌握好输液速度及输液量,了解药物药理作用及可能出现的不良反应。

(5)急性期做好生活护理,保持皮肤和口腔的清洁。

三、症状护理

(1)加强心电监护,密切观察24小时心电图、血压、呼吸,必要时进行血流动力学监测,注意尿量、意识等情况。

(2)气体交换受损,使用呼吸机的护理要点如下。①保持气管的通畅,要及时吸痰,注意无菌操作,床头铺一无菌治疗盘(内放已消毒的弯盘、钳子2把,治疗碗1个内装呋喃西林溶液、无菌手套1盒)待吸痰时使用,每次吸完痰后用呋喃西林溶液冲洗吸痰管,用完后并把吸痰管弃掉,关闭吸痰装置后把吸痰管接头端放到无菌盘内的治疗碗中。从而减少感染的发生。②注意气道的湿化,一般24小时内气管滴入50 mL左右生理盐水,痰液黏稠时用 α-糜蛋白酶稀释,为预防和治疗呼吸道炎症可在雾化液内加入抗生素,如庆大霉素等。③注意呼吸频率、节律及血氧饱和度的观察,发现问题通知医师处理;并做好各项抢救措施。④患者出现高热,体温为38~39 ℃,考虑为肺部感染,应给予物理降温、头部冰敷及药物降温,并每天4次测体温,按医嘱应用抗生素;密切注意体温的变化,注意保暖。

(3)合并心力衰竭的护理,按心力衰竭护理常规执行。

(4)密切观察生命体征变化,预防并发症。

四、并发症护理

(一)感染

遵医嘱给予抗感染治疗,严格执行无菌操作及保护性措施。

(二)酸碱平衡失调

做好病情观察及给药护理。

五、心理护理

由让家属了解治疗过程,取得最佳配合,排除思想顾虑,安慰患儿家长,使其配合治疗,增强治疗信心,保持乐观的情绪。

六、健康指导

(1)积极治疗原发病。

(2)合理调整饮食,适当控制进食量,少食多餐。

(3)避免各种诱发因素,如上呼吸道感染。

(4)指导家属当病情突然变化时应采取简易应急措施。

(刘　莉)

第十节　新生儿湿肺

新生儿湿肺又称新生儿暂时性呼吸困难或第 Ⅱ 型呼吸窘迫综合征,是因肺内液体积聚和清除延迟引起的轻度自限性呼吸系统疾病。新生儿出生后均有一过性的肺内液体积聚,绝大多数无临床症状,极少数可出现呼吸增快,可伴发绀、呻吟,一般在 2~5 天消失,是一种自限性疾病,多见于足月儿或足月剖宫产儿。

一、病因

胎儿出生前肺泡内有一定量液体(约 30 mL/kg 的肺液),可防止出生前肺泡的黏着,又含有一定量表面活性物质,出生后使肺泡易于扩张。当胎儿通过产道时胸部会受到 9.31 kPa(95 cmH$_2$O)的压力,有 20~40 mL 肺泡液会经气管排出,而剩余的液体移至肺间质,再由肺内淋巴管及静脉血管转运清除,其中主要是淋巴管的转运。当毛细血管和/或淋巴管的泵压降低,静水压增高,肺泡或间质的渗透压增加,静水压降低时均将阻碍肺液的吸收与分布。

胎儿肺内液量近足月时增加,故新生儿湿肺多见于足月儿,此外低蛋白血症或高血容量时肺液吸收也可延迟。肺液的吸收与儿茶酚胺有关,当无阵痛的剖宫产时,胎儿血中儿茶酚胺低,清蛋白低,肺液吸收延迟,也易发生本病。

二、临床表现

(1)病史中可有宫内窘迫或出生窒息史,多见于足月儿或足月剖宫产或臀位产,出生时呼吸大多是正常的,2～5 小时后出现呼吸急促。

(2)如出生时发生窒息,复苏后即会出现呼吸急促,60～80 次/分,有时可达 100 次/分,并伴有唇周发绀,但反应正常,哭声响,吃奶不受影响。

(3)新生儿湿肺可分为临床型和无症状型,后者仅 X 线片有湿肺征。症状较重者,可出现发绀明显,精神反应差,呻吟,不吃不哭,体温正常,肺部呼吸音减低或出现粗湿啰音。

(4)轻症患儿血气分析 pH、PaO_2、和 BE 一般都在正常范围内,重症可出现呼吸性酸中毒、代谢性酸中毒、轻度低氧血症、高碳酸血症。本症预后良好,病程短者 5～6 小时或 1 天后呼吸正常,长者 4～5 天可恢复。

三、辅助检查

(1)轻者血气分析多在正常范围,较重者可出现呼吸性和代谢性酸中毒。

(2)X 线检查肺部病变广泛多样,但吸收快,大部分在 4 天内消失。①肺泡积液症:两肺野密度淡而均匀的斑片状阴影,可融合成片或成结节状。②肺气肿:由部分肺泡呈代偿性膨胀所致。③肺间质积液:可见血管和细支气管周围增宽的条状阴影。④叶间和/或胸腔积液:多为右侧叶间胸膜腔积液。⑤肺纹理增多和增粗:因间质液的增加,使淋巴管和静脉的转运量增加,造成淋巴管和静脉扩张。

四、诊断

依据临床表现、检查即可做出诊断。

五、治疗要点

本病为自限性疾病,因此其治疗原则为对症治疗,预防并发症。

(1)当患儿出现呼吸急促和发绀时需给予氧气吸入,但注意要间歇给氧,不主张用持续正压呼吸,以免加重肺气肿。如果新生儿过小还不能吃奶,给予静脉滴注 10%葡萄糖液 60～80 mL/(kg·d)。

(2)当患儿出现代谢性酸中毒时可加用 5%碳酸氢钠,一次给予 2～3 mL/kg 静脉滴注,必要时可重复,以及时纠正酸中毒。

(3)患儿两肺湿啰音多时可用呋塞米 1 mg/kg,并注意纠正心力衰竭。

(4)静脉滴注地塞米松,以减轻肺水肿。

(5)患儿病程超过两天者可用抗生素防止继发感染。

六、护理

(一)护理评估

(1)评估患儿意识及精神状况,为患儿进行生命体征、体重的测量,了解患儿家属对疾病的认知情况。

(2)询问患儿的既往史,了解其母孕期健康状况,分娩方式及患儿出生后有无窒息及羊水污染,患儿胎龄及出生体重、是否肌内注射过维生素 K_1 等。

(3)评估患儿大小便情况及皮肤完整性等。

(4)评估患儿的病情:观察患儿的反应情况,注意有无体温不升、发绀、拒乳、吐沫、呼吸困难、气促等呼吸节律改变,听诊双肺呼吸音有无改变。

(5)了解患儿的相关检查及结果,主要用于诊断的实验室检查,包括血常规、血生化、血气分析、X 线等。

(6)心理-社会状况:了解患儿家属对患儿疾病拟采取的治疗方法、对治疗及可能导致并发症的认知程度、家庭经济承受能力,以提供相应的心理支持。

(二)护理措施

1.一般护理

(1)休息:保持病房安静,减少噪声,一切必要的治疗、护理操作集中进行,动作要轻、稳、准,尽量减少对患儿移动和刺激,静脉穿刺最好采用留置针,减少反复穿刺。保持适宜的温度和湿度,室温维持在 23~25 ℃,湿度以 50%~60% 为宜。早产儿和体温不升者,可置于暖箱内保暖,减少机体耗氧量。

(2)保持呼吸道通畅:给予患儿采取头高侧卧位,及时清除呼吸道分泌物,分泌物黏稠不易吸出者,可先行雾化吸入,每次 15~20 分钟,雾化吸入后拍背吸痰,吸痰时要先吸口腔内分泌物,再吸引鼻腔内分泌物,以免患儿在喘息和哭闹时将分泌物吸入肺部,吸痰时要注意观察分泌物的量、黏稠度及颜色,患儿面色及吸痰前后呼吸音的变化。

(3)给氧:新生儿湿肺患儿肺泡液过多,影响气体交换,给予患儿行经皮血氧饱和度监测,若不能维持在 90% 以上,可给予鼻旁吸氧,并随时观察患儿病情,及时停氧。

(4)合理喂养:对于呼吸困难,经口喂养出现频繁呕吐者,因热量摄入不足,影响病情恢复,可给予患儿鼻饲喂养,根据患儿情况可逐步过渡至经口喂养。鼻饲喂养时,应注意进行口腔护理。

(5)预防感染:严格执行消毒隔离制度,接触患儿前后用流动水洗手,物品做到专人专用,防止交叉感染,保持病房内温度、湿度适宜,定时开窗通风。对于住暖箱内的患儿,注意暖箱的定期清洁和消毒。

2.密切观察病情变化

给予患儿心电监护,动态监测生命体征和血氧饱和度,观察患儿有无发绀、呻吟、烦躁及肺部啰音等,及时查血气分析、X 线、血电解质和血糖变化等。

3.用药护理

根据患儿的检查结果用药。

(1)酸中毒:给予患儿 5% 碳酸氢钠,每次 2~3 mL/kg,以纠正酸中毒。

(2)合并感染:严格执行医嘱,准确输注抗生素。使用前行药物过敏试验,实验阳性者禁用。使用后注意有无皮疹、寒战等不良反应。

(3)低血糖:如果患儿过小且不能进食,应预防低血糖,可给予静脉滴注 10% 葡萄糖液60~80 mL/(kg·d)。

4.心理护理

对于患儿家属的恐惧、无助、失望等不良情绪,一定要做好对家属的解释和知情同意工作,取得患儿家属的理解与信任。耐心解答患儿家属关于患儿病情的疑问,减轻家属的恐惧和焦虑。

5.健康教育

(1)指导患儿家属喂养,患儿出现呛咳或发绀时,要暂停进食,观察患儿面色及呼吸,待症状缓解后,可继续进食,喂奶结束后给予患儿轻拍背部及减少呕吐的情况。

（2）新生儿由于身体功能尚未发育完善，因此出院后随时观察患儿的精神反应、面色、呼吸，如有异常及时门诊就诊。

（3）向患儿家属介绍有关的医学知识，减轻患儿家属的恐惧心理，取得家属理解和配合，定期门诊随访。

（刘　莉）

第十一节　新生儿肺炎

一、疾病概述

新生儿肺炎以弥漫性肺部病变及不典型的临床表现为其特点，可分为吸入性肺炎和感染性肺炎，临床以感染性肺炎较为常见。新生儿肺炎需及早诊断，延误治疗会引起呼吸窘迫综合征甚至窒息。

（一）症状和体征

新生儿肺炎以弥漫性肺部病变及不典型的临床表现为其特点，且与病因相关。详见图9-7。

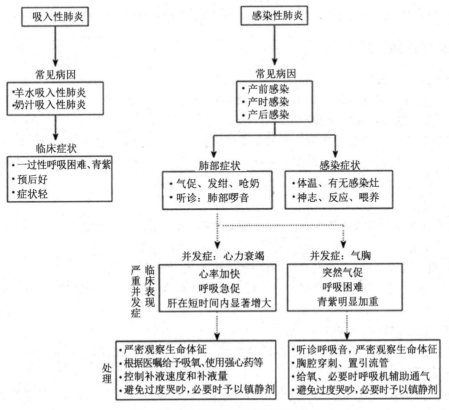

图 9-7　新生儿肺炎病因及临床症状

（二）相关检查指标

1.胸部 X 线检查

胸部 X 线检查为新生儿肺炎的诊断性依据。肺部纹理增粗，或有点、片状阴影、渗出。详见图 9-8。

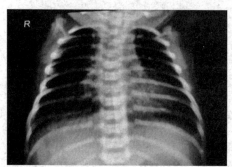

图 9-8　胸部 X 片
右肺中下野内中带似有斑片状阴影

2.血常规、CRP、痰培养

对于感染性肺炎患儿，了解感染的病原体。

二、治疗概述

治疗包括：尽快清除分泌物、保暖、必要时予以供氧、纠正酸中毒、应用抗生素等抗感染治疗。

三、护理评估、诊断和措施

（一）家庭基本资料

个人病史：了解患儿患肺炎的可能病因，如有无乳汁、羊水吸入史。

（二）活动与运动：呼吸道症状

肺部炎症、感染是导致呼吸道症状的主要原因。临床症状为咳嗽、咳痰，呼吸频率增快；听诊有湿音、痰鸣音，可伴随发热；胸部摄片有肺纹理改变、渗出、心缘模糊等；痰液、血培养能找出致病菌。严重时有呼吸困难，经皮动脉血氧饱和度（SpO_2）下降。

1.相关因素

新生儿喂养不当造成的乳汁吸入、出生后羊水吸入、感染是肺部炎症。

2.护理诊断

（1）清理呼吸道无效：轻中度感染，以痰液增多为主的呼吸道症状。

（2）气体交换受损：重度感染或伴有呼吸或心力衰竭合并症时，以肺部气体交换功能降低为主呼吸道症状。

3.护理目的与措施

轻中度感染患儿，痰液能及时清除，呼吸平稳，呼吸音略粗；重度感染患儿，在辅助通气下呼吸平稳，神志清，氧饱和度≥85％。

（1）评估生命体征，开放气道，给予舒适体位。遵医嘱给予吸痰，清除气道分泌物，评估痰液的色、质、量。

吸痰法具体步骤：①核对患儿信息和治疗信息。②准备用物，连接管道，接通电源，打开开关;检查导管是否老化有裂缝,各连接部位是否牢固;检查负压情况;选择粗细、长短、质地适宜的吸痰管。③患儿取平卧位,头转向一侧。④听诊呼吸音,以确定肺部有无痰液及痰液分布部位,必要时予以拍背。⑤按年龄选用合适的吸痰管及负压值。⑥撕开吸痰管外包装,并保留消毒吸痰管的外包装,与吸引器的连接管相连。⑦打开氯化钠安瓿,用手戴上手套握住吸引管,从外包装抽出吸痰管,测量鼻尖与耳垂之间的距离来确定吸引管插入的长度。⑧用0.9%氯化钠注射液润滑吸引管的端部。⑨将吸引管插入外鼻孔,向上用力直到吸引管通过鼻中隔,然后向下用力。⑩用拇指压住吸引管孔,一边旋转一边回抽进行吸痰。注意吸痰过程中应旋转而不是上下活动,每次吸引只能是5~15秒(婴儿5秒,年长儿15秒)。每次吸痰后,吸痰管应用0.9%氯化钠注射液抽吸冲洗。⑪在另一个鼻腔内重复步骤。⑫最后吸引口腔。⑬吸引完毕后,脱去手套并包裹吸痰管放入弯盘。使用盐水冲洗连接管直到清洁。⑭关闭吸引器,用纸巾擦拭患儿口鼻部。⑮洗手,听诊呼吸音。安置患儿,给予舒适体位并做好安慰。⑯清理用物。洗手并记录痰液量、颜色、性质、呼吸音等情况。

(2)拍背,翻身,必要时遵医嘱给予胸部物理治疗、雾化吸入。

胸部物理治疗:①核对患者信息及治疗信息。②听呼吸音并根据病变位置取合适体位。③协助患儿脱至贴身衣物。④振动和拍背。手掌呈空掌状,取平卧位,呼气时向下震动,咳嗽时暂停,再根据病变部位取适当卧位,施行侧胸廓震动和拍背交替进行。⑤咳嗽,促使肺部扩张,减少肺部并发症。⑥吸痰术。从吸出痰液的性质与量、听诊、患儿症状的改善性况、动脉血氧分压的增加量等方面进行评价,包括是否有效咳嗽,决定是否需要吸痰。⑦呼吸练习,包括用力呼气技术、噘嘴呼气、使用呼吸仪器、吹泡、扩胸运动、上肢外展及上举运动。⑧再次听呼吸音。⑨用物处理并评价记录。根据患儿情况给家长必要的指导。

雾化吸入:①核对医嘱和药物治疗单。②准备:准备药物,核对患儿信息,查对药物,洗手,戴口罩,抽吸药液,注入雾化器内,准备雾化装置。③携用物至患儿床旁,再次核对信息并协助患儿取安全、合适体位。④连接雾化装置,打开开关,待药液呈雾状喷出后,调节适宜的雾量,给患儿戴上面罩或口含嘴,指导患儿吸入。⑤注意观察患儿面色及有无呛咳。⑥雾化结束后,先摘去面罩或口含嘴,再关闭雾化装置开关。⑦雾化后评估,合理安置患儿,助患儿清洁面部,整理床单位,清理用物。

(3)对于呼吸困难的患儿,遵医嘱给予吸氧;对于重度感染的患儿,新生儿肺炎易引起呼吸衰竭、心力衰竭、气胸等严重并发症,应动态监测患儿的生命体征、血气分析结果,识别并发症的早期临床症状,做好急救准备。

(三)营养与代谢:发热

发热是感染性肺炎的常见症状。肺部炎症可致新生儿体温的升高,同时新生儿体温中枢发育不完善,调节能力差,过多的包被可加重体温升高,并加重呼吸浅促。

1.相关因素

肺部炎症、包被过多、新生儿体温中枢调节能力差。

2.护理诊断

体温过高。

3.护理目的与措施

6小时内维持体温稳定在36.5~37.5℃。

(1)每隔4小时测体温(T)、呼吸(P)、心率(R),观察患儿神志、反应、有无惊厥。

（2）设置合适的环境温度：松解包被，根据患儿体温，调节暖床/暖箱温度。

（3）给予物理降温，必要时遵医嘱予以退热药物。给患儿温水沐浴/擦浴、换衣，防着凉。

（4）耐心喂养，保证充足的饮食摄入。

（5）遵医嘱及时抽取血培养以确定抗生素，并应用抗生素对症治疗。

（刘　莉）

第十二节　先天性肺囊肿

先天性肺囊肿是常见的肺发育异常症，病变肺组织常出现单个或多个囊肿，可累及一个或多个肺叶。囊肿可因黏液潴留过多或继发感染，与支气管相通，常形成单向活瓣样通气。囊肿内压力不断升高致张力性肺气囊肿，可出现严重压迫症状。

一、临床特点

（1）小的囊肿可无任何症状，仅在胸部 X 线检查时被发现；大的囊肿伴感染或突然胀大压迫周围组织时可出现不同症状，如压迫支气管可产生喘鸣、干咳和呼吸困难甚至发绀，压迫食管可致吞咽困难，并发感染时可出现发热、咳嗽、咳痰甚至咯血。

（2）辅助检查：①X 线检查显示一个或多个圆形或类圆形阴影，囊肿伴感染时阴影内可见液平面。张力性肺气囊肿致周围肺组织受压可出现纵隔疝。②CT 检查有助于确诊。

二、护理评估

（一）健康史
询问首次发病过程，尤其是气促、发绀出现的时间及程度，有无就医史。

（二）症状、体征
评估呼吸情况，观察呼吸困难的程度、动态变化及患儿的全身状况，有无吞咽困难、发热、喘鸣、咳嗽等。

（三）社会、心理
评估家长对患儿需进行手术的认知程度及心理承受能力，家长可因患儿的幼小、难以承受开胸手术的创伤而产生焦虑和恐惧。

（四）辅助检查
了解 X 线、CT 检查结果、囊肿的波及范围及有无张力性肺气囊肿的形成。

三、常见护理问题

（一）气体交换受损
与有效肺组织减少有关。

（二）清理呼吸道无效
与手术、麻醉的影响及疼痛有关。

（三）皮肤完整性受损

与手术损伤有关。

（四）合作性问题

感染的危险、体液不足。

四、护理措施

（一）术前

（1）监测生命体征，观察呼吸频率、呼吸困难情况，保持呼吸道通畅，视患儿缺氧情况选择合适的给氧方式。

（2）进行术前准备，评估患儿家长对健康教育的反应。

（二）术后

（1）麻醉清醒前取平卧位，头侧向一边，约束好四肢，清醒 6 小时后血压平稳，可取半卧位，以利于呼吸及引流。

（2）保持呼吸道通畅，定时做胸部物理疗法，必要时雾化吸入。

（3）保持胸腔引流管通畅，定时挤压，妥善固定引流管，观察引流液的量及性质，更换引流管时应严格无菌操作。

（4）监测生命体征，观察有无缺氧症状。

（5）观察切口敷料有无渗血、渗液，监测体温变化。

（6）建立静脉通道，保证液体输入。观察尿量及末梢循环。

（7）饮食护理术后当天禁食，拔除气管插管后 12～24 小时经口进食，从流质饮食逐渐过渡到半流质饮食。

（三）健康教育

（1）向家长解释肺囊肿的发生、发展过程及手术的必要性，使家长主动配合术前准备。鼓励患儿家长说出对手术焦虑的感受，解答提出的问题。

（2）教育家长吸氧及呼吸道护理的方法和重要性，护理操作可使患儿躁动、哭闹，但可防止术后并发症，促进康复，应取得家长的理解与配合。指导家长参与对患儿的护理活动，提高家长对患儿健康的支持能力。

五、出院指导

（1）保持房间空气流通，少去公共场所，避免呼吸道感染。

（2）多给患儿拍背，较大儿童可鼓励深呼吸、咳嗽，并做伸臂、扩胸运动。

（3）术后 3 个月、6 个月来院复查。

（刘 莉）

第十三节 先天性后外侧膈疝

先天性后外侧膈疝是由于膈肌发育不全，腹腔脏器从膈肌缺损或薄弱部分进入胸腔而形成。

先天性后外侧膈疝是先天性膈疝的常见类型,占90%。因疝孔大,大量腹内脏器嵌入胸腔使肺受压,心脏和纵隔被推向对侧。

一、临床特点

(1)出生后很快发生呼吸困难和发绀,发绀为阵发性或可变性,进食或哭闹时加重。当用力呼吸时(如哭闹),患侧胸腔产生更大负压,将使更多的腹腔内容物进入胸腔,造成严重呼吸困难。伴有肠旋转不良或突入胸腔肠段发生嵌闭时可发生呕吐。轻微型以慢性消化道症状为主,如呕吐、食欲缺乏。可有反复呼吸道感染。

(2)患侧胸廓运动减弱,呼吸音减低或消失,心音移向健侧,闻及肠鸣音,由于腹腔几乎空虚,可出现舟状腹。

(3)辅助检查:胸腹X线片可见心脏、纵隔向对侧移位,患侧胸腔内有充气肠管影,而腹部充气肠管影明显减少。较大儿童做钡餐检查可见部分胃肠位于胸腔内。

二、护理评估

(一)健康史
了解患儿出生史及出生后呼吸窘迫综合征发生的时间和情形。

(二)症状、体征
评估患儿呼吸困难程度、出现时间,有无发绀、鼻翼翕动,有无胸廓膨胀、腹部凹陷。听诊患侧肺部呼吸音有无减弱或消失,胸腔内有无听到肠蠕动声。了解有无呕吐情况。

(三)社会、心理
评估患儿家长心理反应及应对方式、家庭经济状况及社会支持情况、家长对疾病的了解程度。

(四)辅助检查
了解胸腹X线片检查结果,较大儿童要了解有无钡餐检查及结果。

三、常见护理问题

(一)低效性呼吸形态
与肺部受压有关。

(二)有体液不足的危险
与术中失血失液、禁食、胃肠减压有关。

(三)有感染的危险
与手术切口及机体抵抗力下降有关。

四、护理措施

(一)术前
(1)减轻呼吸窘迫综合征:置患儿于半卧位,或患侧卧位,以降低胸腔内压,使腹腔内脏器下降。使健侧的肺尽量扩张。鼻导管或面罩吸氧,禁用面罩复苏皮囊手控加压通气,以免引起胃肠道扩张而加重呼吸窘迫综合征。

(2)胃肠减压并保持通畅,观察引流液性质及量。

（3）纠正水、电解质紊乱和酸中毒，密切观察生命体征、血气、电解质的变化，记录出入液量，维持尿量在 1 mL/(kg·h) 以上。

（4）心理支持：危重患儿由于需要紧急手术，家长可能会感到震惊与恐惧，护士应耐心倾听他们的感受，解释手术目的和术前准备，介绍手术成功的患者，以增加信心。

（二）术后

1.体位

术后第一天取半卧位，有利于伤口引流及减轻张力。胸腔引流管拔除后，指导母亲正确怀抱患儿。

2.监测生命体征

密切观察面色、氧饱和度、末梢循环、脉搏、呼吸。机械通气严格遵守操作规程，潮气量应较正常偏小，必要时适当增加呼吸频率来弥补通气的不足。保持呼吸道通畅，定时翻身、拍背、雾化吸入，及时清除呼吸道分泌物。

3.饮食护理

肠鸣音恢复、肛门排气后可进食，逐渐增加饮食量，先给少量温开水，如无呕吐、腹胀，再给予 2∶1 奶或 4∶1 奶，逐渐恢复至全奶。密切观察有无呛咳、呕吐、腹胀等情况，观察排便情况。幼儿给易消化、高蛋白、高热量、高维生素的食物，促进伤口愈合。

4.预防感染

保持胸腔引流管通畅，防止折叠、扭曲，观察引流液量、性质，保持伤口敷料清洁干燥。实行保护性措施，避免呼吸道感染。

（三）健康教育

1.术前

患儿往往急诊入院，家长对手术往往无法理解，给予耐心介绍手术目的、术前准备内容，以及禁食、胃肠减压、气管插管等处置的必要性。

2.术后

告诉家长手术后暂禁食、给予胃肠减压、胸腔引流的目的及如何妥善固定引流管，恢复饮食后指导家长如何喂哺患儿，防止呕吐和窒息。

五、出院指导

（一）饮食

少量多餐，给高蛋白、高热量、高维生素、易消化、不胀气的食物，避免进食冷、硬、油腻的食物。

（二）睡眠

采取半卧位或患侧侧卧位，避免剧烈哭闹和过量活动。

（刘 莉）

第十四节 先天性膈膨升

先天性膈膨升是膈的肌纤维发育不全而使膈成为薄的膜,当腹压增高时,消化道的一部分升入胸腔,使膈的位置上移,肺被压缩,而致呼吸窘迫。

一、临床特点

(1)新生儿期可出现呼吸窘迫综合征,表现为呼吸急促,哭闹后发绀。部分性膈膨升症状可减轻。由于肺容积的缩小,可发生反复的上呼吸道感染。

(2)喂奶后可因膈肌上移而不适,胃因固定不良易发生胃扭转,偶尔发生肠梗阻。

(3)呼吸时患侧胸壁活动减弱,呼吸音可降低或消失,有时可听到肠鸣音。

(4)辅助检查:X线立位胸腹正侧位平片可见膈的弧度光滑完整,膈顶呈弓形,其下为胃肠充气阴影。X线透视如膈发育不全较重可见膈的反常运动,中度或轻度不全则无反常运动。

二、护理评估

(一)健康史

了解患儿发生呼吸困难的时间及引发呼吸困难的诱因、既往有无反复呼吸道感染史,以及患儿进食后、剧烈哭闹与呼吸困难有无相关性。

(二)症状、体征

评估患儿呼吸困难的程度、双侧呼吸音是否对称及喂奶后患儿的反应。

(三)社会、心理

评估家长对手术的认知水平及心理状况,家长常因对手术的恐惧而产生焦虑。

(四)辅助检查

了解X线检查结果及有无膈的反常运动。

三、常见护理问题

(一)气体交换受损

与膈抬高肺被压缩有关。

(二)清理呼吸道无效

与手术及麻醉影响、肺顺应性下降有关。

(三)皮肤完整性受损

与手术损伤有关。

(四)合作性问题

感染的危险、体液不足。

四、护理措施

(一)术前

(1)抬高床头,使内脏下移,减轻对膈的压迫。

(2)保持呼吸道通畅,吸入氧气,吸氧方式视病情而定,观察用氧效果。

(3)监测生命体征并记录,做好各项术前准备。

(二)术后

(1)继续抬高床头,保持患儿安静,避免剧烈哭闹。

(2)监测生命体征,注意体温变化。评估患儿肺部情况、呼吸频率、呼吸音、对称度等,定期监测 SaO_2,观察患儿有无缺氧症状,及时用氧。

(3)禁食期间遵医嘱按时按量完成静脉液体输入,注意观察尿量及末梢循环。拔管 12～24 小时后进食流质,逐渐过渡到半流质。开始进食后先少量多餐,逐渐增加食量,观察有无腹胀、呕吐情况。

(4)保持呼吸道通畅,定时进行胸部物理疗法。补充适当的水分,避免分泌物黏稠,必要时雾化吸入。

(5)定时挤压胸腔引流管,保持引流管通畅,及时记录引流液的量及性质,更换引流袋时要严格无菌操作。

(6)观察切口敷料渗出情况,保持敷料清洁、干燥。

(三)健康教育

(1)术前向家长讲解疾病的相关知识及手术的必要性,取得家长的主动配合。重视家长的焦虑心理及所关心的相关问题,耐心解释术前各项准备的意义并认真做好术前准备。

(2)术后强调呼吸道护理对肺的复张十分重要,并指导家长共同实施。开始进食后遵循少量多餐的原则,喂后竖抱轻拍患儿背部。

五、出院指导

(1)合理喂养,继续遵照少量多餐的原则。

(2)避免让患儿剧烈哭闹,以免使腹压增加。

(3)少去公共场所,避免呼吸道感染。

(4)遵医嘱按时到医院复查。

(刘　莉)

第十章

骨 科 护 理

第一节 关 节 脱 位

一、肩关节脱位

(一)疾病概述

1.概念

肩关节脱位最常见,占全身关节脱位的 45%,多发生于青壮年,男性多于女性。肩关节由肩胛骨的关节盂和肱骨头构成,属球窝关节,关节盂面积小而浅,肱骨头相对大而呈球形,其面积为关节盂的 4 倍,关节囊薄而松弛,周围韧带较薄弱,关节结构不稳定,运动范围大,故易于发生脱位。

2.相关病理生理

创伤性关节脱位后,主要表现为构成关节的骨端移位、关节囊破裂、关节腔周围积血。血肿机化后,形成肉芽组织,继而发展成为纤维组织,与关节周围组织粘连。脱位可伴关节附近韧带、肌和肌腱损伤,也可伴撕脱性骨折及周围血管、神经损伤。

3.病因和分类

创伤是肩关节脱位的主要原因,多由间接暴力引起。当身体侧位跌倒时,手掌撑地,肩关节呈外展外旋位,肱骨头在外力作用下突破关节囊前壁,滑出肩胛盂而致脱位;也可由于上臂过度外展外旋后伸时,肱骨颈或肱骨大结节抵触于肩峰时构成杠杆支点,使肱骨头向盂下滑出发生脱位。直接暴力可致肩关节后方直接受到撞伤,使肱骨头向前脱位。

肩关节脱位分为前脱位、后脱位、下脱位和盂上脱位。由于肩关节前下方组织薄弱,因此以前脱位多见。因脱位后肱骨头所在的位置不同,前脱位又分为喙突下脱位、盂下脱位和锁骨下脱位。脱位后常合并肱骨大结节骨折和肩袖的撕裂,严重者可合并肱骨外科颈骨折及臂丛神经损伤。

4.临床表现

(1)症状:肩关节脱位后,患肩肿胀、疼痛、主动和被动活动受限。患肢呈弹性固定于轻度外展内旋位,肘关节屈曲,患肢较对侧长,常以健侧手托住患侧前臂、头和躯干向患侧倾斜。

(2)体征:肩关节脱位后,关节盂空虚,肩峰突出,肩部失去原有圆隆曲线,呈方肩畸形;肩胛盂处有空虚感;在腋窝、喙突下或锁骨下可触及移位的肱骨头;搭肩试验(Dugas)阳性,即肩关节脱位后,患侧手掌搭到健侧肩部时,患肘部不能贴近胸壁;患侧肘部紧贴胸壁时,患侧手掌不能搭到健肩。

5.辅助检查

X线检查可明确脱位的类型、移位方向、有无合并肱骨大结节撕脱性及肱骨外科颈骨折。对怀疑有肱骨头骨折者可行CT扫描。

6.治疗原则

(1)非手术治疗:①手法复位,脱位后要尽快复位,选择臂丛神经麻醉或全身麻醉,使肌肉松弛,在无痛下进行复位。常用手牵足蹬法(Hippocrates法)和悬垂法(Stimson法)。②固定,单纯肩关节前脱位,复位后腋窝处垫棉垫,用三角巾悬吊上肢,保持肘关节屈曲90°;关节囊破损明显或仍有肩关节半脱位者,应将患侧手置于对侧肩上,上肢贴靠胸壁,腋下垫棉垫,用绷带将患肢固定于胸壁前,固定于内收内旋位。肩关节后脱位,复位后用人字石膏或外展架固定在外展、后伸、外旋位。一般固定3～4周,合并大结节骨折者适当延长1～2周;40岁以上的患者,固定时间可相应缩短,因为年长患者关节制动时间越长,越容易发生关节僵硬。有习惯性脱位病史的年轻人适当延长固定期。③功能锻炼,固定期间活动腕部和手指,并做上臂、前臂肩关节肌群的收缩运动;疼痛肿胀缓解后,可指导患者用健侧手缓慢推动患肢外展与内收活动,活动范围以不引起患侧肩部疼痛为限;3周后,指导患者进行弯腰、垂臂、甩肩锻炼。具体方法:患者弯腰90°,患肢自然下垂,以肩为顶点作圆锥形环转,范围由小到大;4周后,指导患者做手指爬墙外展、爬墙上举、滑车带臂上举、举手摸顶锻炼,使肩关节功能完全恢复。

(2)手术治疗:手术切开复位术适用于肩关节新鲜脱位合并肱骨颈、肱骨干骨折,或肩盂骨折块嵌入关节内,或肱二头肌长头嵌于关节间,或合并血管、神经损伤的患者;习惯性肩关节脱位;儿童及青年人的陈旧性脱位等。

(二)护理评估

1.一般评估

(1)健康史:一般情况,如年龄、出生时情况、对运动的喜好等;外伤史:评估患者有无突发外伤史、受伤后的症状和疼痛的特点、受伤后的处理方法;既往史:患者以前有无类似外伤病史、有无关节脱位习惯、既往脱位后的治疗及恢复情况等。

(2)生命体征(T、P、R、BP):创伤性脱位合并血管损伤时,可能导致血压下降等,观察有无休克。

(3)患者主诉:脱位原因、时间;有无外伤史;导致脱位的外力方式、性质;脱位后处理措施;疼痛性质及程度。

(4)相关记录:疼痛评分、全身皮肤及其他部位外伤情况。

2.身体评估

(1)术前评估:①视诊,患者有无被迫性体位;脱位关节有无肿胀、皮下瘀斑、畸形;有无血管及神经受压的表现、皮肤有无受损。②触诊,有无压痛、是否触及脱出的关节头及空虚的关节盂、患肢动脉搏动的情况、有无感觉异常。③叩诊,患肢神经反射是否正常。④动诊,脱位关节活动能力,患肢肌力。⑤量诊,患肢有无短缩、双侧肢体周径大小、关节活动度。⑥特殊检查,Dugas

征(肩关节脱位)。术前实验室检查结果评估如血常规及血生化、胸片、心电图等;术区皮肤、饮食、肠道、用药准备;评估患者对手术过程的了解程度,有无过度焦虑或者担忧;对预后的期望值等。

(2)术后评估:了解麻醉和手术方法、手术经过是否顺利、术中出血情况;了解术后生命体征、切口及引流情况等;观察有无并发血管、神经损伤。①视诊:手术切口有无红肿;术区敷料有无渗血、渗液;患肢的颜色及有无肿胀。②触诊:患肢动脉搏动是否可扪及;患肢感觉有无异常。③动诊:观察患肢关节主动活动及被动活动情况,有无关节僵硬。④量诊:使用疼痛评分尺进行疼痛评分;使用皮尺及量角器分别测量患肢肿胀度及关节活动度。

(3)心理-社会评估:评估患者的心理状况,了解患者及家属对疾病、治疗及预后的认知程度,家庭的经济承受能力,对患者的支持态度及其他社会支持系统情况。

(4)辅助检查阳性结果评估:X线检查结果,确定脱位类型及骨折情况。

(5)治疗效果评估:①非手术治疗效果评估要点包括评估外固定是否有效,松紧度是否适宜,患肩是否固定于关节功能位,有无相关并发症,如皮肤压疮、关节僵硬等;评估患肢末梢血运感觉、患肢动脉搏动是否可扪及;肢端活动是否正常;皮温是否正常;有无异常感觉,如麻木等;评估患者功能锻炼情况,如肌力、关节活动范围等,锻炼进程有无按计划进行。②手术治疗效果评估的生命体征评估为是否能维持生命体征的平稳;体位评估为是否采取正确的体位,以保持关节功能位及舒适为标准;手术切口评估为敷料是否干洁、固定,弹性绷带包扎松紧是否适宜;术肢末梢血运评估为术肢桡动脉搏动是否可扪及;手指活动是否正常;术肢皮温是否正常;有无异常感觉,如麻木等;功能锻炼程度评估为患者是否按计划进行康复训练,效果如何;相关并发症评估:关节僵硬、臂丛神经损伤(肩关节脱位)等。

(三)护理诊断(问题)

1.疼痛

疼痛与关节脱位引起局部组织损伤及神经受压有关。

2.躯体活动障碍

躯体活动障碍与关节脱位、疼痛、制动有关。

3.知识缺乏

知识缺乏与缺乏有关复位后继续治疗及正确功能锻炼的知识有关。

4.焦虑

焦虑与担忧预后有关。

5.潜在并发症

(1)关节僵硬:与关节脱位后复位需固定关节有关。

(2)血管、神经受损。

(四)主要护理措施

1.术前护理

(1)休息与体位:急性期患者应当休息、抬高患肢,促进局部血液回流和减轻肿胀;保持患肩于功能位,以预防关节畸形及病理性脱位;关节脱位复位后外固定时间一般为3~4周,合并骨折者适当延长外固定时间。

(2)饮食:易消化食物,多进含蛋白质、维生素、钙、铁丰富的食物;预防便秘者选用富含植物纤维食物,如粗粮、蔬菜、水果等;多饮水,每天饮水量大于3 000 mL,防止粪便干燥;多食酸奶,以促进肠蠕动;避免食用刺激性食物,如辣椒等。

(3)用药护理:遵医嘱及时用药,观察药效及不良反应,及时记录及处理。

(4)专科护理:①疼痛的护理,评估患者疼痛程度,及时合理给予非药物止痛,如早期局部冷疗、心理疗法等,疼痛评分为 4 分以上者,按需给予药物止痛。及时评估用药后的疼痛缓解情况。②肿胀的护理,早期冷敷,减轻损伤部位的出血和水肿;24 小时后热敷,以减轻肌肉的痉挛;后期理疗,改善血液循环,促进渗出液的吸收。③外固定的护理,密切观察固定位置有无移动,保持有效固定;有无局部压迫症状及皮肤情况;让患者了解固定时限。④患肢末梢血运观察,注意观察肢端末梢血运、运动、感觉情况。如发现肢体远端苍白、厥冷、发绀、疼痛、感觉减退及麻木等异常情况,应及时通知医师妥善处理。

2.术后护理

(1)生命体征的测量:术后 24 小时内,密切观察生命体征的变化,进行床边心电监护,每30 分钟～1 小时记录 1 次,观察有无因术中出血、麻醉等引起血压下降。

(2)体位的护理:全身麻醉术后应去枕平卧 6 小时,6 小时后可予适当摇高床头或取半卧位,术后1～2 天可根据患者情况考虑起床活动;术后患肢用三角巾悬吊于胸前,保持肘关节屈曲 90°。

(3)切口的观察:保持切口敷料清洁干燥,一旦被血液渗透应及时更换,以防止切口感染。

(4)患肢肢端血液循环的观察:密切观察患肢桡动脉搏动及手指的感觉活动情况,注意有无血管神经的损伤,出现异常时及时通知医师处理。

3.术后并发症护理

(1)肩关节僵硬的护理:循序渐进进行康复训练。固定期间行肌肉等长缩,如前臂肌肉收缩、股四头肌收缩训练;远端关节早期活动,如手指抓捏、握拳活动、前臂伸展运动等,促进血液循环;去除外固定后,练习脱位关节的活动及关节周围肌力训练,以主动锻炼为主,以不引起剧烈疼痛为度,切忌粗暴进行被动活动。

(2)血管、神经受损的护理:肩关节脱位或术后发生神经损伤并不多见,但如果出现患肢无力,肩外展功能丧失,要考虑有臂丛神经损伤,应及时通知医师,给予神经营养药物,局部理疗,加强手指各关节及腕关节的主、被动活动,防止肌肉萎缩和关节僵硬。一般采用非手术治疗可恢复,观察 3 个月,如无恢复迹象应行手术探查。

4.心理护理

关节脱位多由意外事故造成,患者常焦虑、恐惧及自信心不足等,在生活上给予帮助,加强沟通,耐心开导,使之心情舒畅,从而愉快地接受配合治疗及康复。

5.健康教育

向患者及家属讲解肩关节脱位治疗和康复的知识。说明复位后固定的目的、方法、重要意义及注意事项,使其充分了解固定的重要性、必要性及复位后必须固定的时限。讲述功能锻炼的重要性和必要性,并指导其进行康复锻炼,使患者能自觉按计划实施。固定期间进行肌肉舒缩活动及邻近关节主动活动,切忌被动运动;固定拆除后,逐步进行肢体的全范围功能锻炼,防止关节粘连和肌萎缩。习惯性反复脱位者,须保持有效固定并严格遵医嘱坚持功能锻炼,避免各种导致再脱位的原因。

(五)护理效果评估

(1)患者疼痛是否得到有效控制,疼痛主诉减少。

(2)患者是否掌握关节功能康复训练相关知识,关节功能恢复程度,能否满足日常活动需要。

（3）有无血管、神经损伤或发生时能否及时发现和护理。

（4）手术切口能否保持清洁干燥，有无切口感染的发生。

（5）有无相关并发症发生。

二、髋关节脱位

（一）疾病概述

1.概念

髋关节由股骨头和髋臼构成，是杵臼关节。髋臼为半球形，深而大，周围有坚韧带与肌群，结构相当稳定，故往往只有强大暴力才能导致髋关节脱位；约 50％髋关节脱位同时合并有骨折。

2.相关病理生理

创伤性关节脱位后，主要表现为构成关节的骨端移位，关节囊破裂，关节腔周围积血。血肿机化后，形成肉芽组织，继而发展成为纤维组织，与关节周围组织粘连。脱位可伴关节附近韧带、肌和肌腱损伤，也可伴撕脱性骨折及周围血管、神经损伤。

3.病因和分类

髋关节脱位根据股骨头的位置可分为以下 3 种脱位。

（1）髋关节后脱位：髋关节于屈曲、内收位时，股骨头顶在髋臼后上缘，若暴力由前向后冲击膝部，并经股骨干纵轴传递到股骨头，使股骨头冲破关节囊后上部分而发生脱位。如撞车、高处坠落或弯腰姿势时重物打击于腰背部时。

（2）髋关节前脱位：髋关节处于过度外展外旋位时，遭到外展暴力使大转子顶端与髋臼上缘相撞击，使股骨头冲破前方关节囊而脱出到闭孔或耻骨处，也称闭孔部脱位或耻骨部脱位。

（3）髋关节中心脱位：当暴力作用于大转子外侧时，使股骨头冲击髋臼底部，引起髋臼底部骨折，如外力继续作用，股骨头连同髋臼骨折片一齐向盆腔内移位时，为中心脱位。

后脱位最常见，占全部髋关节脱位的 85％～90％。脱位时常造成关节囊撕裂、髋臼后缘或股骨头骨折。有时合并坐骨神经挫伤或牵拉伤。

4.临床表现

（1）症状：患侧髋关节疼痛，主动活动功能丧失，被动活动时引起剧烈疼痛。

（2）体征：①髋关节后脱位时，患肢呈屈曲、内收、内旋或缩短畸形。臀部可触及脱出的股骨头，大粗隆上移。髋部疼痛、关节功能障碍明显，肿胀不明显；可合并坐骨神经损伤，大多为挫伤，主要原因为股骨头压迫。表现为大腿后侧、小腿后侧及外侧和足部全部感觉消失，膝关节的屈肌，小腿和足部全部肌瘫痪，足部出现神经营养性改变。②髋关节前脱位时，患肢呈轻度屈髋、过度外展、外旋畸形。耻骨脱位时患肢极度外旋 90°畸形，髋外侧较平，患肢屈髋 15°～20°外展畸形，腹股沟区可触及股骨头；会阴部脱位时在会阴部可触及股骨头。③髋关节中心脱位时，如股骨头移位不多者只有局部疼痛、肿胀及活动障碍，无特殊体位畸形；股骨头移位严重者患肢有轻度缩短畸形，大转子因内移而不易摸到。

5.辅助检查

X 线检查可了解脱位的类型及有无合并髋臼或股骨头骨折。

6.治疗原则

（1）非手术治疗：①手法复位，髋关节脱位后宜尽早复位，最好在 24 小时内，超过 24 小时后再复位，十分困难。髋关节前脱位，常用的复位方法为提拉法（Allis）。②固定，复位后，用持续皮牵引或穿丁字鞋固定患肢,保持患肢于伸直、外展位,防止髋关节屈曲、内收、内旋,禁止患者坐起。一般固定2～3周。③功能锻炼,固定期间患者可进行股四头股收缩锻炼,患肢距小腿关节的活动及其余未固定关节的活动;3周后开始活动关节;4周后,去除皮牵引,指导患者扶双拐下地活动;3个月内,患肢不负重,以免发生股骨头缺血性坏死或因受压而变形;3个月后,经X线检查证实股骨头血液供应良好者,可尝试去拐步行,进行步态训练。

(2)手术治疗:对手法复位失败者或髋臼后上缘有大块骨片复位不良或不稳者,应选择早期髋关节切开复位内固定术。

(二)护理评估

1.一般评估

(1)健康史:评估患者受伤的原因、时间;受伤的姿势;外力的方式、性质;脱位的轻重程度;评估患者受伤时的身体状况及病情发展情况;了解伤后急救处理措施。

(2)生命体征(T、P、R、BP):评估意识等,观察有无休克。

(3)患者主诉:外伤史及脱位的原因、时间;疼痛的程度。

(4)相关记录:疼痛评分、全身皮肤及其他部位外伤情况。

2.身体评估

(1)术前评估:①视诊,患者有无被迫性体位;患肢有无短缩、屈曲、内收内旋或外展外旋畸形;脱位关节有无肿胀、皮下瘀斑;有无血管及神经受压的表现、皮肤有无受损。②触诊,有无压痛、是否触及脱出的关节头;患肢足背动脉搏动的情况、有无感觉异常。③叩诊,患肢神经反射是否正常。④动诊,脱位关节活动能力,患肢肌力。⑤量诊,患肢有无短缩、双侧肢体周径大小、关节活动度。术前实验室检查结果评估血常规及血生化、胸片、心电图等;术区皮肤、饮食、肠道、用药准备;评估患者对手术过程的了解程度,有无过度焦虑或者担忧;对预后的期望值等。

(2)术后评估:了解麻醉和手术方法、手术经过是否顺利、术中出血情况;了解术后生命体征、切口及引流情况等;观察有无并发血管神经损伤。①视诊:手术切口有无红肿;术区敷料有无渗血、渗液,患肢的颜色及有无肿胀。②触诊:患肢动脉搏动是否可扪及;患肢感觉有无异常。③动诊:观察患肢关节主动活动及被动活动情况,有无关节僵硬。④量诊:使用疼痛评分尺进行疼痛评分;使用皮尺及量角器分别测量患肢肿胀度及关节活动度。

3.心理-社会评估

评估患者的心理状况,了解患者及家属对疾病、治疗及预后的认知程度,家庭的经济承受能力,对患者的支持态度及其他社会支持系统情况。

4.辅助检查阳性结果评估

X线检查结果,确定脱位类型及骨折情况,并与股骨颈骨折鉴别。

5.治疗效果评估

(1)非手术治疗效果评估要点:①评估外固定是否有效,松紧度是否适宜,患髋是否固定于关节功能位,有无相关并发症,如皮肤压疮、下肢深静脉血栓形成等。②评估患肢末梢血运感觉,患肢动脉搏动是否可扪及;肢端活动是否正常;皮温是否正常;有无异常感觉,如麻木、感觉消退等。③评估患者功能锻炼情况,如肌力、关节活动范围等,锻炼进程有无按计划进行。

(2)手术治疗效果评估要点:①生命体征的评估,是否能维持生命体征的平稳,有无发生出血性休克等。②体位评估,是否采取正确的体位,以保持关节功能位及舒适为标准。③手术切口评估,敷料是否干洁固定,弹性绷带包扎松紧是否适宜。④术肢末梢血运评估,术肢桡动脉搏动是否可扪及;足趾活动是否正常;术肢有无肿胀,皮温是否正常;有无异常感觉,如麻木、感觉消退等。⑤功能锻炼程度评估,患者是否按计划进行康复训练,效果如何。⑥相关并发症评估,便秘、压疮、下肢深静脉血栓形成、坠积性肺炎等。

(三)护理诊断(问题)

1.疼痛

疼痛与关节脱位引起局部组织损伤及神经受压有关。

2.身体活动障碍

身体活动障碍与关节脱位、疼痛、制动有关。

3.知识缺乏

知识缺乏与缺乏有关复位后继续治疗及正确功能锻炼的知识有关。

4.焦虑

焦虑与担忧预后有关。

5.潜在并发症

便秘、压疮、下肢深静脉血栓形成、坠积性肺炎、血管神经受损。

(四)主要护理措施

1.术前护理

(1)体位:髋关节后脱位患者固定于轻度外展,前脱位固定于内收、内旋、伸直位,中心脱位固定于外展位。抬高患肢并保持患肢于关节功能位,以利静脉回流,减轻肿胀。

(2)缓解疼痛:①局部冷热敷,受伤24小时内局部冷敷,达到消肿止痛的目的;受伤24小时后,局部热敷以减轻肌肉痉挛引起的疼痛。②避免加重疼痛的因素,进行护理操作或移动患者时,托住患肢,动作轻柔,避免不适活动加重疼痛。③镇痛,应用心理暗示、转移注意力或松弛疗法等非药物镇痛方法缓解疼痛,必要时遵医嘱应用镇痛剂。

(3)外固定护理:使用石膏固定或牵引的患者,密切观察固定是否有效,固定物压迫处皮肤有无受损;患肢末梢血运感觉情况。

(4)皮肤护理:髋关节脱位固定后需长期卧床的患者,鼓励其经常更换体位,保持床单整洁,预防压疮产生。对于皮肤感觉功能障碍的肢体,防止烫伤和冻伤。

2.术后护理

(1)生命体征的测量:术后24小时内,密切观察生命体征的变化,进行床边心电监护,每30分钟～1小时记录1次,观察有无因术中出血、麻醉等引起血压下降。

(2)体位的护理:全身麻醉术后应去枕平卧6小时,6小时后可予适当摇高床头或取半卧位,保持患肢外展中立位。

(3)切口的观察:保持切口敷料清洁干燥,一旦被血液渗透应及时更换,以防止切口感染。

(4)患肢肢端血液循环的观察:密切观察患肢足背动脉搏动及足趾的感觉活动情况,注意有无血管神经的损伤,出现异常时及时通知医师处理。

3.术后并发症护理

(1)便秘:重建正常排便形态:定时排便,注意便意,食用促进排泄的食物,如粗粮、蔬菜、水果、豆类及其他粗糙食物;摄取充足水分,进行力所能及的活动等;必要时使用甘油栓、开塞露等塞肛或进行灌肠。

(2)压疮:①预防压疮,原则是防止组织长时间受压,改善营养及血液循环情况;重视局部护理;加强观察,对发生压疮危险度高的患者进行预防。②护理措施,采用 Braden 评分法来评估发生压疮的危险程度,评分值越小,说明器官功能越差,发生压疮的危险性越高;间歇性解除压迫,卧床患者每 2～3 小时翻身 1 次,有条件者可使用减压贴、气垫床等;保持皮肤清洁和完整;加强营养,补充丰富蛋白质、足量热量、维生素 C 和维生素 A 及矿物质。③发生压疮后,评估压疮分期,进行对应处理。

(3)下肢深静脉血栓:①评估危险因素,手术种类、创伤程度、手术时间及术后卧床时间;年龄,年龄越大,发病率明显升高;制动时间,固定姿势;既往史,既往有静脉血栓形成史者的发病率为无既往史者的5倍;恶性肿瘤;其他,如肥胖、血管内插管等。②预防措施,活动,卧床者至少每 2～3 小时翻身 1 次;手术患者术后抬高患肢高于心脏水平,利于静脉回流;鼓励尽早床上行踝泵运动、股四头肌舒缩运动等;鼓励早期下床活动;穿弹力长袜或弹性绷带包扎,可减少静脉瘀滞和增加回流,降低末端腓肠静脉血栓;使用间歇外部回压装置,增加血流速度;尽量避免下肢血管穿刺;遵医嘱使用抗凝药物,如低分子肝素钙、利伐沙班片等。③下肢深静脉血栓形成后处理,绝对卧床休息,抬高患肢 20°～30°;床上活动时避免动作过大,禁止患肢按摩,避免用力排便,以防血栓脱落而致肺栓塞;观察患肢肿胀程度、末梢循环等变化;遵医嘱使用抗凝、溶栓药物,并观察有无出血倾向,监测凝血功能;警惕肺栓塞的形成,临床无症状肺栓塞多见,一般在血栓形成1～2 周发生,且多发生在久卧开始活动时,当下肢深静脉血栓患者出现气促、咳嗽、呼吸困难、咯血样泡沫痰等症状时应及时处理。

(4)坠积性肺炎:鼓励患者有效咳嗽及咳痰;翻身叩击背部每 2 小时 1 次;痰液黏稠不易咯出时行雾化吸入,以稀释痰液,利于引流;指导行深呼吸训练等。

4.心理护理

关节脱位多由意外事故造成,患者常焦虑、恐惧及自信心不足等,在生活上给予帮助,加强沟通,耐心开导,使之心情舒畅,从而愉快地接受配合治疗及康复。

5.健康教育

向患者及家属讲解髋关节脱位治疗和康复的知识。说明复位后固定的目的、方法、重要意义及注意事项,使其充分了解固定的重要性、必要性及复位后必须固定的时限。讲述功能锻炼的重要性和必要性,并指导其进行康复锻炼,使患者能自觉按计划实施。固定期间进行肌肉舒缩活动及邻近关节主动活动,切忌被动运动;固定拆除后,逐步进行肢体的全范围功能锻炼,防止关节粘连和肌萎缩。

(五)护理效果评价

(1)患者疼痛是否得到有效控制,疼痛主诉减少。

(2)患者是否掌握关节功能康复训练相关知识,关节功能恢复程度,能否满足日常活动需要。

(3)患者有无发生血管神经损伤,能否得到及时发现及处理。

(4)手术切口能否保持清洁干燥,有无感染的发生。

(5)有无发生相关并发症。

三、肘关节脱位

(一)疾病概述

1.概念

肘关节脱位发病率仅次于肩关节,多发生于 10～20 岁青少年,男性多于女性,多为运动损伤。

2.相关病理生理

脱位后局部肿胀明显,如不及时复位,易导致前臂缺血性痉挛。

3.病因和分类

脱位多由间接暴力引起。根据脱位的方向可分为后脱位、前脱位、侧方脱位。后脱位为最常见的肘关节脱位,当肘关节处于伸直位,前臂旋后位跌倒时,暴力经前臂传递至尺、桡骨上端,在尺骨鹰嘴处产生杠杆作用,导致前方关节囊撕裂,使尺、桡骨近端同时脱向肱骨远端的后方,发生肘关节后脱位;当肘关节处于内翻或外翻位时遭受暴力,可发生尺侧或桡侧侧方脱位;当肘关节处于屈曲位时,肘后方受到直接暴力作用,可产生尺骨鹰嘴骨折和肘关节前脱位,此类相对少见。

4.临床表现

(1)症状:肘关节局部疼痛、肿胀、弹性固定,功能受限。肘关节处于半屈近于伸直位,患者以健手支托患肢前臂。

(2)体征:脱位后,肘部变粗后突,前臂短缩,肘后凹陷,鹰嘴后突显著,肘后三角关系失常。鹰嘴突高出内外髁,可触及肱骨下端。若局部明显肿胀,则可能出现正中神经或尺神经损伤,也可出现动脉受压的临床表现。后脱位时,可合并正中神经或尺神经损伤,偶尔可损伤肱动脉。

正中神经损伤表现为拇指、示指、中指的感觉迟钝或消失,不能屈曲,拇指不能外展和对掌,形成典型的"猿手"畸形。

尺神经损伤主要表现为手部尺侧皮肤感觉消失、小鱼际肌及骨间肌萎缩、掌指关节过伸、拇指不能内收、其他四指不能外展及内收、呈"爪状手"畸形。

动脉受压可出现患肢血液循环障碍,主要表现为患肢苍白、发冷、大动脉搏动减弱或消失等。

5.辅助检查

X线检查可明确脱位的类型、移位情况及有无合并骨折。对于陈旧性关节脱位,能明确有无骨化性肌炎或缺血性骨坏死。

6.治疗原则

(1)非手术治疗方法:①复位,一般情况下,通过闭合方法可完成脱位关节的复位。复位方法为助手配合沿畸形关节方向行前臂和上臂牵引和反牵引,术者从肘后用双手握住肘关节,以指推压尺骨鹰嘴向前下,同时矫正侧方移位,助手在复位过程中维持牵引并逐渐屈肘,出现弹跳感表示复位成功。②固定,复位后,用超过关节夹板或长臂石膏托固定于屈肘90°位,再用三角巾悬吊于胸前,一般固定2~3周。③功能锻炼,固定期间,可做伸掌、握拳、手指屈伸等活动,同时在外固定保护下做肩、腕关节、手指活动。去除固定后,练习肘关节的屈伸、前臂旋转活动及锻炼肘关节周围肌力,通常需要3~6个月方可恢复。

(2)手术治疗方法:手法复位失败时,不可强行复位,应采取手术复位。合并有神经损伤者,手术时先探查神经,在保护神经的前提下进行手术复位。

(二)护理评估

1.一般评估

(1)健康史:评估患者的一般情况,如年龄、性别;评估患者受伤的原因、时间;受伤的姿势;外力方式、性质;评估患者受伤时的身体状况及病情发展情况;了解伤后急救处理措施。

(2)生命体征(T、P、R、BP):创伤性脱位合并血管损伤时,可能导致血压下降等,观察有无休克。

(3)患者主诉:脱位原因、时间;有无外伤史;导致脱位的外力方式、性质;脱位后处理措施;疼痛性质及程度。

(4)相关记录:疼痛评分、全身皮肤及其他外伤情况。

2.身体评估

(1)术前评估:①视诊,患肢局部情况,脱位关节有无肿胀、皮下瘀斑、畸形。②触诊,有无压痛、是否触及脱出的关节头及空虚的关节盂、患肢动脉搏动的情况、有无感觉异常。③叩诊,患肢神经反射是否正常。④动诊,脱位关节活动能力,患肢肌力。⑤量诊,患肢有无短缩、双侧肢体周径大小、关节活动度。术前实验室检查结果评估血常规及血生化、胸片、心电图等;术前术区皮肤、饮食、肠道、用药准备。评估患者对手术过程的了解程度,有无过度焦虑或者担忧;对预后的期望值等。

(2)术后评估:了解麻醉和手术方法、手术经过是否顺利、术中出血情况;了解术后生命体征、切口及引流情况等;观察有无并发血管神经损伤。①视诊:手术切口有无红肿;术区敷料有无渗血、渗液;患肢的颜色及有无肿胀。②触诊:患肢动脉搏动是否可扪及;患肢感觉有无异常。③动诊:观察患肢关节主动活动及被动活动情况,有无关节僵硬。④量诊:使用疼痛评分尺进行疼痛评分;使用皮尺及量角器分别测量患肢肿胀度及关节活动度。

3.心理-社会评估

评估患者有无恐惧、紧张心理;家庭及社会支持情况;患者对预后的认知程度等,引导患者正确配合疾病的治疗与护理。

4.辅助检查阳性结果评估

X线检查结果,确定脱位类型及骨折情况。

5.治疗效果的评估

(1)非手术治疗效果评估要点:①评估外固定(夹板、石膏)是否有效,松紧度是否适宜,有无相关并发症,如皮肤压疮、前臂缺血性坏死、关节僵硬等。②评估患肢末梢血运感觉,患肢桡动脉搏动是否可扪及;肢端活动是否正常;皮温是否正常;有无异常感觉,如麻木等。③评估患者功能锻炼情况,如肌力、关节活动范围等,锻炼进程有无按计划进行。

(2)手术治疗评估要点:①生命体征的评估,能否维持生命体征平稳。②术区切口评估,敷料是否干洁固定,弹性绷带包扎松紧是否适宜。③术肢末梢血运评估,术肢桡动脉搏动是否可扪及;手指活动是否正常;术肢皮温是否正常;有无异常感觉,如麻木等。④体位评估,是否采取正确的体位,以保持关节功能位及舒适为标准。⑤功能锻炼程度评估,患者是否按计划进行康复训练,效果如何。⑥相关并发症评估,关节僵硬、前臂缺血性坏死等。

(三)护理诊断(问题)

1.疼痛

疼痛与关节脱位引起局部组织损伤及神经受压有关。

2.躯体活动障碍

躯体活动障碍与关节脱位、疼痛,制动有关。

3.知识缺乏

知识缺乏与缺乏有关复位后继续治疗及正确功能锻炼的知识有关。

4.焦虑

焦虑与担忧预后有关。

5.潜在并发症

(1)前臂缺血性坏死:与肘关节脱位外固定装置压迫血管、神经等有关。

（2）关节僵硬：与关节脱位后复位需固定关节有关。

（四）主要护理措施

1.术前护理

（1）休息：急性期患者应适当休息、抬高患肢，促进局部血液回流和减轻肿胀；保持患肢于功能位，以预防关节畸形及病理性脱位。

（2）饮食：易消化食物，多进含蛋白质、维生素、钙、铁丰富的食物。

（3）体位：肘关节脱位复位后肘关节固定于90°，前臂固定于旋前、旋后中间位，用三角巾或前臂吊带固定患侧肩，避免前臂下垂。

（4）用药护理：遵医嘱及时用药，观察药效及不良反应，及时记录及处理。

（5）专科护理：①疼痛的护理，评估患者疼痛程度，及时合理给予非药物止痛如早期局部冷疗、心理疗法等，疼痛评分为4分以上者，按需给予药物止痛。及时评估用药后的疼痛缓解情况。②肿胀的护理，早期冷敷，减轻损伤部位的出血和水肿；24小时后热敷，以减轻肌肉的痉挛；后期理疗，改善血液循环，促进渗出液的吸收。③外固定的护理，根据外固定方式（夹板、石膏等）进行对应护理；密切观察固定位置有无移动，保持有效固定；有无局部压迫症状及皮肤情况；让患者了解固定时限（一般为4周，如合并骨折可适当延长时间），若固定时间过长易发生关节僵硬，过短，损伤的关节囊、韧带得不到充分修复，易发生再脱位。④患肢末梢血运观察，注意观察肢端末梢血运、运动、感觉情况。如发现肢体远端苍白、厥冷、发绀、疼痛、感觉减退及麻木等异常情况，应及时通知医师妥善处理。

2.术后护理

（1）生命体征的测量：术后24小时内，密切观察生命体征的变化，进行床边心电监护，每30分钟~1小时记录1次，观察有无因术中出血、麻醉等引起血压下降。

（2）体位的护理：全身麻醉术后应去枕平卧6小时，6小时后可予适当摇高床头或取半卧位，保持患肢抬高位，利于血液回流，减轻肿胀。

（3）切口的观察：保持切口敷料清洁干燥，一旦被血液渗透应及时更换，以防止切口感染。

（4）患肢肢端血液循环的观察：密切观察患肢桡动脉搏动及手指的感觉活动情况，注意有无血管神经的损伤，出现异常时及时通知医师处理。

3.术后并发症护理

（1）前臂缺血性坏死的护理：密切观察外固定装置的松紧度，随时调整，避免前臂血管、神经受压；密切观察手的感觉、运动和循环情况，出现麻木、疼痛、皮温凉时，及时报告医师处理。

（2）关节僵硬的护理：循序渐进进行康复训练。固定期间行肌肉等长收缩，如前臂肌肉收缩、远端关节早期活动，如手指抓捏、握拳活动、前臂伸展运动等，促进血液循环；去除外固定后，练习脱位关节的活动及关节周围肌力训练，以主动锻炼为主，以不引起剧烈疼痛为度，切忌粗暴进行被动活动，以免引起骨化性肌炎而加重肘关节僵硬。

4.心理护理

关节脱位多由意外事故造成，患者常焦虑、恐惧及自信心不足等，在生活上给予帮助，加强沟通，耐心开导，使之心情舒畅，从而愉快地接受配合治疗及康复。

5.健康教育

向患者及家属讲解肘关节脱位治疗和康复的知识。说明复位后固定的目的、方法、重要意义及注意事项，使其充分了解固定的重要性、必要性及复位后必须固定的时限。讲述功能锻炼的重要性和必要性,并指导其进行康复锻炼,使患者能自觉按计划实施。固定期间进行肌肉舒缩活动及邻近关节主动活动,切忌被动运动;固定拆除后,逐步进行肢体的全范围功能锻炼,防止关节粘连和肌萎缩。

(李　珊)

第二节　肩关节周围炎

一、概述

肩关节周围炎又称"五十肩""冻结肩""漏肩风",属中医肩痹,肩凝等范畴。是肩关节周围肌肉,肌腱滑液囊及关节囊的慢性损伤性炎症,以肩部疼痛,肩关节活动受限或僵硬等为临床特征。肩周炎的发生与发展大致可分为急性期、粘连期、缓解期。①急性期:病程约 1 个月,主要表现为肩部疼痛,肩关节活动受限,但有一定的活动度。②粘连期:病程 2～3 个月,本期患者疼痛症状已明显减轻,主要表现为肩关节活动严重受限,肩关节因肩周软组织广泛性粘连,活动范围极小,以外展及前屈运动时,肩胛骨随之摆动而出现耸肩现象。③缓解期:病程 2～3 个月,患者疼痛减轻,肩关节粘连逐渐消除而恢复正常功能。

二、治疗原则

主要采取非手术治疗。治疗方法:推拿、中药熏洗、封闭、理疗、小针刀、针灸、药物治疗、功能锻炼。

三、护理措施

(一)心理护理

肩周炎因病程长,患者畏痛而不敢活动,首先护理人员以亲切的语言同患者交谈,介绍肩周炎的发生发展及形成机制,使患者对自己的病情有所了解,鼓励患者树立战胜疾病的信心,积极配合治疗护理。

(二)侵入性治疗的护理

环境宜保持温暖,防止局部暴露受凉,同时要严格消毒,防止感染,注意观察患者面色、神志,防止晕针。封闭、针刺后 24 小时以内不宜熏洗,小针刀治疗 1 周内局部保持干燥。熏洗时,按中药熏洗护理常规护理。

四、功能锻炼

护士亲自示范讲解,教会患者主动行肩关节功能锻炼的方法,与患者一起制定锻炼计划和工作量。

(一)手指爬墙

双足分开与肩同宽面向墙壁或侧向墙壁站立,在墙壁画一高度标志,用患手指沿墙徐徐上爬。使上肢抬举到最大限度,然后沿墙回位,反复进行。每天 2～3 次,每次 10～15 分钟。

（二）手拉滑车

患者坐位或站立,双手拉住滑轮上绳子的把手,以健肢带动患肢,慢慢拉动绳子一高一低,两手轮换进行,逐渐加力,反复运动5～10分钟。

（三）弯腰划圈

两足分开与肩同宽站立,向前弯腰,上肢伸直下垂做顺逆时针方向划圈,幅度由小到大,速度由慢到快,每天2次,每次5～10分钟。

（四）其他

梳头,摸耳,内收探肩,后伸揉背,外展指路。

五、出院指导

（1）继续肩部功能锻炼,预防关节粘连,防止肌肉萎缩。

（2）日常生活中注意颈肩部保暖防寒,夏季防止肩部持续吹风,避免受凉,在阴凉处过久暴露。防止过猛过快,单调重复的肩部活动,提重物,承受应力时要有思想准备,防止肩损伤。

（3）加强营养,积极锻炼身体,多晒太阳,打太极拳。做好预防保健。

（李　珊）

第三节　肩袖损伤

一、概述

肩袖为包绕于肩关节周围的冈上肌、冈下肌、小圆肌和肩胛下肌4块肌肉的总称,肩袖损伤指此4块肌肉损伤。肩袖的作用主要为参与肩关节外展、内收、上举等活动。肩袖损伤后,患者出现肩关节功能障碍,外展上举困难,出现疼痛弧。肩部疼痛或酸困不适,夜间疼痛尤甚,姿势不对时疼痛加重不能入睡,常放射至三角肌止点、大结节处及上臂中段外侧,肱二头肌肌间沟压痛。多发生于创伤后,并发有骨折或脱位。

二、治疗原则

（一）非手术治疗

肩袖不完全损伤,采用保守治疗,外展架或石膏固定于外展位,采用理疗,口服非类固醇消炎药、活血药等,1个月后进行肩关节功能锻炼;关节镜治疗,关节镜治疗只对一些小撕裂、不全层撕裂有效。

（二）手术治疗

肩袖撕裂较重或肩袖全层断裂,或陈旧性肩袖损伤患者,采用手术切开肩袖修补术。

三、护理措施

（一）入院评估

患者入院后,认真观察患者疼痛性质、部位及肢体感觉、运动情况。

（二）心理护理

加强心理护理，了解心理所需，解除心理障碍。

（三）半卧位训练

入院后即给予患肢外展架固定，床头抬高半卧位训练，每天 2 次，每次 30～120 分钟，以适应术后体位。

（四）中药熏洗

术前 4～7 天给予中药熏洗，将中药加水 2 000 mL 煮沸，煎 30 分钟后，取药汁放入中药熏洗机中，打开电源继续加热保持温度在 70 ℃左右。让患者仰卧在熏洗床上并充分暴露患肩，肩部用双层治疗巾覆盖，保持药液的蒸汽能充分蒸到患者的肩部。每次熏蒸30 分钟，每天 2 次。熏蒸 30 分钟后关闭电源停止加热，待药液温度在 40～45 ℃时，给患者洗患肩，在熏洗的过程中配合关节功能锻炼，活动肩关节，主动询问患者的适应程度，熏蒸时注意保持药液温度，不可过热防止烫伤皮肤，也不可过凉影响治疗效果。

（五）饮食护理

手术前尊重患者的生活习惯，建议进食高蛋白、高维生素、高纤维等易消化饮食，每天饮鲜牛奶 250～500 mL，手术当天根据麻醉方式选择进食时间，术前 4～6 小时禁食，术后第 2 天根据患者饮食习惯，宜食高维生素、清淡可口易消化食物，如新鲜蔬菜、香蕉、米粥、面条等；忌食生冷、辛辣、油腻、煎炸、腥发的食物，如辣椒、鱼、牛羊肉等。以后根据患者食欲及习惯进食高蛋白、高营养之饮食，如牛奶、鸡蛋、水果新鲜蔬菜等，中后期多食滋补肝肾之品，如动物肝脏、排骨汤、鸡汤等，注意饮食节制。

（六）体位护理

手术前 3 天指导患者进行抬肩练习，每天 2 次，每次 10～15 分钟，且可在患者平卧时于患肢下垫棉垫或软枕。手术后患者取半卧位，患肢置于外展 60°，前屈 30°，保持床铺清洁、平整，防止压伤（石膏固定者按石膏固定的护理措施）术后第 2 天下床时（石膏干后），先坐起 30 分钟，站立 2 分钟，再活动，防止因手术后体质虚弱或直立性低血压而致晕倒。

（七）病情观察

手术及石膏、外展架固定后，如发现指端严重肿胀、发绀、麻木、剧痛、发凉、桡动脉搏动异常，及时报告医师处理。观察手术部位有无渗血情况，对于术后采用管型肩胸石膏固定的患者，观察石膏上血迹的范围是否扩大或渗血是否从石膏的边际流出。

四、功能锻炼

手术当天麻醉消失后，做伸屈手指、握拳及腕关节功能锻炼。术后第 2 天可做易筋功，主动收缩肱二头肌及前臂肌肉，做握拳、伸指、伸掌等活动。术后第 3 天开始，做掌屈背伸、上翘下钩、五指增力、左右摆掌等，活动要循序渐进，每天 2～3 次，每次 5～10 分钟。6～8 周石膏及外展架固定拆除后，进行肩、肘关节全方位功能锻炼，加大活动强度，如屈肘耸肩，托手屈肘，肘关节的屈伸活动，也可做弯腰划圈、后伸探肩等，逐渐做提重物等活动。活动要循序渐进，逐渐增加次数，以不疲劳为度。必要时做后伸探背，手指爬墙，肩关节的外展、内收、上举。

五、出院指导

（1）嘱患者加强营养，增强机体抵抗力，多食胡桃、瘦肉、骨头汤、山芋肉、黑芝麻等补肝肾强筋骨之品。

(2)肩袖损伤保守治疗外展架固定最少4周,术后固定最少6周,固定期间勿随意调节松紧、高度,勿随意拆除。

(3)继续进行手、腕、肘部功能锻炼,持之以恒,忌盲目粗暴活动。

(4)慎起居,避风寒,保持心情愉快,生活有规律,按时用药。

(5)出院1周后门诊复查,不适时来诊。

(6)3个月可恢复正常活动,并逐渐恢复工作。

(李　珊)

第四节　半月板损伤

一、概述

半月板是位于股骨胫骨内髁及股骨胫骨外髁之间的一种纤维软骨组织,其横截面呈半月形,外侧呈"O"形,内侧呈"C"形。半月板主要功能是传导载荷,维持关节稳定。半月板损伤是指半月板组织的连续性或完整性的破坏和中断。半月板损伤主要症状、体征为膝关节疼痛、打软腿、关节绞索或弹响、股四头肌萎缩,急性期可有关节肿胀。

二、治疗原则

(一)非手术治疗
石膏固定、手法复位、针灸推拿治疗、药物治疗。
(二)手术治疗
半月板修补、半月板成形、半月板切除、关节镜微创治疗。

三、护理措施

(一)休息
卧床休息,下床时指导其正确扶拐,避免关节活动时出现绞索,造成摔倒。
(二)石膏固定的护理
适用于14岁以下急性稳定性半月板撕裂,保持膝关节伸直位固定,石膏固定常规护理,观察石膏松紧度和患肢血液循环活动。卧床制动4~6周。
(三)关节绞索复位时注意事项
关节绞索时,手法复位动作应轻,避免暴力,以免加重损伤。
(四)术前准备
手术治疗时,协助做好术前准备及各项检查,指导患者练习床上大小便,掌握股四头肌锻炼方法。
(五)术后病情观察
密切观察生命体征,并做好记录。抬高患肢,观察伤口渗血及关节肿胀情况;伤口包扎松紧适宜,防止过紧影响血液循环或过松出现滑脱。

四、功能锻炼

根据筋骨并用原则,早期指导患者加强足踝部的屈伸活动和股四头肌的收缩锻炼,防止髋股关节粘连,每天 2 次,每次 5～10 分钟。

五、出院指导

(1)告知患者坚持锻炼的重要性,并能按要求循序渐进功能锻炼。

(2)保护膝关节。6 个月内,不做跑步、下蹲。

(3)关节镜下半月板部分切除术后患者,2 周后可骑自行车、游泳、散步等活动。缝合术后患者,4 周可带限制型支具屈伸活动,6 周后去掉支具进行膝关节康复锻炼。

（钦　静）

第五节　膝关节交叉韧带损伤

一、概述

交叉韧带位于膝关节内,分为前交叉韧带和后交叉韧带。与内外侧副韧带和关节囊韧带共同构成关节囊网,成为维持关节稳定的基本结构。前交叉韧带自胫骨前窝斜向外后上方,止于股骨外髁内侧面的后部。后交叉韧带自胫骨髁间后窝斜向内前上方,止于股骨内髁的外侧面,交叉韧带损伤是指交叉韧带的连续性、完整性的破坏和中断。

二、治疗原则

(一)非手术治疗

适用于交叉韧带部分断裂、超限拉长的患者,主要采取石膏固定,肌力练习。

(二)手术治疗

手术治疗包括交叉韧带修补缝合、紧缩、重建和移植。

三、护理措施

(一)体位

协助患者取舒适卧位。

(二)入院评估

了解生活习惯,详细询问病史,做好记录。

(三)石膏固定者的病情观察

单纯石膏固定者,固定膝关节于伸直位置后,密切观察伤肢末梢血液循环、活动、感觉、运动。观察石膏的松紧度是否合适,遇有伤肢末梢发凉,颜色发紫及足部肿胀明显时,报告医师,做好处理。

(四)加压包扎者的病情观察

行手术治疗患者,指导其练习床上大小便。抬高患肢,密切观察患肢的血液循环、活动、感觉情况。观察伤口渗血及引流管通畅情况。加压包扎者观察包扎伤口绷带的松紧度是否合适,避免过紧时引起下肢肿胀,影响血液循环,或造成腓总神经损伤。

四、功能锻炼

石膏固定者,石膏干燥后即指导其行股四头肌的收缩锻炼和踝关节的屈伸锻炼。主动股四头肌、腘绳肌的收缩锻炼,每天 2 次,每次 5~10 分钟。伤口愈合后,被动做患肢髌骨的推移训练,每天2次,每次5~10 分钟。膝关节活动度在 2 周内逐渐达 60°~90°。

五、出院指导

(1)告知功能锻炼的重要性,取得患者配合,积极坚持行被动屈伸练习。

(2)指导患者正确的步态,正确的扶拐,扶单拐时,健侧扶拐。

(3)石膏、支具固定的患者应根据医嘱,复查调整。

(4)整个锻炼过程应循序渐进,不可过度。

(吴凡凡)

第六节 脊 柱 骨 折

一、疾病概述

(一)概念

脊柱骨折又称脊椎骨折,占全身各类骨折的 5%~6%。脊柱骨折可以并发脊髓或马尾神经损伤,特别是颈椎骨折-脱位合并有脊髓损伤时能严重致残甚至丧失生命。

(二)相关病理生理

脊柱分为前、中、后 3 柱。中柱和后柱包裹了脊髓和马尾神经,该区的损伤可以累及神经系统,特别是中柱损伤,碎骨片和髓核组织可以突入椎管的前半部而损伤脊髓。胸腰段脊柱 (T_{10}~L_2)处于两个生理弧度的交汇处,是应力集中之处,也是常见骨折之处。

(三)病因与诱因

主要原因是暴力,多数由间接暴力引起,少数因直接暴力所致。当从高处坠落时,头、肩、臀部或足部着地,地面对身体的阻挡,使身体猛烈屈曲,所产生的垂直分力可导致椎体压缩性骨折,水平分力较大时则可同时发生脊椎脱位。直接暴力所致的脊椎骨折,多见于战伤、爆炸伤、直接撞伤等。

1.病理和分类

暴力的方向可以通过 X、Y、Z 轴,牵拉和旋转;在 X 轴上有屈、伸和侧方移动;在 Z 轴上则有侧屈和前后方向移动。因此,胸腰椎骨折和颈椎骨折分别可以有六种类型损伤。

2.胸、腰椎骨折的分类

(1)单纯性楔形压缩性骨折:脊柱前柱损伤,椎体成楔形,脊柱仍保持稳定。

(2)稳定性爆破型:前柱、中柱损伤。通常是高处坠落时,脊柱保持正直,胸腰段脊柱的椎体因受力、挤压而破碎;后柱不损伤,脊柱稳定。但破碎的椎体与椎间盘可突出于椎管前方,损伤脊髓而产生神经症状。

(3)不稳定性爆破型:前柱、中柱、后柱同时损伤。由于脊柱不稳定,可出现创作后脊柱后突和进行性神经症状。

(4)Chance骨折:椎体水平状撕裂性损伤。如从高空仰面落下,背部被物体阻挡,脊柱过伸,椎体横形裂开;脊柱不稳定。

(5)屈曲-牵拉型:前柱部分因受压缩力而损伤,而中柱、后柱同时因牵拉的引力而损伤,造成后纵韧带断裂,脊椎关节囊破裂,关节突脱位,半脱位或骨折;是潜在性不稳定型骨折。

(6)脊柱骨折-脱位:又名移动性损伤。脊柱沿横面移位,脱位程度重于骨折。此类损伤较严重,伴脊髓损伤,预后差。

3.颈椎骨折的分类

(1)屈曲型损伤:前柱因受压缩力而损伤,而后柱因牵拉的张力而损伤。①前方半脱位(过屈型扭伤):后柱韧带完全或不完全性破裂。完全性者可有棘突上韧带、棘间韧带、脊椎关节囊破裂和横韧带撕裂。不完全性者仅有棘上韧带和部分棘间韧带撕裂。②双侧脊椎间关节脱位:因过度屈曲,中后柱韧带断裂,脱位的关节突超越至下一个节段小关节的前方与上方。大多数患者伴有脊髓损伤。③单纯椎体楔形(压缩性)骨折:较常见,除椎体压缩性骨折外,还不同程度的后方韧带结构破裂。

(2)垂直压缩损伤:多数发生在高空坠落或高台跳水者。①第1颈椎双侧前、后弓骨折:也称Jefferson骨折。②爆破型骨折:颈椎椎体粉碎骨折,多见于第5、6颈椎椎体。破碎的骨折片可凸向椎管内,瘫痪发生率高达80%。

(3)过伸损伤:①过伸性脱位,前纵韧带破裂,椎体横行裂开,椎体向后脱位。②损伤性枢椎椎弓骨折,暴力来自颏部,使颈椎过度仰伸,枢椎椎弓垂直状骨折。

(4)齿状突骨折:机制不清,暴力可能来自水平方向,从前向后经颅骨至齿状突。

(四)临床表现

有严重的外伤史,如高空坠落、重物撞击腰背部、塌方事件被泥土、矿石掩埋等。

胸腰椎损伤后,主要症状为局部疼痛,站立及翻身困难。腹膜后血肿刺激了腹腔神经节,合并肠蠕动减慢,常出现腹痛、腹胀,甚至肠麻痹症状。

检查时要详细询问病史、受伤方式、受伤时姿势、伤后有无感觉及运动障碍。

多发伤患者往往合并有颅脑、胸、腹脏器的损伤。要先处理紧急情况,抢救生命。

检查脊柱时暴露面应足够,必须用手指从上至下逐个按压棘突,如发现位于中线部位局部肿胀和明显的局部压痛,提示后柱已有损伤;胸腰段脊柱骨折常可摸到后凸畸形。

(五)辅助检查

1.影像学检查

(1)X线检查:有助于明确脊椎骨折的部位、类型和移位情况。

(2)CT检查:用于检查椎体的骨折情况,椎管内有无出血及碎骨片。

(3)MRI检查:有助于观察及确定脊髓损伤的程度和范围。

2.肌电图检查

测量肌的电传导情况,鉴别脊髓完整性的水平。

3.实验室检查

除常规检查外,血气分析检查可判断有通气不足危险患者的呼吸状况。

(六)治疗原则

1.抢救生命

脊柱损伤患者伴有颅脑、胸、腹脏器损伤或并发休克时,首先处理紧急问题,抢救生命。

2.卧硬板床

胸腰椎骨折和脱位,单纯压缩骨折椎体压缩不超过 1/3 者,可仰卧于木板床,在骨折部加枕垫,使脊柱过伸。

3.复位固定

较轻的颈椎骨折和脱位者用枕颌带做卧位牵引复位;明显压缩移位者做持续颅骨牵引复位。牵引重量 3～5 kg,复位后用头颈胸支具固定 3 个月。胸腰椎复位后用腰围支具固定。也可用两桌法或双踝悬吊法复位,复位后不稳定或关节交锁者,可手术治疗,做植骨和内固定。

4.腰背肌锻炼

胸腰椎单纯压缩骨折,椎体压缩不超过 1/3 者,在受伤后 1～2 天开始进行,利用背伸肌的肌力及背伸姿势,使脊柱过伸,借椎体前方的前纵韧带和椎间盘纤维环的张力,使压缩的椎体自行复位,恢复原形状。严重的胸、腰椎骨折和骨折脱位,可通过腰背肌功能锻炼,使骨折获一定程度的复位。

二、护理评估

(一)一般评估

1.健康史

(1)一般情况:了解患者的年龄、职业特点、运动爱好、日常饮食结构、有无酗酒等。

(2)受伤情况:了解患者受伤的原因、部位和时间,受伤时的体位、症状和体征,搬运方式、现场及急诊室急救情况,有无昏迷史和其他部位复合伤等。

(3)既往史与服药史:有无脊柱受伤或手术史。

2.生命体征(T、P、R、BP)与意识

评估患者的呼吸、血压、脉搏、体温及意识情况。其包括呼吸形态、节律、频率、深浅、呼吸道是否通畅、患者能否有效咳嗽和排除分泌物;有无心动过缓和低血压;有无出汗,患者皮肤的颜色、温度;有无体温调节障碍。对伴有颅脑损伤的患者,可用格拉斯昏迷量表评估患者的意识情况。排尿和排便情况:患者有无尿潴留或充盈性尿失禁;尿液颜色、量和比重;有无便秘或大便失禁。

3.患者主诉

受伤的时间、原因和部位,受伤时的体位、症状和体征,搬运方式,现场及急诊室急救的情况,有无昏迷史和其他部位的合并伤。患者既往健康情况,有无脊柱受伤或手术史,近期有无因其他疾病而服用药物,应用剂量、时间和疗程。

4.相关记录

疼痛评分、全身皮肤及其他外伤情况。

(二)身体评估

1.视诊

受伤部位有无皮肤组织破损,局部肤色和温度,有无活动性出血及其他复合性损伤的迹象。

2.触诊

评估感觉和运动情况:患者的痛、温、触及位置觉的丧失平面及程度。

3.叩诊

患肢神经反射是否正常。

4.动诊

肢体感觉,活动和肌力的变化,双侧有无差异,有无腹胀和麻痹性肠梗阻征象。

(三)心理-社会评估

评估患者有无恐惧、紧张心理;评估患者和亲属对疾病的心理承受能力和对相关康复知识的认知程度,家庭及社会支持情况。

(四)辅助检查阳性结果评估

评估患者的影像学检查和实验室检查结果有无异常,以帮助判断病情和预后。

(五)治疗效果的评估

手术治疗评估要点。

1.术前评估要点

(1)术前实验室检查结果评估:血常规及血生化、腰椎片、心电图等。

(2)术前术区皮肤、饮食、肠道、用药准备情况。

(3)患者准备:评估患者对手术过程的了解程度,有无过度焦虑或者担忧;对预后的期望值等。

2.术后评估要点

(1)生命体征的评估:术后 24 小时内,密切观察生命体征的变化,进行床边心电监护,每30 分钟~1 小时记录 1 次,观察有无因术中出血、麻醉等引起血压下降。

(2)体位评估:是否采取正确的体位,以保持脊柱功能位及舒适为标准。

(3)术后感觉,运动和各项功能恢复情况。

(4)功能锻炼情况,如患者是否按计划进行功能锻炼及有无活动障碍引起的并发症出现。

三、护理诊断(问题)

(一)有皮肤完整性受损的危险

与活动障碍和长期卧床有关。

(二)潜在并发症

脊髓损伤。

(三)有失用综合征的危险

与脊柱骨折长期卧床有关。

四、主要护理措施

(一)病情观察与并发症预防

1.脊髓损伤的观察和预防

观察患者肢体感觉、运动、反射和括约肌功能是否随着病情发展而变化,及时发现脊髓损伤征象,报告医师并协助处理。尽量减少搬动患者,搬运时保持患者的脊柱中立位,以免造成或加重脊髓损伤。对已发生脊髓损伤者做好相应护理。

2.疼痛护理

及时评估患者疼痛程度,遵医嘱给予止痛药物。

3.预防压疮

(1)定时翻身:间歇性解除压迫是有效预防压疮的关键,故在卧床期间应每 2～3 小时翻身1 次。翻身时采用轴线翻身法:胸腰段骨折者双臂交叉放于胸前,两护士分别托扶患者肩背部和腰腿部翻至侧卧位;颈段骨折者还需一人托扶头部,使其与肩同时翻动。患者自行翻身时,应先挺直腰背部再翻身,以利用绷紧的躯干肌肉形成天然内固定夹板。侧卧时,患者背后从肩到臀用枕头抵住以免腰胸部脊柱扭转,上腿屈髋屈膝而下腿伸直。两腿间垫枕以防髋内收。颈椎骨折患者不可随意低头、抬头或转动颈部,遵医嘱决定是否垫枕及枕头放置位置。避免在床上拖拽患者,以减少局部皮肤剪切力。

(2)合适的床铺:床单清洁干燥和舒适,有条件的可使用特制翻身床、明胶床垫、充气床垫、波纹气垫等。注意保护骨突出部位,使用气垫或棉圈等使骨突部位悬空,定时对受压的骨突部位进行按摩。保持个人清洁卫生和床单清洁干燥。

(3)增加营养:保证足够的营养素摄入,提高机体抵抗力。

4.牵引护理

(1)颅骨牵引时,每班检查牵引,并拧紧螺母,防止牵引弓脱落。

(2)牵引重锤保持悬空,不可随意增减或移去牵引重量,定期测量下肢的长度和力线,以免造成过度牵引和骨端旋转。

(3)注意牵引针是否有移位,若有移位应消毒后调整。

(4)保持对抗牵引力:颅骨牵引时,应抬高床头,若身体移位,抵住了床头,及时调整,以免失去反牵引作用。

(5)告知患者和家属牵引期间牵引方向与肢体方向应成直线,以达到有效牵引。

(二)饮食

给予患者高热量、高蛋白、高纤维素、高钙、富含维生素及果胶成分饮食。如牛奶、鸡蛋、海米、虾皮、鱼汤、骨头汤、新鲜蔬菜和水果等。

(三)用药护理

了解药物不良反应,对症处理用药时观察其用药后效果。根据疼痛程度使用止痛药,并评估不良反应。

(四)心理护理

向患者和家属解释骨折的愈合是一个循序渐进的过程,充分固定能为骨折断端连接提供良好的条件。正确的功能锻炼可以促进断端生长愈合和患肢功能恢复。鼓励患者表达自己的思想,减轻患者及其家属的心理负担。

(五)健康教育

1.指导功能锻炼

脊柱损伤后长期卧床可导致失用综合征,故应根据骨折部位、程度和康复治疗计划,指导和鼓励患者早期活动和功能锻炼。单纯压缩骨折患者卧床 3 天后开始腰背部肌肉锻炼,开始臀部左右活动,然后要求做背伸动作,使臀部离开床面,随着腰背肌力量的增加,臀部离开床面的高度也逐渐增高。2个月后骨折基本愈合,第3个月可以下地少量活动,但仍以卧床休息为主。3个月后逐渐增加下地活动时间。除了腰背肌锻炼外,还应定时进行全身各个关节的全范围被动或主动活动,每天数次,以促进血液循环,预防关节僵硬和肌萎缩。鼓励患者适当进行日常活动能力的训练,以满足其生活需要。

2.复查

告知患者及家属局部疼痛明显加重,或不能活动,应立即到医院复查并评估功能恢复情况。

3.安全指导

指导患者及家属评估家庭环境的安全性,妥善放置可能影响患者活动的障碍物。

五、护理效果评估

(1)患者是否主诉骨折部位疼痛减轻或消失,感觉舒适。

(2)患者皮肤是否保持完整,能否避免压疮发生。

(3)能否避免脊髓损伤等并发症的发生,一旦发生,能否及时发现和处理。

(4)患者在指导下能否按计划进行有效的功能锻炼,能否避免失用综合征的发生。

(李　珊)

第七节　骨　盆　骨　折

一、疾病概述

(一)概念

骨盆骨折多由直接暴力挤压骨盆所致,多伴有合并症和多发伤。

(二)相关病理生理

骨盆的血管及静脉丛丰富,内有重要脏器和血管,骨折常合并静脉丛、动脉出血及盆腔内脏器损伤并导致相应的病理生理变化。

(三)病因

常见原因有交通事故、意外摔倒或高处坠落等。年轻人骨盆骨折主要是由于交通事故和高处坠落引起。老年人骨盆骨折最常见的原因是摔倒。

(四)分类

目前国际上常用的骨盆骨折分类为:Young&Burgess 分类,共 4 种类型。

1.分离型(APC)

由前后挤压伤所致,常见耻骨联合分离,严重时造成骶髂前后韧带损伤;根据骨折严重程度不同又分为Ⅰ、Ⅱ、Ⅲ 3个亚型。

2.压缩型(LC)

由侧方挤压伤所致,常造成骶骨骨折(侧后方挤压)及半侧骨盆内旋(侧前方挤压);也根据骨折严重程度不同又分为Ⅰ、Ⅱ、Ⅲ 3个亚型。

3.垂直型(VS)

剪切外力损伤,由垂直或斜行外力所致,常导致垂直或旋转方向不稳定。

4.混合外力(CM)

侧方挤压伤及剪切外力损伤,导致骨盆前环及前后韧带的损伤占骨盆骨折的14%。

该分类的优点是有助于损伤程度的判断及对合并损伤的估计可以指导抢救判断预后,根据文献统计,分离型骨折合并损伤最严重,死亡率也最高,压缩型次之,垂直型较低;而在出血量上的排序依次是分离型、垂直型、混合型、压缩型。

Tiles/AO 分类分为以下类型。

(1)A 型:稳定,轻度移位。

(2)B 型:纵向稳定,旋转不稳定,后方及盆底结构完整。①B_1:前后挤压伤,外旋,耻骨联合>2.5 cm,骶髂前韧带和骶棘韧带损伤。②B_2:侧方挤压伤,内旋。$B_{2.1}$ 为侧方挤压伤,同侧型。$B_{2.2}$ 为侧方挤压伤,对侧型。③B_3:双侧 B 型损伤。

(3)C 型:旋转及纵向均不稳定(纵向剪力伤)。①C_1:单侧骨盆。$C_{1.1}$ 为髂骨骨折。$C_{1.2}$ 为骶髂关节脱位。$C_{1.3}$ 为骶骨骨折。②C_2:双侧骨盆。③C_3:合并髋臼骨折。

(五)临床表现

1.症状

患者髋部肿胀、疼痛,不敢坐起或站立。有畸形、疼痛、肿胀、瘀斑、活动障碍、休克、后腹膜后血肿、直肠肛管及女性生殖道损伤、尿道膀胱损伤、神经损伤、脏器损伤。

2.体征

(1)骨盆分离试验与挤压试验阳性:检查者双手交叉撑开患者的两髂嵴,使两骶髂关节的关节面更紧贴,而骨折的骨盆前环产生分离,如出现疼痛即为骨盆分离试验阳性。双手挤压患者的两髂嵴,伤处仍出现疼痛为骨盆挤压试验阳性。

(2)肢体长度不对称:用皮尺测量胸骨剑突与两髂前上棘之间的距离,骨盆骨折向上移位的一侧长度较短。也可测量脐孔与两侧内踝尖端的距离。

(3)会阴部瘀斑:是耻骨和坐骨骨折的特有体征。

(六)辅助检查

X 线和 CT 检查能直接反映是否存在骨盆骨折及其类型。

1.X 线检查

(1)骨盆正位片:常规、必须的基本检查,90%的骨盆骨折可经正位片检查发现。

(2)骨盆入口位片:拍摄时球管向头端倾斜 40°,可以更好地观察骶骨翼骨折、骶髂关节脱位、骨盆前后及旋转移位、耻骨支骨折、耻骨联合分离等。

(3)骨盆出口位片:拍摄时球管向尾端倾斜 40°,可以观察骶骨、骶孔是否有骨折,骨盆是否有垂直移位。

2.CT 是对于骨盆骨折最准确的检查方法

一旦患者的病情平稳,应尽早行 CT 检查。对于骨盆后方的损伤尤其是骶骨骨折及骶髂关节损伤,CT 检查更为准确,伴有髋臼骨折时也应行 CT 检查,CT 三维重建可以更真实的显示骨盆的解剖结构及骨折之间的位置关系,形成清晰逼真的三维立体图像,对于判断骨盆骨折的类型和决定治疗方案均有较高价值。CT 还可以同时显示腹膜后及腹腔内出血的情况。

（七）治疗原则

首先处理休克和各种危及生命的合并症，再处理骨折。

1.非手术治疗

（1）卧床休息：骨盆边缘性骨折、骶尾骨骨折应根据损伤程度卧硬板床休息3～4周，以保持骨盆的稳定。髂前上棘骨折患者置于屈髋位；坐骨结节骨折置于伸髋位。

（2）复位与固定：不稳定骨折可用骨盆兜带悬吊牵引、髋人字石膏、骨牵引等方法达到复位与固定的目的。

2.手术治疗

（1）骨外固定架固定术：适用于骨盆环双处骨折患者。

（2）切开复位钢板内固定术：适用于骨盆环两处以上骨折患者，以保持骨盆的稳定。

二、护理评估

（一）一般评估

1.健康史

（1）一般情况：了解患者的年龄、职业特点、运动爱好、日常饮食结构、有无酗酒等。

（2）受伤情况：了解患者受伤的原因、部位和时间，受伤时的体位和环境，外力作用的方式、方向与性质等。

（3）既往史：有无药物滥用、服用特殊药物及药物过敏史，有无手术史等。

2.生命体征（T、P、R、BP）

每1小时监测体温、脉搏、呼吸、血压1次，详细记录，特别是血压情况，以防发生低血容量休克，为抢救提供有力的依据。

3.患者主诉

有无疼痛、排尿、排便等情况。

4.相关记录

皮肤完整性、排尿及排便情况、双下肢感觉、运动、末梢血运、肿胀、畸形等情况。

（二）身体评估

1.术前评估

（1）视诊：有无活动受限。会阴部、腹股沟、臀部有无瘀血、瘀斑。有无骨盆变形、肢体不等长等现象。

（2）触诊：有无按压痛。有无异常活动及骨擦音等。

（3）叩诊：有无叩击痛。

（4）动诊：骨盆分离试验与挤压试验。

（5）量诊：肢体长度是否对称。用皮尺测量胸骨剑突与两髂前上棘之间的距离。向上移位的一侧长度较短。也可测量脐孔与两侧内踝尖端之间的距离。

2.术后评估

（1）视诊：观察患者神志，局部伤口有无红肿热痛、有无渗血、渗液情况，引流液的颜色、量、性质。

（2）触诊：足背及股动脉搏动情况、肢端皮温、颜色、毛细血管充盈情况。

（3）动诊：进行相应的感觉运动检查，有无麻木异样感、部位、程度；观察踝关节及足趾的活动情况。

(4)量诊:肢体长度是否对称。

(三)心理-社会评估

患者在疾病治疗过程中的心理反应与需求,家庭及社会支持情况,引导患者正确配合疾病的治疗与护理。

(四)辅助检查阳性结果评估

(1)骨盆 X 线片、CT 等可显示骨折的损伤机制。

(2)血常规检验提示有无血容量不足、肝肾功能、电解质等。

(五)治疗效果的评估

1.非手术治疗评估要点

复位固定好,疼痛减轻,骨折端愈合良好。

2.手术治疗评估要点

对旋转不稳定骨折提供足够的稳定,以促使骨折愈合,并为早期负重提供所需的稳定。

三、护理诊断(问题)

(一)组织灌注量不足

与骨盆损伤、出血等有关。

(三)排尿和排便形态异常

与膀胱、尿道、腹内脏器或直肠损伤有关。

(三)有皮肤完整性受损的危险

与骨盆骨折和活动障碍有关。

(四)躯体活动障碍

与骨盆骨折有关。

(五)疼痛

与骨折、软组织创伤等有关。

(六)潜在并发症

(1)术后感染:与损伤机制及手术有关。

(2)深静脉血栓:与盆腔静脉的损伤及制动有关。

(3)神经损伤:与骶髂关节脱位时的骶神经受牵拉和骶骨骨折时嵌压损伤有关。

(4)肺部感染:与长期卧床、无法改变体位有关。

(5)泌尿系统感染:与长期卧床、泌尿系统损伤有关。

四、主要护理措施

(一)术前护理

1.急救护理

有危及生命时应先抢救生命,对休克患者进行抗休克治疗,然后处理骨折。

(1)观察生命体征:骨盆骨折常合并静脉丛及动脉出血,出现低血容量休克。应注意观察患者的意识、脉搏、血压和尿量,及时发现和处理血容量不足。

(2)建立静脉输液通路:及时按医嘱输血和补液,纠正血容量不足。

(3)及时止血和处理腹腔内脏器官损伤:若经抗休克治疗和护理仍不能维持血压,应及时通知医师,并协助做好手术准备。

2.维持排尿、排便通畅

(1)观察:患者有无排尿困难、尿量及色泽;有无腹胀和便秘。

(2)导尿护理:对于尿道损伤致排尿困难者,予以导尿或留置导尿管,并加强尿道口和导尿管的护理;保持导尿管通畅。

3.饮食护理

术前加强饮食营养,宜高蛋白、高维生素、高钙、高铁、粗纤维食物,以补充失血过多导致的营养失调。食物应易消化,且根据受伤程度决定膳食种类,若合并直肠损伤或有腹胀腹痛,则应酌情禁食。必要时静脉高营养治疗。

4.卧位

不影响骨盆环完整的骨折,可取仰卧与侧卧交替,侧卧时健侧在下,严禁坐立,伤后应平卧硬板床,且应减少搬动。必须搬动时则由多人平托,以免引起疼痛,增加出血。

(二)术后护理

1.病情观察

(1)生命体征:术后严密观察生命体征及神志,与麻醉科医师交班,了解患者术中情况,心电监护;留置导尿管,准确记录尿量。

(2)切口护理:观察切口敷料情况及切口愈合情况,有无红肿热痛、渗液。若切口感染者,协助做好分泌物培养,加强换药。

(3)切口引流管护理:妥善固定,变换体位时注意牵拉,保持通畅;观察引流液的量、色、性质。及时记录。

(4)导尿管的护理:观察尿液的量、色、性状。如无膀胱尿道损伤应间歇夹导尿管,训练膀胱功能,尽早停导尿管。如有膀胱尿道损伤,术后需持续开放尿管,根据医嘱停导尿管。留置导尿管者一天 2 次会阴护理,鼓励患者每天饮水 1 500 mL 以上。

2.皮肤护理

(1)保持个人卫生清洁:注意卧床患者的皮肤护理,保持皮肤清洁、健康和床单平整干燥;按时按摩受压部位;防止发生压疮。

(2)体位:协助患者更换体位,绝对卧床,根据医嘱决定是否可以抬高床头或下床。可适当翻身,骨折愈合后方可向患侧卧位。

3.协助指导患者合理活动

根据骨折的稳定性和治疗方案,与患者一起制订适宜的锻炼计划并指导其实施。部分患者在手术后几天内即可完全负重,行牵引的患者需12周以后才能负重。长时间卧床的患者须练习深呼吸、进行肢体肌的等长舒缩;每天多次,每次 5～20 分钟。允许下床后,可使用助行器或拐杖,以使上下肢共同分担体重。

4.疼痛护理

(1)有效控制疼痛,保证足够的睡眠。

(2)宣教疼痛的评分方法,疼痛引起的原因及减轻疼痛的方法,如正确翻身、放松疗法、转移注意力、药物控制,提高患者疼痛阈值,减轻心理负担。

(3)疼痛＞5 分,分析疼痛原因,针对疼痛引起的原因,给予相应的处理。如调整体位,解除局部皮肤卡压。

(4)疼痛原因明确按医嘱尽早给予止痛药,30分钟后观察止痛效果。

5.饮食护理

术后6小时可进食,多饮水、多吃水果、蔬菜;高蛋白饮食,保持大便通畅。

6.功能锻炼

(1)不影响骨盆环完整的骨折:①单纯一处骨折,无合并伤,又不需复位者,卧床休息,仰卧与侧卧交替(健侧在下)。早期在床上做上肢伸展运动、下肢肌肉收缩及足踝活动。②伤后1周后半卧及坐位练习,并作髋关节、膝关节的伸屈运动。③伤后2~3周,如全身情况尚好,可下床站立并缓慢行走,逐渐加大活动量。④伤后3~4周,不限制活动,练习正常行走及下蹲。

(2)影响骨盆环完整的骨折:①伤后无合并症者,卧硬板床休息,并进行上肢活动。②伤后第2周开始半坐位,进行下肢肌肉收缩锻炼,如股四头肌收缩、踝关节背伸和跖屈、足趾伸屈等活动。③伤后第3周在床上进行髋、膝关节的活动,先被动,后主动。④伤后第6~8周(即骨折临床愈合),拆除牵引固定,扶拐行走。⑤伤后第12周逐渐锻炼,并弃拐负重步行。

(三)术后并发症的观察及护理

1.神经损伤

了解有无神经损伤,并观察各神经支配的感觉运动的进展情况。骶骨管骨折脱位可损伤支配括约肌及会阴部的马尾神经。骶骨孔部骨折可损伤坐骨神经根,骶1侧翼骨折可损伤腰5神经,坐骨大切迹部或坐骨骨折可伤及坐骨神经,耻骨支骨折偶可损伤闭孔神经或股神经。髂前上棘撕脱骨折可伤及骨外皮神经。

2.感染

观察生命体征、血常规,观察创面有无红肿热痛、渗液,有局部引流时,观察引流液的量、色、性状,保持局部引流通畅。及早发现处理合并伤,合理适用抗生素。直肠肛管损伤常常是盆腔感染的主要来源,可形成化脓性骨髓炎、骨盆周围脓肿、包括髋关节在内的一侧骨盆、臀部、腹股沟的严重化脓感染;阴道破裂与骨折相同,可引起深部感染。

3.肺栓塞

观察神志、生命体征、氧饱和度、胸闷、胸痛情况。其典型表现为咳嗽、胸痛、呼吸困难、低氧血症、意识改变。但大部分患者缺乏典型症状或以一种症状为主或无症状,不注意时易被忽略。小心搬运,患肢抬高放置,预防感染和防治休克,纠正酸中毒,给氧。如有严重骨折创伤、明显低血氧,又不能用其他原因解释者,有明显的诊断次要指标(如贫血、血小板计数减少等)可以初步诊断,应及时通知医师,密切观察,立即展开治疗。

4.下肢深静脉血栓形成

观察下肢有无疼痛、肿胀、静脉扩张、腓肠肌压痛等。加强小腿肌肉静态收缩和踝关节的活动、理疗、预防性抗凝治疗。血栓形成后,避免患肢活动,忌做按摩、理疗等,按医嘱予抗凝溶栓治疗,注意观察抗凝药的不良反应。

5.肌肉萎缩、关节僵硬

早期进行肌肉收缩锻炼。根据患者的活动能力,尽早进行股四头肌收缩和踝关节伸屈等活动。

6.压疮

观察患者疼痛的部位,皮牵引或石膏支具对皮肤的卡压情况,注意牵引部位或边缘皮肤有无破损或出现水疱。注意尾骶部皮肤情况。卧床患者定时翻身、抬臀,及时调整皮牵引,皮牵引时可在足跟部预防性贴水胶体敷料。

7.便秘

评估患者的饮食结构、排便习惯、目前的排便情况、活动情况。很多患者不习惯床上排便,怕造成别人麻烦,应消除患者的心理顾虑,宣教便秘及便秘防治的相关知识,宣教保持大便通畅的重要性;多吃含粗纤维多的蔬菜、水果,多饮水;给予手法按摩腹部;必要时给予药物治疗。

(四)心理护理

(1)术前了解患者家庭支持情况,心理、社会、精神状况;患者对疾病的认知程度;患者伤势较重,易产生恐惧心理。应以娴熟的抢救技术控制病情发展,减少患者的恐惧。病情稳定后,可让患者和家属与同种手术成功的患者交谈,从心理上认清接受手术治疗的必要性,对手术要达到的目的及可能发生的并发症与意外事项,有一定的心理准备。

(2)术后心理支持,鼓励患者保持良好的心态,正确对待疾病。

(五)健康教育

(1)体位与活动:卧床,按医嘱循序渐进功能锻炼。不同部位的骨折,愈合时间不同,须严格按医嘱,不能自行过早负重。

(2)饮食:鼓励进高热量、高蛋白、富含维生素易消化的饮食。

(3)心理支持:鼓励患者保持良好精神状态。

(4)劝导戒烟。

(5)介绍药物的名称、剂量、用法、作用和不良反应。

(6)出院后继续功能锻炼。

(7)指导患者定时门诊复查,并说明复查的重要性。如出现病情变化,及时来医院就诊。

五、护理效果评估

(1)生命体征平稳,疼痛缓解。

(2)牵引复位或手术固定有效。

(3)合并腹膜后血肿和腹内脏器损伤得到有效处理,无相关并发症出现。

(4)根据指导适当有效的功能锻炼。

(李　珊)

第十一章

精神科护理

第一节 神经衰弱

神经衰弱是由于脑神经活动长期持续性过度紧张,导致大脑的兴奋与抑制过程失调而产生的神经症,主要以脑和躯体功能衰弱为特征,主要特点是精神易兴奋和脑力易疲乏,以及紧张、烦恼、易激惹等情绪症状和肌肉紧张性疼痛、睡眠障碍等生理功能紊乱症状。症状不是继发于躯体或脑的疾病,也不是其他任何精神障碍的一部分。在我国 15～19 岁居民中,神经衰弱患病率为13.03%,占全部神经症的 58.7%,居各类神经症之首。

一、病因与发病机制

(一)社会-心理因素

神经系统功能过度紧张,尤其长期心理冲突和精神创伤引起负性情感体验是常见原因,如生活节奏紊乱,过分劳累紧张,学习和工作不适应,家庭纠纷,婚姻、恋爱问题处理不当等。

(二)器质性病变

感染、中毒、颅脑创伤、营养不良、内分泌失调等。

(三)素质因素

巴甫洛夫认为,高级神经活动类型属于弱型和中间型的人,个性特征表现为孤僻、胆怯、敏感多疑、急躁、易紧张者容易得病。但没有人格缺陷的人,在强烈而持久的精神因素作用下,同样可以发病。

神经衰弱大多缓慢起病,症状呈慢性波动性,症状的消长常与心理冲突有关。具有易感素质的个体如果生活中应激事件多,疾病往往波动且病程迁延,难以彻底痊愈。

二、临床表现

(一)脑功能衰弱

脑功能衰弱的症状是神经衰弱的常见症状,包括精神易兴奋与易疲劳。

1.兴奋症状

感到精神易兴奋,表现为回忆和联想增多,对指向性思维感到费力,而缺乏指向的思维却很活跃,且控制不住,因难以控制而感到痛苦,伴有不快感,但没有言语运动增多。这种情况在入睡前较多,有时对声光很敏感。

2.衰弱症状

脑力易疲劳是神经衰弱患者的主要特征。患者无精打采,自感脑子迟钝,注意力不集中或不能持久,记忆差,脑力和体力均易疲劳,效率显著下降。有以下特点:①疲劳常伴有不良心境,休息不能缓解,但随着心境的恢复而消失;②疲劳常有情境性;③疲劳常有弥散性;④疲劳不伴有欲望与动机的减退;⑤以精神疲劳为主,不一定伴有躯体的疲劳。

(二)情绪症状

情绪症状主要表现为容易烦恼和易激惹等。其内容常与现实生活中的各种矛盾有关,感到困难重重,难以应付。可有焦虑或抑郁,但不占主导地位。这些情绪在健康人中也可见到,一般认为这些情绪症状必须具备下述 3 个特点才算病态:①患者感到痛苦而求助;②患者感到难以自控,遇事易激动,好发脾气,但事后又后悔,或伤感、落泪;③情绪的强度及持续时间与生活事件或处境不相称。约 40%的患者在病程中出现短暂、轻度的抑郁情绪,但不持久,一般不产生自杀意念或企图。

(三)心理-生理症状

神经衰弱患者常常有大量的躯体不适症状,经各种检查找不到病理性改变的证据。

1.头痛

常为紧张性头痛,头痛多无固定部位,时间不定,痛时可耐受,偶然可伴恶心,但无呕吐。看书、学习时头痛加剧,如情绪松弛,或睡眠好,得到充分休息,头痛可明显减轻,有时头部有压迫或紧箍感。

2.睡眠障碍

睡眠障碍是患者主诉较多的症状,最常见的是入睡困难,患者感到疲乏、困倦,但上床后又觉兴奋,辗转难眠。另外是多梦、易醒,或自感睡眠浅。还有一些患者缺乏真实睡感,即睡醒后否认自己入睡过。

3.自主神经功能障碍

可出现心动过速、血压高或低、多汗、有时发冷、厌食、便秘和腹泻、尿频、月经不调、遗精、早泄或勃起功能障碍等。

4.继发性反应

继发性反应是病后继发性病理心理反应,由于患者的躯体症状和自主神经功能紊乱的影响,过分关注这些不适,而产生疑病,如心悸则怀疑是心脏病,胃肠不适则怀疑是胃癌,从而易烦恼焦虑不安,加重神经系统功能的负担,而使病程迁延,症状加剧,又反过来增加焦虑不安,以致成为恶性循环。

三、诊断标准

神经衰弱是一种功能障碍性病症,临床症状表现繁多,但要诊断本病,应具备以下 5 个特点。

(1)显著的衰弱或持久的疲劳症状:如经常感到精力不足,萎靡不振,不能用脑,记忆力减退,脑力迟钝,学习工作中注意力不能集中,工作效率显著减退,即使是充分休息也不能消除疲劳感。

对全身进行检查,无躯体疾病,也无脑器质性病变。

(2)表现以下症状中的任何两项:①易兴奋又易疲劳;②情绪波动大,遇事容易激动,烦躁易怒,担心和紧张不安;③因情绪紧张引起紧张性头痛或肌肉疼痛;④睡眠障碍。表现为入睡困难,易惊醒,多梦。

(3)上述情况对学习、工作和社会交往造成不良影响。

(4)病程在 3 个月以上。

(5)排除其他神经症和精神疾病。

四、护理诊断

(一)睡眠形态紊乱

与焦虑有关。

(二)疲乏

与患者主诉疲乏无力有关。

(三)疼痛

与患者有躯体不适、疼痛的主诉有关。

(四)便秘或感知性便秘

与自主神经功能紊乱有关。

(五)营养失调:低于机体需要量

与食欲缺乏、消瘦有关。

(六)情境性自我贬低

与患者自觉做事效率减低、能力不足有关。

(七)保持健康能力改变

与个人适应能力差有关。

五、护理措施

(一)心理护理

患者对人际关系较为敏感,护理人员在与患者交往的过程中要以同情、尊重态度对待患者,与患者建立良好的护患关系。帮助患者认识自己的性格特点,面对现实,接受现实,采用顺其自然的态度。鼓励患者配合治疗,发挥主观能动性,帮助患者与他人建立良好和谐的人际关系,进而调节自己的不良情绪。改变患者的认知,鼓励患者诉说烦恼和苦闷,可用转移法宣泄自己的不良情绪,指导患者学习生物反馈方法进行放松训练。

(二)睡眠护理

住院治疗的神经衰弱患者绝大部分有睡眠障碍,且为睡眠问题而焦虑,护理人员应尽量给患者提供适当的睡眠环境,如安静、温湿度适宜的病室,不和其他精神运动性兴奋患者同一病室,指导患者进行睡前准备,如喝热牛奶,用热水泡脚,听轻音乐,睡前不做剧烈运动,忌饮浓茶、咖啡等。禁止患者白天卧床睡眠,鼓励患者日间参加力所能及的文娱活动及体育锻炼。

(三)对症护理

患者常有脑力及躯体疲劳的症状,应让患者注意劳逸结合,科学规律地安排日常活动,适当进行体力劳动并加强体育锻炼,保持良好的睡眠。当存在易兴奋症状时,要尽量创造安静环境,调节患者的不良心境。患者出现头痛时,首先让患者休息,保持良好睡眠,如不能缓解,可遵医嘱给予地西泮或抗抑郁药等服用。患者出现心动过速、血压改变、多汗、便秘或腹泻等躯体不适时,告诉患者随着神经衰弱症状的缓解,躯体不适可逐渐减轻,直至消失。

六、健康指导

(一)患者

介绍神经衰弱的病因、表现等相关知识,培养患者乐观豁达的情绪。帮助患者科学规律地安排生活,劳逸结合,加强体育锻炼。克服不健康的性格特点,正确对待各种困难和挫折,建立并维持健康的正性情绪。

(二)家属

向家属介绍疾病知识,取得家属和社会支持,消除各种不良因素的干扰,有利于患者的治疗和康复。协助患者建立良好的人际关系,帮助纠正患者的错误认知。

(夏佩佩)

第二节　恐　惧　症

恐惧症是以恐惧症状为主要临床表现的神经症。患者对某种特定的客体、处境或与人交往时产生持续的和不合理的恐惧,并主动采取回避方式来解除。

一、病因与发病机制

遗传调查发现广场恐惧症患者的家属中有 19% 的人患有类似疾病,且女性亲属的患病率较男性亲属高 2~3 倍。恐惧症患者具有一定人格特征,如害羞、被动、信赖、焦虑等。生化研究约 50% 的社交恐惧症患者,在出现恐怖的同时有血浆肾上腺素含量的升高,惊恐发作则无。社会-心理因素精神分析理论认为成人单纯性恐惧症来源于儿童时期曾有过的体验,随着年龄的增长,一般至青春期消失,但当人体因疾病而变得软弱或被新的精神刺激所诱发,过去经历过的恐惧就可能再显出来。条件反射理论认为恐惧症是由于某些无害的事物或情境与令人害怕的刺激多次重叠出现,形成条件反射,成为患者恐怖的对象,促使患者采取某种行为去回避它。如果回避行为使患者的焦虑得到减轻或消除,便合成为一种强化因素,通过操作性条件反射,使这种行为本身固定下来,持续下去。

二、临床表现

恐惧症的中心症状是恐怖,并因恐怖引起剧烈焦虑甚至达到惊恐的程度。恐惧症的共同特征是:①某种客体或情境常引起强烈的恐惧;②恐惧时常伴有明显的自主神经症状,如头晕、晕倒、心悸、心慌、战栗、出汗等;③对恐惧的客体和情境极力回避,因为要回避常影响正常的生活,越是回避说明病情越重;④患者知道这种恐惧是过分的或不必要的,但不能控制。常见的临床类型有以下 3 种。

(一)场所恐惧症

场所恐惧症又称广场恐惧症、旷野恐惧症、聚会恐惧症等,在恐惧症中最为常见,约60%。多起病于25岁左右,35岁左右为发病高峰,女性多于男性。患者看到周围都是人或空无一人时,会产生剧烈的恐怖,担心自己无法自控或晕倒,或出现濒死感或焦虑不安。有时候害怕较小的封闭空间,如害怕使用公共交通工具,如乘坐汽车、火车、地铁、飞机。害怕到人多拥挤的场所,如剧院、餐馆、菜市场、百货公司等;对高空、黑暗等产生恐怖,而不愿立足于高处,甚至不敢在高楼上居住,或不敢独自一人处于黑暗之中;害怕排队等候;害怕出远门等。严重的患者,可长年在家,不敢出门,甚至在家中也要人陪伴。有的患者在有人陪伴时恐惧症状有所减轻。

(二)社交恐惧症

主要表现为在社交场合中出现恐怖,患者害怕出现在众人面前,在大庭广众面前害怕被别人注意,害怕会当众出丑,因此当着他人的面不敢讲话、不敢写字、不敢进食,不敢与人面对面就座,甚至不敢如厕,严重者可出现面红耳赤、出汗、心跳、心慌、震颤、呕吐、眩晕等。患者可因恐怖而回避朋友,与社会隔绝而仅与家人保持接触,甚至失去工作能力。

如果患者害怕与他人对视,或自认为眼睛的余光在窥视别人,因而惶恐不安者,则称为对视恐怖。如果患者害怕在与人相处时会面红或坚信自己有面红,则称为赤面恐怖。

(三)特定的恐惧症

特定的恐惧症或称特定的单纯恐惧症。表现为对以上两种类型以外的某些特殊物体、情境或活动的害怕。单纯恐惧症症状恒定,多只限于某一特殊对象,但部分患者在消除对某一物体的恐惧之后,又出现新的恐惧对象。多起始于童年,女性多见。

1.物体恐惧症

患者主要表现为对某些特定的物体如动物等产生恐怖,患者害怕的往往不是与这些物体接触,而是担心接触之后会产生可怕的后果,如害怕猫、老鼠、狗、鸟类或昆虫等小动物。在青春期前,对动物恐怖的男女患者比例相近,成人后则以女性为多。有些患者表现为对尖锐物体的恐怖,而不敢接触尖锐物体,害怕自己或别人会受到这些物体的伤害,也有的患者可表现为害怕见到血液等。

2.自然现象恐惧症

对打雷、闪电、波浪等恐惧。对雷雨恐怖者,不仅对雷雨觉得恐怖,而且对可能发生雷雨的阴天或湿度大的天气也可能感到强烈的不安。甚者为了解除焦虑主动离开这些地方,以回避雷雨发生。

以上各种恐惧症可单独出现,也可合并存在。

三、诊断标准

恐惧症是一种以过分和不合理地惧怕外界客体或处境为主的神经症。患者明知没有必要,但仍不能防止恐惧发作,恐惧发作时往往伴有显著的焦虑和自主神经症状。患者极力回避所害怕的客体或处境,或是带着畏惧去忍受。

(1)符合神经症的诊断标准。

(2)以恐惧为主,须符合以下4项:①对某些客体或处境有强烈恐惧,恐惧的程度与实际危险不相称。②发作时有焦虑和自主神经症状。③有反复或持续的回避行为。④知道恐惧过分、不合理,或不必要,但无法控制。

（3）对恐惧情景和事物的回避必须是或曾经是突出症状。

（4）排除焦虑症、精神分裂症、疑病症。

四、护理诊断

（一）社交障碍

与社交恐怖有关。

（二）个人应对无效

与缺乏信心、无助感有关。

（三）精力困扰

与过度紧张有关。

（四）有孤立的危险

与社交恐怖有关。

（五）自尊紊乱

与因恐惧症状而自卑有关。

（六）情境性自我贬低

与感觉自己无法控制局面有关。

五、护理措施

（一）心理护理

护士应以非评判性态度，认真倾听，多鼓励患者，及时肯定其进步。帮助患者认识其性格特点，认清各种负面想法，培养良好的个性。鼓励患者接触自己恐惧的事物和情景，根据患者的不同特点选用不同的方法。有的只是想象恐惧对象，有的真实面对，有的采用系统性脱敏方法，有的直接面对最高刺激，采取暴露疗法等。应鼓励患者主动反复练习，直至适应。患者接触恐惧对象时注意陪同，给予支持性心理护理。教会患者放松的方法，指导在面对恐惧对象和场合时，用放松方法对抗。鼓励患者参加文娱治疗，降低自我专注倾向，转移注意力。还可采用团体方式，让患者彼此讨论社交焦虑发病时情况及其带来的困扰，使患者知道自己的问题不是孤立的，并提供面对面与人交往的机会。

（二）观察

观察患者恐惧的类型、恐惧对象、恐惧发生时间，给予记录；观察患者睡眠情况、情绪变化，有无严重自主神经功能紊乱等，观察用药治疗后的不良反应。

（三）对症护理

患者出现恐惧情绪时，尽量安慰；欲晕厥时，可报告医师给予地西泮或普萘洛尔口服。对新入院患者，详细介绍住院环境和病友，消除其陌生感，尽快熟悉病房环境。患者产生焦虑时，应允许其来回走动，让其表达和倾诉。当患者为了避免紧张不安，产生回避行为时，护理人员要鼓励患者循序渐进接近恐惧对象，避免患者回避社会和社交而产生退缩行为。

六、健康指导

（一）患者

向患者介绍疾病的相关知识，教育患者认识自己错误的认识方式，改变不良性格特征。循序渐进地使自己暴露在恐惧的对象和环境中，正视恐惧的体验，不回避害怕的对象。遵医嘱使用药物辅助治疗。

（二）家属

帮助家属认识恐惧症特点，明确患者恐惧的对象。帮助家属采取正确态度对待患者，鼓励及陪同患者接触恐惧的场合及对象。

（夏佩佩）

第三节 焦 虑 症

焦虑症是以焦虑、紧张的情绪障碍，伴有自主神经功能兴奋和过分警觉为特征的一种慢性焦虑障碍。焦虑并非由于实际的威胁所致，其紧张惊恐的程度与现实情况很不相称。焦虑症是一种普遍的心理障碍，发病于青壮年期，女性发病率比男性高一倍。临床分为广泛性焦虑障碍与惊恐障碍两种主要形式。

一、病因与发病机制

焦虑症的起因，不同学派的研究者有不同的意见，这些意见相互补充。

（一）遗传

已有资料支持遗传因素在焦虑障碍的发生中起一定作用，如 Kendler 等研究了 1 033 对女性双生子，认为焦虑障碍有明显的遗传倾向，其遗传度约为 30%，且认为这不是家庭和环境因素的影响。但是某些研究表明，上述遗传倾向主要见于惊恐障碍，而在广泛性焦虑障碍患者中并不明显。

（二）生化因素

焦虑症患者有去甲肾上腺素能活动的增强，焦虑状态时，脑脊液中去甲肾上腺素的代谢产物增加。另外，许多主要影响中枢 5-羟色胺的药物对焦虑症状有效，表明 5-羟色胺参与了焦虑的发生，但确切机制尚不清楚。此外，苯二氮䓬类常用于治疗焦虑症取得良好效果，提示脑内苯二氮䓬受体异常可能为焦虑的生物学基础。

（三）心理因素

行为主义理论认为，焦虑是对某些环境刺激的恐惧而形成的一种条件反射。心理动力学理论认为，焦虑源于内在的心理冲突，是童年或少年期被压抑在潜意识中的冲突在成年后被激活，从而形成焦虑。焦虑症患者的病前性格大多为胆小怕事，自卑多疑，做事思前想后，犹豫不决，对新事物及新环境不能很快适应。在有生活压力事件或自然灾害发生的情况下，焦虑症患者比一般人更倾向于把模棱两可的，甚至是良性的事件解释成危机的先兆，从而出现焦虑症，压力事件还可使焦虑症状维持下去。

二、临床表现

焦虑症的具体症状包括以下特点，这些症状可以单独出现，也可以一起出现。

（1）身体紧张：焦虑症患者常常觉得自己不能放松，全身紧张。

(2)自主神经系统反应性过强。

(3)对未来无名的担心:担心自己的亲人、财产、健康等。

(4)过分机警:患者对周围环境充满警惕,影响了其他工作,甚至影响睡眠。焦虑症有两种主要的临床形式,惊恐障碍和广泛性焦虑。

(一)惊恐障碍

惊恐障碍又称急性焦虑症,据统计约占焦虑症的41.3%。发作的典型表现常是患者在日常活动中,突然出现强烈恐惧,对外界刺激易出现惊恐反应,常伴有睡眠障碍,如入睡困难、睡眠不稳、做噩梦、易惊醒。患者感到心悸,有濒死感,有胸闷、胸痛、气急、喉头堵塞窒息感,惊叫、呼救或跑出室外。有的伴有显著自主神经症状,如过度换气、头晕、多汗、口干、面部潮红或苍白、震颤、手脚麻木、胃肠道不适等,也可有人格解体、现实解体等痛苦体验。

发作并不局限于任何特定的情况或某一类环境,发作无明显而固定的诱因,以致发作不可预测。发作突然,中止迅速,10分钟内达到高峰,一般持续5~20分钟,发作时意识清晰,事后能回忆发作的经过。此种发作虽历时较短暂,但不久又可突然再发,两次发作的间歇期,没有明显症状。大多数患者在间歇期因担心再次发病而紧张不安,并可出现一些自主神经活动亢进症状,称为预期性焦虑。在发作间歇期,多数患者因担心发作时得不到帮助,因此主动回避一些活动,如不愿单独出门、不愿到人多的场所、不愿乘车旅行等。惊恐发作患者也可有抑郁症状,有的有自杀倾向,需注意防范。

(二)广泛性焦虑症

广泛性焦虑症又称慢性焦虑症,是焦虑症最常见的表现形式。起病缓慢常无明显诱因,有显著的自主神经症状、肌肉紧张和运动性不安,患者难以忍受又无法解脱。

1.焦虑和烦恼

对未来可能发生的、难以预料的某种危险或不幸事件的经常担心是焦虑症的核心症状。患者常有恐慌的预感,终日心烦意乱,坐卧不宁,忧心忡忡,注意力难以集中,对日常生活中的事物失去兴趣,导致生活和工作受到严重影响。尽管知道这是一种主观的过虑,但患者不能控制使其颇为苦恼。

2.运动性不安

表现为搓手顿足、来回走动、不能静坐等,手指和面肌有轻微震颤,精神紧张时更为明显。患者可出现紧张性头痛,常表现为顶、枕区的紧压感。有的患者肌肉紧张和强直,特别在背部和肩部,经常感到疲乏。

3.自主神经功能兴奋

以交感神经系统活动过度为主,如心慌、心跳加速、胸闷、气急、头晕、多汗、面部潮红或苍白、口干、吞咽梗阻感、胃部不适、恶心、腹痛、腹胀、腹泻、尿频等。有的可出现勃起功能障碍、早泄、月经紊乱和性欲缺乏等性功能障碍。

4.过分警觉

表现为惶恐、易惊吓、对声音过敏、注意力不集中、记忆力下降等。难以入睡和容易惊醒,同时可合并抑郁、疲劳、恐惧等症状。

三、诊断标准

(1)在过去6个月中的大多数时间里,对某些事件和活动过度担心。

（2）个体发现难以控制自己的担心。

（3）焦虑和担心与至少下面 5 个症状中的 3 个(或更多)相联系(至少有某些症状至少在过去 6 个月中的大多数时间里出现,在儿童中,只要一个症状就可以):①坐立不安;②容易疲劳,难以集中注意力,心思一片空白;③易激惹;④肌肉紧张;⑤睡眠问题(入睡困难、睡眠不稳或不踏实)。

（4）焦虑和担心的内容不是其他神经症障碍的特征内容。

（5）焦虑、担心和躯体症状给个体的社交、工作和其他方面造成了有临床显著意义的困难。

上述症状不是由于药物的生理作用或者躯体疾病所引起,也不仅仅是发生在情绪障碍、精神疾病性障碍或普遍发展障碍之中。

四、护理诊断

(一)焦虑

与担心再次发作有关。

(二)恐惧

与惊恐发作有关。

(三)精力困扰

与精力状态改变有关。

(四)孤立的危险

与担心发作而采取回避方式有关。

(五)睡眠障碍

与焦虑有关。

(六)有营养失调的危险

与焦虑、食欲差有关。

五、护理措施

(一)心理护理

建立良好的护患关系,在尊重、同情、关心患者的同时,又要保持沉着冷静的态度。帮助患者认识焦虑时的行为模式,护士要接受患者的病态行为,不进行限制和批评。鼓励患者用语言表达的方式疏泄情绪,表达焦虑感受。教会患者放松技巧,鼓励其多参加文娱治疗,转移注意力,减轻焦虑。

(二)观察

观察患者的面部表情、目光、语调、语气等,评估患者的焦虑程度、持续时间和躯体症状;观察用药后病情变化及睡眠情况;对伴自杀倾向的患者更要严密观察,防止意外。

(三)生活护理

改善环境对住院患者的不良影响,保持病室安静、整洁、舒适,避免光线、噪声等不良刺激,尽量排除其他患者的不良干扰。关注睡眠环境,必要时根据医嘱使用催眠药物。观察用药的情况及不良反应,及时报告医师给予处理。饮食障碍患者,要合理安排饮食,鼓励进食。

(四)对症护理

对焦虑患者应耐心倾听其痛苦和不安,可按医嘱给予抗焦虑药物;改善患者的焦虑情绪和睡眠,鼓励患者参加力所能及的文娱活动和体育锻炼。患者出现坐立不安、血压升高、心率增快、口干、头痛等症状时,要说明这些症状往往随着焦虑的控制而缓解,并配合生物反馈疗法减轻躯体不适。患者出现睡眠障碍时,注意保持生活规律,按时作息。避免导致患者情绪激惹的因素或话题,允许患者倾诉自己的情感,允许来回走动,发泄自己的情绪。

六、健康指导

(一)患者

介绍焦虑症的有关知识,寻找产生焦虑症的原因并避免,使患者明确躯体症状的产生原因,学会控制焦虑的技巧。积极参加各种活动,转移注意力。自信缺乏的患者要充分发挥自己的积极因素,提高自信。

(二)家属

介绍疾病相关知识,协助患者分析产生焦虑的原因。学会对患者支持的方法,主动督促患者参加各种社交活动。在焦虑发作时注意保护患者安全,并给予安慰。

(夏佩佩)

第四节　强　迫　症

强迫症是一种以强迫症状及强迫行为为主要临床症状的神经症,其共同特点为:①患者意识到这种强迫观念、意向和动作是不必要的,但不能靠主观意志加以控制。②患者为这些强迫症状所苦恼和不安。③患者可仅有强迫观念和强迫动作,或既有强迫观念又有强迫动作,强迫动作可认为是为了减轻焦虑不安而做出来的准仪式性活动。④患者自知力保持完好,求治心切。女性发病率略高,通常在青少年期发病,也有起病于儿童时期。一般而言,强迫症预后不良,部分患者能在1年内缓解。病情超过1年者通常呈持续波动的病程表现,可长达数年。

一、病因与发病机制

(一)遗传因素

该症有一定的家族遗传倾向。研究表明强迫症患者中A型血型较高,而O型血型较低。家系调查表明,强迫症患者的一级亲属中焦虑障碍发病危险率明显高于对照组,但患强迫症的危险率并不高于对照组。患者组父母的强迫症状危险率明显高于对照组父母,单卵双生子中的同病率高于双卵双生子。

(二)生化因素

有人认为强迫症患者5-羟色胺能神经系统活动减弱导致强迫症产生,用增加5-羟色胺生化递质的药物可治疗强迫症。

(三)器质性因素

现代脑影像学研究发现,强迫症患者可能存在涉及额叶和基底节的神经回路的异常。

(四)社会-心理因素

行为主义理论认为强迫症是一种对特定情境的习惯性反应,患者认为强迫行为和强迫性仪式动作可减轻焦虑,从而导致了重复的仪式行为的发生。生活事件和个体的人格特征(强迫型人格)在疾病的发生中也起了一定的作用。如工作环境的变化、处境困难、担心意外或家庭不和、性生活困难、怀孕、分娩造成的紧张等压力源的存在,可促发强迫症状。患者往往表现为墨守成规、优柔寡断、过分仔细、做事古板、苛求完美、力求准确的个性特征。但也有部分患者没有强迫性格。

二、临床表现

(一)强迫观念

强迫观念多表现为同一意念的反复联想,患者明知多余,但欲罢不能,这些观念可以是毫无意义的。

1.强迫怀疑

患者对自己行为的正确性产生疑虑,虽然明知这种怀疑没有必要,但却无法摆脱。如患者离家后怀疑屋门是否锁好、煤气是否关闭、电灯是否熄灭。在此基础上,患者出现强迫行为,总是疑虑不安,常驱使自己反复查对才能放心,严重时可以影响工作及日常生活。

2.强迫性穷思竭虑

对于日常生活中的琐事或自然现象,明知毫无必要,但无休止地思索。如患者反复思考"天为什么会下雨""先有鸡还是先有蛋"等,但更多的则是日常生活中遭遇某种事情后出现。

3.强迫联想

患者看到或在脑子里出现一个观念或一个词语时,便不由自主联想到另一观念或词语,而大多是对立性质的,此时叫强迫性对立思维。如看到"温暖"即想到"寒冷",看见"安全"便想到"危险",造成内心紧张。

4.强迫表象

患者头脑里反复出现生动的视觉体验(表象),常具有令人厌恶的性质,无法摆脱。

5.强迫回忆

患者对于经历过的事情,不由自主地反复显现于脑海中,虽然明知无任何实际意义,但却无法摆脱。

(二)强迫意向

在某些场合下,患者出现一种与当时情况相违背的念头,而且被这种意向纠缠。患者明知这是违背自己意愿的,但却无法控制其出现。如患者见到墙壁上的电插座,就产生"触摸"的冲动;站在高楼上,就有"跳下去"的冲动。但是患者决不采取行动,患者意识到这种冲动的不合理,事实上也不曾出现过这一动作,但冲动的反复出现却使患者焦虑不安、忧心忡忡,以致患者回避这些场合,损害社会功能。

(三)强迫行为

1.强迫性洗涤

因害怕不清洁而畏惧患某种传染病,患者接触某物后反复洗手,明知手已洗干净,无须再洗,但却无法控制。

2.强迫性检查

常常表现为核对数字是否有误,检查门、窗、煤气炉是否关好,如患者将门锁上后,担心未锁紧,用钥匙打开验证,每开一次都证明确实已锁牢,但仍不放心,如此反反复复数十次,患者甚感痛苦。

3.强迫性计数

与强迫联想有关的不可克制的计数。患者不自主地计数一些事物,如计数自己的脚步、路边楼房的玻璃窗、公路旁边的标志灯。患者自知无任何意义,但无法控制。

4.强迫性仪式动作

强迫性仪式动作是某种并无实际意义的程序固定的刻板的动作或行为,但患者欲罢不能。此种仪式性动作往往对患者有特殊的意义,象征着吉凶祸福,患者完成这种仪式从而使内心感到安慰。如一患者进门时先进二步,再退一步,表示能逢凶化吉;进门时要完成一套动作表示他孩子的病就能逢凶化吉,自己明知毫无意义,但如不做到则焦虑不安。

5.强迫性迟缓

临床少见,这些患者可能否认有任何强迫观念,缓慢的动机是努力使自己所做的一切都非常完美。由于以完美、精确、对称为目标,所以常常失败,因而增加时间。患者往往不感到焦虑。

三、诊断标准

(1)符合神经症的诊断标准,并以强迫症状为主,至少有下列 1 项:①以强迫思想为主,包括强迫观念、回忆或表象,强迫性对立观念、穷思竭虑、害怕丧失自控能力等。②以强迫行为(动作)为主,包括反复洗涤、核对、检查或询问等。③上述的混合形式。

(2)患者称强迫症状起源于自己内心,不是被别人或外界影响强加的。

(3)强迫症状反复出现,患者认为没有意义,并感到不快,甚至痛苦,因此试图抵抗,但不能奏效。

(4)社会功能受损。

(5)符合症状标准至少已 3 个月。

(6)排除其他精神障碍的继发性强迫症状,排除脑器质性疾病特别是基底节病变的继发性强迫症状。

四、护理诊断

(一)焦虑
与强迫症状有关。

(二)睡眠障碍
与强迫观念有关。

(三)社交障碍
与强迫症状所致活动受限有关。

(四)保持健康能力改变
与强迫行为有关。

(五)生活自理能力下降
与强迫行为有关。

(六)有皮肤完整性受损的危险
与强迫行为有关。

五、护理措施

(一)心理护理

护士应与患者建立良好的护患关系,给予患者有力支持,使患者获得安全感和信任感,能主动与医护人员配合。在患者接受症状和相互信任的基础上,让患者参与护理计划的制订,使患者感到被关注和信任,减少焦虑情绪和无助感。帮助患者进行放松训练或进行生物反馈治疗,消除精神紧张及精神压力,转移注意力。用行为训练,如厌恶疗法等消除强迫行为及强迫思维。在患者的病情有所改善时,及时予以肯定和鼓励,让患者对疾病的康复抱有乐观的态度。

(二)生活护理

1.睡眠障碍

评估患者的睡眠状况并记录,做好交班。为患者创造良好的睡眠环境,维持病室的安静。白天督促患者多参加文娱活动,指导患者养成良好的睡眠习惯。必要时遵医嘱给予患者适量的催眠药物。

2.保持皮肤黏膜完整

每天详细评估患者洗涤处皮肤的情况,了解其损伤的程度,并做交班记录。洗涤时选择性质温和、刺激性小的肥皂,注意水温不能过热或过冷。临睡前,在皮肤上涂上护肤的营养霜或药膏。为患者制订每天的活动计划,督促患者多参加文娱活动,转移注意力。尽可能避免让患者在有水的地方停留过长的时间,以减少患者洗涤的次数和时间。对症状顽固者应适当限定其活动范围和施行必要的保护。

(三)安全护理

在疾病久治不愈、反复发作的情况下,患者可产生悲观厌世的情绪,严重者可出现自杀观念和行为。首先应与患者建立有效的沟通,了解患者的内心体验,及时、准确地掌握患者的情绪变化,并采取必要的防范措施。注意沟通技巧,避免使用中伤性的语言和使用粗暴的行为去制止患者的强迫动作和行为。以支持心理治疗为主,坚定患者的治疗信心。观察患者有无反常行为和语言,对有强烈自杀企图和行为的患者进行保护性约束时,要向患者讲清保护的目的,避免患者误解为是对他的惩罚而出现极端的行为反应。

六、健康指导

(一)患者

介绍强迫症的有关知识。教导患者采取顺应自然的态度,学习应付各种压力的积极方法和技巧。进行自我控制训练和放松训练,学会用合理的行为模式代替原有的不良行为模式,减少强迫症状和焦虑情绪。转移注意力,多关注日常生活、学习和工作,多参加体育锻炼。

(二)家属

帮助家属了解疾病知识和患者的心理状态,正确对待患者。教家属配合患者实施自我控制的强化技能,协助患者安排生活和工作。

(夏佩佩)

第五节　器质性精神障碍

一、阿尔茨海默病

阿尔茨海默病是一组病因未明的原发性退行性脑变性疾病。多起病于老年期,潜隐起病,进展缓慢、不可逆,临床上以智能损害为主。

(一)病因及发病机制

病因及发病机制不明,目前普遍认为阿尔茨海默病是一个多因素致病的复杂病理过程,其中遗传因素、环境因素均参与了发病。

1.病因

(1)遗传因素:在阿尔茨海默病的发病中,遗传因素是起主要作用的因素之一,目前已经确定4种基因的突变或多态性与阿尔茨海默病有关。老年痴呆有家族遗传倾向,因此父母或兄弟中有老年性痴呆症患者,本人患老年性痴呆症的可能性要比无家族史者高出4倍。

(2)环境因素:铝的蓄积,阿尔茨海默病的某些脑区的铝浓度可达正常脑的 $10\sim30$ 倍,老年斑(SP)核心中有铝沉积。铝选择性地分布于含有神经纤维缠结(NFT)的神经之中,铝与核内的染色体结合后影响到基因的表达,铝还参与老年斑及神经纤维缠结的形成。故有学者提出"铝中毒学说"。

(3)其他因素:还有感染因素、神经递质障碍等作用因素。

2.发病机制

对阿尔茨海默病病因及发病机制的高度概括就是 ABC 学说:脑老化(A)、Aβ 淀粉样蛋白(B)、神经递质受体通道(C),三者互相作用、互相关联和互相制约导致阿尔茨海默病的发病。其具体含义为脑老化为最主要的危险因素,是痴呆发生的基础与条件;β 淀粉样蛋白是发病的直接原因;神经递质受体通道是优先受累的靶分子,导致神经元环路失衡,脑的整体功能障碍。但不难看出,不论哪种假说都离不开 β 淀粉样蛋白的效应,可以说 β 淀粉样蛋白几乎是所有因素导致阿尔茨海默病的共同途径,在阿尔茨海默病的发病中起着至关重要的启动作用,其他的病理改变如 NFT、神经元丢失等,均被认为是 Aβ 的解离与凝聚、清除与产生的失衡所引发的。

3.常见的高风险因素

(1)高龄:年龄一直被认为与阿尔茨海默病的最相关的因素,随着年龄的增长,阿尔茨海默病患者可呈指数型增长。

(2)性别:女性多于男性。年龄>65 岁妇女患阿尔茨海默病通常比年龄相匹配的男性高 $2\sim3$ 倍。

(3)头颅外伤史。

(4)遗传性易感基因。

(5)吸烟是引起心脑血管病和阿尔茨海默病的危险因素。

(6)高脂血症、高血压病。

(7)教育程度低。

(8)糖尿病:长期患糖尿病,是目前已知的阿尔茨海默病的最危险因素。

(9)心脏病：心肌梗死、心房颤动和充血性心力衰竭是阿尔茨海默病的明确风险因素。

(10)微量元素(如铝等)：有文献报道铝等金属离子对 Aβ 淀粉样蛋白寡聚化及在老年斑中的积累起促进作用。其确切的病因还在研究探索中。

(二)临床表现

阿尔茨海默病患者多隐袭起病，故很难判断患者认知功能障碍发生的确切时间。少数患者可在躯体疾病、骨折或精神受刺激后出现症状。临床主要表现为持续进行性认知功能减退及其伴随的社会生活功能减退和行为及精神症状。根据疾病的发展和认知功能缺损的严重程度，可分为轻度、中度和重度。

1.轻度

近事记忆障碍常为本病的首发症状，患者对新近发生的事情容易遗忘，如经常失落物品，忘记重要的约会及已许诺的事情，记不住新来同事的姓名；学习新知识困难，看书读报后不能回忆其中的内容。时间定向常有障碍，患者记不清具体的年、月、日。计算能力减退，很难完成简单的计算。思维迟缓，思考问题困难，特别是对新的事物表现出茫然难解。早期患者对自己认知功能缺损有一定的自知力，并力求弥补和掩饰，如经常做记录，避免因记忆缺陷给工作和生活带来不良影响，可因此引起焦虑和抑郁。患者对工作和家务漫不经心，不能合理地管理钱财，也不能安排和准备膳食。尚能完成已熟悉的日常事务，经常回避竞争。患者的个人生活基本能自理。

人格改变往往出现在疾病的早期，患者变得主动性缺乏、活动减少、孤独、自私、对周围环境兴趣减少、对周围人较冷淡，甚至对亲人漠不关心，情绪不稳、易激惹。

2.中度

随着疾病的进展，痴呆程度加重，记忆障碍日益严重，表现为用过的物品随手即忘，日常用品丢三落四，甚至遗失贵重物品，忘记自己的家庭住址，忘记亲人的姓名，但尚能记住自己的名字。有时因记忆减退而出现错构和虚构。远事记忆也受损，不能回忆自己的工作经历，甚至不知道自己的出生年月。除有时间定向障碍外，地点定向也出现障碍，在熟悉的地方也会迷路走失，甚至在家中也找不到自己的房间。言语功能障碍明显，讲话无序，内容空洞或赘述，不能列出同类物品的名称；继之，出现命名不能，在命名测验中对少见物品的命名能力丧失，随后对常见的物品命名也困难。患者失认以面容认识不能最常见，常不能从面容辨认人物，不认识自己的亲人和朋友，甚至出现丧失对自己的辨别能力，即不认识镜子中自己的影像。失用表现为不能正确地以手势表达方法做出连续的动作，如刷牙动作。患者已不能工作，难以完成家务劳动，甚至洗漱、穿衣等基本生活的料理也越来越困难，需家人帮助。

患者的精神和行为障碍也比较突出，情绪波动不稳；或因找不到自己放置的物品而怀疑被他人偷窃，或因强烈的嫉妒心而怀疑配偶不忠；可伴有片段的幻觉、妄想；有睡眠障碍，部分患者昼夜颠倒，白天思睡，夜间不宁。行为紊乱，常拾捡破烂视为珍宝；乱拿他人的物品占为己有；也可表现为本能活动亢进，当众裸体；有时出现攻击性行为。

3.重度

重度患者痴呆严重，已不知道自己的姓名和年龄，不认识亲人。患者只有自发言语，内容单调、重复或刻板，或反复发出不可理解的声音，最终不能说话。随着言语功能的丧失，患者活动逐渐减少，并逐渐丧失行走能力，甚至不能站立，只能终日卧床，大小便失禁。晚期患者可出现原始性反射，如强握、吸吮反射等。最明显的神经系统体征是肌张出走，若予以劝阻，可出现愤怒或攻击，行为多缺乏目的性，常在家无目的的乱搬物品，翻箱倒柜，乱捡垃圾并视为珍宝而收藏。

轻度患者可出现抑郁,伴紧张、恐惧、焦虑,甚至有消极言语。中重度患者不会出现典型的抑郁心境,多表现为焦虑、恐惧,这与患者判断能力下降有关。睡眠障碍主要表现为睡眠节律紊乱,夜间失眠、易醒,而白天思睡。阿尔茨海默病病程呈进行性,一般经历5～10年,罕见有自发缓解或自愈,最后发展为严重痴呆,常因压疮、骨折、肺炎、营养不良等继发躯体疾病或衰竭而死亡。

(三)诊断要点

根据ICD-10公布的精神与行为障碍分类,下列特点是确诊阿尔茨海默病(编码为F00)的基本条件。

(1)存在痴呆。

(2)潜隐起病,缓慢退化,通常难以指明起病的时间,但他人会突然察觉到症状的存在。疾病进展过程中会出现明显的高台期。

(3)无临床依据或特殊检查的结果能够提示精神障碍是由其他可引起痴呆的全身性疾病或脑的疾病所致(如甲状腺功能低下、高血钙、维生素 B_{12} 缺乏、烟酸缺乏、神经梅毒、正常压力脑积水或硬膜下血肿)。

(4)缺乏突然性、卒中样发作,在疾病早期无局灶性神经系统损害的体征,如轻瘫、视野缺损及运动协调不良(但这些症状会在疾病晚期出现)。

因痴呆多发生于老年人,且有25%～30%的痴呆患者可能出现抑郁;而抑郁的患者也可因注意力不集中、情绪低落而表现为表情冷漠,对周围环境缺少兴趣、被动、迟钝、缺少动力、记忆力下降等类似痴呆的表现。所以应特别注意痴呆与老年抑郁的鉴别,以防忽视了抑郁的存在延误治疗而发生患者自杀等不良后果。

两者的鉴别要点如下:①抑郁症常是急性发作,而痴呆为缓慢发作。②抑郁症患者常有精神疾病的病史,如有起伏循环的情绪变化,或家属也有抑郁症状史等。③抑郁症患者情绪压抑发生在前,比知觉、记忆力的改变早数个月,而痴呆则以记忆力及智能的减低先出现;抑郁症患者有显著的情绪变化,而痴呆症患者的情绪变化不显著。④抑郁症患者会抱怨自己记忆力差、注意力不集中、自贬或暴露自己认知的缺陷,而痴呆患者则倾向于隐藏自己认知的缺陷,很少抱怨认知障碍。如抑郁症患者对别人的问话,常回答"不知道",若肯回答时则可以选择合适的字词来回答,但痴呆症患者的回答常是含糊不切题或答错。⑤抑郁症患者在记忆力缺陷方面,呈现近期和远期的记忆力均下降;而痴呆症患者常呈现近期记忆力比远期记忆力差。⑥抑郁症患者的精神症状很少出现日落症候群的情形,而痴呆症则常出现。⑦抑郁症患者的精神状态检查可表现良好的构图描绘能力,加以鼓励可以发挥出解释格言谚语的能力,且心理测验也可表现出正常的非语言技巧。痴呆症患者可见到慢性进行性的智能衰退现象。

(四)治疗

目前尚缺乏特殊的病因治疗措施。阿尔茨海默病的治疗主要包括心理社会治疗和药物治疗。

1.心理-社会治疗

对轻症患者应加强心理支持与行为指导,鼓励患者参加适当活动;对重症患者应加强生活上的照顾和护理,注意患者的饮食和营养。心理-社会治疗的目的是尽可能保持患者的认知和社会生活功能,确保患者的安全,以减缓其精神衰退。开展心理社会治疗的重要措施之一是告知家属有关疾病的知识,包括临床表现、治疗方法、疗效、预后及转归等,同时要让家属或照料者熟悉基本的护理原则,主要包括以下几个方面:①对患者的提问,应给予简单明了的回答;②提供有利于患者定向和记忆的提示,如日历、标出常用物品的名称、指出卧室和卫生间的方位等;③不要和患者发生争执;④对兴奋和吵闹的患者应进行劝阻;⑤鼓励患者适当活动;⑥应定期和医师联系,及时得到医师的指导。

2.药物治疗

(1)行为和精神症状的治疗:应给予必要的对症治疗,可短时间、小剂量使用抗精神疾病药控制幻觉、妄想等精神行为症状。伴有淡漠、抑郁、敌意、攻击、易激惹的患者,可给予抗抑郁药如SSRIs。应慎用可以加重认知损害的抗惊厥药和苯二氮䓬类药物。应注意药物不良反应特别是药物相互作用。当症状改善后,宜及时停药。

(2)改善认知功能的药物:其目的在于改善认知功能和延缓变性过程。迄今为止,改善认知功能的药物为数不少,有的疗效与安慰剂不相上下,有的应用后经认知功能测验评分,患者的认知有一定的改进,但仍不足以给患者的实际生活、工作能力带来助益,然而这类药物仍在不断的开发研究中。目前临床证实疗效比较好的药物主要如下。①多奈哌齐是乙酰胆碱酯酶抑制剂,常用剂量 5～10 mg/d,起始剂量为 5 mg/d,1 周后可增加至 10 mg/d。该药不良反应较轻,主要有腹泻、恶心、睡眠障碍,无明显肝脏毒性作用。类似的药物还有重酒石酸利斯的明,常用剂量为4.5～13.5 mg/d。②美金刚是低亲和力、非竞争性 N-甲基-d-天门冬氨酸(NMDA)受体阻滞剂,也被推荐用于治疗中重度阿尔茨海默病。常用剂量为 10～20 mg/d。

(五)护理

1.护理评估

(1)健康史、致病因素:询问有无家族史,有无病毒、细菌等感染史。病因不明,但重金属摄入者,随饮食或呼吸进入体内的有害元素比如铜、汞和铝也是老年痴呆的诱因。

(2)症状评估:阿尔茨海默病患者多隐袭起病,临床上主要表现持续进行性认知功能减退及其伴随的社会生活功能减退和行为及精神症状。

(3)认知功能减退表现:主要是记忆力减退,以近记忆障碍为首发症状,有以下 3 种表现。①经常丢三落四:特别是对刚刚发生过的事情也没有记忆,似乎事情已完全消失,即使经过提醒也记不起来;②智力低下:学习新东西的能力减退,不能用适当的语言表达,甚至外出经常迷路,不能记住物件放在哪里,不会计算收支;③性格改变:原本沉默寡言的人变得滔滔不绝,原本性格开朗的人变得淡漠少语,情绪大幅度波动,性格变得多疑。怀疑配偶不忠,怀疑儿女不孝,爱与人生气,甚至打架。

(4)社会功能减退表现:日常生活能力下降。患者对日常生活活动越来越感到困难,洗澡、进食、穿衣或上厕所都可能需要他人帮助才能完成。

(5)行为及精神症状表现:行为怪异,表现出很强的特异性,临床中出现了形形色色的表现。有的老人会把好吃的藏起来,不给家人分享;有的老人不缺钱,但却爱捡破烂,在家里堆满了垃圾;有的老人跟踪到儿女的房间里,窃听甚至窥视别人在做什么;有的出现了幻听、幻视,拿着棍子追打自己在幻视中看到的物体等。

(6)心理-社会状态:由于认知功能减退,自理能力下降,患者易产生焦虑、抑郁心理;接受过正规教育的人其发病年龄比未受过教育者可推迟 7～10 年;长期情绪抑郁、离群独居、丧偶且不再婚、不参加社交活动、缺乏体力和脑力活动等心理社会因素也易致老年性痴呆症。

(7)辅助检查:包括影像学检查和心理测试。①影像学检查:对于阿尔茨海默病患者,CT 或MRI 显示有脑萎缩且进行性加重;正电子发射体层摄影(PET)可测得大脑的葡萄糖利用和灌注在某些脑区(在疾病早期阶段的顶叶和颞叶,以及后期阶段的额前区皮层)有所降低。②心理测验:MMSE、长谷川痴呆量表可用于筛查痴呆;韦氏记忆量表和临床记忆量表可测查记忆;韦氏成人智力量表可进行智力测查。

2.护理诊断

(1)记忆受损:与记忆进行性减退有关。

(2)自理缺陷:与认知行为障碍有关。

(3)思维过程紊乱:与思维障碍有关。

(4)语言沟通障碍:与思维障碍有关。

3.护理目标

护理的总体目标:老年痴呆患者能最大限度地保持记忆力和沟通能力,提高日常生活自理能力,较好地发挥残存功能,生活质量得以提高。

4.护理措施

(1)心理护理:美国心理学家勒温曾经将人的心理活动和行为视为一种"场",这个场存在于人的头脑中,对"心理事件"有实在影响的环境。因此,进行心理护理和心理支持尤为重要。应走出阿尔茨海默病患者情感淡漠的误区,认识到他们也有爱与归属的需要,掌握痴呆老人的心理特点:他们的世界一切都是陌生的,不能自我确认,充满恐惧,有针对性的制订护理措施,以改善患者的心理环境,提高生活质量。①语言沟通策略:在交谈内容上寻找愉快的刺激因子(记忆与情感交流过程密切相关,当人的后天生活习惯难以维持时,固有的个人愉快回忆可以作为刺激因子使记忆再生),引起患者的关注与兴趣,调动他们的思维。在沟通中注意恰当地运用肢体语言,表示鼓励同情,使患者感到被尊重与关怀。每次只提一个简单的问题,以诱导为主,避免斥责、拒绝等语言。②亲情人际疗法:是指增加亲属、晚辈、朋友的探视与交流,给予老人心理支持。增加痴呆老人的文体活动,以提高患者的沟通能力,培养乐观情绪,延缓疾病的发展。

(2)认知功能障碍护理:①对记忆障碍的护理(回忆疗法),鼓励老人回忆过去的生活经历,特别是让患者回忆一些愉快的事,激发患者的思维活动;帮助其认识目前生活中的人和事,以恢复记忆并减少错误判断;鼓励老人参加一些力所能及的社交活动,通过动作、语言、声音、图像等信息刺激,提高记忆力。对于记忆障碍严重者,通过编写日常生活活动安排表、制订作息计划、挂放日历等,帮助记忆。②对智力障碍的护理,促进其多用脑、勤用脑,以刺激大脑的思维活动。并给患者制订切实可行的功能训练计划,包括语言、计算及理解功能训练,做到循序渐进、反复强化、持之以恒。如进行拼图游戏,对一些图片、实物、单词做归纳和分类,进行由易到难的数字概念和计算能力训练等。③对思维障碍的护理,对思维贫乏的患者多给予信息及语言刺激,寻找患者感兴趣的话题,用患者经历过的重大事件,诱导启发患者用语言表达,刺激大脑的兴奋性。对思维活跃及紊乱的患者,改变话题,分散注意力,转移思路,使思维恢复到正常状态。对有妄想的患者,护理人员应态度和蔼亲切,语言恰当。注意谈话技巧,不可贸然涉及患者的妄想内容。④对定向障碍的护理,必须专人陪护,防止患者单独外出、走失,发生意外事件。对一些轻度痴呆患者进行定向力训练,如在日常生活护理时反复向患者讲述日期、时间、地点,天气等,使患者逐渐形成时间概念。

(3)饮食护理:合理安排膳食,补充微量元素可预防痴呆的发生。改善阿尔茨海默病患者的身体状况,延长寿命,提高生活质量。①戒烟酒,严格控制暴饮暴食,定时定量,以维护正常的消化功能。②多食富含卵磷脂、乙酰胆碱的食物,如鸡蛋、鱼、肉等,多食坚果、牛奶、麦芽等,有助于提高记忆力。③药膳：根据中医理论采用一些有益脑细胞的食物熬制，如山药粥，具有补脑髓补五脏的作用。芝麻核桃粥，有补肾润燥、健脑和中的作用。

（4）生活护理：通过患者自理程度，根据 Orem 的自理模式选择"全补偿""半补偿""支持教育法"。"全补偿"是指全部负责患者的生活护理；"半补偿"是指除督促训练外给予协助；"支持教育法"是指做好指导，协助其养成良好的习惯。①预防感染：保持环境清洁、空气清新；根据气候变化增添衣物；保持卧床及大小便失禁患者的皮肤清洁、干燥，勤沐浴。②安全护理：建立一个舒适、安全、温暖、明亮、空气新鲜的环境。卧床患者给予床挡加护，危险物品妥善保管，地面保持干燥，通道无障碍物。

（5）睡眠护理：环境中的不合适刺激可增加患者原有的烦躁不安。睡眠紊乱的患者易导致行为异常，甚至攻击行为。为患者安排丰富的日间活动，尽量不安排睡眠时间，采用亮光刺激或设计室内光线（自然或人工）体现白天和黑夜的不同；睡前不大量进食，限制水的饮用；睡前可少量饮用牛奶等安神食品，必要时可服用中药成分的镇静安眠剂。

（6）服药护理：指导监督患者服药，以免发生漏服或错服；对于服药的患者一定要看服，确认咽下，防止患者将药吐掉；观察药物不良反应，报告医师，便于及时调整给药方案。

（7）病情观察：患者年老体弱，机体抵抗力差，再加上记忆和智能受损，因此患者表述症状困难，使症状隐蔽、不典型等。护理人员要仔细耐心观察病情，及时发现问题，及时处理，以免延误病情。并及时记录，做到小痛不放过，无痛不麻痹。

5.健康指导

加强对全社会的健康指导，提高对痴呆症的认识；及早发现记忆障碍，做到"三早"，即早发现、早诊断、早干预。选择居家护理，家庭成员的精心护理对于巩固疗效，延缓病程具有重要意义。对家属或照料者进行痴呆疾病常识的宣教，通过定期家访，提高照料者的护理技能，指导照料者掌握与老年痴呆患者交流的方法，提高中晚期老年痴呆患者的生活质量。

6.护理效果评估

经过预防、治疗和护理干预后，老人的认知能力有所提高，并能最大限度地保持社交能力和日常生活自理能力，生活质量有所提高。

二、血管性痴呆

血管性痴呆是指由于脑血管病变引起的痴呆，其起病急缓不一，病程具有波动性，多呈阶梯式发展，常伴有局限性神经系统体征。血管性痴呆是老年期痴呆病因中的第 2 位原因，约占痴呆的 20%。

（一）病因及发病机制

1.病因

多数学者认为血管性痴呆的病因是脑血管病变（包括出血性和缺血性）引起的脑组织血液供应障碍，导致脑血管循环区域的脑结构改变和功能衰退。

2.发病机制

脑血管性病变是血管性痴呆的基础。脑血管病变等多种病因引起大脑长期低灌注，导致大脑神经细胞物质和能量代谢紊乱，促使神经元发生不同程度的坏死或丢失，或者由于出血导致的脑实质损伤而引起记忆、注意、执行功能和语言等高级认知功能的严重受损是血管性痴呆发生的核心机制。

根据发病机制不同,分为以下 6 个亚型:①多发性梗死性痴呆(MID),占 75%;②重要部位的单个梗死痴呆,如丘脑梗死;③小血管病性痴呆,包括微梗死性痴呆、皮质下动脉硬化性脑病、脑白质病变、脑淀粉样血管病(可伴出血);④低灌注性痴呆;⑤出血性痴呆,如丘脑出血;⑥其他,如常染色体显性遗传病合并皮质下梗死和白质脑病。

近几年研究发现,血管性痴呆存在脑内乙酰胆碱的减少。因此,胆碱能系统功能障碍可能也是血管性痴呆的发生机制之一。

(二)临床表现

血管性痴呆临床表现形式与病损部位、大小及梗死次数有关。其主要包括早期症状、局限性神经系统症状和痴呆症状。

1.早期症状

早期多无明显痴呆表现,主要表现为:①情感障碍,为典型症状,表现为持续的情绪不稳定,情感脆弱,严重时表现情感失禁;②各种躯体不适症状,常见的症状有头痛、眩晕、肢体麻木、睡眠障碍和耳鸣等。

2.局限性神经系统症状及体征

由于脑血管受损部位不同,可出现不同的症状和体征。如位于左大脑半球皮质的病变,可能有失语、失用、失读、失写等症状;位于右大脑半球皮质的病变,可能有视空间障碍;丘脑病损的病变可能表现以遗忘、情绪异常、嗜睡等精神症状为主等。

3.痴呆症状

早期出现记忆障碍,随着病情不断发展,痴呆症状呈阶梯式加重。到晚期也表现为全面性痴呆,记忆力、计算力、思维能力、自知力、定向力等均发生障碍。

(三)诊断

目前血管性痴呆的诊断标准很多,尚缺乏一致的认识。根据 ICD-10 公布的精神与行为障碍分类,其中血管性痴呆(编码为 F01)的诊断要点如下:诊断的前提是存在痴呆,认知功能的损害往往不平均,可能有记忆丧失、智能损害及局灶性神经系统损害的体征,自知力和判断力可保持较好。突然起病或呈阶段性退化,以及局灶性神经系体征与症状使诊断成立的可能性加大。对于某些病例只有通过 CT 或最终实施神经病理学检查才能确诊。

有关特征为高血压、颈动脉杂音、伴短暂抑郁心境的情绪不稳、哭泣或爆发性大笑、短暂意识浑浊或谵妄发作,常因进一步梗死而加剧。人格相对保持完整,但部分患者可出现明显的人格改变,包括淡漠、缺乏控制力或原有人格特点更突出,如自我中心、偏执态度或易激惹。

(四)治疗

血管性痴呆治疗原则:防治脑卒中,改善认知功能和控制精神行为症状。

1.对因治疗

血管性痴呆目前尚无特殊的治疗方法,预防和治疗脑血管病的危险因素是血管性痴呆治疗的基础。包括积极控制高血压、糖尿病,降低胆固醇,降低颅内压;对脑卒中急性期治疗,应根据卒中类型采取适当的抗凝、扩血管、止血治疗;戒烟、戒酒等。

2.改善认知治疗

改善认知治疗是目前被证明有效的治疗措施。如应用胆碱酯酶抑制剂、兴奋性氨基酸受体阻滞剂、脑血循环促进剂、钙通道阻滞剂、脑细胞代谢激活剂、抗氧化药、血管扩张药等改善患者认知功能。

3.精神和行为症状治疗

对出现的精神症状、各种不良的行为、睡眠障碍等应及时使用小剂量抗精神疾病药治疗。

(五)护理

1.护理评估

(1)健康史、致病因素(生理方面):询问是否有高血压、冠心病、糖尿病、房颤、脑卒中等;是否有痴呆家族史;是否吸烟、饮酒;是否保存自理能力;营养状况、皮肤、排泄情况;睡眠形态;观察患者生命体征、有无神经系统阳性体征等。

(2)心理(症状)状况和社会方面:包括心理(症状)评估、社会方面评估。①心理(症状)评估:包括认知功能障碍、行为精神症状与社会功能减退。血管性痴呆的早期核心症状是近事记忆障碍。早期患者虽然出现记忆障碍,但在相当长的时间内,自知力保持良好,智能损害只涉及某些局限的认知功能如计算、命名等困难,而一般推理、判断能力长时间保持正常,人格也相对完整,日常生活自理能力保持良好状态,又称"局限性痴呆""网眼样痴呆"。但随着病情的加重,认知功能损害加剧,情绪不稳或失禁更为突出,易激惹。此外还可出现定向障碍、语言障碍等。部分患者可有精神疾病性症状如幻觉、妄想等;在行为及人格方面也逐渐地发生相应的改变,如变得自私、吝啬、收集废物、无目的的徘徊等。病情进展具有波动性、阶梯样恶化的特点。在痴呆的发展过程中,生活自理能力逐渐下降,到晚期生活完全不能自理,不知饥饱,外出走失,大小便失禁,不认识亲人,达到全面痴呆。②社会方面评估:患者的家庭和社会支持系统:患者亲属与患者的关系如何,负责照顾的家人是否觉得负担太重且不能得到放松;家人是否热心照顾患者。

2.护理诊断

(1)营养失调(低于机体需要量):与患者咀嚼或吞咽困难、情绪抑郁及老年人因缺齿、味觉改变等有关。

(2)吞咽障碍:与神经肌肉受损、面部麻痹有关。

(3)排便异常:与长期卧床、精神科药物及神经肌肉功能障碍等有关。

(4)睡眠形态紊乱:与脑部病变导致缺氧、环境改变及焦虑、恐惧、兴奋、抑郁不良情绪等有关。

(5)躯体移动障碍:与神经、肌肉受损、肌肉无力等有关。

(6)语言沟通障碍:与认知功能下降、神经系统病变有关。

(7)定向障碍:与记忆力下降有关。

(8)思维过程改变:与认知功能下降有关。

(9)社交能力受损:与思维过程改变、认知功能下降等有关。

(10)生活自理能力缺陷:与认知功能、神经、肌肉功能障碍等有关。

(11)有暴力行为的危险:与幻觉、妄想等有关。

(12)有自杀的危险:与抑郁情绪有关。

(13)有皮肤完整性受损的危险:与大小便失禁、长期卧床有关。

(14)有受伤的危险:与智能下降、感觉减退、定向力障碍等有关。

3.护理目标

(1)患者能够摄入足够营养与水分,保证营养。

(2)患者进食及饮水后未发生误吸及噎食。

(3)患者大小便通畅,能形成按时排便习惯。

(4)患者能够得到充分睡眠,睡眠质量有所改善。

(5)患者肢体功能恢复良好。

(6)患者能最大限度地保持沟通能力,使用剩余的语言能力或手势、延伸进行交流。

(7)患者能正确表达自己需求,最大限度推迟患者思维衰退。

(8)患者最大程度保持自理能力。

(9)照顾者和周围人不发生受伤。

(10)患者能够自诉与其情感状态有关的感受;确认产生自杀观念及其行为的后果。

(11)患者皮肤完好,未发生受损情况。

(12)患者能够减少或不发生外伤的危险。

4.护理措施

(1)饮食护理:合理的膳食可延缓血管性痴呆进展。应结合患者的健康状况,给予易消化、营养丰富、低脂肪、低糖、充足蛋白质及维生素饮食,以增加患者抵抗力。对轻、中度痴呆患者可鼓励自行进食,速度要慢,不可催促,以防噎食。对重度痴呆患者应协助喂食,喂食时注意喂食速度和进食姿势,尽量取坐位或半坐卧位,以免发生呛咳。进食后指导患者保持坐位30分钟以上。若患者拒食,则不应勉强,可先让患者做些别的活动,转移注意力后再劝其进食。对失语及吞咽困难的患者应及早进行吞咽功能训练,对严重吞咽困难的患者,可给予静脉输液或鼻饲,以补充能量。

(2)排泄护理:鼓励患者多饮水、多运动,多食蔬菜、水果及粗纤维丰富的食物,养成良好的饮食及定时排泄习惯等,均可有效预防便秘。腹部按摩能改善肠胃功能、增强肠蠕动,可在每天清晨饮水后30分钟及餐后30分钟顺着肠的蠕动方向顺时针按摩,以利缓解便秘。一旦发生便秘及时给予通便药或缓泻药。另外,大部分痴呆患者都会间断出现大、小便失禁,因此要定时提醒如厕,并且及时更换被大小便污染的衣物。

(3)睡眠护理:血管性痴呆患者大多有睡眠障碍,认知障碍严重时,常白天休息,夜间吵闹。对于这种情况,首先要为患者创造良好的入睡条件,尽量减少或消除影响患者睡眠形态的相关因素,周围环境要安静、舒适;入睡前用温水泡脚;不要进行刺激性谈话或观看刺激性电视节目等;不要给老人饮浓茶、咖啡、吸烟,以免影响睡眠质量;对严重失眠者可给予药物辅助入睡。每天应保证有6～8小时的睡眠。对于昼夜颠倒的患者,如病情许可,白天要让其有适度的活动,尽量不让患者在白天睡觉,增加活动,保持兴奋,以使他们能在夜间休息,保证患者足够的休息和睡眠。

(4)生活护理:痴呆患者由于认知能力下降、精神行为异常、定向力障碍导致生活能力下降,护理时应根据不同患者的不同病情因人制宜地采取个性化的护理措施。对于轻、中度的痴呆患者,除了给予适度的生活照顾外,应尽量指导其自理日常生活和保持良好的卫生习惯,采取适当措施制止患者的不卫生行为,并根据天气变化及时建议患者添减衣服,经常为病房开窗换气。长期卧床的患者要为其定期翻身、拍背。对大小便失禁的患者,要及时协助处理大小便,保持皮肤、床铺的整洁、干燥,以减少发生感染、皮肤病及压疮的危险。

(5)安全护理:血管性痴呆患者往往伴有思维混乱、记忆力减退、感觉迟钝、肢体功能运动障碍等,这些均为安全问题的危险因素。①防跌倒:对每一位住院痴呆患者均需做好防跌倒风险评估,对跌倒高风险患者,切实落实好防跌倒措施。如注意环境设施的安全,为患者提供安全的休养环境,地面要防滑,保持干燥,特别是浴室要装扶手,便于患者如厕及行走,选择坐式的便器,高度适宜;防跌倒患者衣着大小应适宜,裤脚过长应及时协助卷起,鞋底应防滑等。②防自杀:在血管性痴呆的早期,患者的认知功能损害较轻,具有完好的自知力。当患者意识到自己的记忆力、工作和学习能力日渐下降,引起一系列的心理反应,如焦虑、抑郁等。患者在这种不良情绪或幻觉、妄想等支配下可能会发生的自我伤害,因此,护理人员必须做好防自杀风险评估,加强高风险自杀患者管理,有效落实防自杀护理措施,如加强巡视,严密观察病情变化;加强危险品、药品管理等。③防暴力:患者在幻觉、妄想支配下可能会出现暴力行为。护理人员应做好防暴力风险评估,密切观察有暴力倾向的患者,及时发现暴力行为先兆,进行有效护理干预,尽量把暴力行为消灭在初期。一旦患者出现暴力行为应保持镇定,设法引开患者注意力,迅速控制局面,及时找出引起暴力原因,针对不同原因采取相应措施,避免类似事件发生。④防出走:血管性痴呆患者伴有记忆障碍、定向障碍,离开病区时必须由护理人员或家属陪伴,避免发生走失或其他意外事件。

(6)用药护理:对于吞咽困难的痴呆老人,可将药片掰成小粒或研碎后溶于水中服用;对于不能吞咽或昏迷的患者,应由胃管注入药物;对于拒药、藏药行为的患者,应及时了解拒药、藏药原因,耐心做好解释工作,并且严格执行发药规范,确保患者将药物服下。用药过程中密切观察用药作用与不良反应,如有异常及时通知医师处理。

(7)认知功能障碍的护理:包括记忆训练、语言功能训练、定向力训练等。①记忆训练:临床对痴呆患者进行记忆锻炼的方法有瞬时记忆法(念一串不按顺序的数字,从三位数起,每次增加一位数,念完后立即让患者复述,直至不能复述为止)、短时记忆法(给患者看几件物品,让患者回忆刚才看过的东西)、长时记忆法(回忆最近探望过的家人、朋友,看过的电视内容等)。进行记忆训练时可根据患者记忆损害的程度采取不同的锻炼方式和内容,每次时间不宜过长,循序渐进,并经常给予鼓励。②语言功能训练:痴呆患者均有不同程度的语言功能障碍,进行语言功能训练时必须注意护理人员要有足够的耐心,利用一切护理、治疗的机会,主动与患者交流。交流时注意力要集中,目光亲切,态度温和,让对方觉得自己非常关注彼此交流。说话自然、语调适中、吐词清晰、语言尽量简单通俗。早期可用单词或短语加视觉信号来进行训练,如卡片、图片等。③定向力训练:临床常用现实定向治疗,即护理人员反复向患者提供关于目前情况的信息,如当前日期、时间、地点、周围人物、个人身份等,使患者逐渐恢复时间、地点、人物等定向力。④思维障碍的护理:加强病情观察,从患者言行中,及时了解幻觉、妄想发生的时间、内容、频率等,耐心倾听患者对幻觉内容的感受,给予安慰,使患者感到被关心、理解,千万不要与患者争辩,有些患者出现幻觉有规律性,可在其幻觉出现时鼓励患者参加感兴趣的活动,转移其注意力;对有妄想的患者,护理人员应态度和蔼亲切,语言恰当,注意谈话技巧,不可贸然触及患者的妄想内容。

(8)肢体功能障碍的护理:应尽早进行偏瘫肢体的被动运动、主动运动等,防止肌肉萎缩,促进瘫痪肢体功能恢复,降低致残率,并预防各种并发症发生。

5.健康指导

血管性痴呆,重在早期预防。因此必须积极防治高血压病、高脂血症、糖尿病、脑卒中等;养成良好的生活习惯,生活有规律,适当运动,戒烟酒,注意劳逸结合;合理饮食,少食动物脂肪及胆固醇高的食物,多食蔬菜、水果,保持大便通畅。照护痴呆老人是一个漫长的阶段,由于家属缺乏照护知识,特别是护理技能的缺乏,给家属带来了许多压力。所以,应加强对家属进行痴呆疾病常识的宣教及护理技能的指导,使他们能够正确对待患者,掌握疾病相关知识和发展规律,增强战胜疾病信心,提高照料能力,以提高中晚期老年痴呆患者的生活质量,延缓病情发展。

6.护理效果评估

(1)患者营养是否良好。

（2）患者是否发生误吸、噎食。

（3）患者大小便是否正常。

（4）患者睡眠是否充足。

（5）患者定向力、语言能力、肢体活动能力等是否改善。

（6）患者是否保持沟通能力，能否进行有效交流。

（7）患者是否主动料理自己生活，基本生理需求是否得到满足。

（8）患者有无不良情绪，有无发生暴力、自杀行为。

（9）患者皮肤是否破损。

（10）患者是否受伤。

（11）家属对疾病知识是否了解，是否掌握帮助患者进一步恢复生活和社会功能的方法。

三、其他器质性疾病

脑损害和功能紊乱及躯体疾病所致的其他精神障碍是由不同病因引起的脑功能紊乱所致的精神障碍。这些病因有原发性大脑疾病、影响脑的全身性疾病、内分泌障碍（如库欣综合征），或其他躯体疾病，以及某些外源性毒性物质（不包括酒和药物）或激素。这些状况有一个共同点，即根据临床特征无法将其诊断为器质性精神障碍，如痴呆或谵妄。这一类患者推测其起病由大脑疾病或功能紊乱直接引起，而并非仅仅与这些疾病或障碍存在偶然的联系，也不是机体对这些疾病症状的心理反应，如长期癫痫所伴发的精神分裂症样障碍。

以下所罗列的疾病为已知存在使本类精神综合征出现的风险相对增加：癫痫；边缘性脑炎；亨廷顿病；头部外伤；脑瘤；能远距离影响中枢神经系统的颅外肿瘤（特别是胰腺癌）；脑血管病、损害或畸形；红斑狼疮及其他胶原病；内分泌疾病（特别是甲状腺功能低下和亢进、库欣病）；代谢病；热带感染性和寄生虫病；非精神药物的毒性作用。

（一）护理评估

脑损害和功能紊乱及躯体疾病所致的精神障碍，大多是原发病发展到一定严重程度，影响到大脑功能活动，在一定条件下出现的精神障碍。在临床表现上，这类精神障碍既有原发病的症状体征，又有不同的严重程度和不同类型的精神症状，而且与应激事件强度、社会压力、亲属态度等社会因素有很大关系，因此要求护理人员全面评估患者的情况。

1.生理方面

（1）患者生长发育史、疾病家族史、药物过敏史、外伤和手术史。

（2）患者原发病的进展情况，包括原发病的主要症状表现、发展趋势、治疗情况、疗效及预后等。

（3）有无缺氧、腹水、黄疸、水肿、少尿或无尿等表现。

（4）是否存在与原发病相关的神经系统症状和体征，如共济失调、肌阵挛、锥体束征阳性、脑膜刺激征、手足震颤、扑翼样震颤、末梢神经炎等。

（5）患者的一般状况，包括生命体征、营养状况、进食情况、大小便和睡眠情况等。是否存在神经系统症状，有哪些阳性体征。

（6）实验室及其他辅助检查结果。

2.心理方面

（1）患者性格特征、兴趣爱好、人际关系如何；生活、学习、工作能力状况如何；对自身疾病的态度如何;是否配合治疗;对治疗有无信心;是否了解该病。

(2)有无记忆障碍:脑器质性疾病患者常发生记忆障碍,表现为远、近记忆力不良。在评估记忆力时,应当在自然的情况下进行,因为这样患者可以从容地回忆。

(3)有无思维障碍:思维障碍在脑器质性疾病患者中并不少见,通常表现为缺乏主动性思维、持续言语、联想加快、抽象思维障碍、妄想等。在评估时,评估者可以通过物品联想、问题转换、完形填空、抽象名词的解释、物品归类等任务去把握患者存在的症状。

(4)有无智能障碍:大脑弥漫性损害时多伴有智能障碍,有的表现为计算能力下降,有的表现为抽象理解能力受损、缺乏概括和判断能力,更为严重的患者会丧失所有的生活技能和以往的知识经验。在评估时,评估者可以让患者进行一些数字计算、物品分类、故事复述等任务。

(5)有无情感障碍:脑器质性疾病患者的情感障碍往往是明显的,在临床观察和交谈中即可发现。患者的表情、言语和姿势均可作为判断情感障碍的参考。通常患者会存在情感迟钝、情绪不稳及悲观抑郁等情感表现。

(6)有无意识障碍:意识障碍在脑器质性疾病中并不少见,尤其是脑外伤,因此应根据心理过程及神经系统体征评估患者的意识状况。

3.社会方面

(1)患者病前是否发生过严重的生活事件,患者对它的反应如何。

(2)目前症状对患者的日常生活能力、患者人际关系及患者的工作能力有何影响。

(3)患者亲属与患者的关系如何,是否能给患者提供支持和关心。

(二)护理诊断

器质性精神障碍除了精神症状之外,同时还存在各种躯体症状,相比其他精神障碍更加复杂,因而涉及的护理诊断更为广泛。以下列出一些较为常见的护理诊断。

1.生理方面

(1)营养失调(低于机体需要量):与生活无规律、食欲下降有关。

(2)睡眠形态紊乱:与脑部疾病导致缺氧有关。

(3)排便异常:与意识障碍、精神药物不良反应等有关。

(4)有感染的危险:与营养失调、生活自理能力下降后致机体抵抗力下降有关。

(5)有皮肤完整性受损的危险:与长期卧床有关。

(6)有受伤的危险:与意识障碍、智能障碍、癫痫发作状态、躯体移动障碍、感觉减退等有关。

2.心理方面

(1)语言沟通障碍:与意识障碍、认知功能下降有关。

(2)思维过程改变:与脑部受损、认知功能下降等有关。

(3)定向力障碍:与记忆力减退、注意力不集中、意识障碍有关。

(4)意识障碍:与脑部的感染、脑血管疾病、脑外伤、变性改变、肿瘤等有关。

(5)急性意识障碍:与躯体疾病、体温过高等有关。

(6)感知改变:与病理生理方面的改变、注意力改变等有关。

(7)思维过程改变:与躯体疾病所致的幻觉、妄想等精神症状有关。

(8)焦虑:与缺乏对疾病恰当的认识和评价、担心疾病的预后、环境改变等有关。

(9)恐惧:与环境及健康状况改变、不能预测疾病的后果等有关。

3.社会方面

(1)生活自理能力缺陷:与意识障碍、认知功能减退、神经系统病变等有关。

(2)社交障碍:与思维过程改变、认知功能下降、定向力下降有关。

(3)有暴力行为的危险:与幻觉、错觉、妄想等有关。

(三)护理目标

1.生理方面

(1)患者能够保证营养、水分补充及电解质的平衡。

(2)患者睡眠的质和量有所改善。

(3)患者未发生感染,机体抵抗力逐渐得到提高。

2.心理方面

(1)患者能与医护人员、亲友、病友等进行有效交流。

(2)患者的定向力完整。

(3)患者意识状态良好,程度未进一步加重。

3.社会方面

(1)患者生活自理能力提高。

(2)患者能与周围相关人员进行沟通。

(3)患者能认识自伤、伤害他人等行为的后果,并能有意识约束自己的冲动想法和行为。

(四)护理措施

1.生理方面

(1)病情观察:生命体征的变化与脑部疾病的关系十分密切,应密切监测。观察两侧瞳孔的大小是否正常,是否等大、同圆,对光反应是否正常。此外,意识障碍的程度是提示颅内疾病轻重程度的重要指标,要随时注意意识状态的变化。

(2)饮食护理:根据患者不同的营养情况采取相应措施,保证患者的营养、水分的补充及维持电解质的平衡。为患者提供含丰富营养成分、清淡易消化的食物,并允许患者选择个人喜好的食物。对于能自行进食的患者给予合理膳食的指导。对不能自行进食的患者,如痴呆患者,护理人员应耐心喂饭。有意识障碍、吞咽功能障碍的患者不能强行进食以防误吸或噎食,可采取鼻饲营养或静脉输液等方法补充营养。颅内压高并伴有呕吐的患者,可暂缓进食,因进食可加重呕吐,必要时可静脉输液保证入量,同时也要注意控制输液的速度和量,避免脑水肿加重。癫痫伴发精神障碍的患者应给予低盐饮食,避免过饱,诱发癫痫。有的患者表现为贪食,或者是忘记自己已经吃完饭又要求吃饭时,护理人员要设法转移患者的注意力,避免暴饮暴食,导致消化不良。

(3)睡眠护理:尽量减少或消除影响患者睡眠的各种因素,保证睡眠。帮助患者尽快适应新的生活环境,消除陌生感和不安全感。

(4)个人卫生护理:严重痴呆患者多数不知洗漱,帮助其洗脸或洗澡时,患者可表现为不合作、拒绝,这可能与老人的不安全感有关,或担心脱了衣服会被别人偷走等,这时可让患者熟悉的人帮助他,脱下的衣服要放在他能看到的地方。在给患者洗漱时,还要注意水温不要过热,以免发生烫伤。由于失用,有的痴呆患者拿着衣服不知如何穿,常会出现把裤子当上衣穿,或把鞋子戴在头上,把袜子当成手套等,此时应协助患者穿好衣物,尽管做起来很慢,也要训练患者保持穿衣的功能。

(5)排泄护理:痴呆患者常会有大小便失禁的现象,一方面当患者大小便在裤子里或床上时要及时清理干净;另一方面也要训练患者定时排便,知道有便意时如何表达,知道卫生间的地方。对于便秘、尿潴留的患者,鼓励能活动的患者多做适当的运动,以利于肠蠕动,为患者提供富含粗纤维的食物,刺激肠蠕动,定时督导排便,指导和训练患者养成定时排便的习惯;给予腹部按摩等,必要时与医师联系给予灌肠和导尿。

(6)安全护理:为患者提供安全的治疗环境,对意识障碍、重度痴呆、癫痫发作患者及年老患者,应设专人护理。对长期卧床的患者,应安装床挡或适当给予保护性约束,防止坠床。对意识模糊、行走不便及反应迟钝的患者,可适当限制其活动范围,活动时需有人陪伴。加强危险物品管理,减少环境中对患者有潜在危险的因素,清除环境中的障碍物。

2.心理方面

(1)认知功能障碍的护理:对于患者的记忆力减退、注意力集中困难及定向力障碍,可给予回忆疗法、记忆训练及现实定向训练,如给予提示性信息,如日历、动作提示、放置老照片的影集,反复向患者说明其所处的时间、地点及周围人物身份等。

(2)谵妄状态的护理:处于谵妄状态的患者,对周围环境的认知功能差,在幻觉、错觉及妄想的影响下,患者可表现情绪激动、恐惧,还可能因此而产生冲动或逃避的行为,并且会导致自伤、伤人的后果。为了防止发生意外,应有专人护理,随时注意加强防范。如病床要加床挡,控制患者的活动范围,病室内的设施要简单。当患者激动不安时,护士应该陪伴在患者的床边,耐心地予以安慰,帮助其稳定情绪。必要时可以用约束带暂时给予保护,按照医嘱给镇静剂协助患者安静下来。

(3)癫痫大发作的护理:注意观察,出现先兆症状时,让患者立即平卧,避免摔伤。发作时,保持呼吸道通畅,迅速将牙垫放入患者的口腔内上下齿之间,防止抽搐时咬破唇舌。松解衣领和裤带,适当保护下颌和四肢,防止肢体过度伸张时,导致关节脱臼。但注意不要用力按压,防止发生骨折。抽搐停止后,将头转向一侧,以防口腔分泌物被吸入气管内。发作终止后,应让患者卧床休息,专人守护,观察意识恢复情况,防止出现癫痫持续状态。对发作后意识朦胧、兴奋躁动的患者,要注意保护,防止摔伤。对于抑郁状态的患者:①将其置于护理人员易观察及安全的环境中,避免单独居住、单独活动;②鼓励患者参加文娱活动;③严密观察病情变化,严防患者消极自杀。

(4)对于兴奋状态的患者:①将患者安置于单间,房间内物品简化、安全、规范,减少不良刺激和环境中对患者潜在的危险因素;②要用耐心的态度、温和的语言,帮助患者控制情绪,鼓励其正确表达自己的想法和需要;③加强巡视,密切观察病情变化,必要时可采取保护性约束措施,防止患者在幻觉妄想支配下出现暴力行为。

(5)与患者建立治疗性人际关系:主动发现患者的身心需要,并及时采取措施,尽可能地予以满足。同时鼓励患者表达自己的想法和需要,给予他们发泄情绪和悲伤的机会,从而减轻患者的焦虑、恐惧和抑郁等情感障碍的程度。

3.社会方面

(1)协助和鼓励患者提高生活自理能力,恢复社会功能。

(2)帮助患者认识与发病有关的心理社会问题,根据患者自身的实际情况及疾病恢复情况,与患者共同制订具有可行性和可操作性的康复目标和措施。

(3)指导家属学习和掌握疾病的一般知识,使家属能够识别早期症状,掌握复发先兆,及时为患者提供有效帮助,多关心患者生活,为患者创造恢复健康的良好环境;要妥善管理好药物,监护患者按时按量服药,了解用药后的一般不良反应及处理方法。

(4)当精神症状减轻或者消失后,指导患者和家属了解疾病复发的先兆,掌握自护的方法,并定期复查。

(五)护理效果评估

1.生理方面

(1)患者营养状况是否良好,睡眠是否充足,大小便情况是否正常。

(2)是否发生感染等并发症。

2.心理方面

(1)患者的意识状态有无好转,记忆力、定向力有无改善,有无不良情绪。

(2)是否了解一定的疾病知识。

3.社会方面

(1)患者能否主动料理自己的生活,生活是否有规律。

(2)有无发生暴力行为,能否与他人进行有效交流。

(夏佩佩)

第六节　品行障碍

品行障碍是以显著而持久、重复出现的行为模式为特点,这些行为模式通常具有社交紊乱、攻击或对抗的色彩。这些行为模式迥异于儿童常见的幼稚性调皮捣蛋或青春期的反抗行为,严重背离人们对与该年龄相称的社会性预期。孤立的反社会或者犯罪行为模式才是真正的问题所在。国内调查发现患病率为 1.45% ~ 7.35%,男女之比为 9 : 1,患病高峰年龄为 13 岁。可能由生物学因素、家庭因素和社会环境因素相互作用引起。

一、临床表现

临床形式表现多样,但主要有下列几点。

(一)反社会性行为

反社会性行为指一些不符合道德规范及社会准则的行为。表现为偷窃钱物、勒索或抢劫他人钱财;强迫与别人发生性关系,或有猥亵行为;对他人故意进行躯体虐待或伤害;故意纵火;经常撒谎、逃学、离家出走,不顾父母的禁令而经常在外过夜;参与社会上的犯罪团伙,一起从事犯罪行为等。

(二)攻击性行为

表现为对他人或财产的攻击,如经常挑起或参与斗殴,采用打骂、折磨、骚扰及长期威胁等手段欺负他人;虐待弱小、残疾人和动物;故意破坏他人或公共财物等。

(三)对立违抗性行为

对立违抗性行为指对成人,尤其是对家长的要求或规定不服从、违抗。表现为不是为了逃避惩罚而经常说谎,暴怒或好发脾气,喜欢怨恨和责怪他人、好记仇或心存报复,与成人争吵、与父母或老师对抗,故意干扰别人,违反校规或集体纪律,不接受批评等。

(四)合并问题

常合并多动、情绪抑郁或焦虑、情绪不稳或易激惹,也可伴有发育障碍,如语言表达和接受能力差、阅读困难、运动不协调、智商偏低等。品行障碍患儿一般以自我为中心,喜欢招人注意,好指责或支配别人,为自己的错误辩护,自私,缺乏同情心。

二、诊断要点

ICD-10 关于品行障碍的常见分类及诊断要点如下。

(一)局限于家庭的品行障碍

本诊断要求患儿在家庭环境以外没有显著的品行紊乱,家庭以外的社会交往也在正常范围内,大多由患儿与某一位或几位核心家庭成员的关系恶化而引起。

(二)未社会化的品行障碍

与同伴玩不到一块是本障碍与社会化的品行障碍的关键区别,这个区别比所有其他区别都更重要。与同伴关系不良主要表现为被其他儿童孤立和排斥,或不受欢迎;在同龄人中缺乏亲密朋友,也不能与同龄人保持持久、交心和相互的关系;与成人的关系倾向于不和谐、敌意和怨恨。

(三)社会化的品行障碍

鉴别本障碍的关键特征是患儿与其他同龄人有着持久良好的友谊。与有权威的成人关系常常不好,但与其他人却可有良好的关系,情绪紊乱通常很轻。

(四)对立违抗性障碍

本型品行障碍特别见于 9 岁或 10 岁以下的儿童。定义为具有显著的违抗、不服从和挑衅行为,但没有更严重的触犯法律或他人权利的社会紊乱性或攻击性活动。

三、护理评估

(一)健康史

询问患儿既往的健康状况,有无较正常儿童易于罹患某些疾病。

(二)生理功能

与同龄孩子比较,躯体发育指标如身高、体重有无异常;有无躯体畸形和功能障碍;有无饮食障碍;有无营养失调及睡眠障碍;有无受伤的危险(跌倒,摔伤);有无容易感染等生理功能下降。

(三)心理功能

1.情绪状态

有无焦虑、抑郁、恐惧、情绪不稳、易激惹或淡漠迟钝等异常情绪,有无自卑心理。

2.认知功能

有无注意力、记忆和智能方面的障碍。

3.行为活动

患儿的主要异常行为有哪些,严重程度如何,哪些是最需要解决的行为问题。

（四）社会功能

1.生活自理能力

有无穿衣、吃饭、洗澡,大小便不能自理等。

2.环境的适应能力

学习能力,有无现存或潜在的学习困难;语言能力,有无言语沟通困难;自我控制与自我保护能力,有无现存或潜在的自我控制力、自我防卫能力下降;社交活动,有无人际交往障碍,是否合群。

（五）其他

有无家庭养育方式不当、父母不称职、家长对疾病有无不正确的认知;有无现存的或潜在的家庭矛盾和危机;家庭能否实施既定的治疗方案;是否伴随有多动障碍、违拗障碍、情绪障碍及发育障碍。

四、护理诊断

（一）社会交往障碍

与反社会性行为、攻击性行为、对立违抗性行为有关。

（二）语言沟通障碍

与疾病所致行为与社会要求不相一致、不被社会所接受有关。

（三）个人应对无效

与社会交往障碍、语言沟通障碍有关。

（四）有暴力行为的危险

与社会交往障碍、语言沟通障碍、反社会性行为、攻击性行为、对立违抗性行为等有关。

（五）自我概念紊乱

与疾病所致多动、情绪抑郁或焦虑、情绪不稳或易激惹等有关。

（六）知识缺乏

与缺乏心理方面的相关知识有关。

（七）焦虑、恐惧

与个人行为不能自主控制、又不能被社会所接受和理解有关。

（八）父母角色冲突

与语言沟通障碍、反社会性行为、攻击性行为、对立违抗性行为有关。

（九）执行治疗方案无效

与疾病所致遵医行为缺陷、不能按医嘱准确执行方案有关。

（十）生活自理能力缺陷

与疾病所致生活自理能力下降有关。

（十一）睡眠形态紊乱

与疾病所致情绪抑郁、焦虑、情绪不稳或易激惹有关。

五、护理目标

（1）行为更符合道德规范和社会准则。

（2）情绪稳定,破坏性、攻击性行为减少。

（3）患儿的社交能力、学习能力、人际关系得到改善。

（4）患儿的家庭关系得到改善。

六、护理措施

（一）生活、安全及生理方面的护理

培养良好的生活规律，从日常生活小事中培养患儿遵纪守法的习惯。

（二）心理护理

以耐心、关爱、同情、包容的态度与患儿建立良好的护患关系，取得患儿的信任和合作。讲解疾病的性质，使患儿对自己的病态行为有正确的认识。以支持、肯定和给予希望的语言与患儿交流，使患儿树立起战胜疾病的信心。

（三）行为矫正训练

行为矫正训练主要有行为治疗和认知行为治疗两种方式。可采用个别治疗和小组治疗的形式，小组治疗的环境对患儿学会适当的社交技能更为有效。最好是家长、老师及医护人员在一起讨论，制定认识统一的治疗方案，切忌在患儿面前表现出不同的意见和争执。进行行为矫正技术应注意以下几点。

（1）将精力集中在处理主要问题上。

（2）行为指令要明确而不含糊，使患儿易于理解和执行。

（3）父母、照料者和老师要统一规则。

（4）奖罚结合：奖励的东西最好不是钱物，而是患儿喜欢而又无害的活动。较常用的阳性强化方式是：周末推迟就寝时间，适当延长玩耍时间或给予一个选择就餐方式的机会。典型的阴性强化是关在房子里或不准看电视。

（5）对攻击行为不明显的患儿可以应用忽视技术，对患儿的病态行为不表现出情感反应，使患儿感觉得不到注意而减少负性强化。

（四）认知治疗

对冲动性行为有效，要点包括让患儿学习如何去解决问题；学会预先估计自己的行为所带来的后果，克制自己的冲动行为；识别自己的行为是否恰当，选择恰当的行为应对方式。

（五）督促服药

对需要服药者，应让家长和患儿理解药物治疗的好处和可能的不良反应，消除他们的顾虑，配合医师治疗；告知家长应经常与医师保持联系，定期接受咨询。

七、健康指导

健康指导包括对父母的训练和对老师的训练，提高家长的识别和处理能力，正确认识疾病和协调家庭关系，老师应协助家长观察患儿表现，强化其在家庭中所取得的成绩，提高识别和处理问题的能力。强化不导致品性障碍的保护因素，消除不利于品行障碍恢复的因素，如增强患儿的社交能力，减少患儿的应激，避免负性强化，限制看与暴力、物质滥用、性行为有关的电视和杂志等。

八、护理效果评估

（1）患儿的饮食、睡眠等生理状况是否改善。

（2）患儿伴随的病态症状是否控制,如注意缺陷、多动障碍、抑郁、焦虑、情绪不稳等。

（3）患儿不良行为是否改善,反社会行为、冲动行为、对立违拗行为是否减少或消除。

（4）患儿社会功能是否有改善,包括社会交往能力、学习能力、社会适应能力、与周围环境的接触、伙伴关系等。

（5）家庭功能是否改善,家庭参与、配合的程度是否提高,家庭态度和教养方式是否变得合理,家属对疾病的性质是否有正确理解等。

（夏佩佩）

第十二章

肿瘤科护理

第一节 鼻 咽 癌

一、概述

鼻咽癌的发病有明显种族、地区和家族聚集现象,好发于黄种人。世界上 80% 的鼻咽癌发生于我国南方各省及其邻近区域。广东是世界最高发的地区。鼻咽癌发病率占头颈部恶性肿瘤首位,男女之比为(2.5~4.0)∶1.0,随着年龄的增长,发病率增高,20~40 岁开始上升,40~60 岁为发病高峰。

(一)病因

鼻咽癌的病因尚不确定,目前较为确定的因素有 EB 病毒感染、遗传因素、接触化学致癌物质等。

1.EB 病毒感染

在发病中起重要作用,Old 等首先在鼻咽癌患者的血清中检测出 EB 病毒抗体,进一步的研究证明 EB 病毒与鼻咽癌密切相关。

2.遗传因素

鼻咽癌患者有种族和家族聚集现象。有家族史的鼻咽癌患病率明显高于无家族史者,侨居国外的中国南方某些地区的华人,鼻咽癌患病率高于当地人。

3.化学因素

可能与某些化学致癌物质(如芳香烃、亚硝胺)及某些微量元素(如镍)有关。

(1)芳香烃:李桂源报道湘西鼻咽癌高发区的 57 个家庭中,每克烟尘 3,4-苯并芘的含量明显高于低发区。

(2)亚硝胺:有报道食用咸鱼及腌制品食物是中国南方鼻咽癌高危因素,与食用咸鱼及腌制品食物中高浓度的亚硝胺化合物有关。

(3)微量元素:调查发现鼻咽癌高发区的大米和水中微量元素镍含量高于其他地区。镍能促进亚硝胺诱发鼻咽癌,提示镍可能是促癌因素。

4.癌基因

研究证明用癌基因 ras 家族做探针进行核酸杂交,鼻咽癌的转化基因与 Ha-ras 有同源序列,并呈长度多态性。

(二)病理分类

根据世界卫生组织的分类标准,鼻咽癌分为三型。

1.角化型鳞状细胞癌

依据分化程度可分为高、中、低分化,其中以高分化最常见。

2.非角化型癌

可分为分化型和未分化型两型。

3.基底细胞样鳞状细胞癌

此型发病率低。

(三)临床表现

常见为以下七大症状、三大体征。

1.症状

(1)血涕和鼻出血:最常发生在早晨起床吸鼻后痰中带血或擤鼻后涕中带血。18%～30%的患者以此为首发症状,确诊时超过70%的患者有此症状。癌灶表面呈溃疡或菜花型者这一症状更为常见,而黏膜下型的肿块则血涕较为少见。大出血是晚期鼻咽癌患者死亡的主要原因。

(2)鼻塞:位于鼻咽顶部的肿瘤常向前方浸润生长,导致同侧后鼻孔与鼻腔后的堵塞。大多数呈单侧,日益加重。

(3)耳部症状:单侧性耳鸣或听力减退、耳内闭塞感是早期鼻咽恶性肿瘤症状之一。原发癌灶在咽隐窝或鼓咽管枕区者肿瘤常更多的浸润、压迫鼓咽管,使鼓室形成负压,形成分泌性中耳炎的体征,如病灶较轻者行鼓咽管吹张法可获暂时缓解。

(4)头痛:为常见初发症状,常为一侧偏头痛,位于额部、颞部或枕部。脑神经损害或颅底骨破坏是头痛原因之一。确诊时有70%的患者有头痛。

(5)眼部症状:鼻咽癌晚期侵犯眼眶或眼球有关的神经,多为单侧眼球受累(与原发灶处于同一侧),以后再扩展至对侧。主要表现为视力障碍、复视、眼球活动受限、眼睑下垂等。

(6)脑神经症状及其他:面部皮肤麻木感,检查为痛觉和触觉减退或消失;舌肌萎缩和伸舌偏斜;迷走神经、舌咽神经受损,表现为声音嘶哑和吞咽困难。

(7)颈部肿块:多位于上颈部,颈部肿块无痛、质硬,早期可活动,晚期因粘连而固定,此为首发症状的占40%,60%～80%患者初诊时可触及颈部肿块。

2.体征

(1)鼻咽部肿物:分为结节型、浸润型、菜花型、黏膜下型和溃疡型。

(2)颈部淋巴结肿大:多为颈深上淋巴结肿大,为单侧或双侧。

(3)脑神经损害:常见为三叉、外展、舌下、舌咽、动眼神经受损。

(四)诊断

1.体格检查

行病变部位及全身常规体格检查。

2.鼻咽检查

(1)后鼻镜(间接鼻咽镜)检查:是一种简便、快捷、有效的检查方法,能早期检查出鼻咽部肿瘤。

(2)前鼻镜检查:出现鼻塞、血涕时行此检查,可观察鼻道有无出血、坏死物和肿块等,并可通过前鼻镜检查行鼻腔鼻咽肿物活检。

(3)鼻咽纤维镜检查:配备摄像、电视、录像等现代装置,可有效提高图像分辨率,这是最有效的现代检查工具。

3.血清学检查

EB 病毒血清学检查可以作为鼻咽癌诊断的辅助指标,对早期诊断鼻咽癌有一定帮助。

4.影像学检查

(1)X 线检查:目前用于鼻咽癌的常规 X 线检查已经被 CT 和 MRI 取代。如需排除转移时则肺部正位片和骨 X 线平片仍为必备常规检查。

(2)鼻咽部 CT 检查:能准确评价鼻咽部肿瘤的部位,对鼻咽癌的分期、放疗照射野设计和预后评估有重要作用。

(3)鼻咽部 MRI:可清楚显示鼻咽部正常结构的层次和分辨肿瘤的范围,对诊断鼻咽癌分期更准确。对鉴别鼻咽癌是复发还是纤维化更有优势,对评价颅内病变、放射性脑病和脊髓病变更准确。

(4)B 超检查:可以动态观察密切随诊,主要用于颈部和腹部的检查。目前认为 B 超诊断颈转移淋巴结的符合率约为 95%,高于 CT 和 MRI 的结果。

(5)放射性核素骨显像(ECT)检查:在有骨痛或骨叩击痛区行 ECT,阳性符合率比 X 线片高出 30% 左右。临床上应结合病史、体检及综合检查证据作为诊断依据。

(6)正电子发射计算机断层显像(PET)检查:对及时发现原发病灶、颈部淋巴结转移或远处转移灶更准确。

5.病理学检查

肿瘤活组织病理检查是确诊鼻咽癌的唯一定性手段。

(1)细胞学检查:鼻咽部脱落细胞学检查可找到肿瘤细胞。

(2)组织病理学检查:是鼻咽癌确诊依据,包括鼻咽部新生物活检和颈部淋巴结活检。

(五)治疗

1.治疗原则

因鼻咽解剖位置深,有重要血管神经相邻,病理又多属低分化癌,淋巴结转移率高,故放疗是目前鼻咽癌的首选治疗手段。早期患者可单纯体外放疗或以体外放疗为主,辅以近距离腔内后装放疗。晚期患者可放疗加化疗。其他辅助治疗有中药、免疫增强剂和生物调节剂。

2.治疗方法

(1)放疗:分外照射治疗和近距离放疗。

外照射治疗中常规放疗有采用直线加速器的高能 X 线或 ^{60}Co 做外照射。一般情况下宜行连续性照射,每周 5 次,每次 2 Gy,总量(DT)是每 6~7 周 60~70 Gy。调强适形放疗(IMRT)能使照射区的形状在三维方向上与受照射肿瘤的形状相适合,可按照临床的需要调整靶区内诸点的照射剂量(即放疗剂量适形),使靶区剂量更趋均匀,并进一步减少肿瘤邻近正常组织或器官受照射的剂量,提高放疗的效果。肿瘤靶区分次剂量较高,而周围正常组织的分次剂量较低,由此产生不同的放射生物学效应保护了周围正常器官。由于鼻咽结构的特殊性,鼻咽肿物的形状往往不规则,采用常规外照射有时很难完全避开颈段脊髓或正常脑组织。而 IMRT 技术保证肿瘤靶区得到足量照射,同时可有效地保护周围正常组织,因此鼻咽癌比较适合采用调强适形放疗。

调强适形放疗和常规放疗相比较,由于面罩的影响,放疗急性期皮肤反应较常规放疗重;对于远期反应,由于调强适形放疗有效地保护了颞颌关节和腮腺功能,所以调强适形放疗对颞颌关节改变造成的张口困难及腮腺功能的破坏远低于常规放疗。

近距离放疗是目前鼻咽癌残留病灶最常见的治疗方法,具有不良反应小、疗效较好、操作简单的特点,适合外照射的补充治疗。

(2)化疗:对复发或转移性鼻咽癌,化疗是重要的手段。①诱导化疗:又称新辅助化疗,是指放疗前使用的化疗。②同步放化疗:是指放疗同时使用化疗。③辅助化疗:是指在放疗后进行的化疗。④常用化疗方案有:顺铂＋氟尿嘧啶;顺铂＋氟尿嘧啶＋多柔比星;顺铂＋氟尿嘧啶＋博来霉素;顺铂＋多西他赛等。

(3)手术:对于部分放疗后鼻咽或颈部残留或复发的病灶是一种有效的补救措施。

二、护理

(一)心理支持

多与患者交流,倾听患者的诉说,理解患者的心理感受。帮助患者解决实际问题,介绍疗效好的病例,与他们交谈,增强治疗信心。

(二)饮食护理

(1)进食温凉、低盐、清淡、高蛋白、低脂肪、富含维生素的无刺激性软食,可有效预防和减少口腔黏膜反应的发生,如肉泥、菜泥、果泥。忌烟酒,忌食煎、炸、辛辣、过硬、过热、过酸、过甜的刺激性食物,以保护口咽部黏膜。

(2)吞咽困难不能进食者给予静脉营养。

(3)部分患者在放疗期间因放射性口腔黏膜炎引起的疼痛、味蕾受损引起的味觉丧失而导致进食减少,体重下降。因此在患者因口腔黏膜炎疼痛而进食困难时,应指导患者用粗大的吸管吸食流质或半流质食物,确保营养供给。味觉丧失时,护士应鼓励患者进食,避免因进食减少而进一步影响患者的胃肠道功能,影响营养的消化吸收,而形成不能进食-胃肠道功能紊乱-营养吸收障碍的恶性循环。

(三)观察患者头痛情况

头痛严重时影响患者的精神状况、睡眠和进食,使患者全身状况下降,影响患者的治疗和预后。应根据患者的疼痛状况按三阶梯止痛原则进行处理,以减轻患者症状。

(四)放疗前清洁牙齿

治疗口腔炎症,要常规拔除深度龋齿和残根,除去金属冠齿等,待伤口愈合(10～14 天)后方可行放疗。

(五)放疗期间观察鼻咽

观察鼻咽是否有出血情况,一般情况下鼻咽放疗出血较少见,少量出血时,指导患者勿用手抠鼻,以免加重出血。大出血者应施行后鼻孔填塞压迫止血,并遵医嘱给予止血剂,必要时请耳鼻喉科医师会诊,行外科治疗。头侧向一边,保持呼吸道通畅。

(六)保持鼻咽腔清洁

鼻咽冲洗每天 1～2 次,冲洗瓶的高度距头顶 50 cm,水温为 36～40 ℃,冲洗液体为生理盐水或专用鼻腔冲洗剂,冲洗液体量为 500～1 000 mL,冲洗器放入鼻腔 1.0～1.5 cm,水从鼻腔进入,从口腔或鼻腔出来,有出血时禁止冲洗。鼻咽冲洗的目的是清洁鼻腔和增强放射敏感性。护士应告知患者鼻腔冲洗的意义和重要性,防止因冲洗不彻底或未按时冲洗而导致鼻咽部感染或影响放疗效果。指导患者观察冲洗物的颜色及性质,有出血时及时告知医师,避免引起鼻咽部大出血。

(七)检查白细胞计数

放疗期间每周检查白细胞计数一次,白细胞计数 $<3\times10^9/L$ 时,应暂停放疗;$<1\times10^9/L$ 时,给予保护性隔离。放化疗期间患者免疫力低下,指导患者避免去公共场所,避免接触感冒或病毒感染者,以免并发严重的感染。

(八)放疗并发症的防护

1.口干

口干为最早出现的放疗反应之一。口腔涎腺包括腮腺、颌下腺、舌下腺和众多的小唾液腺,具有分泌功能的是浆液性和黏液性 2 种细胞。唾液的 99% 为水分,余下的为各种无机盐、消化性和免疫性蛋白,起着消化、冲洗、免疫、保护和润滑等多种功能。浆液性细胞对放疗高度敏感,在接受一定的照射剂量后(因个体差异不同,放疗 10 次左右)会出现腺体的急性反应,随后腺泡变性、血管通透性增高,随着放疗照射体积和剂量的增加,腺泡会坏死,完全破坏,涎腺分泌功能大幅下降,其分泌量只有放疗前的 10%～30%。涎腺功能在放疗后 1 年才会有轻度恢复。唾液的生化成分也有所变化,无机盐及蛋白成分升高,pH 下降,唾液淀粉酶大幅下降。放疗到一定剂量,味觉减退反应出现,舌味蕾受损,舌乳头环状突起。从味觉产生机制看,不同部位的味蕾有不同的味觉感受器,如菌状乳头味蕾主要感觉甜,分布于舌尖,这一部位相对放射剂量较少,因而甜味受累最轻;轮廓乳头分布于舌根,受照射量最多,因而苦味就受累最重。口干的护理要点是刺激未纤维化的唾液腺分泌,缓解口腔干燥症状,当唾液腺未完全纤维化时,可通过催涎剂的作用使唾液得到一定代偿来改善口腔的内环境。放疗患者口干可用冷开水、茶或其他无糖无酸的冷饮、漱口液来湿润口腔。

2.放射性口腔黏膜炎

放射性口腔黏膜炎判断标准分为四度:①Ⅰ度,黏膜充血水肿,轻度疼痛;②Ⅱ度,黏膜充血水肿,中度疼痛,点状溃疡;③Ⅲ度,黏膜充血水肿,片状溃疡,疼痛加剧影响进食;④Ⅳ度,黏膜大面积溃疡,剧痛,不能进食。鼻咽癌放疗可以严重影响唾液腺分泌唾液,一些患者首次或第二次治疗后唾液腺由于一过性炎症反应可出现肿胀和不适,而且唾液腺分泌的减少更容易导致浆液成分的减少,唾液黏稠、pH 下降和功能降低,导致餐后唾液的润滑、冲洗作用不充分,pH 下降可引起龋齿,遵医嘱给予抗感染和止痛药物治疗。鼻咽癌常规对穿野放疗的患者由于口腔黏膜特别是腮腺受量高,反应重,甚至有些患者因为早期口腔黏膜和腮腺反应重而放弃治疗。鼻咽癌调强放疗的患者由于口腔黏膜特别是腮腺受量低,反应轻,放疗期间多只需口腔局部用药就能继续放疗,多数患者不必全身用药,也没有出现因为早期口腔黏膜和腮腺反应重而放弃治疗者。放射性口腔黏膜炎已经成为鼻咽癌放疗中最为严重的制约因素,其发生率几乎是 100%。放疗使唾液分泌量及质量降低,口腔自洁及免疫能力下降。放疗开始后可使用康复新、维生素 B_{12}、利多卡因、庆大霉素等配制的漱口液和 2.5% 的碳酸氢钠漱口液交替漱口。如为真菌感染可使用制霉菌素或氟康唑胶囊配制漱口液含漱。口腔局部溃疡及感染时,可局部喷洒金因肽或涂抹碘甘油,以促进表皮黏膜生长和缓解疼痛。

3.放射性皮炎

按国际抗癌联盟的标准,急性放射性皮炎损伤程度分为四度。①Ⅰ度:滤泡、轻度红斑脱皮、干性皮炎、出汗减少。②Ⅱ度：明显红斑、斑状湿性皮炎、中度水肿。③Ⅲ度：融合性湿性皮炎、凹陷性水肿。④Ⅳ度：坏死溃疡。随着放疗剂量的增加，患者照射野皮肤可出现不同程度的放射性反应。其发病机制一方面是放射线造成 DNA 的破坏，导致可逆或不可逆的 DNA 合成及分化不平衡，使皮肤基底细胞不能产生新的细胞，成熟的上皮细胞持续丢失，若不能及时增殖补充脱落的表层细胞，即引起皮肤损伤；另一方面是射线引起的小血管管腔狭窄或血栓形成，从而导致组织缺血、缺氧，导致皮肤损伤程度。放射性皮炎是放疗中常见的放射损伤，发生的程度与放射线的性质和放射野的面积、放疗剂量及患者的个体差异有关。研究表明皮肤受照射 5 Gy 就可能形成红斑，20～40 Gy 就可能形成脱皮及溃疡，严重者甚至出现经久不愈的溃疡。治疗和预防放射线皮肤损伤以往无有效药物和治疗方法，出现后多采用停止放疗、休息及抗感染治疗等对症处理，使治疗中断，放疗的生物效应减低，从而导致肿瘤局部控制疗效下降。经过临床实践，以下方法可预防和治疗放射性皮肤反应。

（1）涂抹比亚芬软膏保护照射区皮肤：比亚芬软膏的成分为三乙醇胺，为水包油型白色乳膏，对皮肤有深部保湿的作用。三乙醇胺中的水分能迅速被损伤皮肤吸收，预防和减轻照射野皮肤的干燥，改善患者的不适度。通过渗透和毛细作用原理，起到清洁和引流的双重作用，能提供良好的皮肤自我修复环境，可增加皮肤血流速度，帮助排除渗出物，促进皮肤的新陈代谢，补充丢失脱落的表皮细胞，促进受损的细胞再生修复。还通过舒张局部血管，加快血流速度，改善放疗后的血液循环障碍，减轻水肿，加快渗出物的排出，促进损伤组织的愈合。还可升高白细胞介素-1 的浓度和降低白细胞介素-6 的浓度，刺激成纤维细胞的增生，增加胶原的合成。将三乙醇胺乳膏涂抹在照射野皮肤，轻轻按摩使药物渗入皮肤，每天 2 次，从放疗第一天开始使用直至放疗结束。需注意的是：在放疗前 4 小时停用三乙醇胺乳膏，清洗掉药物之后再行放疗。

（2）防止局部皮肤损伤：穿棉质低领宽松衣服，禁止用肥皂水擦洗照射区皮肤，清洁皮肤时只需用清水轻轻擦洗即可。并注意防晒。

（3）随着放疗剂量的增加，局部皮肤发生感染或破溃时，遵医嘱酌情暂停放疗，可给予"烧伤三号"（含有冰片、明矾）纱布湿敷、涂抹美宝湿润烧伤膏或在创面喷洒金因肽。金因肽的主要成分为重组人表皮生长因子衍生物，其分子结构和生物学活性与人体内源性表皮生长因子高度一致，可以提供组织再生和修复的基础，促进鳞状上皮细胞、血管内皮细胞等多种细胞的生长，加速创面愈合的速度。同时它还能促进上皮细胞、中性粒细胞、成纤维细胞等多种细胞向创面迁移，预防感染，提高上皮细胞再生度和连续性，预防和减少瘢痕形成，提高创面修复质量。

4.放射性龋齿和放射性骨髓炎

放射性龋齿和放射性骨髓炎属于迟发放疗反应。上、下颌骨骨组织受照射后，其组织血管发生无菌性血管炎，其后数月或数年发生血栓栓塞，骨组织血供减少。此时若发生牙组织感染和拔牙性损伤，局部伤口长期不愈，可导致放射性骨髓炎发生。骨坏死多发生在高剂量、大分割外照射，口底插植治疗的区域，特别是原有肿瘤侵犯的部位；也见于全身情况差、拔牙或下颌无牙的患者。由于血供的不同，下颌骨的坏死先于上颌骨。放射性骨髓炎临床表现为颌骨深部的间歇性钝痛或针刺样剧痛，软组织红肿，瘘管形成，伴有张口困难、口臭、牙龈出血、口干等，严重的死骨外露伴颌面畸形还会引起继发感染，危及患者生命。因此放疗前应常规洁牙，拔除或填补龋齿、残根，去除金属齿冠及清洁牙齿，活动义齿需在放疗终止一段时间后再使用，以免损伤牙黏膜。放疗后指导患者用含氟牙膏刷牙，坚持用竖刷或横竖相结合的方法刷牙，每次刷牙应持续 3 分钟以上。少进甜食或进食甜食后及时漱口。放疗后定期到口腔科检查，尽量不做拔牙的处理，如必须进行时,至少在 2 年后或更长时间,以免引起炎症感染和骨髓炎。鼓励患者每天坚持做鼓水运动及舌头舔牙龈运动,以防牙龈萎缩。

5.颈部活动受限和张口困难

当颈部、咀嚼肌或其他颞下颌关节周围软组织位于放射野时,放射线造成局部组织水肿,细胞破坏及纤维化,出现颈部活动受限和张口困难。在患者做张口锻炼的过程中,如发生放射性口腔黏膜炎,患者可能因为疼痛而不愿意坚持张口锻炼,护士在此期间要关心患者,遵医嘱指导患者含漱利多卡因漱口液后再行张口训练。如张口困难,可用暖水瓶的软木塞支撑在患者的门齿间,以达到张口锻炼的目的。为预防颈部肌肉纤维化,可做颈前后左右的缓慢旋转运动,按摩颞颌关节和颈部。放疗前应记录患者最大张口后上下门齿间的距离,放疗开始后每周测量门齿距一次,并指导患者行张口训练,每天 200～300 次,以保持最大张口度和颞颌关节的灵活度。

(九)静脉化疗的护理

化疗药物的观察护理:为预防顺铂(DDP)的肾脏毒性,需充分水化。使用顺铂前 12 小时静脉滴注等渗葡萄糖液 2 000 mL,使用当日输入等渗盐水或葡萄糖液 3 000～3 500 mL,同时给予氯化钾、甘露醇及呋塞米,鼓励患者多饮水,观察电解质的变化,每天尿量不少于 3 000 mL。静脉滴注时药品需避光。化疗前进行健康宣教,为保护肾功能输入大量的液体及利尿剂,会使尿量增加,小便次数频繁。紫杉醇类药物有 39％的患者在用药后最初的 10 分钟内发生变态反应,表现为支气管痉挛性呼吸困难、荨麻疹和低血压。为了预防发生变态反应,治疗前 12 小时、6 小时分别给予地塞米松 10 mg 口服,治疗前 30 分钟予苯海拉明 20 mg 肌内注射,静脉滴注西咪替丁 300 mg。紫杉醇类药物还可导致脱发,发生率为 80％,治疗前可告知患者,让其有心理准备,并指导患者购买假发。

三、健康教育

(1)放疗前要常规拔除深度龋齿和残根,待伤口愈合 10～14 天方可行放疗。

(2)指导患者放疗后 3 年内禁止拔牙,如确需拔牙应加强抗感染治疗,以防放射性骨髓炎的发生。

(3)指导患者坚持终身行鼻腔冲洗。

(4)指导患者在放疗期间和放疗结束后 3～6 个月,仍应坚持做颈部旋转运动和张口运动训练,防止颞颌关节功能障碍。

(5)加强口腔卫生,每天漱口 4～5 次,推荐使用含氟牙膏,建议每年清洁牙齿 1 次。放疗后造成多数患者永久性口干,嘱多饮水,保持口腔湿润。

(6)定期复查,建议随诊时间为第 1 年每 2～3 个月 1 次,第 2 年每 3～4 个月 1 次,第 3 年每 6 个月 1 次,以后每年 1 次。

鼻咽癌的预后与年龄、临床分期、病理类型、治疗方式等有关。青少年及儿童患者一般预后较好,5 年生存率在 60％左右,妊娠哺乳期妇女预后极差。分期越早,疗效越好。

(刘　娜)

第二节　喉　癌

一、概述

喉的恶性肿瘤较良性肿瘤多见。恶性肿瘤中以上皮组织变来源的恶性肿瘤多见,90%～95%为鳞状细胞癌。喉癌为仅次于肺癌的呼吸道第二高发癌。在头颈部恶性肿瘤中其发病率仅次于鼻咽癌。喉癌早期病例的5年生存率可达80%;晚期采取综合治疗,5年生存率可达50%。

(一)病因

喉癌的致病原因至今尚不明,可能与以下因素有关。

1.烟、酒刺激

烟、酒刺激与喉癌发生有密切关系。临床上可见90%以上的喉癌患者有长期吸烟或饮酒史。吸烟可产生烟草焦油,其中苯并芘可致癌。酒精长期刺激黏膜可使其变性而致癌。

2.空气污染

空气污染严重的城市,喉癌发病率高。长期吸入有害气体,如二氧化硫和生产性工业粉尘、二氧化硫铬、砷等吸入呼吸道易致喉癌。

3.癌前病变

慢性喉或呼吸道炎症刺激、喉部角化症如白斑病和喉厚皮病、喉部良性肿瘤如喉乳头状瘤反复发作可发生癌变。

4.病毒感染

可能与人类乳头状瘤病毒(human papilloma virus,HPV)感染有关。

5.其他因素

如职业因素,有报道喉癌和接触石棉、芥子气、镍等可能有关。遗传因素,芳烃羟化酶的诱导力受遗传因素控制,故喉癌致癌和遗传因素有关。性激素及其受体,喉癌患者雄激素相对升高,雌激素降低,男性显著高于女性。

(二)病理分类

1.组织学分型

喉癌中鳞状细胞癌最为常见,占喉癌的90%以上,根据组织学分级标准分为高、中、低分化三级,以高、中分化多见。少见肿瘤包括小涎腺来源的肿瘤,其他少见肿瘤包括软组织肉瘤、淋巴瘤、小细胞内分泌癌、浆细胞瘤等。

2.根据肿瘤形态分型

根据肿瘤形态分型分为浸润型、菜花型、包块型、结节型。

3.按原发部位分型

声门上型约占30%,一般分化较差,早期易发生淋巴结转移,预后也差。声门型最为多见,约占60%,一般分化较好,转移较少,晚期声门癌可发生淋巴结转移。声门下型最少见,约占6%,易发生淋巴结转移,预后较差。

(三)临床表现

1.症状

(1)声音嘶哑:最常见症状,为声门癌的首发症状,声嘶呈持续性且进行性加重。声门上型癌晚期因肿瘤增大压迫声带或肿瘤侵入声门时也会出现声音嘶哑的症状。

(2)咽喉疼痛:多是声门上型癌的症状。肿瘤合并炎症或溃疡时,可有疼痛感及痰中带血。起初仅在吞咽时,特别是在进食初期时有一种"刮"的感觉,多吃几口以后症状消失。肿瘤进展,喉痛可变为持续性,且可向同侧耳部扩散。

(3)咽喉异物感:咽喉部常有吞咽不适及紧迫感,是声门上型癌的首发症状,但常被忽视,而不及时就医容易延误诊断。如出现吞咽障碍时,则为肿瘤的晚期症状。

(4)呼吸困难:为恶性肿瘤晚期症状,表现为吸气性呼吸困难,并呈进行性加重。声门下型癌因病变部位比较隐蔽,早期症状不明显,直至肿瘤发展到相当程度或阻塞声门下腔而出现呼吸困难,声门下型癌患者较常以呼吸困难为首发症状而来诊。

(5)颈部肿块:多为同侧或双侧颈部淋巴结转移,肿块长在喉结的两旁,无痛感,且呈进行性增大。

2.体征

(1)喉镜检查见喉新生物。

(2)声带运动受限或固定:肿瘤增大,导致声带固定或堵塞声门,可引起吞咽障碍和呼吸困难,为肿瘤的晚期症状。

(3)颈部淋巴结肿大:声门上型癌的区域淋巴结转移率高,可因颈部淋巴结肿大来就诊。

(四)辅助检查

1.颈部检查

颈部检查包括对喉外形和颈淋巴结的视诊和触诊。了解喉外形有无增宽,甲状软骨切迹有无破坏,喉摩擦音是否消失,颈部有无肿大淋巴结,有无呼吸困难及三凹征现象。

2.喉镜检查

间接喉镜检查为临床最常用的检查方法,可见喉部清晰的影像及观察声带的运动,了解喉部病变的外观、深度和范围,且操作方便,患者无痛苦。间接喉镜、直接喉镜、纤维喉镜可以看清肿瘤部位、大小、声带活动度及肿瘤侵犯范围。

3.活检

喉癌确诊需病理活检证实,可在间接喉镜、直接喉镜或纤维喉镜下钳取肿瘤组织送检。

4.影像学检查

了解肿瘤范围、有无颈部淋巴结肿大及喉支架软骨破坏。

(1)X线检查:咽喉正侧位片可以明确病变的大体部位、大小、形状及软骨、气管或颈椎前软组织变化情况。晚期可有远处转移,应行常规的胸部X线检查和腹部B超检查。

(2)CT、MRI检查:有助于明确肿瘤在喉内生长范围、有无外侵及侵袭程度,以及颈部肿大淋巴结与大血管的关系等。

(五)治疗

手术和放疗在喉癌的治疗中起着重要作用。早期喉癌单独使用放疗和手术切除,都可以获得较好的效果。晚期则以综合治疗——在手术后辅以放疗为佳。

1.手术治疗

手术方式主要分为喉部分切除术及喉全切术。原则是在彻底切除癌肿的前提下,尽可能保留或重建喉功能。

2.放疗

(1)单纯放疗:T_1、T_2早期喉癌都应以放疗为首选。放疗可以取得和手术治疗同样的效果,而且最大优点是能保持说话功能。单纯放疗可获得80%~100%的5年生存期。放疗剂量为60~70 Gy。早期单纯放疗即使效果不佳,还可行手术补救。单纯放疗主要用于早期声带癌及因全身情况不宜手术治疗的患者。

(2)术前放疗:放射剂量一般为每4~5周40~50 Gy。放疗结束后2~4周行手术治疗。主要适用于较晚期、肿瘤范围较大的患者。放疗的目的是为了使肿瘤缩小,提高手术切除率,提高肿瘤局部控制率,可以预防或减少因手术而促使肿瘤的转移或扩散。对声门下癌先行放疗后再行喉切除术,可以减少气管造瘘处的肿瘤复发。

(3)术后放疗:目的是提高局部控制率,放射剂量需给予60 Gy以上。喉部分切除术或全喉切除术后2~4周可行放疗。

3.化疗

喉癌95%以上为鳞状细胞癌,对化疗不敏感,多作为综合治疗的一部分。

4.生物治疗

疗效尚不肯定,处于试验阶段。主要方法包括重组细胞因子,如干扰素等、免疫细胞疗法、肿瘤疫苗和单克隆抗体及其偶联物。

二、护理

(一)心理支持

由于喉部手术后,患者不能进行正常的语言交流,给患者的心理和形象上造成了双重的恶性刺激。应做好解释工作,多关心和体贴患者,鼓励家属多陪伴,给予情感支持。治疗期间注意加强沟通工作,和患者使用纸笔进行交流,及时了解患者的需要,给予帮助,并告知其成功病例,树立战胜疾病的信心。

(二)饮食护理

注意饮食,进食高蛋白质、高维生素、清淡、易消化的流质或半流质食,禁烟、酒,多喝水。鼓励患者取坐位或半坐位进食,进食后休息15~30分钟再活动,应少食多餐。放疗期间患者感觉精神倦怠、喉干口燥,饮食则以清热解毒、生津润肺为主,出现咽喉疼痛、吞咽疼痛、胸骨后疼痛时进食温凉容易吞咽的流质或半流质饮食,如鱼肉、梨汁、萝卜汁、绿豆汤、西瓜等。汤水宜以清热利咽、润肺生津为原则,如胡萝卜马蹄汤、冬瓜老鸭汤、银耳莲子百合汤等。放疗期间忌食热性食物和热性水果,如羊肉、狗肉、兔肉及橘子、荔枝、龙眼等。特别是放化疗期间,由于口腔黏膜反应及喉头水肿严重导致进食困难时,可给予静脉营养支持。

(三)口腔护理

嘱患者多饮水,常含话梅或维生素C,促进唾液分泌。

(四)放疗的护理

(1)喉癌患者术后若身体恢复良好,2周内可行放疗。放疗前必须将金属气管套管更换为塑料套管,佩戴金属气管套管不能进行放疗,防止金属套管影响疗效及可能发生次波射线对局部造成损伤。

(2)气管套管护理:根据患者咳痰量每天清洗内套管1~3次。方法为套管取出后用温开水或生理盐水浸泡(塑料制品的套管如用开水或热水浸泡清洗,可发生变形),清除痰痂后用75%乙醇浸泡消毒15分钟后再用温开水或生理盐水冲洗干净。定期更换固定的纱带及气管套纱块,保持气管造口周围皮肤清洁、干燥,气管造口最好用大纱块遮挡,预防感染,污染时及时更换。放疗期间注意观察套管内的痰量、颜色、性质,痰中带血时应多饮水并加强气道湿化。

(3)放疗处皮肤的护理:气管造口处皮肤受射线损伤,易被痰液污染感染,可每天给予生理盐水清洗造口周围皮肤,避免使用酒精及活力碘。

(4)放疗并发症的防护:主要表现为声音嘶哑、咽下疼痛、吞咽困难、口干、味觉改变、体重减轻等症状,喉癌晚期放疗最常见的并发症是喉头水肿、喉软骨炎和喉软骨坏死。护士应密切观察病情变化,指导患者多饮水,禁烟酒,进食清淡温凉饮食。避免用声,尽量减少与患者的语言交流,改用纸笔交流。并注意观察呼吸情况,指导患者有效咳痰,保持呼吸道通畅,床边备好吸痰装置。放疗期间易引起咽部疼痛充血、喉头水肿或痰液黏稠时,可用生理盐水3~5 mL加庆大霉素1支、α-糜蛋白酶或沐舒坦1支行雾化吸入,每天1次,严重时可行2~3次。必要时可加用抗感染、消肿和激素药物。喉头水肿多于放疗后3个月内消退,对超过半年仍不消退或逐渐加重者应注意有无局部残存、复发或早期喉软骨坏死的发生。

(五)语言康复护理

语言康复护理是全喉切除术后患者的重要康复内容。由于喉部手术后失去发音器官,又因呼吸气道的改变,使患者难以适应。可帮助患者进行食管语言训练、安装人工发音装置和进行发声重建手术,帮助患者重建发音功能。第一食管语言训练,全喉切除术后的患者由于解剖部位的差异,可出现口腔音、咽音和食管音三种语言声音类型。而食管音则是全喉切除术后患者能发出的最好声音,发食管音的生理过程为两个阶段,一是空气进入食管阶段。二是食管壁肌肉收缩,使空气振动形成排气发生。训练食管音是全喉切除术后患者最方便、最自然、最好的语言康复方法,经济适用,但并不是每个患者都能训练成功。第二安装人工发音装置,即人工喉是一种人造的发音装置,代替声带的振动发出声音,再通过构语器官形成语言。根据声音传送形式分为经口传声和颈部传声两种。经口人工喉已经由气动人工喉发展为电子人工喉,可获得3 m以上距离的清晰的发音效果。第三发声重建手术,近年来国内外进行了多种气管食管造瘘发声重建术和气管食管造瘘口安装单向阀门发音管。既可与全喉切除术一期完成,也可施行二期手术,使语言功能得以康复,提高生活质量。对全喉切除术后的患者应及时进行鼓励、诱导,使他们树立信心和勇气,将心理治疗和语言康复相结合,使患者积极配合治疗和训练,可指导患者去专业机构加强语言康复功能训练。

三、健康教育

(1)指导患者注意保护喉咙,避免说话过多,产生疲劳,多采用其他方式进行交流。

(2)指导患者或家属学会清洗、消毒和更换气管内套管的方法。保持造瘘口清洁干燥,及时清理分泌物。外出或淋浴时注意保护造瘘口,防止异物吸入。室内保持一定的湿度。

(3)由于长期戴有气管套管者的喉反射功能降低,应嘱患者将痰液及脱落坏死组织及时吐出,以防止吸入性肺炎发生。

(4)湿化气道,预防痂皮:根据情况定时向气道内滴入抗生素湿化液,嘱多饮水,以稀释痰液防止痰液干燥结痂。

(5)帮助患者适应自己的形象改变,鼓励其面对现实,照镜子观察自己的造口。教患者一些遮盖缺陷的技巧,如自制围巾、饰品,保持自我形象整洁等。为了保持呼吸道通畅,勿穿高领毛衫。

(6)加强锻炼,增强抵抗力,注意保暖,避免到公共场所,防止上呼吸道感染。禁止游泳、淋浴,防止污物进入气管造口,引起吸入性肺炎。

(7)禁烟酒和刺激性食物,保持大便通畅,气管切开后患者不能屏气,影响肠蠕动,应多吃新鲜蔬菜水果等预防便秘。

(8)发现出血、呼吸困难、造瘘口有新生物或颈部扪及肿块,应及时到医院就诊。定期随诊,治疗结束后第1～2年每3个月复查一次。

喉癌的预后与原发肿瘤的部位、肿瘤的大小、有无淋巴结转移、病理类型等相关。声门上型与声门下型分化较差,发展较快,预后较差;声门型分化较好,发展较慢,预后较好。早期喉癌单独使用放疗和手术切除,可以获得80%以上的5年生存率。

(刘　娜)

第三节　甲状腺癌

一、概述

甲状腺癌是头颈部肿瘤中常见的恶性肿瘤,是最常见的内分泌恶性肿瘤,占全身肿瘤的1%。发病率按国家或地区而异。甲状腺癌可发生于任何年龄阶段,女性多于男性,男女比例为1∶3,20～40岁为发病高峰期,50岁后明显下降。

(一)病因

发生的原因不明,相关因素如下。

1.电离辐射

电离辐射是唯一一个已经确定的致癌因素。放射线对人体有明显的癌作用,尤其是儿童及青少年,被照射的小儿年龄越小,发生癌的危险度越高。

2.碘摄入异常

摄碘过量或缺碘均可使甲状腺的结构和功能发生改变,高碘或缺碘地区甲状腺癌发病率升高。

3.性别和激素

甲状腺的生长主要受促甲状腺素(TSH)支配,神经垂体释放的TSH是甲状腺癌发生的促进因子。有实验表明,甲状腺乳头状癌组织中女性激素受体含量较高。

4.遗传因素

5%～10%甲状腺髓样癌患者及3.50%～6.25%乳头状癌患者有明显的家族史,推测这类癌的发生可能与染色体遗传因素有关。

5.甲状腺良性病变

如腺瘤样甲状腺肿和功能亢进性甲状腺肿等一些甲状腺增生性疾病偶尔发生癌变。

(二)病理分型

目前原发性甲状腺癌分为分化型甲状腺癌(乳头状癌、滤泡状癌)、髓样癌、未分化癌等。

1.分化型甲状腺癌

(1)乳头状癌:是甲状腺癌中最常见的类型,占甲状腺癌的80％以上。分化良好,恶性程度低,病情发展缓慢、病程长、预后好。一般以颈淋巴结转移最为多,血行转移较少见,血行转移中以肺转移为多见。

(2)滤泡状癌:较乳头状癌少见,世界卫生组织将嗜酸性粒细胞癌纳入滤泡状癌中。滤泡状癌占甲状腺癌的10.6％～15.0％,居第二位,发展缓慢、病程长、预后较好,以滤泡状结构为主要组织学特征。患病年龄比乳头状癌患者大。播散途径主要是通过血液转移到肺、骨和肝,淋巴转移相对较少。在分化型甲状腺癌中,其预后不及乳头状癌好,以嗜酸性粒细胞癌的预后最差。

2.髓样癌

较少见,发生在甲状腺滤泡旁细胞,也称为C细胞的恶性肿瘤。C细胞的特征主要为分泌甲状腺降钙素及多种物质,并产生淀粉样物等。发病主要为散发性,少数为家族性。女性较多,以颈淋巴结转移较为多见。

3.未分化癌

此类甲状腺癌,较少见,约占甲状腺癌的1％,恶性程度较高,发展快,预后极差。以中年以上男性多见。未分化癌生长迅速,往往早期侵犯周围组织,常发生颈淋巴结转移,血行转移也较多见。

(三)临床表现

1.症状

(1)颈前肿物:早期缺乏特征性临床表现,但95％以上的患者均有颈前肿块,质地硬而固定,表面不平。乳头状癌、滤泡状癌、髓样癌等类型颈前肿物生长缓慢,而未分化癌颈前肿物发展迅速。

(2)周围结构受侵的表现:晚期常压迫喉返神经、气管、食管而产生声音嘶哑、呼吸困难或吞咽困难等症状。

(3)其他脏器转移的表现,以及耳、枕、肩、等处疼痛。

(4)内分泌表现:可伴有腹泻或阵发性高血压,甲状腺髓样癌可出现与内分泌有关的症状,如顽固性腹泻(多为水样便)和阵发性高血压。

2.体征

(1)甲状腺结节:多呈单发,活动受限或固定,质地偏硬且不光滑。

(2)颈淋巴结肿大:乳头状癌、未分化癌、髓样癌等类型颈淋巴结转移率高,多为单侧颈淋巴结肿大。滤泡状癌以血行转移为多见。

(四)辅助检查

1.影像学检查

(1)B超检查:甲状腺B超检查有助于诊断。恶性肿瘤的超声检查可见边界不清,内部回声不均匀,瘤体内常见钙化强回声。

(2)单光子发射计算机断层显像(SPECT)检查:可以明确甲状腺的形态及功能,一般将甲状腺结节分为三种:热结节、温结节、凉(冷)结节,甲状腺癌大多表现为凉(冷)结节。

(3)颈部CT、MRI检查:可提出良、恶性诊断依据。明确显示甲状腺肿瘤的癌肿侵犯范围。

(4)X线检查:颈部正侧位片可观察有无胸骨后扩展、气管受压或钙化等,常规胸片可观察有无转移等。

(5)PET检查:对甲状腺良恶性病变的诊断准确率高。

2.血清学检查

血清学检查包括甲状腺功能检查、血清甲状腺球蛋白(Tg)、血清降钙素等。

3.病理学检查

(1)细胞学检查:细针穿刺细胞学检查是最简便的诊断方法,诊断效果取决于穿刺取材方法及阅片识别细胞的经验。

(2)组织学检查:确诊应由病理组织切片,活检检查来确定。

(五)治疗

以外科手术治疗为主,配合内、外照射治疗、内分泌治疗、化学治疗等。

1.手术治疗

如确诊为甲状腺癌,应及时行原发肿瘤和颈部转移灶的根治手术。

2.放射治疗

(1)外放射治疗:甲状腺癌对放射线的敏感性与甲状腺癌的分化程度成正比,分化越好,敏感性越差;分化越差,敏感性越高。分化型甲状腺癌如甲状腺乳头状癌对放射线的敏感性较差,其邻近组织如甲状软骨、气管软骨、食管及脊髓等,均对放射线耐受性差,照射剂量过大时常造成严重并发症,一般不宜采用外放射治疗。未分化癌恶性程度高,肿瘤发展迅速,手术切除难以达到根治目的,临床以外放射治疗为主,放疗通常宜早进行。对于手术后有残余者或手术无法切除者,术后也可辅助放疗。常规放疗照射剂量为大野照射50 Gy,然后缩野针对残留区加量至60~70 Gy。如采用IMRT可以提高靶区治疗剂量,在保护重要器官的情况下,高危区的单次剂量可提高至2.20~2.25 Gy。

(2)内放射治疗:分化好的乳头状癌与滤泡状癌具有吸碘功能,特别是两者的转移灶都可能吸收放射性核素^{131}I。临床上常采用^{131}I来治疗分化型甲状腺癌的转移灶,一般需行甲状腺全切或次全切除术后,以增强转移癌对碘的摄取能力后再行^{131}I治疗。不同组织类型肿瘤吸碘不同,未分化型甲状腺癌几乎不吸碘,其次是髓样癌。

3.化学治疗

甲状腺癌对化疗敏感性差。分化型甲状腺癌对化疗反应差,化疗主要用于不可手术、摄碘能力差或远处转移的晚期癌,相比而言,未分化癌对化疗则较敏感,多采用联合化疗,常用药物为多柔比星及顺铂、多柔比星(ADM)、环磷酰胺(CTX),加紫杉类等。

4.内分泌治疗

术后长期服用甲状腺素片可以抑制TSH分泌及预防甲状腺功能减退,对预防甲状腺癌复发有一定疗效。对生长缓慢的分化型甲状腺癌疗效较好,对生长迅速的未分化甲状腺癌无明显疗效。

甲状腺癌的预后与病理类型、临床分期、根治程度、性别及年龄有关。年龄<15岁或>45岁者预后较差,女性好于男性。殷蔚伯等报道甲状腺癌的10年生存率乳头状癌可为74%~95%,滤泡状癌为43%~95%。未分化癌预后极差,一般多在数月内死亡,中位生存率仅为2.5~7.5个月,2年生存率仅为10%。

二、护理

(一)护理措施

1.饮食护理

饮食营养应均衡,宜进食高蛋白、低脂肪、低糖、高维生素无刺激性软食,除各种肉、鱼、蛋、奶外,多吃新鲜蔬菜、水果等。戒烟禁酒,少食多餐。如出现进食时咳嗽、声音嘶哑者,应减少流质饮食,细嚼慢咽,量宜少,并注意防止食物进入气管。忌食肥腻黏滞食物,油炸、烧烤等热性食物和坚硬不易消化食物。

2.保持呼吸道通畅

指导患者做深呼吸及咳嗽运动,有痰液及时咳出。对声嘶患者多给予生活上的照顾及精神安慰。

3.放疗期间的护理

(1)^{131}I内放射治疗护理:放射性核素^{131}I是治疗分化型甲状腺癌转移的有效方法,其疗效依赖于肿瘤能否吸收碘。已有报道,^{131}I对分化型甲状腺癌肺转移及淋巴结转移治疗效果较好。给药前至少2周给予低碘饮食(日摄碘量在$20\sim30~\mu g$),避免食用含碘高的食物如海带、紫菜、海鱼、海参、山药等,碘盐可先在热油中炸烧使碘挥发后食用,同时鼓励患者多吃新鲜蔬菜、水果、蛋、奶、豆制品及瘦肉。并防止从其他途径进入人体的碘剂,如含碘药物摄入、皮肤碘酒消毒、碘油造影等。患者空腹口服^{131}I 2小时后方可进食,以免影响药物吸收。口服^{131}I后应注意以下几点。①2小时后嘱患者口含维生素C含片,或经常咀嚼口香糖,促进唾液分泌,以预防放射性唾液腺炎,并多饮水,及时排空小便,加速放射性药物的排泄,以减少膀胱和全身照射;②注意休息,加强口腔卫生。避免剧烈运动和精神刺激,并预防感染、加强营养;③建立专用粪便处理室,勿随地吐痰和呕吐物,大小便应该使用专用厕所,便后多冲水,严禁与其他非核素治疗的患者共用卫生间,以免引起放射性污染。建立核素治疗患者专用病房;④服药后勿揉压甲状腺,以免加重病情;⑤2个月内禁止用碘剂、溴剂,以免影响^{131}I的重吸收而降低治疗效果;⑥服药后应住^{131}I治疗专科专用隔离病房或住单间7~14天,以减少对周围人群不必要的辐射;指导患者正确处理排泄物和污染物,衣裤、被褥进行放置衰变处理且单独清洗;⑦女性患者1年内避免妊娠。^{131}I治疗后3~6个月定期随访,不适随诊,以便及时预测疗效。

(2)放疗时加强口腔护理,嘱患者多饮水,常含话梅或维生素C,促进唾液分泌,预防或减轻唾液腺的损伤。饭前、饭后及临睡时用复方硼砂溶液漱口。黏膜溃疡者进食感疼痛,可用2%利多卡因漱口或局部喷洒金因肽。

(3)观察放疗期间的咽喉部情况,对放疗引起的咽部充血、喉头水肿应行雾化吸入,根据病情需要在雾化器内可加入糜蛋白酶、地塞米松、庆大霉素等药物,雾化液现配现用,防止污染。每天1次,严重时可行2~3次。出现呼吸不畅甚至窒息时,应立即通知医师,并做好气管切开的准备。

(二)健康教育

1.服药指导

甲状腺癌行次或全切除者,指导患者应遵医嘱终身服用甲状腺素片,勿擅自停药或增减剂量,目的在于抑制TSH的分泌,使血中的TSH水平下降,使残存的微小癌减缓生长,甚至消失,防止甲状腺功能减退和抑制TSH增高。所有的甲状腺癌术后患者服用适量的甲状腺素片可在一定程度上预防肿瘤的复发。

2.功能锻炼

卧床期间鼓励患者床上活动,促进血液循环和切口愈合。头颈部在制动一段时间后,可开始逐步练习活动,促进颈部的功能恢复。颈淋巴结清扫术者,斜方肌可能受到不同程度损伤,因此,切口愈合后应开始肩关节和颈部的功能锻炼,随时注意保持患肢高于健侧,以纠正肩下垂的趋势。特别注意加强双上肢的活动,应至少持续至出院后 3 个月。

3.定期复查

复查时间,第 1 年应为每 1～3 个月复查 1 次。第 2 年可适当延长,每 6～12 个月复查 1 次。5 年以后可每 2～3 年随诊 1 次。指导患者在日常生活中可间断性用双手轻柔触摸双侧颈部及锁骨窝内有无小硬结出现,有无咳嗽、骨痛等异常症状,一旦出现,随时复查及时就医。

（刘　娜）

第四节　乳　腺　癌

一、疾病概述

(一)概念

乳腺癌是女性最常见的恶性肿瘤之一,占我国女性恶性肿瘤发病率的第一位。我国虽然是乳腺癌低发地区,但近年来的年发病率呈 3% 的趋势上升,且发病年龄逐渐年轻化,严重危害我国女性的身心健康。由于早期诊断和医疗方式的改进,乳腺癌的病死率有所下降。

(二)相关病理生理

1.病理分型

乳腺癌的病理分型。

(1)非浸润性癌:又称原位癌,指癌细胞局限在导管壁基底膜内的肿瘤,包括导管内癌、小叶原位癌及不伴发浸润性癌的乳头湿疹样乳腺癌。

(2)早期浸润性癌:指癌组织突破导管壁基底膜,开始向间质浸润的阶段,包括早期浸润性导管癌、早期浸润性小叶癌。此型仍属早期,预后较好。

(3)浸润性特殊癌:指癌组织向间质内广泛浸润,包括乳头状癌、髓样癌(伴有大量淋巴细胞浸润)、小管癌(高分化癌)、腺样囊性癌、黏液腺癌、鳞状细胞癌等。此型一般分化高,预后尚好。

(4)浸润性非特殊癌:包括浸润性小叶癌、浸润性导管癌、硬癌、髓样癌(无大量淋巴细胞浸润者)、单纯癌、腺癌等。此型一般分化程度低,预后较上述类型差,是乳腺癌最常见的类型。

(5)其他罕见癌:如炎性乳腺癌和乳头湿疹样癌。

2.转移途径

(1)直接浸润:直接浸润皮肤、胸筋膜、胸肌等周围组织。癌细胞沿导管或筋膜间隙蔓延,继而侵及 Cooper 韧带和皮肤。

(2)淋巴转移:主要途径如下。①沿胸大肌外侧缘淋巴管侵入同侧腋窝淋巴结,进一步则侵入锁骨下淋巴结、锁骨上淋巴结,进入血液循环向远处转移。②向内则侵入胸骨旁淋巴结,继而达到锁骨上淋巴结,进入血液循环。癌细胞淋巴转移以第一种途径为主,但也可通过逆行途径转移到对侧腋窝或腹股沟淋巴结。

(3)血运转移:乳腺癌是一种全身性疾病,早期乳腺癌也可发生血运转移,最常见远处转移部位依次为肺、骨、肝。

(三)病因与诱因

乳腺癌的病因至今尚不明确,但研究发现其发病与许多因素有关,主要危险因素包括以下几点。

1.年龄

乳腺癌是激素依赖型肿瘤,主要与体内雌酮和雌二醇的水平直接相关,随着年龄的增长乳腺癌的发病率逐渐上升。

2.月经史及婚育史

月经初潮早于 12 岁,月经周期短,绝经晚于 50 岁,未婚、未哺乳及初产年龄 35 岁以上发病率高。

3.遗传因素

一级亲属中有乳腺癌患病史者,其发病危险性是普通人群的 2～3 倍。若一级亲属在绝经前患双侧乳腺癌,其相对危险度便高达 9 倍。

4.地区因素

欧美国家多,亚洲国家少。北美、北欧地区乳腺癌的发病率是亚、非、拉美地区的 4 倍,而低发地区居民移居至高发地区后,第二、三代移民的乳腺癌发病率逐渐上升,提示地区环境因素及早期生活经历与乳腺癌的发病有一定的关系。

5.不良的饮食习惯

首先,营养过剩、肥胖、长期高能量高脂饮食可加强和延长雌激素对乳腺上皮细胞的刺激,从而增加发病机会;其次,服用含有激素的美容保健品,也可增加患病危险度;还有,每天饮酒 3 次以上的妇女患乳腺癌的危险度增加 50%～70%。

6.乳腺疾病史

某些乳腺良性疾病,如乳腺炎、乳腺导管扩张、乳腺囊肿及乳腺纤维腺瘤等与乳腺癌的发病有一定的关系。

7.药物因素

停经后长时间(≥5 年)采用激素替代疗法的女性患乳腺癌危险度增高。

8.社会-心理因素

社会-心理应激(如夫妻关系不和、离异、丧偶、重大事故)造成的长期精神压力大、精神创伤、长期抑郁均增加患病风险。

9.其他因素

未成年时经过胸部放疗的人群成年后乳腺癌发病风险增加,暴露于放射线的年龄越小则危险性越大;从事美容业、药物制造等职业的妇女乳腺癌的危险性升高。

(四)临床表现

1.肿块

绝大多数就诊的患者表现为无意中发现的无痛、单发的小肿块,多位于乳房外上象限,质硬、不光滑,与周围组织边界不易分清,不易推动。当癌肿侵入胸膜和胸肌时,固定于胸壁不易推动。

2.皮肤改变

乳腺癌可引起乳房皮肤的多种改变,常见的有"酒窝征""橘皮征""卫星结节""铠甲胸"。当癌肿侵入 Cooper 韧带后可使韧带收缩而失去弹性,导致皮肤凹陷,形成"酒窝征";癌细胞阻塞淋巴管可引起局部淋巴回流障碍,出现真皮水肿,呈现"橘皮征";晚期癌细胞浸润皮肤,皮肤表面出现多个坚硬小结,形成"卫星结节";乳腺癌晚期,癌细胞侵入背部、对侧胸壁,可限制呼吸,称"铠甲胸";晚期癌肿侵犯皮肤时,可出现菜花样有恶臭味的皮肤溃疡;快速生长的肿瘤压迫乳房表皮使皮肤变薄,可产生乳房浅表静脉曲张。

3.乳头改变

癌肿侵入乳管使之收缩将乳头牵向患侧,使乳头出现扁平、回缩、内陷。乳腺癌患者乳头的溢液可呈血性、浆液性或水样,以血性溢液多见,但并非出现乳头血性溢液就一定是乳腺癌。

4.区域淋巴结肿大

乳腺癌淋巴结转移最初多见于腋窝。患侧肿大淋巴结肿大最初为散在、少数、质硬、无痛、可活动的肿块,逐渐数量增多、粘连成团,甚至与皮肤粘连而固定,不易推动。大量癌细胞堵塞腋窝淋巴管可导致上肢淋巴水肿;胸骨旁淋巴结肿大,位置深,手术时才易被发现。晚期锁骨上淋巴结增大、变硬。少数出现对侧腋窝淋巴结转移。有少数乳腺癌患者仅表现为腋窝淋巴结肿大而摸不到乳腺肿块,称为隐匿性乳腺癌。

5.乳房疼痛

约 1/3 乳腺癌患者伴有乳房疼痛,除癌肿直接侵犯神经外其他原因不明了,而且疼痛的强度与分期及病理类型等无明显相关性。

6.全身改变

血运转移至肺、骨、肝时,出现相应症状。如肺转移可出现胸痛、气急,骨转移可出现局部疼痛,肝转移可出现肝大、黄疸。

7.特殊乳腺癌表现

(1)炎性乳腺癌:少见,多发生于妊娠和哺乳期的年轻女性,发展迅速,转移快,预后极差。表现为乳房增大,局部皮肤红、肿、热、痛,似急性炎症,开始时比较局限,迅速扩展到乳房大部分皮肤,皮肤发红、水肿、增厚、粗糙,表面温度升高。触诊时整个乳房肿大、发硬,无明显局限性肿块。

(2)乳头湿疹样乳腺癌(Paget 病):少见,恶性程度低,发展慢。发生在乳头区大乳管内,随病情进展发展到乳头。表现为乳头刺痒、灼痛,湿疹样改变,慢慢出现乳头、乳晕脱屑、糜烂、瘙痒,进而形成溃疡,有时覆盖黄褐色鳞屑样痂皮,病变继续发展则乳头内陷、破损。淋巴转移晚,常被误诊为湿疹而延误治疗。

(五)辅助检查

(1)钼靶 X 线:早期诊断乳腺癌的影像学诊断方法。适宜于 35 岁以上女性,每年 1 次。

(2)B 超检查:主要用于鉴别肿块的性质是囊性或实性。

(3)MRI 检查:近年来兴起,敏感性高,但是费用昂贵及特异性较低。浸润癌表现为形状不规则的星芒状、蟹足样阴影,与周围组织间分界不清,边缘有毛刺。

(4)全身放射性核素扫描(ECT)适用于骨转移可能性较大的乳腺癌患者。

(5)三大常规(血常规、尿常规、血生化)、肝肾功能、凝血功能、心电图等检查 是判断患者能否耐受术后及后续治疗的重要参考指标。

(6)乳腺肿瘤标志物的检测:有利于综合评价病情变化。

(7)乳腺病灶活组织检查术:确诊的重要依据,在完成超声、钼靶和磁共振检查后进行。最常见的方法是 B 超定位下空芯穿刺,具有简便、快捷、准确的优点。穿刺前行普鲁卡因皮试,皮试阴性者才能接受穿刺术。

(六)治疗原则

以手术为主,辅以化学药物、放射、内分泌、生物治疗等综合治疗。

1.手术治疗

手术治疗是最根本的治疗方法。适应证为 0、Ⅰ、Ⅱ 期及部分 Ⅲ 期患者。已有远处转移、全身情况差、主要脏器有严重疾病不能耐受手术者属于手术禁忌。早年以局部切除及全乳房切除术治疗乳腺癌,但是治疗结果并不理想,随着手术方式不断演化,直至 Fisher 首次提出乳腺癌是1 个全身性疾病,手术范围的扩大并不能降低死亡率,主张缩小手术范围,并加强术后综合辅助治疗。目前我国国内以改良根治术为主,国外推广保乳术,取得了良好效果,保乳术将成为未来我国乳腺癌手术发展的趋势。

(1)乳腺癌根治术:手术范围包括整个乳房、胸大肌、胸小肌、腋窝及锁骨下淋巴结。该术式可清除腋下组(胸小肌外侧)、腋中组(胸小肌深面)及腋上组(胸小肌内侧)3 组淋巴结,手术创伤较大,现在已很少应用。

(2)乳腺癌扩大根治术:即在清除腋下、腋中、腋上 3 组淋巴结的基础上,同时切除胸廓内动、静脉及其周围的淋巴结(即胸骨旁淋巴结)。

(3)乳腺癌改良根治术:有两种术式。一种是保留胸大肌,切除胸小肌;一种是保留胸大、小肌。前者淋巴结清楚范围与根治术相仿,后者不能清除腋上组淋巴结。大量临床观察研究发现Ⅰ、Ⅱ期乳腺癌患者应用根治术与改良根治术的生存率无明显差异,且后者保留了胸肌,更易被患者接受,目前已成为常用术式。

(4)全乳房切除术:切除整个乳腺,包括腋尾部及胸大肌筋膜。该术式适宜于原位癌、微小癌及年迈体弱不易做改良根治术者。

(5)保留乳房的乳腺癌切除术:手术包括完整切除肿块及腋淋巴结清扫。肿块切除时要求肿块周围包裹适量正常乳腺组织,确保切除标本的边缘无肿瘤细胞浸润。术后辅以放疗、化疗,全球范围内的大量临床随机对照试验证明,保乳术联合术后辅助治疗,与传统根治术或改良根治术相比,在总生存率上无统计学差异,现已被欧美国家广泛接受。

(6)前哨淋巴活检术:前哨淋巴是原发肿瘤发生淋巴结转移所必经的第一个淋巴结,通过前哨淋巴结活检,可以预测腋淋巴结是否转移的准确性为 95%~98%。目前多采用注射染料和放射性核素作为前哨淋巴结活检的两种示踪剂,若活检为阴性,则可避免不必要的腋淋巴结清扫,进一步减少手术带来的并发症和上肢功能障碍。

(7)乳腺癌术后的乳房重建术:又称乳房再造术,指利用自身组织移植或乳房假体来重建因患乳房疾病行乳房切除术后的胸壁畸形和乳房缺损。乳房重建术根据重建的时间可分为一期重建和二期重建。一期重建术是指在实施乳腺癌根治术的同时进行乳房重建;二期重建是指患者乳腺癌切除术后 1~2 年,已完成术后放疗且无复发迹象者进行的乳房重建术。

关于手术方式的选择目前尚有分歧,但没有任何一种术式适用于所有情况的乳腺癌,手术方式选择还应根据病理分型、疾病分期、手术医师的习惯及辅助治疗的条件而定。总之,改良乳腺癌根治术是目前的应用较为广泛的术式,有胸骨旁淋巴结转移时行扩大根治术;晚期乳腺癌行乳腺癌姑息性切除。

2.化学药物治疗

(1)辅助化疗:乳腺癌是实体肿瘤中应用化疗最有效的肿瘤之一。化疗是必要的全身性辅助治疗方式,可降低术后复发率,提高生存率,一般在术后早期应用,采用联合化疗方式,治疗期以6个月左右为宜。常用方案有 CMF 方案(环磷酰胺、甲氨蝶呤、氟尿嘧啶)和 CEF 方案(环磷酰胺、表柔比星、氟尿嘧啶)。根据病情术后尽早用药,化疗前患者应无明显骨髓抑制,白细胞计数 $>4×10^9/L$,血红蛋白 $>80\ g/L$,血小板计数 $>50×10^9/L$。化疗期间定期检查肝肾功能,每次化疗前查白细胞计数,若白细胞计数 $<3×10^9/L$,应延长用药间隔时间。表柔比星的心脏毒性和骨髓抑制作用较多柔比星低,因而其应用更为广泛。尽管如此,仍应定期心电图检查。其他效果好的有紫杉醇、多西紫杉醇、长春瑞滨和卡培他滨等。

(2)新辅助化疗:多用于由于肿物过大或已经转移导致不能手术的Ⅲ期患者,通过化疗使肿物缩小。化疗方案同辅助化疗,疗程根据个人疗效而定。

3.内分泌疗法

乳腺是雌激素靶器官,癌肿细胞中雌激素受体(ER)含量高者,称激素依赖性肿瘤,对内分泌治疗有效;ER 含量低者,称激素非依赖型肿瘤,对内分泌治疗效果差。因此,针对乳腺癌患者还应测定雌激素受体和孕激素受体,以选择辅助治疗方案及判断预后。

(1)他莫昔芬:又名三苯氧胺,是内分泌治疗常用药物,可降低乳腺癌术后复发及转移,同时可减少对侧乳腺癌的发生率;适用于雌激素受体(ER)阳性的绝经妇女。他莫昔芬的用量为每天20 mg,服用 5 年。该药的主要不良反应有潮热、恶心、呕吐、静脉栓塞形成、眼部不良反应、阴道干燥或分泌物增多。他莫昔芬的第二代药物是托瑞米芬(法乐通)。

(2)芳香化酶抑制剂(如来曲唑等):新近发展的药物,能抑制肾上腺分泌的雄激素转变为雌激素过程中的芳香化环节,从而降低雌二醇,达到治疗乳腺癌的目的。适用于绝经后的患者,效果优于他莫昔芬,一般建议单独使用此类药物或他莫昔芬序贯芳香化酶抑制剂辅助治疗。

(3)卵巢去势治疗:包括药物、手术或放射去势,目前临床少用。

4.放疗

可在术前、术后采用,是乳腺癌局部治疗的手段之一。术前杀灭癌肿周围癌细胞,术后减少扩散及复发,提高 5 年生存率。一般在术后 2~3 周,在锁骨上、胸骨旁及腋窝等区域进行照射。此外,骨转移灶及局部复发灶照射,可缓解症状。在保乳术后,放疗是重要组成部分;单纯乳房切除术后根据患者具体情况而定;根治术后一般不做常规放疗,但对于高危复发患者,放疗可降低局部复发率。

5.生物治疗

(1)曲妥珠单抗:近年来临床上推广应用的注射液,是系通过转基因技术,对 *CerB*-2 过度表达的乳腺癌患者有一定效果。对于 *HER*2 基因扩增或过度表达的乳腺癌患者,曲妥珠单抗联合化疗的疗效明显优于单用化疗。

(2)拉帕替尼:是一种口服的小分子表皮生长因子酪氨酸激酶抑制剂,与曲妥珠单抗无交叉耐药,与其不同的是能够透过血-脑屏障,对乳腺癌脑转移有一定的治疗作用。

(3)贝伐单抗:是一种针对血管内皮生长因子的重组人源化单克隆抗体,联合其他化疗药物是晚期转移性乳腺癌的标准治疗方案之一。

二、护理评估

(一)一般评估

1.生命体征(T、P、R、BP)

乳腺癌患者乳房皮肤破溃有发炎感染者可有体温升高,癌肿深入浸润侵及肺部时可有呼吸加快。术后由于麻醉剂的作用或卧床太久没有活动,评估患者是否有短暂性的血压降低。术后3天内患者可出现手术吸收热,一般不超过38.5 ℃,高热时可有脉搏、呼吸加快。

2.患者主诉

(1)现病史:是否触及肿块,肿块发生时间、增长速度,随月经周期肿块大小有无变化,有无乳头溢液及乳头溢液的性质、治疗情况;有无疼痛,疼痛的位置、程度、性质、持续时间;有无高血压、糖尿病等其他系统的疾病。

(2)过去史:了解患者的月经及婚育情况:初潮年龄、初产年龄、绝经年龄、月经周期、怀孕及生育次数,是否哺乳;绝经后是否应用激素替代疗法,是否患子宫及甲状腺功能性疾病。

(3)家族史:家族中是否有恶性肿瘤尤其是乳腺癌的患者。

(4)心理-社会史:了解患者有无遇到社会心理应激(如夫妻关系不和、离异、丧偶、重大事故),是否长期心理压抑。

(5)日常生活习惯:有无高脂、高糖、高热量饮食习惯,有无长期饮酒,有无长期使用激素类美容化妆品或药物。

(6)有无过敏史。

3.相关记录

术后记录每天引流液的量、色、性质。心电监护患者的血压、脉搏、呼吸、血氧饱和度。

(二)身体评估

1.术前一般情况

有无高血压、糖尿病、脑血管史等其他系统疾病,近期有无服用阿司匹林等药物,入院后睡眠情况。

2.术前专科情况

(1)检查方法:①视诊,面对镜子,两手叉腰,观察乳房的外形,然后将双臂高举过头,仔细观察两侧乳房的大小、形状、高低是否对称,如有差异,需询问是先天发育异常还是近期发生的或渐进性发生的。乳房皮肤有无红肿、皮疹、皮肤褶皱、橘皮样改变、浅表静脉扩张等异常。观察乳头是否在同一水平上,是否有抬高、回缩、凹陷,有无异常分泌物自乳头溢出,乳晕颜色是否有改变。②触诊,触诊乳房时患者取仰卧位先查健侧,再查患侧。检查侧的手臂高举过头,在检查侧肩下垫一小枕头,使乳房变平。然后将对侧手四指并拢,用指端掌面检查乳房各部位是否有肿块或其他变化。依次从乳房外上、外下、内下、内上象限及中央区做全面检查。上至锁骨,下到肋弓边缘,内侧到胸骨旁,外侧到腋中线。然后用同样方法检查对侧乳房,最后用拇指和示指轻轻挤捏乳头,观察有无乳头溢液。注意腋窝有无肿块,对较小或深部的病灶,可再用指尖进行触诊。触诊腋窝淋巴结时患者取坐位,检查右侧腋下时,以右手托住患者右臂,使胸大肌松弛,用左手自胸壁外侧向腋顶部、胸肌外侧及肩胛下逐步触诊,如触及肿大淋巴结,注意其部位、大小、形状、数量、硬度、表面是否光滑、有无压痛、边界是否清楚及活动度;与周围组织间及淋巴结间有无粘连。检查左侧腋下时,方法同前。检查锁骨上淋巴结时可站在患者背后,乳腺癌锁骨上淋巴结转移多发生于胸锁乳突肌锁骨头外侧缘处,检查时可沿锁骨上和胸锁乳突肌外缘向左右和上下触诊,如触及肿大淋巴结,记录其特点。

(2)检查的内容:①肿块的大小、部位、形状、数量、质地、表面光滑度、有无压痛、与周围组织是否粘连、边界是否清楚及活动度。②乳房外形有无改变,双侧是否对称,乳头有无抬高、内陷,皮肤有无橘皮样改变,有无破溃,血性分泌物是否恶臭。③是否有乳头溢液,分泌物性质、量、气味等。④是否有腋窝淋巴结肿大,淋巴结肿大早期为散在、质硬、无痛、可以推动结节,后期则互相粘连融合,甚至与皮肤或深部组织粘连。

3.术后身体评估

(1)术后评估患者生命体征、意识状态、精神状态,有无烦躁、面色苍白、皮肤湿冷、呼吸急促、脉快等异常表现。评估患者的早期下床活动能力,有无直立性低血压,四肢活动能力如何。评估患者疼痛的部位、性质、评分、持续时间、伴随症状。评估患者拔除尿管后有无尿潴留。

(2)评估患肢水肿的程度:根据水肿的范围和程度可分为三度。①Ⅰ度:上臂体积增加<10%,一般不明显,肉眼不易观察出,多发生在上臂近段内后区域;②Ⅱ度:上臂体积增加为10%~80%,肿胀明显,但一般不影响上肢活动;③Ⅲ度:上臂体积增加>80%,肿胀明显,累及范围广,可影响整个上肢,并有严重的上肢活动障碍。可对比健侧与患侧上肢是否相同,测量不同点的臂围,手指按压。

(三)心理-社会评估

入院后当患者被确诊为乳腺癌时,常表现为怀疑、不接受现实、焦虑,甚至恐惧。充分了解患者对疾病认识情况,是否接受手术。了解患者对疾病预后、拟采取手术方案及手术后康复知识的了解程度。了解患者家属的心理状态、家庭对手术的经济承受能力。术后评估患者对自身形象的接受度,是否有抑郁表现,能否良好适应自身的变化。

(四)辅助检查阳性结果评估

1.乳腺钼靶检查

临床上主要采用 BI-RADS 分期,世界上权威的钼靶检查报告分期标准为以下几点。

(1)BI-RADS 0 级:需要结合其他检查。

(2)BI-RADS 1 级:阴性。

(3)BI-RADS 2 级:良性。

(4)BI-RADS 3 级:良性可能,需短期随访。

(5)BI-RADS 4 级:可疑恶性,建议活检。

(6)4A:低度可疑。

(7)4B:中度可疑。

(8)4C:高度可疑但不确定。

(9)BI-RADS 5 级:高度恶性。

(10)BI-RADS 6 级:已经病理证实恶性。

2.三大常规

(1)血常规:白细胞和中性粒细胞是判断有无感染的基本指标;血红蛋白指数是贫血的诊断依据;血小板是判断凝血功能的重要因素。

(2)尿常规:判断有无泌尿系统感染。

(3)生化检查:检查肝肾功能是否正常。

(五)治疗效果的评估

1.非手术治疗评估要点

(1)评估接受新辅助化疗患者的乳房肿块有无缩小或变大。

(2)化疗患者的评估要点:有无肝肾功能不正常;有无出血性膀胱炎;有无贫血或白细胞计数过低;心电图检查有无异常;有无大量呕吐导致电解质紊乱,是否需要补液;有无化疗药变态反应的发生,如胸闷、呼吸急促。

(3)放疗患者的评估要点:患者有无贫血或白细胞计数过低;放疗区域皮肤有无发红、皮疹。

2.手术治疗评估要点

评估患者手术后患肢水肿的程度、切口愈合情况、有无患侧上肢活动障碍、有无自我形象紊乱。

三、主要护理诊断(问题)

(一)焦虑恐惧

与不适应住院环境,担心预后、手术影响女性形象及今后家庭、工作有关。

(二)有组织完整性受损的危险

与留置引流管、患侧上肢淋巴引流不畅有关。

(三)知识缺乏

缺乏术前准备、术后注意事项、术后康复锻炼的知识。

(四)睡眠障碍

与不适应环境改变及担心手术有关。

(五)皮肤完整性受损

与手术有关。

(六)身体活动障碍

与手术影响患者活动有关。

(七)自我形象紊乱

与乳房或邻近组织切除及瘢痕形成有关。

(八)潜在并发症

皮下积液、皮瓣坏死、上肢水肿。

四、主要护理措施

(一)正确对待手术引起的自我形象改变

1.做好患者的心理护理

向患者和家属耐心解释手术的必要性及重要性,鼓励患者表达自己的想法与感受,介绍相同经历的已重塑自我形象的病友与之交流。告知患者今后行乳房重建的可能,鼓励其战胜疾病的信心。

2.取得其配偶的理解和支持

对已婚患者,同时对其配偶进行心理辅导,鼓励夫妻双方坦诚交流,使配偶理解关心其术后身体状况,接受身体形象的改变。

（二）术前护理

1.心理护理

护理人员关注患者的心理状态,从入院起即可做好宣教工作,减轻环境不适应带来的焦虑,随之给予各项检查及治疗的宣教及解释。认识乳腺癌患者确诊后的心理历程,针对性的给予心理疏导。允许并鼓励患者参与到自身基本治疗方式的选择,以符合患者的社会地位、经济情况、文化水平、家庭关系及个人隐私方面的需求,使患者达到心理平衡。可让术后恢复患者现身讲解,解除顾虑,使患者得到全方位的心理支持,树立战胜疾病的信心,提高应对技巧和生活质量。

2.完善术前准备

（1）做好术前检查的有关宣教,满足患者了解疾病相关知识的需求。

（2）术前做好皮肤准备,剃去腋毛,以便于术中淋巴结清扫。对手术范围大、需要植皮的患者,除常规备皮外,同时做好供皮区（如腹部或同侧大腿）的皮肤准备。

（3）乳房皮肤破溃者,术前每天换药至创面好转。

（4）乳头凹陷者,应提起乳头,以松节油擦干净,再以75％乙醇擦洗。

（5）术前教会患者腹式呼吸、咳痰、变换体位及床上大小便的具体方法,术晨留置导尿管。

（6）从术前8～12小时开始禁食、禁水,以防因麻醉或手术过程中的呕吐而引起窒息或吸入性肺炎。

（7）术晨全面检查术前准备情况,测量生命体征,若发现患者有体温、血压升高或女性患者月经来潮时,及时通知医师,必要时延期手术。

（8）乳腺肿瘤如继发感染、破溃或出血。应给予抗感染和消炎止血治疗,在局部炎症水肿消退、皮肤状况好转后再手术。

（9）对于哺乳期患者应采用药物断奶回乳,以免术后发生乳瘘。

（三）术后护理

1.体位及饮食的护理

全身麻醉或硬膜外麻醉后术后6小时内去枕平卧位,禁食禁水,头偏一侧,注意防止直立性低血压、呕吐及误吸。6小时后,若患者生命体征平稳,可取半卧位或平卧位,保持患肢自然内收。术后6小时后,先试饮少量水,无不适后,可进流质饮食,少量多餐,次日可进高热量、高蛋白的普食。

2.病情观察

术后连续6小时,每1小时测 T、P、BP、R,并观察患者精神状态,心电监护患者需记录每小时血氧饱和度。注意观察呼吸,有胸闷、呼吸困难时,注意是否伴发气胸,必要时进行胸部X线检查。其他导致呼吸困难的因素有胸带过紧、体位。观察患者精神状态,有无烦躁、面色苍白、皮肤湿冷、呼吸急促、脉快等异常表现和由于出血而导致的休克和窒息。观察敷料是否固定完好及渗血情况。

3.疼痛护理

倾听患者疼痛的感受、部位、发生时间,判断疼痛的强度、阵发性还是持续性,有心血管疾病和心脏疾病的患者注意其伤口疼痛与心绞痛区分。严密观察患者的疼痛情况,判断产生的原因是心理作用、伤口导致、体位压迫还是其他疾病伴发。指导患者疼痛时避免下床活动,学会分散注意力,给予患者疾病相关的知识宣教,告知避免患肢长时间下垂,肩关节制动。按医嘱指导患者正确用药,观察药物疗效和不良反应。

4.加强伤口护理

(1)注意伤口敷料情况,用胸带加压包扎,使皮瓣与胸壁贴合紧密,注意松紧度以容纳一手指、能维持正常血运、不影响患者呼吸为宜。

(2)观察患侧上肢远端血运循环情况,若手指发麻、皮肤发绀、皮温下降、脉搏摸不清,提示腋窝部血管受压,应及时调整绷带松紧度。

(3)绷带加压包扎一般维持7～10天,包扎期间告知患者不能自行松紧绷带,瘙痒时不能将手指伸入敷料下抓挠。若绷带松脱,及时重新加压包扎。观察切口敷料渗血、渗液情况,并记录。

5.做好引流管的护理

(1)做好宣教:引流管贴明标识,告知患者及家属引流管放置的目的是及时引流皮瓣下的渗血、渗液和积气,使皮瓣紧贴创面,促进皮瓣愈合。翻身及下床活动时防止引流管扭曲、折叠和受压。告知患者不要急于想要拔掉引流管,引流管放置时间一般在2周左右,连续3天每天引流量＜10 mL,创面与皮肤紧贴,手指按压伤口周围皮肤无空虚感,即可考虑拔管。

(2)维持有效负压:注意负压引流管连接固定,负压维持在26.7～53.3 kPa(200～400 mmHg),保持有效负压及引流管通畅。护士在更换引流瓶时发现局部积液、皮瓣不能紧贴胸壁且有波动感,报告医师及时处理。

(3)加强观察:注意引流液的量、色、性质并记录。术后1～2天,每天引流血性液50～200 mL,以后逐渐颜色变淡、减少。若术后短时间内引流出大量鲜红色液体(＞100 mL/h)或24小时引流量＞500 mL,则为活动性出血,需及时通知医师,并遵医嘱处理。随时观察引流管是否通畅、固定,防止患者下床时引流管扭曲打折,保证有效引流。观察患者术后拔除尿管后能否顺利排尿,术后6小时仍未排尿者需判断有无尿潴留。观察患者术后能否顺利排便,术后3～5天患者仍未排便,观察有无腹胀。

6.指导患者做上肢功能锻炼

(1)告知功能锻炼的目的:术后进行适时、适当地功能锻炼有利于术后上肢静脉回流,预防上肢水肿。同时又减少瘢痕挛缩的发生,促进患侧上肢功能恢复及自理能力的重建,增强患者恢复的信心,提高生活质量。

(2)功能锻炼的时机与方法:乳腺癌术后过早、过大范围进行患侧上肢和胸部活动,会影响切口愈合,并且会明显增加创面渗血量,容易出现皮瓣坏死和积液。但如果活动过晚、活动范围不够,又会影响上肢的运动功能,容易造成肌力下降和活动范围受限。妥善掌握活动的时机和限度,目前普遍推荐,术后早期肩部适当制动,外展、前伸和后伸动作范围都不应超过40°,内旋和外旋动作不受限制。待伤口逐渐愈合,逐步增加活动的量和范围。术后手、腕部、前臂、肘部活动不受限制。依据患者所处的不同术后康复阶段,指导其相应的功能锻炼,即术后24小时患肢内收、制动,只做手关节、腕关节、肘关节的屈曲、伸展运动,避免患肢外展、上举。术后24小时鼓励患者早期下床活动,渐进式床上坐起、床边坐位、床边站立各30秒,无头晕不适后,可在床旁适当活动。引流管拔除后开始肩部活动,循序渐进地增加强度与频率来锻炼肩关节的前摆、后伸,逐步尝试用患肢刷牙、梳头、洗脸等。同时每天开始进行手指爬墙运动。待伤口愈合拆线后,患肢逐渐外展联系,鼓励患者结合之前的锻炼内容学习康复操,全方位活动锻炼患肢关节。

(3)注意事项:①正确进行功能锻炼,遵循循序渐进的原则,逐步活动手、腕、肘、肩部关节。②不可动作过大,也不可惧怕疼痛不敢运动,以不感到疼痛为宜。③早期下床活动时,不可用患肢撑床,防止家属用力扶患肢,以免造成腋窝皮瓣滑动影响愈合。④若出现腋下积液,应延迟肩关节活动时间,减少活动量,待伤口愈合,积液消失,再开始锻炼计划。

7.患肢水肿的护理

(1)原因:患侧上肢肿胀主要与患侧淋巴结切除后上肢淋巴回流不畅、上肢静脉回流不畅有关,此外局部积液或感染等也会导致患肢肿胀。淋巴回流不畅引起的水肿通常发生在1～2个月甚至数月后,静脉回流不畅则在术后短时间内出现。

(2)避免患肢肿胀的措施:①术后用一软枕垫高患肢,使之高于心脏10～15 cm,直至伤口愈合拆线。②严禁在患侧测血压、静脉输液、注射、抽血、提重物等,以免回流障碍引起水肿。③术后24小时开始进行适当的功能锻炼。④向心性局部按摩:让患者抬高患肢,按摩者用双手扣成环形自腕部向肩部用一定压力推移,每次15分钟以上,每天3次。⑤局部感染者,及时应用抗生素治疗。

(四)健康教育

(1)术后近期避免患肢提取重物,继续进行功能锻炼。

(2)术后5年内尽量避免妊娠,因为妊娠可加重患者及其家属的精神压力和经济上的双重负担。避孕不宜使用激素类避孕药,以免刺激癌细胞生长;可使用避孕套、上环等方法或请教妇科医师。

(3)放疗及化疗的自我护理:放疗期间注意保护皮肤,出现放射性皮炎时及时就诊。化疗期间应定期检查肝肾功能,每次化疗前1天或当天查白细胞计数,化疗后5～7天复查白细胞计数,若白细胞计数<3×10^9/L,需及时就诊。放化疗期间应少去公共场所,以减少感染机会;加强营养,多食高蛋白、高维生素、低脂肪的食物,以增强机体抵抗力,饮食要均衡,不宜过多忌口。

(4)提供患者改善形象的方法:介绍假体的作用和应用;可通过佩戴合适的假发、义乳改善自我形象;根治术后3个月可行乳房再造术,但有肿瘤转移或乳腺炎者禁忌;避免衣着过度紧身。

(5)饮食指导:①术后一般不必忌口,但对某些含有雌激素成分的食品或保健品,如蜂乳、阿胶等应少食。②限制脂肪含量高,特别是动物性脂肪含量高的食物,尽量选择脱脂牛奶,避免油炸或其他脂肪含量高的食物。③选择富含各种蔬菜、水果和豆类的植物性膳食,并多食用粗加工的谷类。④建议不饮酒,尤其禁饮烈性酒类。⑤控制肉摄入量,特别是红肉,最好选择鱼、禽肉取代红肉(牛、羊、猪肉)。⑥限制腌制食物和食盐摄入量。⑦避免食用被真菌毒素污染而在室温长期储藏的食物。⑧少喝咖啡,因其含有较高的咖啡因,可促使乳腺增生。⑨注意均衡饮食,适当的体力活动,避免体重过重。

(6)告知患者乳房自检的正确方法和时间。乳房自检应经常进行,20岁以上女性每月自检一次,一般在月经干净后5～7天。此时雌激素对乳腺的影响最小,乳腺处于相对静止状态,容易发现病变。对于已绝经妇女,检查时间可固定于每月的某一天。40岁以上的妇女、乳腺癌术后的患者每年行钼靶X线摄片检查,以便早期发现乳腺癌或乳腺癌复发征象。

(7)正确面对术后性生活:性生活是人类最基本的生理和心理需求。特别是年轻的乳腺癌患者术后,由于手术瘢痕、脱发等对于性及生殖方面会产生一系列问题,甚至认为自己不再是一个完整的女性,对性表达失去信心,同时配偶因担心性生活会影响对方的康复,甚至担心可能因此病情恶化,也对性避而不谈。事实上,单纯从乳房的手术或者放疗的角度而言,并不会降低女性的性欲,也不会影响性生活时的身心反应。同时,正常的性生活也对预防疾病的复发有很大益处。

(8)患侧肢体的护理:教会患者患侧肢体功能锻炼的方法,强调锻炼的必要性及重要性,术后

1年如上肢功能障碍不能恢复,以后就很难再恢复正常。锻炼要循序渐进,不能急于求成,贵在坚持。

五、肿瘤化疗患者的生理病理特点

(一)肿瘤化疗患者免疫系统功能特点

细胞毒药物以两种方式诱导免疫系统。一种是直接诱导特异的细胞免疫反应,导致肿瘤细胞死亡;另一种是诱导短暂的淋巴细胞削减,然后刺激免疫效应分子产生,解除受抑制的免疫反应。一些细胞毒药物直接或间接杀死免疫效应细胞,导致免疫系统功能低下或免疫无能。增加患者病毒和细菌感染的可能性。化疗药物可通过3种方式——本身性质(如烷化剂和糖皮质激素)、作用模式(如肿瘤细胞的死亡出现在细胞应激之前)或剂量/给药方式对免疫系统进行损害。

(二)肿瘤化疗患者器官功能特点

抗肿瘤药物不仅杀伤肿瘤细胞,而且会影响正常细胞,特别是对靶器官,如造血系统、肝肾功能有很大的影响,可产生骨髓抑制、肝肾功能损害等毒性反应或不良反应。化疗患者造血系统、肝肾功能的改变,决定着能否化疗或是否需要调整化疗药物的剂量,因此化疗前需要常规测定血常规、肝肾功能等。化疗中监测各项指标的动态变化,确保化疗过程的安全性。

(三)肿瘤化疗患者营养状态特点

化疗过程和患者的营养状况是相互联系的。首先,化疗过程中的毒性,尤其是消化道反应中极为常见的恶心、呕吐、消化道黏膜炎症、破损、腹泻、便秘等症状,会严重削弱患者的食欲或影响进食过程。在肿瘤引起的代谢异常的基础上进一步加重营养不足。其次,营养不足会降低患者对化疗的耐受程度,影响中性粒细胞的水平,致使患者无法完成化疗计划,化疗提前终止,从而影响患者的抗肿瘤治疗的效果。因此,要重视化疗给肿瘤患者带来的营养风险,积极评估,及早应对,维持患者的营养水平,为化疗提供良好的代谢环境。

六、肿瘤静脉化疗患者的护理特点

(一)肿瘤化疗患者静脉选择原则

理想的静脉注射应该是选择一条粗直的浅表静脉或者选择深静脉置管[如经外周深静脉置管(PICC)或静脉输液港]。避免瘀青、炎症的部位;避免在循环不良的肢体上注射,如乳腺癌切除术后的患肢,有淋巴水肿、血栓性静脉炎、创伤的肢体,以及有不可移动骨折的肢体等。上腔静脉阻塞的患者应从下肢静脉给药,当注射强刺激化疗药物时,外周静脉输液避免使用肘窝部位。

(二)肿瘤化疗患者穿刺工具的选择特点

(1)直接单次注射可使用留置针(视患者使用的化疗药性质来决定),留置针宜选用24号,因为导管越细,对静脉的伤害就越小,而且有较多的血流经过导管旁,还可以减少具有刺激性的药物在血管壁的停留时间,使化学性静脉炎发生率降低。

(2)连续多天静脉滴注且多疗程注射时最好应用PICC或静脉输液港,能更好地保护静脉,防止外渗。

(三)化疗期间肿瘤患者的健康教育

(1)输液前向患者讲解细胞毒药物渗出的临床表现,如果出现局部隆起、疼痛或输液不通畅,及时呼叫护士,尽量减少化疗药物的渗出量。一旦发生药物渗出,应及时报告护士处理,切勿自行热敷。

（2）向患者详细介绍 PICC 的优越性,连续静脉输注细胞毒药物时尽量说服患者采取 PICC 输液,并向患者说明 PICC 的用途,简单介绍操作流程。

（3）输注需慢滴的药物,如伊立替康、紫杉醇等,应向患者说明输液速度的重要性,不可自行调节输液速度。

（4）鼓励患者进食,宜清淡易消化饮食,少量多餐。

（5）化疗期间注意口腔卫生,保持清洁和湿润,每天饭前后用生理盐水漱口,睡前和晨起用软毛牙刷清洁口腔,动作轻柔,避免损伤口腔黏膜和牙龈。

（6）化疗前和化疗期间嘱患者多饮水,使尿量维持在每天 2 000～3 000 mL 或,以减轻肾脏毒性。教会患者观察尿液的性状,准确记录出入量,如出现任何不适及时报告。

七、乳腺癌的辅助化疗的护理

（一）健康教育与心理护理

要获得较好的治疗效果,大部分乳腺癌患者要经过较长时间的化疗和连续治疗与护理,每个治疗阶段的反应都各有不同,要建立全程分期教育模式。从患者入院、化疗前、化疗中、化疗后和出院前 5 个阶段分别采用不同的方法给予指导,帮助患者顺利度过各阶段。

1.入院阶段

主要让化疗患者尽快熟悉医院环境,讲解有关疾病知识和医疗进展,介绍治疗成功的患者,以减轻其焦虑、悲观绝望的心理,唤起对化疗的信心,建立良好的遵医行为。

2.化疗前阶段

教育应重点向患者介绍治疗方案、给药途径、药物的作用和效果,可能出现的不良反应及对策,消除患者对化疗的紧张恐惧心理,建立治疗信心。化疗中应让患者掌握配合的方法、注意事项,明确配合治疗的意义,提高配合治疗的能力,减轻化疗不良反应和并发症。

3.化疗中、化疗后阶段

面对化疗期的严重反应,会出现心理障碍、悲观失望、焦虑、忧郁,失去生存的勇气,做出许多失常的举动,通过沟通思想、心理疏导方式,给予更多的鼓励与帮助,为患者提供如何应对和减轻化疗反应减少不适等信息和知识,并积极处理化疗反应。

4.出院阶段

给予全面的指导,如养成自觉的遵医行为、坚持化疗及如何处理和应对化疗反应、定期复查、保持愉快的心情、合适的体力劳动及锻炼、合理的饮食、良好的生活习惯等。

（二）输液护理

乳腺癌的化疗是一个比较漫长的过程,每位患者在化疗期间要接受数十次甚至上百次的穿刺痛苦,由于乳腺癌术中患侧血管、淋巴管被结扎导致患侧不能输液,下肢静脉由于静脉瓣较多,化疗时更易发生静脉炎,通常只能在健侧上肢输液或化疗。同时,由于化疗药对血管的毒性作用很大,在浅静脉化疗时容易发生静脉炎、输液外渗时导致局部的炎症、坏死,发生后处理很困难,疗程长,有的甚至需要外科植皮,给患者造成很大的痛苦和额外的经济负担。因此,乳腺癌患者化疗时对血管的要求就很高,在血管的选择方面应注意尽量对患者产生最小的不良作用和痛苦,选用粗大直的血管,有条件的现在一般主张使用深静脉。使用中心静脉置管并发症多且风险大,而经外周深静脉置管(PICC)因其操作简便、痛苦小、留置时间长、并发症相对少等优点在临床广泛使用。

在使用外周浅静脉时,要注意化疗前根据药物的性质选择适当的注射部位,血管穿刺尽量由远端向近端,选择强度好、粗、直的静脉,避免同一部位同一条静脉反复穿刺。拔针时用无菌棉签轻轻压住,抬高穿刺侧肢体,以避免血液反流,防止针眼局部淤血影响下次穿刺。同时,还要严格执行无菌技术操作规程,熟练掌握静脉穿刺技术。

PICC置管的护理主要包括相关健康教育,如向患者和家属宣传介绍PICC的有关知识,讲解管道的优越性、置管方法、置管前后注意事项。还包括正确地进行管道护理,即无菌管理、保持通畅、正确封管等。

为避免静脉炎的发生,护理人员需掌握化疗药物的性质和输液浓度,化疗前、后和输入不同化疗药物时,要用生理盐水50~100 mL冲洗静脉,以减少药物在血管内的停留,降低静脉炎的发生率。

(三)并发症的护理

1.胃肠道反应的护理

胃肠道黏膜上皮细胞增殖旺盛,对化学药物极为敏感,恶心、呕吐是化疗药物引起的最常见的毒性反应,可能使患者拒绝有效的化疗。因此需做好充分的准备工作,创造良好的治疗环境,消除房间异味。指导患者合理饮食,不在餐饮后或空腹时化疗,一般在饭后2~3小时应用化疗药物最佳;化疗期间不宜食过饱或过油腻的食物。化疗前应用止吐药物预防和减轻胃肠道反应。化疗中巡视病房,多与患者交谈,分散其注意力。加强营养,注意均衡饮食,尤其是优质蛋白质、牛奶的摄入,忌辛辣和刺激性食物。可少量多餐,多饮水,可减轻药物对消化道黏膜的刺激,并有利于毒物排出。多食水果、蔬菜,摄入足够纤维素,养成排便习惯,必要时给胃肠动力药或缓泻剂、灌肠。

2.骨髓抑制的护理

大多数化疗药物可致骨髓抑制,其特征为白细胞总数和中性粒细胞减少,继而血小板计数减少,严重者全血减少。因此患者需定时进行血常规检查,当血清蛋白≤60 g/L、白细胞计数≤$2.0×10^9$/L、中性粒细胞≤$1.0×10^9$/L、血小板计数≤$50×10^9$/L时应停止化疗,给予保护性隔离,并采取预防并发症的措施。为避免感染,可设立单人病室,减少探视,严格执行各种无菌技术操作规程,防止交叉感染。观察有无出血、感染,如牙龈、皮肤斑,静脉穿刺时慎用止血带,严防利器损伤患者皮肤。

3.变态反应的护理

植物类抗肿瘤药物,如紫杉醇可引起变态反应,在滴注过程中安置心电监护,详细记录,观察有无呼吸困难、胸闷等情况,一旦发生严重过敏应立即停药抢救。预防性用药是预防过敏的最有效措施,使用紫杉醇前12小时口服地塞米松3 mg,或地塞米松5 mg静脉滴注,也可用苯海拉明20 mg肌内注射。

4.心脏毒性反应的护理

蒽环类及紫杉醇类化疗药物的心脏毒性反应表现为心率(律)改变、无症状的短时间心动过缓、低血压,故化疗开始即予心电、血压、血氧饱和度持续监测,每15分钟观察并记录1次。

5.口腔护理

化疗往往引起口腔黏膜损坏,破坏口腔组织和免疫机制,主要表现为口腔干燥、牙龈炎、口腔溃疡等。因此,做好患者的口腔护理,如嘱其多饮水,常用淡盐水漱口,一旦出现口腔溃疡,要用软毛牙刷刷牙,可采用茶多酚漱口液、呋喃西林液,过氧化氢溶液含漱冲洗,并结合用抗口炎甘油,疗效较好。

6.静脉炎的护理

化疗药物刺激性大,使用周围静脉输液时容易发生静脉炎,如药液渗出或局部疼痛时立即停止用药。对局部肿胀明显、皮肤发红者,在24小时内用0.2%利多卡因加地塞米松加生理盐水做环形封闭,或用高渗溶液与维生素 B_{12} 注射液混合后外敷局部,可降低化疗药物毒性,且具有止痛及对细胞修复的作用。如果药物外渗较少,药物刺激性较弱,可用50%硫酸镁冷湿敷(禁用热敷),使局部血管收缩,减轻药物扩散。受损部位还可涂多磺酸黏多糖乳膏(喜疗妥软膏),促进肿胀消失和局部组织修复,减少炎症反应。

7.泌尿系统不良反应的护理

化疗药物所致泌尿系统损伤,表现为高尿酸血症、出血性膀胱炎及肾功能损害。应鼓励患者多饮水,保证每天入量≥4 000 mL,尿量≥3 000 mL,必要时给予利尿剂,并根据患者尿液 pH 的变化,增加碱性药物用量。对应用环磷酰胺的患者,应重点观察有无膀胱刺激征、排尿困难及血尿。

8.皮肤毒性的护理

化疗前告知患者可能出现皮炎、脱发、色素沉着等,发生皮炎的患者不可用手抓挠患处,可用温水轻轻擦洗,局部用醋酸氟轻松软膏涂擦。

9.脱发的护理

化疗前告知患者可能出现脱发,但化疗间歇期头发会重新生长。帮助患者准备假发或用头巾、帽子遮挡,改善患者自我形象,增加其自信。睡眠时戴发网或帽子,防止头发掉在床上,并注意在晨晚间护理时,扫净床上的脱发,减少对患者的不良心理刺激。另外,有报道表明,给药前10分钟用冰帽,10分钟后头发温度降至23～24 ℃,持续至停药后30分钟,有一定的预防作用。一旦发生脱发,注意头部防晒,避免用刺激性洗发液。

八、乳腺癌的局部辅助放疗的护理

(一)一般护理

1.心理护理

除常规心理护理以外,重点针对放疗进行教育,运用恰当的医学知识,向患者及其家属介绍放疗的目的、放射线的种类、放疗可能带来的问题,放疗中的注意事项,尤其应强调放疗的价值,帮助患者获取积极的认识和一定的放疗知识,以愉快的心情接受放疗。

2.生活护理

放疗期间,嘱患者穿宽松、便于穿脱的衣服,内衣以棉衣为宜。

3.饮食护理

保持足够和营养平衡的饮食,少食多餐。

4.定期检查血常规

每周进行血常规检查1次。当外周白细胞计数＜4.0×10⁹/L 时,应及时通知医师,同时预防性应用升高白细胞药物。

(二)并发症的护理

1.急性放射性皮炎

大剂量照射或照射易损部位可能会发生一定程度的皮肤反应,包括早期的局部红斑、干性脱屑、瘙痒、局部渗出、湿性脱屑、暂时或永久性腋毛脱失等放疗反应。后期反应可为早期反应的延续,如色素沉着、色斑、皮肤薄、花斑、毛细血管扩张、皮肤纤维化、淋巴回流障碍等。

早期的皮肤反应即放射性皮炎可进行治疗,晚期反应多为不可逆改变。一旦出现放射性皮炎,皮肤修复功能会明显下降,因此照射区皮肤护理格外重要。放疗前应洗澡,照射区切口痊愈后方可放疗。照射区皮肤保持清洁干燥,禁贴胶布,禁涂红汞、碘酊及化妆品等,清洗时勿用肥皂,标志线如有褪色及时补描。禁用刺激性软膏、乳膏、洗剂或粉剂等。避免照射区皮肤在阳光下暴晒和各种机械性刺激、冷热刺激。局部皮肤瘙痒时可轻拍或用薄荷止痒水,如有结痂,可待其自然脱落,不宜剥脱,防止破溃形成。

2.大面积皮损感染

出现湿性脱屑应停止放疗,对症处理,合并感染时需抗炎,保持创面清洁干燥,以利于愈合。

3.全身反应护理

在放疗中易引起乏力、头晕、失眠或嗜睡,以及食欲缺乏、恶心、呕吐等消化道反应。多与患者的身体状况、放疗前的治疗情况、个体差异、心理因素等有关。对患者进行饮食调解,合理休息后,多能耐受放疗。白细胞计数降低至接近正常值时,一般不必中止治疗,可预防性应用升高白细胞药物以帮助患者增加耐受性。

4.急性放射性食管炎

行内乳区或锁骨上区放疗可出现不同程度的食管炎,表现为吞咽疼痛或不适,多数为一过性放射反应。应做好生活护理,尤其是饮食护理,给予稀软、温冷、清淡食物,多食新鲜蔬菜、水果,忌食辛辣刺激性食物。有报道对于症状较重的患者,餐前 15 分钟含服 2％利多卡因 20 mL＋地塞米松 5 mg＋庆大霉素 32 万 U＋生理盐水 100 mL,每次 10 mL,3 次/天,一般 5～7 天会消失,期间保证充足睡眠,适当锻炼。进食困难者给予半流质或流质饮食,必要时可暂停放疗。

5.放射性肺炎或纵隔纤维化

保乳患者行切线放疗或全胸壁放疗可造成不同程度的肺部损伤,根治性乳房切除术后行内乳区及锁骨上区照射时,可造成肺尖及纵隔的损伤。早期表现为放射性肺炎,晚期为肺或纵隔纤维化。虽然在现代放射技术和设备的条件下放射性肺炎的发生率较低,但放射性肺纤维化多为不可逆损伤。因此,要正确评估患者的状况而准确地计划放射剂量,并在放疗过程中密切观察呼吸状况,发现症状及时处理。可减少放射剂量,症状明显者可对症处理,应用激素及抗生素治疗,必要时可暂停放疗。

6.上肢水肿

腋窝清扫术后可不同程度地出现上肢水肿、上臂内侧的疼痛麻木等。放疗可加重上述表现,照射期间适当的上肢功能锻炼可有效预防水肿的发生或加重。

7.肋骨骨折或肋骨炎

放疗所致的肋骨骨折及肋骨炎的发生率为 3％～7％,多无症状,一般无须处理。

8.乳房纤维化

保乳患者行全乳照射剂量＞60 Gy 时,多有不同程度的乳房纤维化,且无有效的补救措施,重在预防,现采用三维适形调强放疗技术多可避免其发生。

九、护理效果评估

(1)患者情绪稳定,有充足的睡眠时间,积极配合医疗护理工作。

（2）患者手术前满足营养需要,增强机体免疫力、耐受力。

（3）患者充分做好术前准备,使术后并发症的危险降到最低限度。

（4）患者未出现感染、窒息等并发症,或能够及时发现并发症,并积极地预防与处理。手术创面愈合良好、患侧上肢肿胀减轻或消失。

（5）患者能自主应对自我形象的变化。

（6）患者能表现出良好的生活适应能力,建立自理意识。

（7）患者能注意保护患侧手臂,并正确进行功能锻炼。

（8）患者能复述术后恢复期的注意事项,并能正确进行乳房自我检查。

（刘　娜）

第五节　食　管　癌

一、疾病概述

（一）概念

食管癌是常见的一种消化道癌肿。全世界每年约有 30 万人死于食管癌,我国每年死亡达 15 万余人。食管癌的发病率有明显的地域差异,高发地区发病率可高达 150/10 万,低发地区则只在 3/10 万左右。国外以中亚、非洲、法国北部和中南美洲为高发区。我国以太行山地区、秦岭东部地区、大别山区、四川北部地区、闽南和广东潮汕地区、苏北地区为高发区。

（二）相关病理生理

临床上将食管分为颈、胸、腹 3 段。胸段食管又分为上、中、下 3 段。胸中段食管癌较多见,下段次之,上段较少。95％以上的食管癌为鳞状上皮细胞癌,贲门部腺癌可向上延伸累及食管下段。

食管癌起源于食管黏膜上皮。癌细胞逐渐增大侵及肌层,并沿食管向上下、全周及管腔内外方向发展,出现不同程度的食管阻塞。晚期癌肿穿透食管壁、侵入纵隔或心包。食管癌主要经淋巴转移,血行转移发生较晚。

（三）病因与诱因

病因至今尚未明确,可能与下列因素有关。

1.亚硝胺及真菌

亚硝胺是公认的化学致癌物,在高发区的粮食和饮水中,其含量显著增高,且与当地食管癌和食管上皮重度增生的患病率呈正相关。各种霉变食物能产生致癌物质,一些真菌能将硝酸盐还原为亚硝酸盐,促进二级胺的形成,使二级胺比发霉前增高 50～100 倍。少数真菌还能合成亚硝胺。

2.遗传因素和基因

食管癌的发病常表现家族聚集现象,河南林县食管癌有阳性家族史者占 60％。在食管癌高发家族中,染色体数量及结构异常者显著增多。

3.营养不良及微量元素缺乏

饮食缺乏动物蛋白、新鲜蔬菜和水果,摄入的维生素 A、维生素 B_1、维生素 B_2、维生素 C 缺乏,是食管癌的危险因素。食物、饮水和土壤内的微量元素,如钼、铜、锰、铁、锌含量较低,也与食管癌的发生相关。

4.饮食习惯

嗜好吸烟、长期饮烈性酒者食管癌发生率明显升高。进食粗糙食物,进食过热、过快等因素易致食管上皮损伤,增加了对致癌物的敏感性。

5.其他因素

食管慢性炎症、黏膜损伤及慢性刺激也与食管癌发病有关,如食管腐蚀伤、食管慢性炎症、贲门失弛缓症及胃食管长期反流引起的 Barrett 食管(食管末端黏膜上皮柱状细胞化)等均有癌变的危险。

（四）临床表现

1.早期

早期常无明显症状,但在吞咽粗硬食物时可能有不同程度的不适感觉,包括咽下食物哽噎感,胸骨后烧灼样、针刺样或牵拉摩擦样疼痛。食物通过缓慢,并有停滞感或异物感。可能是局部病灶刺激食管蠕动异常或痉挛,或局部炎症、糜烂、表浅溃疡等所致。哽噎停滞感常通过饮水后缓解消失。症状时轻时重,进展缓慢。

2.中晚期

食管癌典型的症状为进行性吞咽困难。先是难咽干的食物,继而只能进半流质、流质,最后水和唾液也不能咽下。常吐黏液样痰,为下咽的唾液和食管的分泌物。患者逐渐消瘦、脱水、无力。若出现持续胸痛或背部肩胛间区持续性疼痛表示为晚期症状,癌已侵犯食管外组织。当癌肿梗阻所引起的炎症水肿暂时消退,或部分癌肿脱落后,梗阻症状可暂时减轻,常误认为病情好转。若癌肿侵犯喉返神经,可出现声音嘶哑;若压迫颈交感神经节,可产生 Horner 综合征。若侵入气管、支气管,可形成食管、气管或支气管瘘,出现吞咽水或食物时剧烈呛咳,并发生呼吸系统感染。后者有时也可因食管梗阻致内容物反流入呼吸道而引起。最后出现恶病质状态。若有肝、脑等脏器转移,可出现黄疸、腹水、昏迷等状态。

（五）辅助检查

1.食管吞钡造影检查

食管吞钡造影检查是可疑食管癌患者影像学诊断的首选,采用食管吞钡 X 线双重对比造影检查方法。早期可见如下。

（1）食管黏膜皱襞紊乱、粗糙或有中断现象。

（2）局限性食管壁僵硬,蠕动中断。

（3）局限性小的充盈缺损。

（4）浅在龛影,晚期多为充盈缺损,管腔狭窄或梗阻。

2.内镜及超声内镜检查

食管纤维内镜检查可直视肿块部位、形态,并可钳取活组织作病理学检查;超声内镜检查可用于判断肿瘤侵犯深度、食管周围组织及结构有无受累,有无纵隔淋巴结或腹内脏器转移等。

3.放射性核素检查

利用某些亲肿瘤的核素,如^{32}P、^{131}I 等检查,对早期食管癌病变的发现有帮助。

4.纤维支气管镜检查

食管癌外侵常可累及气管、支气管,若肿瘤在隆嵴以上应行气管镜检查。

5.CT、PET/CT 检查

胸、腹 CT 检查能显示食管癌向管腔外扩展的范围及淋巴结转移情况,而 PET/CT 检查则更准确地显示食管癌病变的实际长度,对颈部、上纵隔、腹部淋巴结转移诊断具有较高准确性,在寻找远处转移灶比传统的影像学方法如 CT、超声内镜等具有更高的灵敏性。

(六)治疗原则

以手术为主,辅以放疗、化疗等综合治疗。主要治疗方法有内镜治疗、手术、放疗、化疗、免疫及中医治疗等。

1.非手术治疗

(1)内镜治疗:食管原位癌可在内镜下行黏膜切除,术后 5 年生存率可为 $86\%\sim100\%$。

(2)放疗:放射和手术综合治疗,可增加手术切除率,也能提高远期生存率。术前放疗后间隔 2～3 周再作手术较为合适。对手术中切除不完全的残留癌组织处做金属标记,一般在手术后 3～6 周开始术后放疗。而单纯放射疗法适用于食管颈段、胸上段食管癌,也可用于有手术禁忌证而病变不长、尚可耐受放疗的患者。

(3)化疗:食管癌对化疗药物敏感性差,与其他方法联合应用,有时可提高疗效。

(4)其他:免疫治疗及中药治疗等也有一定疗效。

2.手术治疗

手术治疗是治疗食管癌首选方法。对于全身情况和心肺功能良好、无明显远处转移征象者,可采用手术治疗;对估计切除可能性小的较大的鳞癌而全身情况良好的患者,可先做术前放疗,待瘤体缩小后再手术;对晚期食管癌、不能根治或放疗、进食有困难者,可作姑息性减状手术,如食管腔内置管术、食管胃转流吻合术、食管结肠转流吻合术或胃造瘘术等,以达到改善、延长生命的目的。

二、护理评估

(一)一般评估

1.生命体征(T、P、R、BP)

患有食管癌的患者生命体征常无变化。如肿瘤较大压迫气管可引起呼吸急促、心率加快。

2.患者主诉

患者在吞咽食物时,有无哽噎感,胸骨后烧灼样、针刺样或牵拉摩擦样疼痛;有无进行性吞咽困难等症状。

3.相关记录

相关记录包括体重、有无消瘦、饮食习惯改变、吸烟、嗜酒、排便异常情况。有无其他伴随疾病,如糖尿病、冠状动脉粥样硬化性心脏病(冠心病)、高血压、慢性支气管炎等记录。

(二)身体评估

1.局部

了解患者有无吞咽困难、呕吐等;有无疼痛,疼痛的部位和性质,是否因疼痛而影响睡眠。

2.全身

评估患者的营养状况,体重有无减轻,有无消瘦、面部颜色(贫血)、脱水或衰弱;了解患者有无锁骨上淋巴结肿大和肝肿块;有无腹水、胸腔积液等。

(三)心理-社会评估

患者对该疾病的认知程度及主要存在的心理问题,患者家属对患者的关心程度、支持力度、家庭经济承受能力如何等。引导患者正确配合疾病的治疗和护理。

(四)辅助检查阳性结果评估

(1)血液化验检查:食管癌患者若长期进食困难,可引起营养失调低蛋白血症、贫血、维生素、电解质缺乏,但该类患者多有脱水、血液浓缩等现象,血液化验检查常不能正确判断患者的实际营养状况,应注意综合判断、科学分析。

(2)了解食管吞钡造影、内镜及超声内镜检查、CT、PET/CT 等结果,以判断肿瘤的位置、有无扩散或转移。

(五)治疗效果评估

1.非手术治疗评估要点

胸痛、背痛等症状是否改善或加重,吞咽困难是否改善或加重,放、化疗引起的胃纳减退、骨髓造血功能抑制等毒副作用有无好转。

2.手术治疗评估要点

术后患者生命体征是否平稳,有无发热、胸闷、呼吸浅快、发绀及肺部痰鸣音等;伤口是否干燥,有无渗液、渗血;各引流管是否通畅,引流量、颜色与性状等;术后有无大出血、感染、肺不张、乳糜胸、吻合口瘘等并发症的发生;患者术后进食情况,有无食物反流现象。

三、主要护理诊断(问题)

(一)营养失调

与低于机体需要量与进食量减少或不能进食、消耗增加等有关。

(二)体液不足

与吞咽困难、水分摄入不足有关。

(三)焦虑

与对癌症的恐惧和担心疾病预后等有关。

(四)知识缺乏

与对疾病的认识不足有关。

(五)潜在并发症

1.肺不张、肺炎

与手术损伤及术后切口疼痛、虚弱致咳痰无力等有关。

2.出血

与术中止血不彻底、术后出现活动性出血及患者凝血功能障碍有关。

3.吻合口瘘

与食管的解剖特点及感染、营养不良、贫血、低蛋白血症等有关。

4.乳糜胸

与伤及胸导管有关。

四、主要护理措施

(一)术前护理

1.心理护理

患者有进行性吞咽困难,日益消瘦,对手术的耐受能力差,对治疗缺乏信心,同时对手术存在着一定程度的恐惧心理。因此,应针对患者的心理状态进行解释、安慰和鼓励,建立充分信赖的护患关系,使患者认识到手术是彻底的治疗方法,使其乐于接受手术。

2.加强营养

尚能进食者,应给予高热量、高蛋白、高维生素的流质或半流质饮食。不能进食者,应静脉补充水分、电解质及热量。低蛋白血症的患者,应输血或血浆蛋白给予纠正。

3.呼吸道准备

术前严格戒烟,指导并教会患者深呼吸、有效咳嗽、排痰。

4.胃肠道准备

(1)注意口腔卫生。

(2)术前安置胃管和十二指肠滴液管。

(3)术前禁食,有食物潴留者,术前晚用等渗盐水冲洗食管,有利于减轻组织水肿,降低术后感染和吻合口漏的发生率。

(4)拟行结肠代食管者,术前需按结肠手术准备护理。

5.术前练习

教会患者深呼吸、有效咳嗽、排痰、床上排便等活动。

(二)术后护理

(1)严密观察生命体征的变化。

(2)保持胃肠减压管通畅:术后24～48小时引流出少量血液,应视为正常,如引出大量血液应立即报告医师处理。胃肠减压管应保留3～5天,以减少吻合口张力,以利于愈合。注意胃管连接准确,固定牢靠,防止脱出。

(3)密切观察胸腔引流量及性质:胸腔引流液如发现有异常出血、浑浊液、食物残渣或乳糜液排出,则提示胸腔内有活动性出血、食管吻合口漏或乳糜胸,应采取相应措施,明确诊断,予以处理。

(4)观察吻合口漏的症状:食管吻合口漏的临床表现为高热、脉快、呼吸困难、胸部剧痛、不能忍受;患侧呼吸音低,叩诊浊音,白细胞计数升高甚至发生休克。处理原则:①胸膜腔引流,促使肺膨胀。②选择有效的抗生素抗感染。③补充足够的营养和热量。目前多选用完全胃肠内营养(TEN)经胃造口灌食治疗,效果确切、满意。④严密观察病情变化,积极对症处理。⑤需再次手术者,积极完善术前准备。

(三)休息与活动

适当休息,保证充足的睡眠,进行呼吸功能锻炼,对手术后康复有重要的意义,可指导患者进行深呼吸、腹式呼吸、吹气球及呼吸功能训练仪(三球型)的训练,鼓励患者爬楼梯及进行扩胸运动,以不感到疲劳为宜。

(四)饮食护理

1.术前

大多数食管癌患者因不同程度吞咽困难而出现摄入不足,营养不良,水、电解质失衡,使机体对手术的耐受力下降,故术前应保证患者营养素的摄入。

(1)能进食者,鼓励患者进食高热量、高蛋白、丰富维生素饮食;若患者进食时感食管黏膜有刺痛,可给予清淡无刺激的食物,告知患者不可进食较大、较硬的食物,宜进半流质或水分多的软食。

(2)若患者仅能进食流质而营养状况较差,可给予肠内营养或肠外营养支持。

2.术后饮食

(1)术后早期吻合口处于充血水肿期,需禁饮禁食 3～4 天,禁食期间持续胃肠减压,注意经静脉补充营养。

(2)停止胃肠减压 24 小时后,若无呼吸困难、胸内剧痛、患侧呼吸音减弱及高热等吻合口瘘的症状时,可开始进食。先试饮少量水,术后 5～6 天可进全清流质,每 2 小时 100 mL,每天 6 次。术后 3 周患者若无特殊不适可进普食,但仍应注意少食多餐,细嚼慢咽,进食不宜过多、过快,避免进食生、冷、硬食物(包括质硬的药片和带骨刺的鱼肉类、花生、豆类等),以防后期吻合口瘘。

(3)食管癌、贲门癌切除术后,胃液可反流至食管,致反酸、呕吐等症状,平卧时加重,嘱患者进食后 2 小时内勿平卧,睡眠时将床头抬高。

(4)食管胃吻合术后患者,可由于胃拉入胸腔、肺受压而出现胸闷、进食后呼吸困难,建议患者少食多餐,1～2 个月后,症状多可缓解。

(五)用药护理

严格按医嘱要求用药,注意控制输液速度和用量,必要时使用输液泵输注液体。注意观察有无药物不良反应,发现问题及时处理。

(六)心理护理

食管癌患者往往对进行性加重的吞咽困难、日渐减轻的体重感到焦虑不安;对所患疾病有部分认识,求生的欲望十分强烈,迫切希望能早日手术,恢复进食,但对手术能否彻底切除病灶、今后的生活质量、麻醉和手术意外、术后伤口疼痛及可能出现的术后并发症等表现出日益紧张、恐惧,甚至明显的情绪低落、失眠和食欲下降。

(1)加强与患者及家属的沟通,仔细了解患者及家属对疾病和手术的认知程度,了解患者的心理状况,并根据患者的具体情况,实施耐心的心理疏导。讲解手术和各种治疗与护理的意义、方法、大致过程、配合与注意事项。

(2)营造安静舒适的环境,以促进睡眠。必要时使用安眠、镇静、镇痛类药物,以保证患者充分休息。

(3)争取亲属在心理上、经济上的积极支持和配合,解除患者的后顾之忧。

(七)呼吸道管理

食管癌术后患者易发生呼吸困难、缺氧,并发肺不张、肺炎,甚至呼吸衰竭,主要与下列因素有关:年老的食管癌患者常伴有慢性支气管炎、肺气肿、肺功能低下等;开胸手术破坏了胸廓的完整性;肋间肌和膈肌的切开,使肺的通气泵作用严重受损;术中对肺较长时间的挤压牵拉造成一定的损伤;术后迷走神经功能亢进,引起气管、支气管黏膜腺体分泌增多;食管胃吻合术后,胃拉入胸腔,使肺受压,肺扩张受限;术后切口疼痛、虚弱致咳痰无力,尤其是颈、右胸、上腹三切口患者。护理措施包括以下几点。

(1)加强观察:密切观察呼吸形态、频率和节律,听诊双肺呼吸音是否清晰,有无缺氧征兆。

(2)气管插管者,及时吸痰,保持气道通畅。

(3)术后第 1 天每 1～2 小时鼓励患者深呼吸、吹气球、使用深呼吸训练器,促使肺膨胀。

(4)痰多、咳痰无力的患者若出现呼吸浅快、发绀、呼吸音减弱等痰阻塞现象时,立即行鼻导管深部吸痰,必要时行纤维支气管镜吸痰或气管切开吸痰,气管切开后按气管切开常规护理。

(八)胃肠道护理

1.胃肠减压的护理

(1)术后 3～4 天持续胃肠减压,妥善固定胃管,防止脱出。

(2)加强观察:严密观察引流液的量、性状及颜色并准确记录。术后 6～12 小时可从胃管内抽吸出少量血性液或咖啡色液,以后引流液颜色逐渐变浅。若引流出大量鲜血或血性液,患者出现烦躁、血压下降、脉搏增快、尿量减少等,应考虑吻合口出血,需立即通知医师并配合处理。

(3)保持通畅:经常挤压胃管,避免管腔堵塞。胃管不通畅者,可用少量生理盐水冲洗并及时回抽,避免胃扩张使吻合口张力增加而并发吻合口瘘。胃管脱出后应严密观察病情,不应盲目再插入,以免戳穿吻合口,造成吻合口瘘。待肛门排气、胃肠减压引流量减少后,拔除胃管。

2.结肠代食管(食管重建)术后护理

(1)保持置于结肠祥内的减压管通畅。

(2)注意观察腹部体征,了解有无发生吻合口瘘、腹腔内出血或感染等,发现异常及时通知医师。

(3)若从减压管内吸出大量血性液或呕吐大量咖啡样液伴全身中毒症状,应考虑代食管的结肠祥坏死,需立即通知医师并配合抢救。

(4)结肠代食管后,因结肠逆蠕动,患者常嗅到粪便气味,需向患者解释原因,并指导其注意口腔卫生,一般此情况于半年后可逐步缓解。

3.胃造瘘术后的护理

(1)观察造瘘管周围有无渗液或胃液漏出。由于胃液对皮肤刺激性较大,应及时更换渗湿的敷料,并在瘘口周围涂氧化锌软膏或置凡士林纱布保护皮肤,防止发生皮炎。

(2)妥善固定用于管饲的暂时性的或永久性造瘘,防止脱出或阻塞。

(九)并发症的预防和护理

1.出血

观察并记录引流液的性状、量。若引流量持续 2 小时都超过 4 mL/(kg·h),伴血压下降、脉搏增快、躁动、出冷汗等低血容量表现,应考虑有活动性出血,及时报告医师,并做好再次开胸的准备。

2.吻合口瘘

吻合口瘘是食管癌手术后极为严重的并发症,多发生在术后 5～10 天,病死率高达 50%。发生吻合口瘘的原因有食管的解剖特点,无浆膜覆盖、肌纤维呈纵形走向,易发生撕裂;食管血液供应呈节段性,易造成吻合口缺血;吻合口张力太大;感染、营养不良、贫血、低蛋白血症等影响吻合口愈合。应积极预防。术后应密切观察患者有无呼吸困难、胸腔积液和全身中毒症状,如高热、寒战;甚至休克等吻合口瘘的临床表现。一旦出现上述症状,立即通知医师并配合处理。包括嘱患者立即禁食;协助行胸腔闭式引流并常规护理;遵医嘱予以抗感染治疗及营养支持;严密观察生命体征,若出现休克症状,积极抗休克治疗;再次手术者,积极配合医师完善术前准备。

3.乳糜胸

食管、贲门癌术后并发乳糜胸是比较严重的并发症,多因伤及胸导管所致,多发生在术后2～

10 天,少数患者可在 2～3 周后出现。术后早期由于禁食,乳糜液含脂肪甚少,胸腔闭式引流可为淡血性或淡黄色液,但量较多;恢复进食后,乳糜液漏出量增多,大量积聚在胸腔内,可压迫肺及纵隔并使之向健侧移位。由于乳糜液中 95％以上是水,并含有大量脂肪、蛋白质、胆固醇、酶、抗体和电解质,若未及时治疗,可在短时期内造成全身消耗、衰竭而死亡,必须积极预防和及时处理。其主要护理措施包括以下几点。

(1)加强观察:注意患者有无胸闷、气急、心悸,甚至血压下降。

(2)协助处理:若诊断成立,迅速处理,即置胸腔闭式引流,及时引流胸腔内乳糜液,使肺膨胀。可用负压持续吸引,以利于胸膜形成粘连。

(3)给予肠外营养支持。

(十)健康教育

1.疾病预防

避免接触引起癌变的因素,如减少饮用水中亚硝胺及其他有害物质、防霉去毒;应用维 A 酸类化合物及维生素等预防药物;积极治疗食管上皮增生;避免过烫、过硬饮食等。

2.饮食指导

根据不同术式,向患者讲解术后进食时间,指导选择合理的饮食及注意事项,预防并发症的发生。

(1)宜少量多餐,由稀到干,逐渐增加食量,并注意进食后的反应。

(2)避免进食刺激性食物与碳酸饮料,避免进食过快、过量及硬质食物;质硬的药片可碾碎后服用,避免进食花生、豆类等,以免导致吻合口瘘。

(3)患者餐后取半卧位,以防止进食后反流、呕吐,利于肺膨胀和引流。

3.活动与休息

保证充足睡眠,劳逸结合,逐渐增加活动量。术后早期不宜下蹲大小便,以免引起直立性低血压或发生意外。

4.加强自我观察

若术后 3～4 周再次出现吞咽困难,可能为吻合口狭窄,应及时就诊。

定期复查,坚持后续治疗。

五、护理效果评估

通过治疗与护理,患者是否有以下改善。

(1)营养状况改善,体重增加;贫血状况改善。

(2)水、电解质维持平衡,尿量正常,无脱水或电解质紊乱的表现。

(3)焦虑减轻或缓解,睡眠充足。

(4)患者对疾病有正确的认识,能配合治疗和护理。

(5)无并发症发生或发生后得到及时处理。

(刘　娜)

第六节　肺　　癌

一、概述

肺癌大多数起源于支气管黏膜上皮,因此也称支气管肺癌,是肺部最常见的恶性肿瘤。肺癌的发生与环境的污染及吸烟密切相关,肺部慢性病、人体免疫功能低下、遗传因素等对肺癌的发生也有一定影响。根据肺癌的生物学行为及治疗特点,将肺癌分为小细胞肺癌、鳞癌、腺癌、大细胞癌。根据肿瘤的位置分为中心型肺癌及周边型肺癌。肺癌转移途径有直接蔓延、淋巴结转移、血行转移及种植性转移。

二、诊断

(一)症状

肺癌的临床症状根据病变的部位、肿瘤侵犯的范围、是否有转移及肺癌副癌综合征全身表现不同而异,最常见的症状是咳嗽、咯血、气短、胸痛和消瘦,其中以咳嗽和咯血最常见,咳嗽的特征往往为刺激性咳嗽、无痰;咯血以痰中夹血丝或混有粉红色的血性痰液为特征,少数患者咯血可出现整口的鲜血,肺癌在胸腔内扩散侵犯周围结构可引起声音嘶哑、Hornet 综合征、吞咽困难和肩部疼痛。当肺癌侵犯胸膜和心包时可能表现为胸腔积液和心包积液,肿瘤阻塞支气管可引起阻塞性肺炎而发热,上腔静脉综合征往往是由肿瘤或转移的淋巴结压迫上腔静脉所致。小细胞肺癌常见的副癌综合征主要表现恶病质、高血钙和肺性骨关节病或非恶病质患者清/球蛋白倒置、高血糖和肌肉分解代谢增加等。

(二)体征

1.一般情况

以消瘦和低热为常见。

2.专科检查

如前所述,肺癌的体征根据其病变的部位、肿瘤侵犯的范围、是否有转移及副癌综合征全身表现不同而异。肿瘤阻塞支气管可致一侧或叶肺不张而使该侧肺呼吸音消失或减弱,肿瘤阻塞支气管可继发肺炎出现发热和肺部啰音,肿瘤侵犯胸膜或心包造成胸腔或心包积液出现相应的体征,肿瘤淋巴转移可出现锁骨上、腋下淋巴结增大。

(三)检查

1.实验室检查

痰涂片检查找癌细胞是肺癌诊断最简单、最经济、最安全的检查,由于肺癌细胞的检出阳性率较低,因此往往需要反复多次的检查,并且标本最好是清晨首次痰液立即检查。肺癌的其他实验室检查往往是非特异性的。

2.特殊检查

(1)X 线检查:可见肺内球形灶,有分叶征、边缘毛刺状,密度不均匀,部分患者见胸膜凹陷征(兔耳征),厚壁偏心空洞,肺内感染、肺不张等。

（2）CT检查：已成为常规诊断手段，特别是对位于肺尖部、心后区、脊柱旁、纵隔后等隐蔽部位的肿瘤的发现有益。

（3）MRI检查：在于分辨纵隔及肺门血管，显示隐蔽部的淋巴结，但不作为首选。

（4）痰细胞学检查：痰细胞学检查阳性率可达80％，一般早晨血性痰涂片阳性率高，需连查3次以上。

（5）支气管镜检查：可直接观察气管、主支气管、各叶、段管壁及开口处病变，可活检或刷检取分泌物进行病理学诊断，对手术范围及术式的确定有帮助。

（6）其他：①经皮肺穿刺活检，适用于周围型肺内占位性病变的诊断，可引起血胸、气胸等并发症；②对于有胸腔积液者，可经胸穿刺抽液离心检查，寻找癌细胞；③PET对于肺癌鉴别诊断及有无远处转移的判断准确率可达90％，但目前价格昂贵。

其他诊断方法如放射性核素扫描、淋巴结活检、胸腔镜下活检术等，可根据病情及条件酌情采用。

（四）诊断要点

（1）有咳嗽、咯血、低热和消瘦的病史和长期吸烟史；晚期患者可出现声音嘶哑、胸腔积液及锁骨淋巴结肿大。

（2）影像学检查有肺部肿块并具有恶性肿瘤的影像学特征。

（3）病理学检查发现癌细胞。

（五）鉴别诊断

1.肺结核

（1）肺结核球：易与周围型肺癌混淆。肺结核球多见于青年，一般病程较长，发展缓慢。病变常位于上叶尖后段或下叶背段。在X线片上肿块影密度不均匀，可见到稀疏透光区和钙化点，肺内常另有散在性结核病灶。

（2）粟粒型肺结核：易与弥漫型细支气管肺泡癌混淆。粟粒型肺结核常见于青年，全身毒性症状明显，抗结核药物治疗可改善症状，病灶逐渐吸收。

（3）肺门淋巴结结核：在X线片上肺门肿块影可能误诊为中心型肺癌。肺门淋巴结结核多见于青少年，常有结核感染症状，很少有咯血。

2.肺部炎症

（1）支气管肺炎：早期肺癌产生的阻塞性肺炎，易被误诊为支气管肺炎。支气管肺炎发病较急，感染症状比较明显。X线片上表现为边界模糊的片状或斑点状阴影，密度不均匀，且不局限于一个肺段或肺叶。经抗菌药物治疗后，症状迅速消失。肺部病变吸收也较快。

（2）肺脓肿：肺癌中央部分坏死液化形成癌性空洞时，X线片上表现易与肺脓肿混淆。肺脓肿在急性期有明显感染症状，痰量多，呈脓性，X线片上空洞壁较薄，内壁光滑，常有液平面，脓肿周围的肺组织或胸膜常有炎性变。支气管造影空洞多可充盈，并常伴有支气管扩张。

3.肺部其他肿瘤

（1）肺部良性肿瘤：如错构瘤、纤维瘤、软骨瘤等有时需与周围型肺癌鉴别。一般良性肿瘤病程较长，生长缓慢，临床上大多没有症状。X线片上呈现接近圆形的块影，密度均匀，可以有钙化点，轮廓整齐，多无分叶状。

（2）支气管腺瘤：是一种低度恶性肿瘤。发病年龄比肺癌轻，女性发病率较高。临床表现与肺癌相似，常反复咯血。X线片表现有时也与肺癌相似。经支气管镜检查，诊断未能明确者宜尽早做剖胸探查术。

4.纵隔淋巴肉瘤

纵隔淋巴肉瘤可与中心型肺癌混淆。纵隔淋巴肉瘤生长迅速,临床上常有发热和其他部位浅表淋巴结肿大。在 X 线片上表现为两侧气管旁和肺门淋巴结肿大。对放疗高度敏感,小剂量照射后即可见到肿块影缩小。纵隔镜检查也有助于明确诊断。

三、治疗

治疗肺癌的方法主要有外科手术治疗、放疗、化疗、中医治疗及免疫治疗等。尽管 80% 的肺癌患者在明确诊断时已失去手术机会,但手术治疗仍然是肺癌最重要和最有效的治疗手段。然而,目前所有的各种治疗肺癌的方法效果均不能令人满意,必须适当地联合应用,进行综合治疗以提高肺癌的治疗效果。具体的治疗方案应根据肺癌的分级和 TNM 分期、病理细胞学类型、患者的心肺功能和全身情况及其他有关因素等,进行认真详细地综合分析后再做决定。

(一)手术治疗

手术治疗的目的是彻底切除肺部原发癌肿病灶和局部及纵隔淋巴结,并尽可能保留健康的肺组织。

肺切除术的范围决定于病变的部位和大小。对周围型肺癌,一般施行肺叶切除术;对中心型肺癌,一般施行肺叶或一侧全肺切除术。有的患者,癌变位于一个肺叶内,但已侵及局部主支气管或中间支气管,为了保留正常的邻近肺叶,避免行一侧全肺切除术,可以切除病变的肺叶及一段受累的支气管,再吻合支气管上下切端,临床上称为支气管袖状肺叶切除术。如果相伴的肺动脉局部受侵,也可同时做部分切除,端-端吻合,此手术称为支气管袖状肺动脉袖状肺叶切除术。

(1)手术治疗效果:非小细胞肺癌、T_1 或 $T_2N_0M_0$ 患者经手术治疗后,约有半数的患者能获得长期生存,有的报道其 5 年生存率可达 70%。Ⅱ期及Ⅲ期患者生存率则较低。据统计,我国目前肺癌手术的切除率为 85%~97%,术后 30 天病死率在 2% 以下,总的 5 年生存率为 30%~40%。

(2)手术禁忌证:①远处转移,如脑、骨、肝等器官转移(即 M_1 患者);②心、肺、肝、肾功能不全,全身情况差的患者;③广泛肺门、纵隔淋巴结转移,无法清除者;④严重侵犯周围器官及组织,估计切除困难者;⑤胸外淋巴结转移,如锁骨上(N_3)等,肺切除术应慎重考虑。

(二)放疗

放疗是局部消灭肺癌病灶的一种手段。临床上使用的主要放疗设备有 ^{60}Co 治疗机和加速器等。

在各种类型的肺癌中,小细胞癌对放射疗法敏感性较高,鳞癌次之,腺癌和细支气管肺泡癌最低。通常是将放射疗法、手术与药物疗法综合应用,以提高治愈率。临床上常采用的是手术后放射疗法。对癌肿或肺门转移病灶未能彻底切除的患者,于手术中在残留癌灶区放置小的金属环或金属夹做标记,便于术后放疗时准确定位。一般在术后 1 个月左右患者健康状况改善后开始放疗,剂量为 40~60 Gy,疗程约 6 周。为了提高肺癌病灶的切除率,有的患者可手术前进行放疗。

晚期肺癌患者,并有阻塞性肺炎、肺不张、上腔静脉阻塞综合征或骨转移引起剧烈疼痛者及癌肿复发的患者,也可进行姑息性放射疗法,以减轻症状。

放射疗法可引起倦乏、胃纳减退、低热、骨髓造血功能抑制、放射性肺炎、肺纤维化和癌肿坏死液化空洞形成等放射反应和并发症,应给予相应处理。

下列情况一般不宜施行放疗:①健康状况不佳,呈现恶病质者;②高度肺气肿放疗后将引起呼吸功能代偿不全者;③全身或胸膜、肺广泛转移者;④癌变范围广泛,放疗后将引起广泛肺纤维化和呼吸功能代偿不全者;⑤癌性空洞或巨大肿瘤,后者放疗将促进空洞形成。

对于肺癌脑转移患者,若颅内病灶较局限,可采用γ刀放疗,有一定的缓解率。

(三)化疗

有些分化程度低的肺癌,特别是小细胞癌,疗效较好。化疗作用遍及全身,临床上可以单独应用于晚期肺癌患者,以缓解症状,或与手术治疗、放疗等综合应用,以防止癌肿转移复发,提高治愈率。

常用于治疗肺癌的化学药物有环磷酰胺、氟尿嘧啶、丝裂霉素、多柔比星、表柔比星、丙卡巴肼(甲基苄肼)、长春碱、甲氨蝶呤、洛莫司汀(环己亚硝脲)、顺铂、卡铂、紫杉醇等。应根据肺癌的类型和患者的全身情况合理选用药物,并根据单纯化疗还是辅助化疗选择给药方法、决定疗程的长短及哪几种药物联合应用、间歇给药等,以提高化疗的疗效。

需要注意的是,目前化学药物对肺癌疗效仍然较低,症状缓解期较短,不良反应较多。临床应用时,要掌握药物的性能和剂量,并密切观察不良反应。出现骨髓造血功能抑制、严重胃肠道反应等情况时要及时调整药物剂量或暂缓给药。

(四)中医治疗

按患者临床症状、脉象、舌苔等表现,应用辨证论治法则治疗肺癌,一部分患者的症状得到改善,生存期延长。

(五)免疫治疗

近年来,通过实验研究和临床观察,发现人体的免疫功能状态与癌肿的生长发展有一定关系,从而促使免疫治疗的应用。免疫治疗的具体措施如下。

1.特异性免疫疗法

用经过处理的自体肿瘤细胞或加用佐剂后,皮下接种进行治疗。此外尚可应用各种白细胞介素、肿瘤坏死因子、肿瘤核糖核酸等生物制品。

2.非特异性免疫疗法

用卡介苗、短小棒状杆菌、转移因子、干扰素、胸腺素等生物制品,或左旋咪唑等药物以激发和增强人体免疫功能。

当前肺癌的治疗效果仍不能令人满意。由于治疗对象多属晚期,其远期生存率低,预后较差。因此,必须研究和开展以下几方面的工作,以提高肺癌治疗的总体效果:①积极宣传,普及肺癌知识,提高肺癌诊断的警惕性,研究和探索早期诊断方法,提高早期发现率和诊断率;②进一步研究和开发新的有效药物,改进综合治疗方法;③改进手术技术,进一步提高根治性切除的程度和同时最大范围地保存正常肺组织的技术;④研究和开发分子生物学技术,探索肺癌的基因治疗技术,使之能有效地为临床服务。

四、护理措施

(一)做好心理支持,克服恐惧绝望心理

当患者得知自己患肺癌时,会面临巨大的身心应激,而心理应对结果会对疾病产生明显的积极或消极影响,护士通过多种途径给患者及家属提供心理与社会支持。根据患者的性别、年龄、

职业、文化程度、性格等,多与其交谈,耐心倾听患者诉说,尽量解答患者提出的问题和提供有益的信息,帮助患者正确估计所面临的情况,让其了解肺癌的有关知识及将接受的治疗、患者和家属应如何配合、在治疗过程中的注意事项,请治愈患者现身说法,增强对治疗的信心,积极应对癌症的挑战,与疾病做斗争。

(二)保持呼吸道通畅,做好咳嗽、咳痰的护理

分析患者病情,判断引起呼吸困难的原因,根据不同病因,采取不同的护理措施。

(1)如肿瘤转移至胸膜,可产生大量胸腔积液,导致气体交换面积减少,引起呼吸困难,要配合医师及时行胸腔穿刺置管引流术。

(2)若患者肺部感染痰液过多、纤毛功能受损、机体活动减少,或放疗、化疗导致肺纤维化,痰液黏稠,无力咳出而出现呼吸困难,应密切观察咳嗽、咳痰情况,详细记录痰液的色、量、质,正确收集痰标本,及时送检,为诊断和治疗提供可靠的依据,并采取以下护理措施。①提供整洁、舒适的环境,减少不良刺激,病室内维持适宜的温度(18～20 ℃)和相对湿度(50％～60％),以充分发挥呼吸道的自然防御功能;避免尘埃与烟雾等刺激,对吸烟的患者与其共同制订有效的戒烟计划;注意患者的饮食习惯,保持口腔清洁,避免油腻、辛辣等刺激性食物,一般每天饮水 1 500 mL以上,可保证呼吸道黏膜的湿润和病变黏膜的修复,有利于痰液稀释和排除。②促进有效排痰:指导患者掌握有效咳嗽的正确方法,患者坐位,双脚着地,身体稍前倾,双手环抱一个枕头。进行数次深而缓慢的腹式呼吸,深吸气末屏气,然后缩唇,缓慢地通过口腔尽可能呼气(降低肋弓、使腹部往下沉)。在深吸一口气后屏气 3～5 秒,身体前倾,从胸腔进行 2～3 次短促有力的咳嗽,张口咳出痰液,咳嗽时收缩腹肌,或用自己的手按压上腹部,帮助咳嗽,有效咳出痰液。湿化和雾化疗法,湿化疗法可达到湿化气道、稀释痰液的目的,适用于痰液黏稠和排痰困难者。常用湿化液有蒸馏水、生理盐水、低渗盐水。临床上常在湿化的同时加入药物以雾化方式吸入。可在雾化液中加入痰溶解剂、抗生素、平喘药等,达到祛痰、消炎、止咳、平喘的作用。胸部叩击与胸壁震荡,适用于肺癌晚期长期卧床、体弱、排痰无力者,禁用于肺癌伴肋骨转移、咯血、低血压、肺水肿等患者。操作前让患者了解操作的意义、过程、注意事项,以配合治疗,肺部听诊,明确病变部位。叩击时避开乳房、心脏和骨突出部位及拉链、纽扣部位。患者侧卧,叩击者两手手指并拢,使掌侧呈杯状,以手腕力量,从肺底自下而上、由外向内、迅速而有节律地叩击胸壁,震动气道,每一肺叶叩击1～3 分钟,120～180 次/分,叩击时发出一种空而深的拍击音则表明手法正确。胸壁震荡法时,操作者双手掌重叠置于欲引流的胸壁部位,吸气时手掌随胸廓扩张慢慢抬起,不施加压力,从吸气最高点开始,在整个呼气期手掌紧贴胸壁,施加一定的压力并做轻柔的上下抖动,即快速收缩和松弛手臂和肩膀,震荡胸壁 5～7 次,每一部位重复 6～7 个呼吸周期,震荡法在呼气期进行,且紧跟叩击后进行。叩击力量以患者不感到疼痛为宜,每次操作时间 5～15 分钟,应在餐后2 小时至餐前30 分钟完成,避免治疗中呕吐。操作后做好口腔护理,除去痰液气味,观察痰液情况,复查肺部呼吸音及啰音变化。③机械吸痰:适用于意识不清、痰液黏稠无力咳出、排痰困难者。可经患者的口、鼻腔、气管插管或气管切开处进行负压吸痰,也可配合医师用纤维支气管镜吸出痰液。

(三)咯血或痰中带血患者的护理

应予以耐心解释,消除其紧张情绪,嘱患者轻轻将气管内存留的积血咯出,以保持呼吸道通畅,咯血时不能屏气,以免诱发喉头痉挛,血液引流不畅导致窒息。小量咯血者宜进少量凉或温的流质饮食,多饮水,多食富含纤维素食物,以保持大便通畅,避免排便时腹压增加而咯血加重;

密切观察咯血的量、色,大咯血时,护理方法见应急措施。大量咯血不止者,可采用丝线固定双腔球囊漂浮导管经纤支镜气道内置入治疗大咯血的方法;同时做好应用垂体后叶素的护理,静脉滴注速度勿过快,以免引起恶心、便意、心悸、面色苍白等不良反应,监测血压、血氧饱和度;冠心病患者、高血压病患者及孕妇忌用;配血备用,可酌情适量输血。

(四)疼痛的护理

(1)采取各种护理措施减轻疼痛:提供安静的环境,调整舒适的体位,小心搬动患者,避免拖、拉、拽动作,滚动式平缓地给患者变换体位,必要时支撑患者各肢体,指导、协助胸痛患者用手或枕头护住胸部,以减轻深呼吸、咳嗽或变换体位所引起的胸痛;胸腔积液引起的疼痛,可嘱患者患侧卧位,必要时用宽胶布固定胸壁,以减少胸部活动幅度,减轻疼痛;采用按摩、针灸、经皮肤电刺激止痛穴位或局部冷敷等,以降低疼痛的敏感性。

(2)药物止痛,按医嘱用药,根据患者疼痛再发时间,提前按时用药,在应用镇痛药期间,注意预防药物的不良反应,如便秘、恶心、呕吐、镇静和精神紊乱等,嘱患者多进食富含纤维素的蔬菜和水果,缓解和预防便秘。

(3)患者自控镇痛,可自行间歇性给药,做到个体化给药,增加了患者自我照顾和对疼痛的自主控制能力。

(五)饮食支持护理

根据患者的饮食习惯,给予高蛋白、高热量、高维生素、易消化饮食,调配好食物的色、香、味,以刺激食欲,创造清洁舒适、愉快的进餐环境,促进食欲。病情危重者应采取喂食、鼻饲或静脉输入脂肪乳、复方氨基酸和含电解质的液体。对于有大量胸腔积液的患者,应酌情输血、血浆或清蛋白,以减少胸腔积液的产生,补充癌肿或大量抽取胸腔积液等因素所引起的蛋白丢失,增强机体抗病能力。有吞咽困难者应给予流质饮食,进食宜慢,取半卧位以免发生吸入性肺炎或呛咳,甚至窒息。

(六)做好口腔护理

向患者讲解放疗、化疗后口腔唾液腺分泌减少,pH下降,易发生口腔真菌感染和牙周病,使其理解保持口腔卫生的重要性,以便主动配合。患者睡前及三餐后进行口腔护理;戒烟酒,以防刺激黏膜;忌食辛辣及可能引起黏膜创伤的食物,如带刺或碎骨头的食物,用软牙刷刷牙,勿用牙签剔牙,并延期牙科治疗,防止黏膜受损;进食后,用盐水或复方硼砂溶液漱口,控制真菌感染;口唇涂润滑剂,保持黏膜湿润,黏膜口腔溃疡,按医嘱应用表面麻醉剂止痛。

(七)化疗药物毒性反应的护理

1.骨髓抑制反应的护理

化疗后机体免疫力下降,发生感染、出血。护士接触患者之前要认真洗手,严格执行无菌操作,避免留置尿管或肛门指检,预防感染;告知患者不可到公共场所或接触感冒患者;在做全身卫生处置时,要特别注意易感染部位,如鼻腔、口腔、肛门、会阴等,各部位使用毛巾要分开,以免交叉感染;监测体温,观察皮肤温度、色泽、气味,早期发现感染征象;当白细胞计数降至 $1 \times 10^9/L$ 时,做好保护性隔离。对血小板计数 $< 50 \times 10^9/L$ 时,密切观察有无出血倾向,采取预防出血的措施,避免患者外出活动,防止身体受挤压或外伤,保持口腔、鼻腔清洁湿润,勿用手抠鼻痂、牙签剔牙,尽量减少穿刺次数,穿刺后应实施局部较长时间按压,必要时,遵医嘱输血小板控制出血。

2.恶心呕吐的护理

化疗期间如患者出现恶心呕吐,按医嘱给予止吐药,嘱患者深呼吸,勿大动作转动身体,给予高营养清淡易消化的饮食,少食多餐,不催促患者进食,忌食辛辣等刺激性食物,戒烟酒,不要摄入加香料、肉汁和油腻的食物,建议平时咀嚼口香糖或含糖果,加强口腔护理去除口腔异味。对已有呕吐患者灵活掌握进食时间,可在其间歇期进食,多饮清水,多食薄荷类食物及冷食等。

3.静脉血管的保护

在给化疗药时,要选择合适的静脉,给化疗药前,先观察是否有回血,强刺激性药物护士应在床旁监护,或采用静脉留置针及中小静脉插管,观察药物外渗的早期征象,当穿刺部位疼痛、烧灼感、输液速度减慢、无回血、药液外渗,应立即停止输注,应用地塞米松加利多卡因局部封闭,24小时内给予冷敷,50%硫酸镁湿敷,24小时后可给予热敷。

4.应用化疗药后的护理

应用化疗药后常出现脱发,影响患者形象,增加其心理压力,护士要告诉患者脱发是暂时的,停药后头发会再生,鼓励其诉说自己的感受,帮助其调整外观的变化,让患者戴假发或帽子、头巾遮挡,改善自我形象,夜间睡眠可佩戴发帽,减轻头发掉在床上而至的心理不适;指导患者头发的护理,如动作轻柔减少头发梳、刷、洗、烫、梳辫子等,可用中性洗发护发素。

五、健康教育

(1)宣传吸烟对健康的危害,提倡不吸烟或戒烟,并注意避免被动吸烟。

(2)对肺癌高危人群要定期进行体检,早期发现肿瘤,早期治疗。

(3)改善工作和生活环境,防止空气污染。

(4)给予患者和家属心理上的支持,使之正确认识肺癌,增强治疗信心,维持生命质量。

(5)督促患者坚持化疗或放疗,告诉患者出现呼吸困难、咯血或疼痛加重时应立即到医院就诊。

(6)指导患者加强营养支持,合理安排休息,适当活动,保持良好精神状态,避免呼吸道感染以调整机体免疫力,增强抗病能力。

(7)对晚期癌肿转移患者,要指导家属对患者临终前的护理,告知患者及家属对症处理的措施,使患者平静地走完人生最后一程。

(刘　娜)

第七节　胃　癌

一、定义

胃癌为起源于胃黏膜上皮的恶性肿瘤。

二、疾病相关知识

(一)流行病学特征

胃癌是最常见的恶性肿瘤之一,患病率仅次于肺癌。病死率高,发病率存在明显的性别差异,男性约为女性的2倍,55~70岁为高发年龄段。

(二)临床表现

1.早期

早期多无症状,部分患者可出现消化不良表现,即食欲缺乏、恶心呕吐、食后胃胀、嗳气、反酸等,是一组常见而又缺乏特异性的胃癌早期信号。

2.进展期

(1)消化系统症状:上腹痛,是进展期最早出现的症状,开始有早饱感(指患者虽饥饿,但进食后即感饱胀不适),而后出现隐痛不适,最后疼痛持续不缓解。

(2)全身症状:食欲缺乏、乏力、食欲缺乏呈进行性加重,消瘦、体重呈进行性下降、贫血。

(3)肿瘤转移症状:肺部——咳嗽、呃逆、咯血;胸膜——胸腔积液、呼吸困难;腹膜——腹水、腹部胀满不适;骨骼——全身骨骼痛;胰腺——持续上腹痛,并向背部放射。

早期胃癌和进展期胃癌均可出现上消化道出血,常为黑便。少部分早期胃癌可表现为轻微的上消化道出血症状,即黑便或持续大便潜血阳性。

(三)治疗

1.手术治疗

手术治疗是唯一有可能根治胃癌的方法。

2.化疗

有转移淋巴结癌灶的早期胃癌及全部进展期胃癌均可化疗,以使癌灶局限、消灭残存癌灶及防止复发和转移。

3.支持治疗

应用高能量静脉营养疗法可增强患者的体质;可应用对胃癌有一定作用的生物抑制剂,以提高患者的免疫力。

(四)康复

(1)主动与医师配合并按医嘱用药。

(2)建立病案卡,定期复查。

(五)预后

胃癌的预后直接与诊断时的分期有关,5年生存率较低,早期胃癌预后佳。

三、专科评估与观察要点

(1)腹痛:观察腹痛的部位、性质、程度变化,判断有无并发症。

(2)营养状况:观察体重、贫血征的变化。

(3)观察止痛药的效果及不良反应。

四、护理问题

(一)疼痛

与胃癌或其并发症有关。

(二)营养失调

与摄入量减少及消化吸收障碍有关。

(三)活动无耐力

与疼痛、腹部不适有关。

（四）潜在并发症

消化道出血、穿孔、感染、梗阻。

五、护理措施

（一）疼痛的护理

（1）观察疼痛的部位、性质、是否有严重的恶心、呕吐、吞咽困难、呕血及黑便症状。

（2）遵医嘱使用相应止痛药、化疗药物。注意合理选择静脉，避免药液外渗。评估止痛剂效果。

（二）营养失调的护理

（1）饮食选择：鼓励能进食者尽可能进食易消化，营养丰富的流质或半流质饮食，少量多餐；监测体重，观察营养状况。

（2）建立中心静脉通路，做好相应维护。遵医嘱输注高营养物质，保证营养供给。应用生物抑制剂，以提高患者的免疫力。

（三）活动无耐力的护理

（1）注意休息，给予适量的活动，避免劳累。

（2）评估自理能力，做好基础护理，预防压疮。

（四）潜在并发症的护理

（1）监测生命体征：有无心力衰竭、血压下降、发热等。

（2）观察呕吐物、排泄物的颜色、性质、量，如出现呕咖啡色样物和/或排黑便考虑发生消化道出血；如有腹痛伴腹膜刺激征时考虑发生穿孔；如持续体温升高，应考虑存在感染，应寻找感染的部位及原因。以上情况均应立即通知医师，做相应处理。

（五）用药指导

1.化疗药

应用前应做好血管的评估，必要时给予中心静脉置管，避免药物外渗；注意观察药物的疗效及不良反应。

2.止痛药

严格遵医嘱用药，观察用药后患者腹痛的改善情况。

（六）晚期患者做好生活护理

生活护理包括口腔、足部、会阴的清洁。观察营养状况，消瘦明显者协助更换体位，定时翻身，保持皮肤清洁干燥，预防压疮的发生。

六、健康指导

（1）患者生活规律，保证休息，适量活动，增强抵抗力。

（2）注意个人卫生，防止继发感染。

（3）宣传与胃癌发生的相关因素，指导群众注意饮食卫生，避免或减少可致癌的食物，如熏烤、腌渍、发霉的食物。

（4）防治与胃癌有关的疾病，如萎缩性胃炎、胃溃疡等，可定期做胃镜检查，以便及时发现，高危人群应尽早治疗原发病或定期复查。

七、护理结局评价

(1)症状缓解,患者可以进行居家自我护理。

(2)患者营养状况尚可,未发生营养不良。

(3)无并发症的出现。

(4)患者心理健康,可以接受疾病,愿意配合治疗。

（刘　娜）

第八节　原发性肝癌

原发性肝癌是指由肝细胞或肝内胆管上皮细胞发生的恶性肿瘤,是我国常见的恶性肿瘤之一,病死率较高,在恶性肿瘤死亡排位中占第 2 位。近年来发病率有上升趋势,肝癌的 5 年生存率很低,预后凶险。原发性肝癌的发病率有较高的地区分布性,本病多见于中年男性,男女性别之比在肝癌高发区中(3～4)∶1,低发区则为(1～2)∶1。高发区的发病年龄高峰为40～49岁。

一、病因及发病机制

病因及发病机制尚不清楚,根据高发区的流行病学调查结果表明,下列因素与肝癌的发病关系密切。

(一)病毒性肝炎

在我国,乙型肝炎是原发性肝癌发生的最重要病因,原发性肝癌患者中 1/3 曾有慢性肝炎病史。肝癌患者血清中乙型肝炎标志物高达 90％,近年来丙型肝炎与肝癌关系也逐渐引起关注。

(二)肝硬化

原发性肝癌合并肝硬化者占 50％～90％,乙肝病毒持续感染与肝细胞癌有密切关系。其过程可能是乙型肝炎病毒引起肝细胞损害继而发生增生或不典型增生,从而对致癌物质敏感。在多病因参与的发病过程中可能有多种基因发生改变,最后导致癌变。

(三)黄曲霉毒素

在肝癌高发区,尤其南方以玉米为主粮的地方调查提示,肝癌流行可能与黄曲霉毒素对粮食的污染有关,其代谢产物黄曲霉毒素 B_1 有强烈致癌作用。

(四)饮水污染

某些地区的流行病学调查结果发现,饮用池塘水者与饮用井水者的肝癌发病率和病死率有明显差异,可能与池塘水的蓝绿藻产生的微囊藻毒素污染饮用水源有关。

(五)遗传因素

在高发区肝癌有时出现家族聚集现象,尤以共同生活并有血缘关系者的肝癌罹患率高。可能与肝炎病毒垂直传播有关。

(六)其他

饮酒、亚硝胺、农药、某些微量元素含量异常如铜、锌、钼等、肝吸虫等因素也被认为与肝癌有关。吸烟和肝癌的关系还待进一步明确。

二、临床表现

(一)症状

肝癌起病隐匿,早期缺乏典型症状,多在肝病随访中或体检普查中,应用血清甲胎蛋白(AFP)及 B 超检查偶然发现肝癌,此时患者既无症状,体格检查也缺乏肿瘤本身的体征,此期称为亚临床肝癌。一旦出现症状而来就诊者其病程大多已进入中晚期。不同阶段的肝癌,其临床表现有明显差异。

1.肝区疼痛

肝区疼痛最常见,半数以上患者呈间歇性或持续性的钝痛或胀痛,是由于肿块生长迅速、使肝包膜绷紧牵拉所致。当肿瘤侵犯膈肌时,疼痛可向右肩或右背部放射。向右后生长的肿瘤可致右腰疼痛。突然出现剧烈腹痛和腹膜刺激征提示癌结节包膜下出血或向腹腔破溃。

2.消化道症状

食欲缺乏、恶心、呕吐、腹泻、消化不良等,缺乏特异性。

3.全身症状

低热,发热与癌肿坏死物质吸收有关。此外还有乏力、消瘦、贫血、全身衰弱等,少数患者晚期呈恶病质。这是由癌症引起的能量消耗和代谢障碍所致。

4.转移灶症状

如肺转移可出现咳嗽、咯血;胸膜转移可引起胸痛和血性胸腔积液;癌栓栓塞肺动脉,引起肺梗死,可突然出现严重呼吸困难和胸痛;癌栓栓塞下肢静脉,可出现下肢严重水肿;骨转移和脊柱转移,可引起局部压痛或神经受压症状;颅内转移可出现相应的神经定位症状和体征。

5.伴癌综合征

癌肿本身代谢异常,癌组织对机体发生影响而引起的内分泌或代谢异常的一组综合征称为伴癌综合征。如自发性低血糖症、红细胞增多症,其他罕见的有高脂血症、高钙血症、类癌综合征等。

(二)体征

1.肝大

进行性肝大是常见的特征性体征之一。肝质地坚硬,表面及边缘不光滑,有大小不等结节,伴不同程度的压痛。如癌肿突出于右肋弓下或剑突下,上腹可出现局部隆起或饱满。

2.脾大

脾大多见于合并肝硬化门静脉高压患者。因门静脉或脾静脉有癌栓或癌肿压迫门静脉引起。

3.腹水

腹水因合并肝硬化门静脉高压、门静脉或肝静脉癌栓所致。当癌肿表面破溃时可引起血性腹水。

4.黄疸

当癌肿浸润、破坏肝细胞时,可引起肝细胞性黄疸;当癌肿侵犯肝内胆管或压迫胆管时,可出现阻塞性黄疸。

5.转移灶相应体征

锁骨上淋巴结肿大、胸腔积液的体征,截瘫、偏瘫等。

(三)并发症

肝性脑病;上消化道出血;肝癌结节破裂出血;血性胸腔积液和腹水;继发感染。上述并发症可由肝癌本身或并存的肝硬化引起,常为致死的原因。

三、辅助检查

(一)血清甲胎蛋白(AFP)测定

AFP 是目前诊断肝细胞肝癌最特异性的标志物,是体检普查的项目之一。肝癌患者 AFP 阳性率 70%~90%,诊断标准为:①AFP>500 μg/L 持续 4 周;②AFP 在>200 μg/L 的中等水平持续8 周;③AFP由低浓度升高后不下降。

(二)影像学检查

(1)超声显像是目前肝癌筛查的首选检查之一,有助于了解占位性病变的血供。

(2)CT 在反映肝癌的大小、形态、部位、数目等方面有突出的优点,被认为是补充超声显像检查的非侵入性诊断的首选方法。

(3)肝动脉造影是肝癌诊断的重要补充方法,对直径 2 cm 以下的小肝癌的诊断较有价值。

(4)MRI 优点是除显示如 CT 那样的横截面外,还能显示矢状位、冠状位及任意切面。

(三)肝组织活检或细胞学检查

在超声或 CT 引导下活检或细针穿刺行组织学或细胞学检查,是目前确诊直径 2 cm 以下小肝癌的有效方法。缺点是易引起近边缘的肝癌破裂,有促进转移的危险。在非侵入性操作未能确诊时考虑使用。

四、诊断要点

有慢性肝炎病史,原因不明的肝区不适或疼痛,或原有肝病症状加重伴有全身不适、明显的食欲缺乏和消瘦、乏力、发热;肝进行性肿大、压痛、质地坚硬、表面和边缘不光滑。对高危人群血清 AFP 的检测及影像学检查。对既无症状也无体征的亚临床肝癌的诊断主要靠血清 AFP 的检测联合影像学检查。

五、治疗要点

早期治疗是改善肝癌预后的最主要的手段,而治疗方案的选择取决于肝癌的临床分期及患者的体质。

(一)手术治疗

首选的治疗方法,是影响肝癌预后的最主要因素,是提高生存率的关键。

(二)局部治疗

1.肝动脉化疗栓塞治疗(TACE)

TACE 为原发性肝癌非手术的首选方案,效果较好,应反复多次治疗。机制为先栓塞肿瘤远端血供,再栓塞肿瘤近端肝动脉,使肿瘤难以建立侧支循环,最终引起病灶缺血性坏死,并在动脉内灌注化疗药物。常用栓塞剂有吸收性明胶海绵和碘化油。

2.无水酒精注射疗法(PEI)

PEI 是肿瘤直径<3 cm,结节数在 3 个以内,伴肝硬化不能手术患者的首选治疗方法。在 B 超引导下经皮肝穿刺入肿瘤内注入无水酒精,促使肿瘤细胞脱水变性、凝固坏死。

3.物理疗法

局部高温疗法,如微波组织凝固技术、射频消融、高功率聚焦超声治疗、激光等。

(三)其他治疗方法

1.放疗

放疗在肝癌治疗中仍有一定地位。适用于肿瘤较局限,但不能手术者,常与其他治疗方法组成综合治疗。

2.化疗

化疗常用多柔比星及其衍生物、顺铂(CDDP)、氟尿嘧啶、丝裂霉素 C 和甲氨蝶呤(MTX)等。主张联合用药,单一用药疗效较差。

3.生物治疗

生物治疗常用干扰素、白细胞介素、LAK 细胞、TIL 细胞等,作为辅助治疗之一。

4.中医治疗

中医治疗用于晚期肝癌患者和肝功能严重失代偿无法耐受其他治疗者,可作为辅助治疗之一。

5.综合治疗

根据患者的具体情况,选择一种或多种治疗方法联合使用,为中晚期患者的主要治疗方法。

六、常用护理诊断

(1)疼痛(肝区痛):与肿瘤迅速增大、牵拉肝包膜有关。

(2)预感性悲哀:与获知疾病预后有关。

(3)营养失调(低于机体需要量):与肝功能严重损害、摄入量不足有关。

七、护理措施

(一)一般护理

1.休息与体位

给患者创造安静舒适的休息环境,减少各种不良刺激。协助并指导患者取舒适卧位。为患者创造安静、舒适环境,提高患者对疼痛的耐受性。

2.饮食护理

鼓励进食,给予高蛋白、适量热量、高维生素、易消化饮食,如出现肝性昏迷,禁食蛋白质。伴腹水患者,限制水钠摄入。如出现恶心、呕吐现象,做好口腔护理。在化疗过程中患者往往胃肠道反应明显,可根据其口味适当调整饮食。

3.皮肤护理

晚期肝癌患者极度消瘦,严重营养不良,因为疼痛影响,常拒绝体位变动。因此要加强翻身、皮肤按摩,如出现压疮,做好相应处理。

(二)病情观察

监测生命体征,观察有无肝区疼痛、发热、腹水、黄疸、呕血、便血、24 小时尿量等,以及实验室各项血液生化和免疫学指标。观察有无转移征象。

(三)疼痛护理

晚期癌症患者大部分有中度至重度的疼痛,多为顽固性的剧痛,严重影响生存质量。通过询问病史、观察或运用评估工具来判断疼痛的部位、性质、程度。

1.三阶梯疗法

目前临床普遍推行世界卫生组织推荐的三阶梯疗法,其原则为:①按阶梯给药,依药效的强弱顺序递增使用;②无创性给药,可选择口服给药,直肠栓剂或透皮贴剂给药等方式;③按时给药,而不是按需给药;④剂量个体化。按此疗法多数患者能满意止痛。

(1)第一阶梯:轻度癌痛,可用非阿片类镇痛药,如阿司匹林等。

(2)第二阶梯:中度癌痛及第一阶梯治疗效果不理想时,可选用弱阿片类药,如可卡因。

(3)第三阶梯:重度癌痛及第二阶梯治疗效果不理想者,选用强阿片类药,如吗啡。多采用口服缓释或控释剂型。癌痛的治疗中提倡联合用药的方法,加用一些辅助药以协同主药的疗效,减少其用量与不良反应,常用辅助药物如下:①弱安定药,如地西泮和艾司唑仑等;②强安定药,如氯丙嗪和氟哌利多等;③抗抑郁药,如阿米替林。

向患者说明接受治疗的效果及帮助患者正确用药,对于已掌握的规律性疼痛,在疼痛发生前使用镇痛剂。疼痛减轻或停止时应及时停药。观察止痛疗效及不良反应。

2.其他方法

(1)放松止痛法:通过全身松弛可以阻断或减轻疼痛反应。

(2)心理暗示疗法:可结合各种癌症的治疗方法,暗示患者进行自身调节,告诉患者配合治疗就一定能战胜疾病。

(3)物理止痛法:可通过刺激疼痛周围皮肤或相对应的健侧达到止痛目的。

(4)转移止痛法:让患者取舒适体位,通过回忆、冥想、听音乐、看书报等方法转移注意力,减轻疼痛反应。

(四)肝动脉栓塞化疗护理

肝动脉栓塞化疗护理是肝癌非手术治疗的首选方法,已在临床上广泛应用,是一种创伤性的非手术治疗。

1.术前护理

(1)向患者和家属解释治疗的必要性、方法、效果。

(2)评估患者的身体状况,必要时先给予支持治疗。

(3)做好各种检查,如血常规、出凝血时间、肝肾功能、心电图、影像学检查等;检查股动脉和足背动脉搏动的强度。

(4)做好碘过敏试验和普鲁卡因过敏试验,如碘过敏试验阳性可用非离子型造影剂。

(5)术前 6 小时禁食禁饮。

(6)术前 0.5 小时可给予镇静剂,并测量血压。

2.术中护理

(1)准备好各种抢救用品和药物。

(2)护士应尽量陪伴在患者的身边,安慰及观察患者。

(3)注射造影剂时,应严格控制注射速度,注射完毕后应密切观察患者有无恶心、心悸、胸闷、皮疹等过敏症状,观察血压的变化。

(4)注射化疗药物后应观察患者有无恶心、呕吐,一旦出现应帮助患者头偏向一侧,备污物盘,指导患者做深呼吸,如使用的化疗药物胃肠道反应很明显,可在注入化疗药物前给予止吐药。

(5)观察患者有无腹痛,如出现轻微腹痛,可向患者解释腹痛的原因,安慰患者,转移注意力;

如疼痛较剧,患者不能耐受,可给予止痛药。

3.术后护理

(1)预防穿刺部位出血:拔管后应压迫股动脉穿刺点 15 分钟,绷带包扎后,用沙袋(1~2 kg)压迫6~8 小时;保持穿刺侧肢体平伸 24 小时;术后 8 小时内,应每隔 1 小时观察穿刺部位有无出血和渗血,保持敷料的清洁干燥;一旦发现出血,应立即压迫止血,重新包扎,沙袋压迫;如为穿刺点大血肿,可用无菌注射器抽吸,24 小时后可热敷,促进其吸收。

(2)观察有无血栓形成:应检查两侧足背动脉的搏动是否对称,患者有无肢体麻木、胀痛、皮肤温度降低等,出现上述症状与体征,应立即报告医师及时采取溶栓措施。

(3)观察有无栓塞后综合征:发热、恶心、呕吐、腹痛。如体温超过 39 ℃,可物理降温,必要时用退热药。术中或术后用止吐药,可有效地预防和减轻恶心、呕吐的症状,鼓励患者进食,尽可能满足患者对食物的要求。腹痛是因肿瘤组织坏死、局部组织水肿而引起的,可逐渐缓解,如疼痛剧烈,可使用药物止痛。

(4)密切观察化疗后反应,及时检查肝肾功能和血常规,及时治疗和抢救。补充足够的液体,鼓励患者多饮水、多排尿,必要时应用利尿剂。

(五)心理护理

肝癌患者的 5 个阶段的心理反应往往比其他癌症患者更为明显。要充分认识患者的心理反应,对部分出现过激行为,如绝望甚至自杀的患者,要给予正确的心理疏导;同时建立良好的护患关系,减轻患者恐惧。对于晚期患者,特别要维护其尊严,并做好临终护理。

(六)健康教育

1.疾病知识指导

原发性肝癌应以预防为主。临床证明,肝炎-肝硬化-肝癌的关系密切。因此,患病毒性肝炎的患者应及时正确治疗,防止转变为肝硬化,非乙型肝炎病毒携带者应注射乙型肝炎疫苗。加强锻炼,增强体质,注意保暖。

2.生活指导

禁食含有黄曲霉素的霉变食物,特别是发霉的花生和玉米,禁饮酒。肝癌伴有肝硬化者,特别是伴食管-胃底静脉曲张的患者,应避免粗糙饮食。

3.用药指导

在化疗过程中,应向患者做好解释工作,消除紧张心理,并介绍药物性质、毒副作用,使患者心中有数。①药物反应较重者,宜安排在睡前或饭后用药,以免影响进食。呕吐严重者应少食多餐,辅以针刺足三里、合谷、曲池等穴,对减轻胃肠道反应有一定作用。②注意防止皮肤破损,观察皮肤有无瘀斑、出血点,有无牙龈出血、鼻出血、血尿及便血等症状。③鼓励患者多饮水或强迫排尿,使尿液稀释。遵医嘱适量地服用碳酸氢钠以碱化尿液。④常选用 1:5 000 高锰酸钾溶液坐浴,预防会阴部感染。

4.自我监测指导

出现右上腹不适、疼痛或包块者应尽早到医院检查。肝癌的疗效取决于早发现、早治疗,一旦确诊应尽早治疗,以手术为主的综合治疗可明显延长患者生命。观察肿瘤有无并发症和有无远处转移的表现,应警惕肝癌结节破裂、肝性脑病、消化道出血和感染等。手术后的癌肿患者应观察有无复发,定期复诊。化疗患者应定期检查肝肾功能、心电图、血常规、血浆药物浓度等,及时了解脏器功能和有无药物蓄积。

(刘　娜)

第十三章

康复科护理

第一节 痉　挛

一、概述

痉挛是中枢神经系统损害后出现的肌肉张力异常增高的综合征,是牵张反射亢进的一种临床表现,是一种以速度依赖的紧张性牵张反射亢进为特征的运动功能障碍。痉挛的速度依赖是指伴随肌肉牵伸速度的增加,肌肉痉挛的程度也增高。痉挛可以影响患者的日常生活活动和康复训练,严重痉挛是患者功能恢复的主要障碍,给患者的身心带来很大的痛苦,不利于其身心健康的恢复。

痉挛是一种病理生理状态,由于肌肉的张力增高,从而使随意运动失去了良好的活动背景,运动变得笨拙、吃力、肌肉容易疲劳。并且由于痉挛使肢体长期处于某种体位而导致软组织挛缩,形成畸形。对患者的影响包括以下几方面:①增加运动的阻力,使随意运动难以完成;②由于阻力增加,运动迟缓,难以控制,难以完成精巧的动作;③由于反应迟钝,动作协调困难,容易摔倒;④强直痉挛,不便护理,容易发生压疮等并发症;⑤影响步态和日常生活活动。

二、分类

痉挛的发生为脑损伤后上运动神经控制系统对下位神经元的抑制作用下降或中断,使得周围的 β、γ 神经元兴奋性升高,从而增加了肌梭对刺激的敏感性,降低反射的阈值,从而出现牵张反射亢进,肌肉痉挛。

(一)脑源性痉挛

一般在发病后 3~4 周出现。脑干、基底节、皮质及其下行运动径路受损,皆可表现出瘫痪肢体的肌张力持续性增高、痉挛,肢体的协调性下降,精细活动困难,呈现典型的"画圈"行走步态。脑瘫儿双下肢痉挛呈现剪刀步态。

(二)脊髓源性痉挛

一般在发病后 4~6 个月出现,晚于脑源性痉挛出现的时间。颈、胸、腰段的高位脊髓完全损伤临床表现为痉挛,骶段的脊髓完全性损伤临床表现为迟缓性瘫痪。

(三)混合性痉挛

多发性硬化损伤脑白质和脊髓的轴突而出现痉挛。

三、康复护理评定

(一)病因评估

确定是脑源性痉挛、脊髓性痉挛还是混合性痉挛。评估内容包括体检、痉挛的质和量评价、痉挛的功能评价等。

(二)痉挛程度评定

改良 Ashworth 分级法是临床上评定痉挛的主要方法。手法检查是检查者根据受试者关节被动运动时所感受的阻力来进行分级评定。生物力学评定方法包括钟摆试验和等速装置评定方法。

(三)对痉挛产生的影响进行评估

(1)有无肌肉的挛缩、异常的姿势及关节畸形。

(2)有无功能的下降和活动困难。

(3)有无运动速度下降、协调性运动困难和活动容易疲劳。

(4)有无日常生活活动和社会功能下降。

四、康复治疗

痉挛的表现个体差异较大,制定治疗方案时应因人而异,首先针对每个患者分析其问题特殊所在。单以痉挛不能决定是否治疗,治疗痉挛与否及如何积极实施应以患者的功能状态为指导,加强康复小组协作共同进行。综合多种方法治疗痉挛才能收到较好成效。常用的治疗方案为七步阶梯治疗方案。

(一)解除诱因

痉挛与各种外界刺激有关,因此在治疗前应积极预防诱发肌痉挛的因素,如发热、结石、尿路感染、压疮、疼痛、便秘和加重肌痉挛的药物等。通常诱因解除后,肌痉挛会有明显减轻。

(二)姿势和体位

某些姿势和体位可以减轻肌痉挛。患者应该从急性期开始采取抗痉挛的良好体位,可使异常增高的肌张力得到抑制,如脑血管意外、颅脑外伤的急性期采取卧位抗痉挛模式体位,可减轻肌痉挛;脊髓损伤患者利用斜板床站立,也可减轻下肢肌痉挛。脑瘫患儿的正确抱姿等。

(三)物理治疗

(1)电疗:将波宽和频率相同,但出现的时间有先有后的两组方波,分别刺激痉挛肌及其拮抗肌,使两者交替收缩,利用交互抑制和高尔基腱器兴奋引起的抑制以对抗痉挛。经皮神经电刺激疗法是一种使用广泛的低频电疗方法。在痉挛患者的治疗中,主要是通过刺激痉挛肌的拮抗肌收缩,通过交互抑制的原理,降低痉挛肌的张力。

(2)冷疗:用冰敷或冰水浸泡痉挛肢体 5～10 秒,可使肌痉挛产生一过性放松。因为突然的冷刺激常常引起肌肉的紧张和张力的升高,但是持续的冷疗则可以降低神经肌肉的兴奋性,从而降低肌肉张力。

(3)水疗:水压对肌肉持久的压迫与按摩有利于肌痉挛的缓解。室温保持在 25 ℃,水温宜在

30 ℃左右。

(4)热疗:温热疗法也可以降低神经张力,降低肌肉的张力。如各种传导热(如蜡、砂、泥等)、辐射热(红外线)及内生热(超短波)等。

(5)肌电生物反馈:可减少静止时肌痉挛及其相关反应,也可抑制被动牵伸时痉挛肌的不自主活动。利用肌电生物反馈再训练痉挛肌的拮抗肌,也能起到交替抑制的作用。

(四)运动疗法

运动疗法包括主动运动、被动运动和按摩等治疗手法。如肱二头肌痉挛可练习肱三头肌的主动和抗阻收缩;被动屈曲足趾可降低肌张力;深而持久的肌肉按摩,或温和地被动牵张痉挛肌可降低肌张力。

(五)康复工程技术

康复工程技术主要是运用矫形器材预防和治疗痉挛带来的肌肉和关节的挛缩、关节活动度下降及被动牵拉痉挛肌肉以降低张力。如用于内收肌痉挛的外展矫形器,用于屈肘肌痉挛的充气压力矫形器,用于足下垂内外翻的踝足矫形器等。

(六)药物治疗

如单曲林、巴氯芬、A 型肉毒素、神经溶解阻滞技术等。

(七)手术治疗

手术治疗痉挛,不仅可通过对神经进行手术,切断某些神经通路而降低神经的兴奋性,如脊神经后根切断术、脊髓切开术等,目前已经较少采用;还可通过手术矫正痉挛导致的肢体畸形,从而提高患者的功能和生活质量。

五、护理

(1)积极进行康复教育,预防伤害性刺激,减轻或消除增强和加重痉挛的因素,如压疮、骨折、感染、焦虑或精神过度紧张、不良体位、便秘等。

(2)告知患者控制痉挛有利于预防畸形及挛缩,便于护理,增加耐受力和肢体运动能力。鼓励患者参加静止站立、踏车、散步等活动,以有助于减轻肌肉强直。

(3)由于运动阻力增加,患者运动迟缓,难以控制,难以完成精巧的动作,护士应注意协助患者完成;由于躯干的伸肌群收缩会破坏坐位和站立平衡,要防止患者突然摔倒。

(4)不是所有的痉挛都需要治疗:部分患者的轻度痉挛对其功能使用有重要帮助,如下肢的伸肌一定程度的痉挛对下肢伸展的关节的扣锁有一定的辅助作用,但严重痉挛则影响患者活动,应考虑治疗。需向患者解释清楚。

(5)被动运动及按摩时,嘱患者做痉挛肌等长收缩;然后主动放松,再做被动牵张时,能显著减少牵张阻力。视患者情况可行 1 天多次进行被动运动及按摩。

(6)严密观察药物的疗效及不良反应:如单曲林不良反应有无力、头晕、胃肠道反应、肝脏损害;巴氯芬不良反应有头昏、乏力、恶心和感觉异常。告知患者留陪护,防跌倒。

(张晓菡)

第二节　颅　脑　损　伤

一、概述

颅脑损伤(traumatic brain injury,TBI)是指头颅部特别是脑受到外来暴力打击所造成的脑部损伤,可导致意识障碍、记忆缺失及神经功能障碍。由于颅脑损伤具有损伤部位的多发性、损伤的复杂性等特点,其康复不仅涉及肢体运动功能的康复,同时更多地涉及对记忆力、注意力、思维等高级中枢功能的康复,因此,更需要家庭成员了解和参与到患者的康复训练和护理中,使患者的功能得到最大限度的恢复。

和康复医疗的其他方面相比,脑外伤康复的发展相对滞后。在美国,脑外伤康复20世纪70年代进入有组织的阶段,其标志是脑外伤治疗与康复示范中心体系的建立。我国迄今为止尚未建立脑外伤的康复医疗体系,没有脑外伤康复专科医院,综合医院没有脑外伤康复的亚专科设置,跨学科合作团队和学科内团队工作模式尚未有效建立,因此脑外伤康复是康复医疗服务体系的一块短板。治疗体系还必须考虑特殊教育的要求、生活自理能力、职业训练和支持,以及家庭成员的支持等问题。脑外伤患者,特别是重型患者的自然病程可能相当长,甚至影响终身。脑外伤的康复期比其他获得性损伤和神经系统疾病的康复时间更长。因此,外伤治疗体系必须认识到康复治疗的长期性。要正确认识脑外伤的自然病程,在不同阶段采用个体化的康复治疗和服务措施,避免不必要和无效的治疗手段。

(一)流行病学

美国每年新增脑外伤患者5万人死亡,23万人住院治疗,8万人遗留长期残疾,存活的脑外伤残疾者总数达到530万人(2％总人口)。根据世界卫生组织的保守估计,全球新增的脑外伤患者总数可能在950万以上。我国脑外伤发病率已超过100/10万人口,仅次于西方发达国家,重型脑外伤的病死率和致残率居高不下,总病死率为30％～50％。大部分生存下来的颅脑外伤患者,常常遗留不同程度的神经功能障碍,如意识、运动、语言、认知等方面的障碍,给患者及其家庭带来痛苦和沉重的负担。因此,对颅脑损伤患者给予积极的康复训练和护理是十分必要的。

(二)病因

颅脑损伤是创伤中发病率仅次于四肢的常见损伤,其死亡率和致残率均居各类创伤首位。随着社会主义现代化的加速,城市人口更为密集,机动车辆急剧增加,导致交通事故发生频繁;施工规模扩大,房屋建筑向高层发展,使工伤事故增加;体育运动日趋普及,且竞技对抗程度剧烈,运动创伤也有所增多;此外,自然灾害等意外事故也频频发生,因而包括颅脑损伤在内的各种创伤发生率大幅度增加。为此,交通事故、工伤事故、高处坠落、失足跌倒、各种钝器对头部的打击是产生颅脑损伤的常见原因。

(三)临床分类

颅脑损伤可以分为闭合性伤和开放性伤两类。闭合性损伤时,头皮、颅骨和硬脑膜三者中至少有一项保持完整,脑组织与外界不沟通。如果头皮、颅骨和硬脑膜三者均有破损,颅腔与外界沟通,即为开放性损伤。脑组织不仅可因暴力的直接作用产生原发性损伤,如脑震荡、脑挫裂伤、原发性脑干损伤和弥漫性轴索损伤,还可在原发性损伤的基础上产生脑水肿、颅内血肿、脑移位和脑疝等继发性脑损伤,其症状和体征是在伤后逐步出现或加重,严重程度并不一定与原发性损伤的严重程度一致。脑损伤后所致的残疾种类繁多,如意识障碍、智能障碍、精神心理异常、运动障碍、感觉障碍、语言障碍,以及视觉、听力和嗅觉障碍等。

二、临床表现

颅脑损伤患者可因损伤部位和伤情轻重不同而出现多种多样程度不同的神经功能障碍和精神异常,轻者如头痛、眩晕、失眠、烦躁、记忆力减退,重者如意识障碍、智能障碍、感觉障碍、言语障碍和精神心理异常。有些患者甚至长期昏迷不醒,或呈植物状态生存。颅脑损伤能引起的神经功能障碍和精神异常,有些可以逆转而暂时存在,通过适当治疗能获得不同程度的改善,甚至完全恢复;但有些则属不能逆转而长期存在,从而成为长久性障碍。有些患者由于伤后处理不当,如昏迷和瘫痪患者因未能重视合理体位、肢位的维持和及早进行活动,可导致关节肌肉萎缩挛缩和畸形而出现二次性损害。

颅脑损伤的临床表现是由受伤的轻重程度决定的,轻微颅脑损伤可仅有头皮血肿,严重的脑外伤的症状可出现以下表现。

(一)重度颅脑损伤的临床表现

(1)急性期损伤发生至1个月,中枢神经系统损伤后72小时就开始出现可塑性变化。头痛、恶心、呕吐,头痛呈持续性胀痛,呕吐一般为喷射性呕吐。易疲劳与精神萎靡或行为冲动也可出现谵妄状态。①生命体征改变:如血压、心率、呼吸、瞳孔大小等。②自主神经功能失调,表现为心悸、血压波动、多汗、月经失调、性功能障碍等。颅脑损伤恢复的早期阶段,患者可能表现出行为上的紊乱和心理社会能力方面的功能低下,包括情绪不稳,攻击性行为、冲动和焦虑不安、定向力障碍、挫败感、否认和抑郁等。

(2)恢复期1～3个月为中枢神经系统自然恢复期,可塑性尤为明显。急性期常见症状有所减轻,生命体征趋向稳定。同时既有局灶性症状,如偏瘫、失语等,又有全面性脑功能障碍,如昏迷、认知障碍等。恢复期和慢性期的精神障碍则多伴有器质性损害的病理基础,如脑瘢痕、囊肿、脑膜粘连、弥漫性神经元退变等,表现为各种妄想、幻觉、人格改变和性格改变(如情绪不稳定、固执、易激惹、易冲动或淡漠、对周围事物缺乏兴趣等),也可出现记忆衰退、语言含糊、语调缓慢、寡言或计算和判断能力减退等情况。

(3)脑外伤后综合征,仍然存在或者出现的一系列神经精神症状,患者表现为头昏、头痛、疲乏、睡眠障碍、记忆力下降、精力及工作能力的下降、心悸、多汗、性功能下降等。神经系统检查没有阳性的体征。复杂多样的功能障碍,如运动障碍、言语障碍、感觉障碍、心理社会行为障碍等。长期制动导致的失用综合征,可涉及身体各大系统。

(4)可分为轻度、中度及重度(表13-1),急性重度颅脑损伤应尽早诊断,尽早干预。①轻度损伤者伤后昏迷在半小时以内,仅有短暂脑功能障碍而无器质性改变。②中度损伤者有脑器质性损伤,昏迷在12小时以内,可有偏瘫、失语等症状。③重度损伤者昏迷在12小时以上,神经系统阳性体征明显。④特重型损伤者可出现生命危险甚至死亡。

(5)并发症造成的继发性运动功能障碍传统观念认为重型颅脑损伤患者必须静卧或镇静制动,昏迷患者更是长期卧床不起。由于缺少活动,加之关节长期处于非功能位置,久而久之可发生关节活动度受限、关节强直、挛缩变形和肌肉软弱无力,从而产生包括运动功能障碍在内的一系列二次性损害,妨碍功能恢复,导致残疾或使残疾加重。

表 13-1 颅脑损伤病情分度

分度标准	轻度	中度	重度
脑 CT	正常	正常/异常	异常
意识丧失(LOC)	0~30 分钟	>30 分钟且<24 小时	>24 小时
意识/精神状态转换(AOC)	一瞬间到 24 小时内	>24 小时,严重程度根据其他标准确定	
创伤后失忆症(PTA)	0~1 天	>1 天且<7 天	>7 天
格拉斯哥昏迷评分 (最好 24 小时内评分)	13~15 分	9~12 分	<9 分

(二)癫痫

癫痫是颅脑损伤后常见的并发症。各种类型的颅脑损伤皆可导致癫痫发作,但开放性颅脑损伤后癫痫发生率明显高于闭合性颅脑损伤。闭合性颅脑损伤患者中有 1%~5% 发生癫痫;而开放性颅脑损伤患者的癫痫发生率可为 20%~50%。

三、主要功能障碍

颅脑损伤时大脑皮质常常受累,因而是导致认知功能障碍的重要原因,可出现意识改变、记忆力障碍、听力理解异常、失用症、失认症、忽略症、体象障碍、皮质盲、智能障碍等情况。昏迷是颅脑损伤后的常见症状之一。虽然总的说来颅脑损伤导致的昏迷持续时间多属短暂,但有些患者可以长期昏迷不醒,有些还可以演变为植物状态。

(1)运动障碍包括肢体瘫痪、共同运动、肌张力异常、共济障碍。

(2)感觉障碍包括浅感觉、深感觉障碍。

(3)言语障碍包括失语症和构音障碍。

(4)认知障碍包括意识障碍、智力障碍、记忆障碍、失认症、失用症等。

(5)心理和社会行为障碍包括抑郁心理、焦躁心理、情感障碍及行为障碍等。

(6)日常生活活动能力障碍。

(7)其他障碍,如大小便障碍、自主神经功能障碍、面肌瘫痪、延髓麻痹、失用综合征、误用及过用综合征及其他脑神经功能障碍等。

四、康复评定

(一)脑损伤严重程度的评估

Fennett 根据患者的睁眼(E)、语言表现(V)和肢体运动(M)三个因素建立了一个判断意识状态的系统,即著名的格拉斯哥昏迷评分(Glasgow coma scale,GCS),用以判断患者的伤情,总分 15 分,8 分以下为昏迷;3~5 分为特重型损伤;6~8 分为严重损伤;9~12 分为中度损伤;13~15 分为轻度损伤。

(二)运动功能评估

评定内容有肌力、肌张力、协调能力、平衡能力、步行能力等。评定方法有徒手肌力评定、Ashworth肌张力(痉挛)分级、指鼻试验和跟-膝-胫试验、定量平衡功能评定、步态分析等。

由于颅脑损伤后常发生广泛和多发性损伤,可出现瘫痪、共济失调、震颤等。其中瘫痪可累及所有肢体,初期多为软瘫,后期多为痉挛。肢体的运动功能常采用 Brunnstrom 6 阶段评估法可以简单分为:①Ⅰ期-迟缓阶段;②Ⅱ期-出现痉挛和联合反应阶段;③Ⅲ期-连带运动达到高峰阶段;④Ⅳ期-异常运动模式阶段;⑤Ⅴ期-出现分离运动阶段;⑥Ⅵ期-正常运动阶段。

(三)脑神经功能评估

评估患者嗅神经、视神经、面神经、听神经等功能是否出现障碍,检查有无偏盲或全盲、有无眼球活动障碍、面神经瘫痪或听力障碍等。

(四)言语功能评估

失语和构音障碍的评估方法与脑卒中相同。颅脑损伤另有一种常见的言语障碍,即言语错乱,其特点为词汇和语法的运用基本正确,但时间、空间、人物定向障碍十分明显,不配合检查,且不能意识到自己的回答是否正确。

(五)认知功能评估

记忆障碍包括近记忆障碍和远记忆障碍。近记忆障碍可采用物品辨认—撤除—回忆法评估,远记忆障碍可采用 Wechsler 记忆评价试验。知觉障碍可采用 Rivermead 知觉评价表评估。

(六)情绪行为评估

颅脑损伤患者常见焦虑、抑郁、情绪不稳定、攻击性、神经过敏、呆傻等情绪障碍,也可有冲动、幼稚、丧失自知力、类妄想狂、强迫观念等行为障碍,可做相关的评估。

(七)日常生活活动能力评定

日常生活活动能力(activities of daily living,ADL),MBI 指数,对进食、洗澡、修饰、穿衣、控制大小便、如厕、床椅转移、平地行走及上下楼梯 10 项日常生活活动的独立程度评定,满分 100 分,>60 分有轻度功能障碍,能独立完成部分日常生活活动,需要部分帮助;60~41 分有中度功能障碍,需要极大的帮助方能完成日常生活活动;≤40 分有重度功能障碍,大部分日常生活活动能力不能完成,依赖明显。

五、康复治疗

(一)康复治疗措施

(1)建立相应的康复治疗组由护士、治疗师和医师共同组成。

(2)制订合理的康复计划根据病情和功能状况制订康复治疗计划并实施。

(3)心理康复尽快消除患者和家属的消极情绪,取得患者和家属高度配合。

(4)预防性康复皮肤保护、预防挛缩、鼓励活动。

(5)综合康复对移动、持物、自身照顾、认知、交流、社会适应、精神稳定、娱乐和就业等日常生活的需求牵涉到的基本方面进行指导和训练。

(6)早期介入、综合治疗、循序渐进、个别对待、持之以恒的康复治疗原则。

(二)康复治疗

功能锻炼、整体康复和重返社会是颅脑损伤康复治疗的三大主要任务。由于颅脑损伤的类型、并发症和后遗症较多,康复治疗具有复杂、繁重和需时较长等特点,因此,康复治疗必须贯穿整个颅脑损伤治疗的全过程。在早期就要注意加强康复护理,以减少并发症和后遗症,为今后的康复创造良好的条件;一旦出现精神障碍和肢体功能障碍,就必须及早而有针对性的制订出康复治疗计划。

(1)加强颅脑外伤初期的处理,尽早采取措施避免发生严重的脑缺血、缺氧,严密监测颅内压和血气值,及时排除颅内血肿,控制脑水肿,降低颅内压,防止一切可能发生的并发症,使病情尽快趋于稳定,防止持续性植物状态的发生。

(2)及时给予促神经营养和代谢活化剂或苏醒剂,改善脑组织代谢,促进神经细胞功能恢复,可静脉输注三磷酸腺苷、辅酶 A、谷氨酸、核苷酸、吡拉西坦等。

(3)为改善脑血液供应和提高氧含量,行高压氧治疗,并维持营养支持;如果口服和鼻饲还不能达到基本营养要求,可行胃造瘘进食。为防止关节变形和肌肉萎缩,应有计划地摆放体位、良肢位处理、定期翻身、关节活动度训练、低中频电疗等物理因子治疗、矫形具治疗及推拿、按摩、针灸;预防感染、失水、便秘、尿潴留及压疮等并发症的发生。

(4)运动功能障碍的康复运动功能的训练一定要循序渐进,对肢体瘫痪的患者在康复早期即开始做关节的被动运动,以后应尽早协助患者下床活动,先借助平衡木练习站立、转身,后逐渐借助拐杖或助行器练习行走。

(5)言语障碍训练言语功能的训练,护理人员应仔细倾听,善于猜测询问,为患者提供诉说熟悉的人或事的机会,并鼓励家人多与患者交流。

(6)认知功能障碍训练:①记忆力训练,记忆是大脑对信息的接收、贮存及提取的过程,记忆恢复主要依赖于脑功能的恢复。训练原则为患者每次需要记住的内容要少,信息呈现的时间要长,两种信息出现的间隔时间也要长些。可采用记忆训练课(姓名和面容记忆、单词记忆、地址和电话号码记忆、日常生活活动记忆等)和记忆代偿训练(日记本、时间表、地图、清单、标签等)。PQRST 法,此方法为一系列记忆过程的英文字母缩写。P:先预习(preview)要记住的内容。Q:向自己提问(question)与内容有关的问题。R:为了回答问题而仔细阅读(read)资料。S:反复陈述(state)阅读过的资料。T:用回答问题的方式来检验(test)自己的记忆。②编故事法,把要记住的内容按照患者的习惯和爱好编成一个小故事,有助于记忆。也可以利用辅助物品来帮助记忆,如日记本、记事本,鼓励患者将家庭地址、常用电话号码等记录于上,并经常查阅。在训练过程中,康复护理人员应注意:建立固定的每天活动时间,让患者不间断地重复和练习;细声缓慢地向患者提问,耐心等候他们回答;训练从简单到复杂,从部分到全部;利用视、听、触、嗅和运动等多种感觉输入来配合训练;每次训练时间要短,回答正确要及时给予鼓励;多利用记忆辅助物帮助训练,如墙上悬挂时间表、用毛笔写的家属姓名,让患者携带记事本等。③注意力训练,注意力是指将精神集中于某种特殊刺激的能力。可采用平衡功能测评训练仪、猜测游戏、删除游戏、时间感训练等方式进行训练。④平衡功能测评训练仪,利用平衡功能训练仪加强认知注意力训练,通过监视屏向患者提供身体重心变化,利用视觉和听觉反馈信息来实现对身体重心的控制,训练项目中蕴含了注意、记忆、知觉等方面内容,患者通过前后左右方向上的重心摆动及主动调整注意力进行训练。在认知注意力训练中包含了五大注意基本特征的训练:注意维持、警觉、注意转移、注意分配、注意选择、注意广度。⑤猜测游戏,取一个玻璃球和两个透明玻璃杯,护士在患者的注视下将一杯扣在玻璃球上,让患者指出有球的杯子,反复进行无误后,改用不透明的杯子重复上述过程。⑥删除游戏,纸上写一行大写的英文字母,如 A、C、G、H、G、U、I,让患者指出指定的字母如 C,成功删除之后改变字母的顺序再删除规定的字母,患者顺利完成后将字母写得小些或增加字母的行数及字数再进行删除。⑦时间感训练,要求患者按命令启动秒表,并于10 秒时主动停止秒表,然后将时间逐步延长至 1 分钟,当误差小于 1 秒时,让患者不看表,用心算计算时间,以后逐渐延长时间,并一边与患者交谈一边让患者进行训练,要求患者尽量控制自己不因交谈而分散注意力。⑧感知力训练,感知力障碍主要表现为失认症(半侧空间失认、疾病失认、Gerstman 综合征、视失认、身体失认等)和失用症(结构失用、运动失用、穿衣失用、意念和意念运动性失用等)。可采用对患者进行各种物体的反复认识和使用训练、加强对患者的感觉输入等方式进行训练。⑨解决问题能力的训练,解决问题的能力涉及推理、分析、综合、比较、抽象、概括等多种认知过程的能力。简易的训练方法包括指出报纸中的信息、排列数字、物品分类等。⑩指出报纸中的信息,取一张当地的报纸,让患者浏览后,首先问关于报纸首页的信息,如报纸名称、日期、大标题等。回答正确后,请患者找出文娱专栏、体育专栏或商业广告的所在版面。回答无误后,再训练患者寻找特殊信息,如某个电视台的节目预告、气象预报结果、球队比赛得分等。⑪排列数字,给患者 3 张数字卡,让他由高到低按顺序排好,然后每次给他 1 张数字卡,让其根据数字的大小插进已排好的 3 张卡之间,正确无误后再增加给予数字卡的数量。在排列数字的同时,可询问患者有关数字的各种知识,如哪些是奇数、哪些是偶数、哪些互为倍数等。⑫物品分类,给患者一张列有 30 项物品名称的清单,要求患者按照物品的共性进行分类,如这些物品分属于家具、食物、衣服。如果患者有困难,可给予帮助。训练成功后,可增加分类的难度,如将食物细分为植物、动物、奶类、豆制品等。

六、康复护理

(一)康复护理目标

(1)稳定病情,并保留身体的整合能力;定期检查和定量评估患者的状态。

(2)实施各种相应的康复护理措施,调控其心理状态,发现即使极为轻微的进步也应当重视,以此鼓励患者,增强患者康复的信心。

(3)指导、督促功能训练,促进功能恢复,使其具有较好的独立生活能力。

(4)防治各种并发症,最大限度地降低死亡率、致残率,使患者少依赖或不依赖别人,提高日常生活活动能力,使患者具有较好功能的生命质量,重归家庭、社会。

(二)康复护理

指导患者进行全面康复,在功能评定的基础上,合理安排康复治疗计划,制订出切实可行的近期目标、中期目标和远期目标。既要选择适当的运动疗法进行反复训练,又必须进行认知、心理等其他康复训练,并且持之以恒。

1.预防性康复护理

(1)预防压疮:颅脑损伤患者的皮肤保护包括两个方面,一是预防压疮,应用特殊的病床诸如气垫床、水垫床等,定时翻身,保持床单清洁平整干燥,骨突出和易受压部位要垫以棉垫,一旦发现皮肤发红或发生压疮,应及时处理和治疗;二是避免因躁动不安引起的皮肤擦伤,必要时踝部可应用有良好衬垫的石膏夹板进行保护。

(2)预防挛缩:及早进行关节的主动和被动活动,并维持良好的肢位和体位。

(3)鼓励活动:颅脑损伤和其他神经疾病一样,不活动不仅使肌肉力量逐渐丧失,还导致心肺功能障碍。除加强身体的支持治疗外,更重要的是对患者进行适当刺激,鼓励其尽早参与自身照顾活动,如在床上翻身;及早下床坐到椅子上是增强肌力、恢复心肺功能、防止挛缩畸形和缓解皮肤压力等一系列重要康复措施的起始点。

(4)预防并发症的康复护理:早期功能训练,被动运动和按摩肢体,预防关节挛缩、肩-手综合征、肩关节半脱位、直立性低血压、深静脉血栓形成、肺部感染等并发症。

2.综合康复护理

(1)维持营养,保持水、电解质平衡,以增强体质。

(2)维持合理体位:头的位置不宜过低,以利于颅内静脉血回流。肢体置于功能位,尤其注意防止下肢屈曲挛缩和足下垂畸形。

(3)肢体被动活动和按摩:定时活动肢体各关节,在被动活动时,动作要轻柔,以防损伤关节和发生骨折。

(4)患者的促醒:昏迷患者有计划的感觉刺激,每一次与患者的接触过程中直接对患者说话就是一种有益的刺激。在患者耳边放录音机以合适的音量放送其平时熟悉喜爱的音乐、戏曲。

(5)肢体功能康复护理:方法同脑血管意外后康复护理。

(6)日常生活练习:进行日常生活活动练习,以逐步达到生活自理。

3.心理康复护理

颅脑损伤常因突然发生的意外所致,致残率高,患者从过去健康的身体,正常的工作、生活情况下,突然转变为肢体功能障碍,需要他人照顾,身体和心理方面面临了巨大的打击和压力,常表现出情绪低落、意志消沉、抑郁、悲观和焦虑,甚至会产生轻生的念头及其他异常的行为举止。尤其是情绪消极、行为障碍的患者,护理人员应多与其交谈,在情感上给予支持和同情,鼓励患者积极面对现实,树立信心,以积极的态度配合治疗,共同努力恢复和/或代偿其失去的功能,早日回归家庭和社会。对患者进行行为矫正疗法,通过不断地再学习,消除病态行为,建立健康行为,使患者能面对现实,学会放松,逐步消除恐惧、焦虑与抑郁。鼓励患者尽可能做力所能及的事情,逐步学会生活自理。

4.康复健康教育

(1)颅脑损伤是因外界暴力作用于头部而引起,由于发病突然,患者有不同程度的意识障碍,家属难以接受现状,表现为急躁、恐慌和不知所措。另外多数颅脑损伤患者均有不同程度的原发性昏迷,失去自我表达能力、接受能力,教育对象主要是家属。

家属应了解颅脑损伤疾病相关知识、病情观察合作要点、饮食指导、体位指导、气管切开护理指导、各种管道护理指导、康复训练指导、输液指导、用药指导及对可能出现并发症的预防和处理等。

(2)教育家属及患者树立战胜疾病的信心:正确面对现实,积极配合康复训练,争取早日康复。

(3)在训练过程中讲解相关训练技巧、方法:使其了解功能康复是一个缓慢渐进的过程,需要有足够的信心、耐心,使家属及患者主动协助医护人员对患者实施康复训练,提高患者的康复质量和生活质量。

(4)对自我健康维护的指导:指导患者及家属掌握日常生活自理方面的护理技能,积极进行关节活动训练、言语训练、吞咽训练;学习生活自理,自己洗脸、刷牙、梳头、洗澡等。

(5)指导合理营养:安排清淡、高蛋白、高热能、低脂肪易消化、富含维生素的膳食,提高患者的抵抗力,减少并发症,促进康复,缩短住院时间。

(6)患者家属承担着对患者长期照顾的责任,其对相关知识的了解和掌握,直接影响患者的康复和生活质量。如患者后遗智障,根据患者家属在患者出院前对健康教育的需求,把家属纳入健康教育对象,提供他们最需要掌握和了解的相关消息。

七、社区家庭康复指导

颅脑损伤后患者特别是中、重度颅脑损伤,持续康复训练能提高中枢神经系统的可塑性,可较好地挖掘损伤的修复潜力,使损伤后各种后遗症的恢复率、继发性并发症、存活率、生活质量均有明显的提高。同时要对家属开展康复健康教育,是家属了解康复程序督促、指导患者的康复。出院前应对其进行全面评估,根据评估结果与家属共同制订康复计划。

(一)对回归家庭的指导

如情绪的稳定、排泄的通畅、足够的休息、营养及在家中训练时的安全发生情况时与医院联络的信号和方法等。

(二)指导家属掌握日常生活自理技能

如自我导尿、集尿器的清洁和消毒方式、皮肤的护理及检查方法、各种器具的操作程序和保管方法等。

(三)帮助患者和家属制订出自我健康维护的计划和要求

如预防疾病的复发、康复训练、ADL训练的持续,定期到医院评定、复查等。

(四)指导患者出院后继续加强功能锻炼

患者出院后继续加强功能锻炼,增强体质,保持良好的心态,家属给予心理支持。鼓励患者参加有益的社会活动,树立积极的人生观,促进身心全面康复。

(五)告知康复训练过程艰苦而漫长

康复训练过程艰苦而漫长(一般1～3年),或终身伴随,需要有信心、耐心、恒心,应在康复医师指导下循序渐进,持之以恒。

(六)防止意外

训练过程中,要注意安全,防止意外损伤。对直立性低血压患者,应加腰围,增加腹压。也可用弹力绷带包扎下肢,改善静脉回流,增加回心血量。

(七)定期随访

注意全身情况,如有并发症,尽早诊断和治疗,定期去医院复查。

(张晓菡)

第三节 脑 卒 中

脑卒中是脑中风的学名,是一种突然起病的脑血液循环障碍性疾病,又叫脑血管意外。其中缺血性脑卒中又称为脑梗死,包括脑血栓形成、脑栓塞和腔隙性脑梗死等。出血性脑卒中包括脑出血和蛛网膜下腔出血。

由于脑损害的部位、范围和性质不同,脑卒中发病后的表现不尽相同,多见一侧上下肢瘫痪无力,肌肤不仁,口眼㖞斜,时流口水,面色萎黄,舌强语謇。久之,则肢体逐渐痉挛僵硬,拘紧不张,甚则肢体出现失用性强直、挛缩,进而导致肢体畸形和功能丧失等。可分为运动功能障碍、感觉功能障碍、言语功能障碍、认知障碍、心理障碍及各种并发症,其中运动功能障碍以偏瘫最为常见。

传统医学认为本病的发生,主要因素在于患者平素气血亏虚,心、肝、肾三脏阴阳失调,兼之忧思恼怒,或饮酒饱食,或房室劳累,或外邪侵袭等因素,以致气血运行受阻,经脉痹阻,失于濡养;或阴亏于下,肝阳暴涨,阳化风动,血随气逆,夹痰夹火,横窜经络,蒙闭清窍而猝然仆倒,半身不遂。

传统康复疗法主要以针灸、推拿、中药和传统运动疗法等为手段,从而减轻结构功能缺损(残损)程度,在促进患者的整体康复方面发挥重要作用。

一、康复评定

(一)现代康复评定方法

1.整体评定内容

(1)全身状态的评定:包括患者的全身状态、年龄、并发症、主要脏器的功能状态和既往史等。

(2)功能状态的评定:包括意识、智能、言语障碍、神经损害程度及肢体伤残程度等。

(3)心理状态的评定:包括抑郁症、焦虑状态和患者个性等。

(4)患者本身素质及所处环境条件的评定:包括患者爱好、职业、所受教育、经济条件、家庭环境、患者与家属的关系等。

(5)其他:对其丧失功能的自然恢复情况进行预测。

2.具体康复评定

脑卒中康复评定是脑卒中康复的重要内容和前提,它对康复治疗目标和康复治疗效果起着决定作用,且有利于评估其预后。原则上,在脑卒中早期就应进行评定,之后应定期评定。康复评定涉及的内容包括有脑损害严重程度、脑卒中的功能障碍、言语功能、认知障碍、感觉、心理、步态分析、日常生活活动能力等评定。

(二)传统康复辨证

1.病因病机

中医认为本病的发生多因肝肾阴虚,肝阳偏亢,肝风内动为其根本,当风阳暴涨之际,夹气、血、痰、火,上升于巅,闭塞清窍,以致猝然昏迷,横窜经络,气血瘀阻,形成脑卒中。

2.辨证分型

临床上常将本病分为中脏腑与中经络两大类。中脏腑者,病位较深,病情较重,主要表现为神志不清,半身不遂,并且常有先兆及后遗症状出现。中经络者,病位较浅,病情较轻,一般无神志改变,仅表现为口眼㖞斜,语言不利,半身不遂。具体证型如下。

(1)风痰入络:肌肤不仁,手足麻木,突然发生口眼㖞斜,语言不利,口角流涎,舌强语謇,甚则半身不遂,或兼见手足拘挛,关节酸痛等症,舌苔薄白,脉浮数。

(2)阴虚风动:平素头晕耳鸣,腰酸,突然发生口眼㖞斜,言语不利,甚或半身不遂,舌红苔腻,脉弦细数。

(3)气虚血瘀:半身不遂,肢软无力,或见肢体麻木,患侧手足水肿,语言謇涩,口眼㖞斜,面色萎黄,或黯淡无华,舌色淡紫,瘀斑瘀点,苔白,脉细涩无力。

(4)风阳上扰:平素头晕头痛,耳鸣目眩,突然发生口眼㖞斜,舌强语謇,或手足重滞,甚则半身不遂等症,舌红苔黄,脉弦。

二、康复策略

(一)目标

脑卒中康复目标是采用一切有效的措施预防脑卒中后可能发生的残疾和并发症(如压疮、泌尿道感染、深静脉血栓形成等),改善受损的功能(如运动、语言、感觉、认知等),提高患者的日常活动能力和适应社会生活的能力。

(二)治疗原则

(1)只要患者神志清楚,生命体征平稳,病情不再发展,48小时后即可进行康复治疗。

(2)康复治疗注意循序渐进,需脑卒中患者的主动参与及家属的配合,并与日常生活和健康教育相结合。

(3)采用综合康复治疗,包括物理因子治疗、运动治疗、作业治疗、言语治疗、心理治疗、传统康复治疗和康复工程等。

(4)康复与治疗并进:脑卒中的特点是障碍与疾病共存,故康复应与治疗同时进行,并给予全面的监护与治疗。

(5)重建正常运动模式:在急性期,康复运动主要是抑制异常的原始反射活动(如良好姿位摆放等),重建正常运动模式;其次才是加强肌力的训练。脑卒中康复是一个改变"质"的训练,旨在建立患者的主动运动,保护患者,防止并发症的发生。

(6)重视心理因素:严密观察脑卒中患者有无抑郁、焦虑情绪,它们会严重影响康复治疗的进行和效果。

(7)预防复发,即做好二级预防工作,控制危险因素。

(8)根据患者功能障碍的具体情况,采取合理的药物治疗和必要的手术治疗。

(9)坚持不懈,康复是一个持续的过程,重视社区及家庭康复。

偏瘫恢复的不同阶段治疗方法不同。软瘫时以提高患侧肌张力、促进随意运动产生为主要治疗原则;痉挛时要注意降低肌张力,而在本阶段不恰当的针刺治疗易引起肌张力增高,故应特别注意。

三、康复疗法

脑卒中的传统康复疗法包括针灸、推拿、中药内服、中药熏洗和气功疗法等,既可单独使用,也可联合应用。多种康复疗法的综合应用,可以优势互补、提高疗效。药物与针灸结合是最常用的康复疗法,体针和头针结合也得到了普遍认可。推拿疗法在改善痉挛状态方面有独特的优势。在康复过程中应特别重视针灸对肌张力的影响。故传统康复技术与现代康复技术的配合应用,可提高脑卒中康复治疗的有效率。

(一)推拿治疗

以舒筋通络、行气活血为原则,病程长者需辅以补益气血、扶正固本。重点选取手、足阳明经脉及腧穴。推拿对于抑制痉挛、缓解疼痛、防止关节挛缩、促进随意运动恢复都有良好作用。

在偏瘫的不同阶段,应采用不同的推拿手法。如在偏瘫弛缓期,多采用兴奋性手法提高患肢肌张力,促使随意运动恢复。可在肢体上进行㨰、揉、捏、拿、搓、点、拍等手法。痉挛期,则多采用抑制性手法控制痉挛,一般用较缓和的手法,如揉、摩、捏、拿、㨰、擦手法,治疗时间宜长,使痉挛肌群松弛。但不恰当的手法可能会增强肌张力,进一步限制肢体功能的恢复,须特别注意。操作方法如下。

（1）患者取俯卧位（若不能俯卧或较久俯卧者可改为侧卧位，患侧在上），医师立于患侧。从肩部起施以掌根按揉法，自肩后、上背、经竖脊肌而下至腰骶部，上下往返多次按背腰部肌肉。在按压背俞穴基础上，重点按压膈俞、肝俞、三焦俞、肾俞等及督脉大椎、筋缩、腰阳关等穴，约5分钟。

（2）继以上体位，在患侧臀部施掌根按揉法和按压环跳、八髎等穴相结合，并配合做髋关节内、外旋转的被动运动。按压承扶、殷门、委中、承山诸穴；掌根按揉股后、腘窝，小腿后屈肌群；重点是拿、捻跟腱并配合踝关节背伸的被动运动，总共5~6分钟。

（3）患者仰卧位，医师立于患侧。先掌根按揉三角肌，指揉肩三穴，拿三角肌、肱二头肌、肱三头肌，以肱三头肌为主，并配合肩关节外展、外旋、内旋、内收、前屈等被动运动。继而指揉曲池、手三里，拿前臂桡侧肌群和前臂尺侧肌群，配合肘关节屈伸的被动运动；再指揉外关、阳池，拿合谷，按揉大、小鱼际肌，指揉掌侧骨间肌和背侧骨间肌，配合腕关节屈伸、尺偏、桡偏的被动运动；捻、摇诸掌指、指间关节，总共约5分钟。

（4）继以上体位，先在股前、外、内三侧分别施掌根按揉法，按压髀关、伏兔、风市、血海诸穴，拿股四头肌，拿股后肌群，拿股内收肌群，并配合髋关节屈伸和环转的被动运动。以掌根按揉股骨，指揉内外膝眼、阳陵泉、足三里、绝骨、太溪、昆仑诸穴，拿小腿腓肠肌，配合膝关节屈伸的被动运动。再指揉解溪、涌泉及诸骨间肌，抹、捻诸足趾，并配合踝关节及诸足趾的摇法，共5~6分钟。

（5）继以上体位，抹前额，扫散两侧颞部，按揉百会、四神聪，拿风池结束治疗。

（二）针灸治疗

以疏通经络、调畅气血、醒脑开窍为原则，可选用体针或头皮针法。

1.体针法

（1）对中风脑出血闭证，以取督脉、十二井穴为主，用毫针泻法及三棱针点刺井穴出血。口眼㖞斜者，初起单取患侧，久病取双侧，先针后灸，选地仓、颊车、合谷、内庭、承泣、阳白、攒竹等穴。半身不遂者初病可单刺患侧，久病则刺灸双侧，初病宜泻，久病宜补，选肩髃、曲池、合谷、外关、环跳、阳陵泉、足三里。

（2）阳闭痰热盛者选穴水沟、十二井、风池、劳宫、太冲、丰隆，十二井穴点刺放血，其他穴针用泻法，不留针。

（3）阴闭痰涎壅盛者选穴丰隆、内关、三阴交、水沟，针用泻法，每天一次，留针10分钟。

（4）中风并发高热、血压较高者选穴十宣、大椎、曲池。十宣点刺放血，其他穴针用泻法，每天一次，不留针。

（5）血压较高者选穴曲池、三阴交、太冲、风池、足三里、百会，针用泻法，每天一次，留针10~20分钟。

（6）语言不利选穴哑门、廉泉、通里、照海，强刺激，每天一次，不留针。

（7）口眼㖞斜者选穴翳风、地仓、颊车、合谷、牵正、攒竹、太冲、颧髎，强刺激，每天一次，留针20~30分钟。

（8）石氏醒脑开窍法。主穴选双侧内关、人中、患侧三阴交；副穴选患肢极泉、尺泽、委中；并根据合并症的不同，配以不同的穴位：吞咽障碍配双侧风池、翳风、完骨；眩晕配天柱等。

操作：①主穴，先针刺内关，直刺（0.5~1.0）寸，采用提插捻转结合的手法，施手法1分钟，继刺人中，向鼻中隔方向斜刺（0.3~0.5）寸，采用雀啄手法，以流泪或眼球湿润为度，再刺三阴交，沿胫前内侧缘与皮肤呈45°角斜刺，进针（0.5~1.0）寸，采用提插针法。针感传到足趾，下肢出现不能自控的运动,以患肢抽动 3 次为度。②副穴:极泉穴原穴沿经下移 2 寸的心经上取穴,避开腋毛,术者用手固定患侧肘关节,使其外展,直刺(0.5~0.8)寸,用提插泻法,患者有麻胀并抽动的感觉,以患肢抽动 3 次为度。尺泽穴取法应屈肘,术者用手拖住患侧腕关节,直刺(0.5~0.8)寸,行提插泻法,针感从肘关节传到手指或手动外旋,以手动 3 次为度。委中穴仰卧位抬起患侧下肢取穴,医师用左手握住患者踝关节,医者肘部顶住患肢膝关节,刺入穴位后,针尖向外 15°,进针(1.0~1.5)寸,用提插泻法,以下肢抽动 3 次为度。印堂穴向鼻根方向进针 0.5 寸,同样用雀啄泻法,最好能达到两眼流泪或湿润,但不强求;后用 3 寸毫针上星透百会,高频率(>120 转/分)捻针,有明显酸胀感时留针;双内关穴同时用捻转泻法行针 1 分钟。每周 3 次。

治疗时可结合偏瘫不同时期的特点采用不同的治疗方法。如偏瘫 Brunnstrom 运动功能恢复分期,在出现联合反应之前,采用巨刺法,即针刺健侧;出现联合反应但尚无自主运动时,采用针刺双侧的方法;当患肢出现自主运动之后,则采用针刺患侧。巨刺法可促进联合反应和自主运动的出现。但有些脑卒中患者病变范围较广,巨刺法虽可诱发出联合反应,然而促使其出现明显的自主运动仍然比较困难。

2.头皮针法

选择焦氏头针,按临床体征选瘫痪对侧的刺激区。运动功能障碍选运动区,感觉障碍选感觉区,下肢感觉运动功能障碍选用足运感区,肌张力障碍选舞蹈震颤控制区,运动性失语选言语一区,命名性失语选言语二区,感觉性失语选言语三区,完全性失语取言语一到三区,失用症选运用区,小脑性平衡障碍选平衡区。

操作方法为消毒,针与头皮呈 30°斜刺,快速刺入头皮下推进至帽状腱膜下层,待指下感到不松不紧而有吸针感时,可行持续快速捻转 2~3 分钟,留针 30 分钟或数小时,期间捻转 2~3 次。行针及留针时嘱患者活动患侧肢体(重症患者可做被动活动)有助于提高疗效。急性期每天 1 次,10 次为 1 个疗程,恢复期和后遗症期每天或隔天 1 次,5~7 次为 1 个疗程,中间休息 5~7 天再进行下一个疗程。

不管是体针还是头针治疗,均可加用电针以提高疗效,但须注意选择电针参数。一般软瘫可选断续波,电流刺激后可见肌肉出现规律性收缩为度。痉挛期选密波,电流强度以患者耐受且肢体有细微颤动为度。通电时间面部 10~20 分钟,其他部位 20~30 分钟为宜。灸法、皮肤针法、拔罐疗法等也可用于偏瘫治疗,但临床上应用相对较少。

(三)传统运动疗法

中风先兆或症状较轻者,可选择练习八段锦、易筋经、五禽戏等功法。通过躯体活动促进气血的运行,调畅气机,舒缓病后抑郁情绪。运动量可根据各人具体情况而定,一般每次练习 20~30 分钟,每天 1~2 次,30 天为 1 个疗程。

(四)其他传统康复疗法

其他传统康复疗法包括中药疗法、刮痧疗法等。

1.中药疗法

中药疗法包括中药内服、中药外治和中医养生保健等方法。

(1)中药内服:①络脉空虚,风邪入中,选用大秦艽汤加减。②肝肾阴虚,风阳上扰,选用镇肝熄风汤加减。③气虚血瘀,脉络瘀阻,可选补阳还五汤加减。④肝阳上亢,痰火阻络,选用天麻钩藤饮加减。⑤邪壅经络,选用羌活胜湿汤加减。⑥痰火阻络,用涤痰汤加减。⑦肝风内动,选用四物汤合芍药甘草汤加减。⑧气血两虚,选用八珍汤加减。⑨风痰阻络,选用解语汤;也可选用大活络丸、人参再造丸、消栓再造丸、华佗再造丸、脑络通胶囊和银杏叶片等中成药。

(2)中药外治:①中药熏洗经验方,制川乌、制草乌、麻黄、桂枝、海桐皮各15 g,泽兰、伸筋草、艾叶、透骨草、牛膝、鸡血藤、千年健各30 g、大黄粉(后下)20 g,生姜60 g,芒硝90 g,肉桂6 g。将上方约加水3 000 mL煎成500 mL药液兑入浴缸中进行药浴,或放入熏蒸床局部熏蒸,水温应保持在42 ℃左右。②中药热敷法,取"温经散寒洗剂"(每1 000 mL药液中含千年健、川芎、红花、当归、桂枝各100 g,乳香、没药、苏木各60 g)适量,用清水稀释3倍后,放入毛巾煮沸。待湿毛巾温度下降到41~43 ℃时,将其敷于患侧肢体,外包裹塑料薄膜保温,10分钟后更换1次毛巾(治疗后配合被动运动疗效更佳)。每天1次,20次为1个疗程。

(3)中医养生保健:①药补,可选服一些有助降压、降脂及提高机体免疫功能的中药和中成药,如山楂、枸杞子、冬虫夏草等。中成药有杞菊地黄丸、六味地黄丸、华佗再造丸等。②食补,新鲜蔬菜、水果、豆制品、萝卜、海带及含丰富蛋白质的鸡、鸭、鱼类等。③生活起居,注意劳逸结合,起居要有规律,要保证有效地休息和充足的睡眠,保持心情舒畅,情绪稳定,要顺应气候变化,注意冷暖变化而随时更衣。

2.刮痧疗法

患者取坐位或侧卧位。治疗师以中等力度刮头部整个区域,即从前发际刮至后发际,从中间至两侧,5~10分钟;项背部、上肢部、下肢部涂上刮痧介质,项背部刮风池至肩井穴区域,上肢部刮肩髃、曲池、手三里、外关至合谷穴,下肢部刮环跳至阳陵泉、足三里、解溪、太冲穴,刮痧力度适中,刮至局部潮红为度。每天刮治1次,20次为1个疗程。

四、注意事项

(1)推拿操作时力量应由轻到重,强度过大或时间过长的手法有加重肌肉萎缩的危险。在软瘫期,做肩关节活动时,活动幅度不宜过大,手法应柔和,以免发生肩关节半脱位。对于肌张力高的肢体切忌强拉硬扳,以免引起损伤、骨折或骨化性肌炎。

(2)针刺治疗包括电针时,应注意观察患者肌张力的变化。如果发现肌痉挛加重,应调整治疗方法或停止针刺。对于体质瘦弱者,针刺手法不宜过强。针刺眼区、项部的风府等穴及脊柱部的腧穴,要掌握一定的角度,不宜大幅度的提插、捻转和长时间留针,以免伤及重要组织器官;胸胁腰背部腧穴,不宜深刺、直刺。电针时电流调节应逐渐从小到大,不可突然增强,以免造成弯针、折针、晕针等情况。应避免电针电流回路经过心脏。安装心脏起搏器者禁用电针。

(3)灸法操作时应防止因感觉障碍而造成皮肤的烧烫伤。

(张晓菡)

第四节　周围神经疾病

一、概述

周围神经疾病是指周围运动、感觉和自主神经的结构和功能障碍。周围神经疾病的表现多种多样,其分类依赖于解剖结构、病理和临床特征。常见的周围神经疾病有很多,常见的有 Bell

麻痹、三叉神经痛、Guillain-Barre 综合征等。对周围神经病损进行康复护理时，首先要明确诊断，了解病因，然后在根据症状的不同有针对性地进行护理干预。康复是周围神经疾病恢复期中的重要措施，有助于预防肌肉挛缩和关节畸形。

(一)病因

1.特发性

如急性和慢性炎症性脱髓鞘性多发神经病，可能为自身免疫性。

2.营养性及代谢性

慢性酒精中毒、慢性胃肠道疾病、妊娠或手术后等引起营养缺乏；代谢障碍性疾病，如糖尿病、尿毒症、血卟啉病、肝病、黏液性水肿、肢端肥大症、淀粉样变性继发营养障碍和 B 族维生素缺乏，以及恶病质等。

3.药物及中毒

(1)药物，如氯霉素、顺铂、乙胺丁醇、甲硝唑等可诱发感觉性神经疾病，胺碘酮、氯喹、戒酒硫、吲哚美辛、呋喃类、异烟肼、苯妥英、青霉胺、长春新碱可诱发运动性神经疾病。

(2)酒精中毒。

(3)有机农药和有机氯杀虫剂。

(4)化学品：如二硫化碳、三氯乙烯、丙烯酰胺等。

(5)重金属(砷、铅、铊、汞、金和白金)。

(6)白喉毒素等。

4.传染性及肉芽肿性

如艾滋病、麻风病、莱姆病、白喉和败血症等。

5.血管炎性

如结节性多动脉炎、系统性红斑狼疮、类风湿关节炎、硬皮病等。

6.肿瘤性及副蛋白血症性

如淋巴瘤、肺癌和多发性骨髓瘤等引起癌性远端轴索病、癌性感觉神经元病等，以及副肿瘤综合征、副蛋白血症(如 Poems 综合征)和淀粉样变性等。

7.遗传性

遗传性包括以下几种。①特发性：如遗传性运动感觉神经病、遗传性感觉神经病、Friedreich 共济失调、家族性淀粉样变性等。②代谢性：如卟啉病、异染性脑白质营养不良、Krabbe 病、无 β 脂蛋白血症和遗传性共济失调性多发性神经病等。

(二)分类

Sedden 将周围神经疾病分为 3 类。

1.神经失用

神经失用为暂时的神经功能传导阻滞，通常多见于机械压迫、牵拉伤等，一般在 6 周内神经功能可以恢复。

2.轴索断裂

轴突在鞘内发生断裂，神经鞘膜保存完好，多见于严重的闭合性神经挤压伤，如肱骨干骨折所导致桡神经损伤。轴索断伤时，损伤部位远端神经的感觉、运动和自主神经功能全部丧失，并发生沃勒变性。由于神经膜保存完好，轴突再生时一般不会发生迷路，其神经功能恢复接近正常，但在神经被牵拉的部位，尤其臂丛，可能由于扭转力的关系，被扭转的神经出现结构瓦解，再生时出现轴索迷途,因而交叉支配会不可避免地发生。

3.神经断裂

神经断裂是指神经束或神经干的断裂,即除了轴索、髓鞘外,包括神经膜完全横断,必须经过神经缝合和/或神经移植,否则功能不能恢复。

二、临床表现

(一)活动能力障碍

周围神经疾病表现为弛缓性瘫痪、肌张力降低、肌肉萎缩、抽搐。日常生活、工作中某些功能性活动能力障碍,如臂丛神经损伤者,由于上肢运动障碍可不同程度地影响进食、个人卫生、家务活动及写字等手精细动作,坐骨神经损伤者可出现异常步态或行走困难。

(二)感觉异常

1.主观感觉异常

主观感觉异常是在没有任何外界刺激的情况下出现的感觉异常。①局部麻木、冷热感、潮湿感、震动感,以麻木感多见。②自发疼痛:有刺痛、跳痛、刀割痛、牵拉痛、灼痛、胀痛、触痛、撕裂痛、酸痛、钝痛等,同时伴有一些情感症状。③幻痛:周围神经损伤伴有肢体缺损或截肢者有时出现幻肢痛。

2.客观感觉丧失

主要有以下几方面:①感觉丧失,深浅感觉、复合觉、实体觉丧失。②感觉减退。③感觉过敏,即感觉阈值降低,小刺激出现强反应,以痛觉过敏最多见,其次是温度觉过敏。④感觉过度,少见。⑤感觉倒错,如将热的误认为是冷的,也较少见。

(三)反射均减弱或消失

周围神经病损后,其所支配区域的深浅反射均减弱或消失。

(四)自主神经功能表现

(1)皮肤发红、皮温升高、潮湿、角化过度及脱皮等。

(2)有破坏性病损时皮肤发绀、冰凉、干燥无汗或少汗、菲薄,皮下组织轻度肿胀,指甲(趾甲)粗糙变脆,毛发脱落,甚至发生营养性溃疡。

三、主要功能障碍

(一)运动障碍

迟缓性瘫痪、肌张力低、肌肉萎缩。

(二)感觉障碍

局部麻木、灼痛、刺痛、感觉过敏、实体感缺失等,包括以下几种:①感觉缺失。②感觉异常。③疼痛。

(三)反射障碍

腱反射减弱或消失。

(四)自主神经功能障碍

局部皮肤光润、发红或发绀、无汗、少汗或多汗,指(趾)甲粗糙、脆裂等。

四、康复评定

(一)运动功能的评定

1.肌力评定

对耐力、速度、肌张力予以评价。

2.关节活动范围测定

注意对昏迷患者可进行瘫痪试验、坠落试验。

3.患肢周径的测量

观察畸形、肌肉萎缩、肿胀的程度及范围,必要时用尺测量或容积仪测量对比。

4.运动功能恢复等级评定

由英国医学研究会(EMRC)提出,将神经损伤后的运动功能恢复情况分为六级,简单易行,是评定运动功能恢复最常用的方法(见徒手肌力测定)。

(二)感觉功能评定

由于传入纤维受损,表现为痛觉、温度觉及本体感觉减退、过敏或异常。感觉功能的测定,除了常见的用棉花或大头针测定触觉、痛觉外,还可做温度觉试验,VonFrey 单丝压觉试验,Weber 两点辨别觉试验,手指皮肤皱褶试验,皮肤定位觉、皮肤图形辨别觉、实体觉、运动觉和位置觉试验,Tinel 征检查等。

对感觉功能的恢复情况,可参考英国医学研究会的分级评定(表 13-2)。

表 13-2 周围神经病损后感觉功能恢复评定表

恢复	等级	评定标准
0 级	(S_0)	感觉无恢复
1 级	(S_1)	支配区皮肤深感觉恢复
2 级	(S_2)	支配区浅感觉和触觉部分恢复
3 级	(S_3)	皮肤痛觉和触觉恢复,且感觉过敏消失
4 级	(S_3+)	感觉达到 S_3 水平外,两点辨别觉部分恢复
5 级	(S_4)	完全恢复

(三)反射检查

患者常表现为反射改变,深反射、浅反射减弱或消失,早起偶有深反射亢进。反射检查时需患者充分合作,并进行双侧对比检查。常用反射有肱二头肌反射、肱三头肌反射、桡骨骨膜反射、膝反射、踝反射等。

(四)自主神经检查

自主神经功能障碍,血管扩张,汗腺分泌减少、增强或停止分泌,表现为皮肤潮红、皮温升高或降低、色泽苍白、指甲粗糙脆裂等。常用发汗试验,包括 Minor 淀粉-碘试验、茚三酮试验。

(五)日常生活能力评定

周围神经病损后,会不同程度地出现 ADL 能力困难。ADL 评定对了解患者的能力,制订康复计划,评价治疗效果,安排重返家庭或就业都十分重要。

(六)电生理学评定

评定神经肌电图、直流-感应电检查,对周围神经病损做出客观、准确判断,指导康复并估计预后。常用方法如下。

1.直流感应电测定

应用间断直流电和感应电刺激神经、肌肉,根据阈值的变化和肌肉收缩状况来判断神经肌肉的功能状态。

2.强度-时间曲线

强度-时间曲线是一种神经肌肉兴奋性的电诊断方法。通过时值测定和曲线描记判断肌肉为完全失神经支配及正常神经支配,并可反映神经有无再生。它可对神经损伤程度、恢复程度、损伤的部位、病因进行判断,对康复治疗有指导意义。

3.肌电图检查

对周围神经病损有重要的评定价值,可判断失神经的范围与程度及神经再生的情况。由于神经损伤后的变性、坏死需要经过一定时间,失神经表现伤后 3 周左右才出现,故最好在伤后 3 周进行肌电图检查。

4.神经传导速度的测定

对周围神经病损是最为有用的。可以确定传导速度、动作电位幅度和末梢潜伏时。既可用于感觉神经,也可用于运动神经的功能评定,以及确定受损部位。

5.体感诱发电位检查

体感诱发电位(SEP)是刺激从周围神经上行至脊髓、脑干和大脑皮质感觉区时在头皮记录电位,具有灵敏度高、对病变进行定量估计、对传导通路进行定位测定、重复性好等优点。对常规肌电图难以查出的病变,SEP 可容易做出诊断,如周围神经靠近中枢部位的损伤、在重度神经病变和吻合神经的初期测定神经的传导速度等。

五、康复治疗

(一)康复治疗目标

早期防治各种并发症(炎症、水肿等);晚期促进受损神经再生,以促进运动功能和感觉功能的恢复,防止肢体发生挛缩畸形,最终改善患者的日常生活和工作能力,提高生活质量。康复治疗应早期介入,介入越早,效果越好。治疗时根据病情的不同时期进行有针对性的处理,包括理疗、肌力训练、运动疗法、ADL 能力训练、作业治疗、感觉训练、手术治疗等。

(二)康复治疗原则

(1)闭合性神经损伤常为挫伤所致的神经震荡或轴突中断,多能自愈。应作短期观察,若 3 个月后经肌电图检查仍无再生迹象方可手术探查。

(2)开放性神经断裂,一般需手术治疗。手术时机及种类需外科医师决定。

(3)神经功能恢复慢,应及早康复治疗,以促进周围神经修复,减缓肌肉萎缩和关节僵硬。

(三)康复治疗

1.早期康复

早期一般为发病后 5～10 天。首先要针对致病因素去除病因,减少对神经的损害,预防关节挛缩的发生,为神经再生做好准备。

(1)受损肢体的主动、被动运动:由于肿胀、疼痛等因素,周围神经损伤后常出现关节挛缩和畸形,受损肢体各关节早期应做各方向的被动运动,每天 1～2 次,保证受损各关节的活动范围。若受损范围较轻,要进行主动运动。

（2）受损肢体肿痛的护理：水肿与病损后血液循环障碍,组织液渗出增多有关。可抬高患肢、弹力绷带包扎、做轻柔的向心方向按摩及被动运动或冷敷等。

（3）受损部位的保护：由于受损肢体的感觉缺失,易继发外伤,应注意对受损部位的保护,如戴手套、穿袜子等。若出现外伤,可选择适当的物理方法,如紫外线、超短波、微波等温热疗法。

（4）矫形器的应用：周围神经损伤早期使用夹板,可以防止挛缩畸形发生。如上肢腕、手指可使用夹板固定。足部肌力不平衡所致足内翻、外翻、足下垂,可用下肢短矫形器,大腿肌群无力致膝关节支撑不稳、小腿外翻、屈曲-挛缩,可用下肢长矫形器矫正。

2.恢复期康复

急性期5～10天,炎症水肿消退后,进入恢复期。早期的治疗护理措施仍可选择使用,此期的重点是促进神经再生、保证肌肉的质量、增强肌力、促进感觉功能。

（1）神经肌肉点刺激疗法：周围神经受损后,肌肉瘫痪,可采用神经肌肉点刺激疗法保护肌肉质量。应注意治疗局部皮肤的观察和护理,防治感染或烫伤。

（2）肌力训练：受损肌肉肌力为0～1级时辅助患者进行被动运动,应注意循序渐进。受损肌肉肌力为2～3级时,进行助力运动、主动运动及器械性运动,但应注意运动量不宜过大,以免肌肉疲劳。随肌力逐渐增强,助力逐渐减小。受损肌肉肌力为3～4级时,可协助患者进行抗阻力练习,以争取肌力的最大恢复。同时进行速度、耐力、灵敏度、协调性与平衡性的专门练习。

（3）作业疗法：根据功能障碍的部位及程度、肌力及耐力情况进行相关的作业治疗,如进行木工、编织、打字、雕刻、缝纫、修理仪器等。注意逐渐增加作业难度和时间,在肌力未充分恢复之前,用不加阻力的方法,要防止由于感觉障碍引起机械摩擦性损伤。

（4）感觉功能训练：如果患者存在浅感觉障碍,可选择不同质地的旧毛巾、丝绸、石子,不同温度的物品分布刺激健侧及患侧皮肤,增加感觉输入。开始训练时让患者睁眼观察、体会,逐渐过渡到让患者闭眼体会、辨别。如存在深感觉障碍,在关节被动运动或肌力训练过程中,应强调局部的位置觉及运动觉训练,让患者在反复比较中逐渐体会。

（5）促进神经再生：可选用神经生长因子、维生素 B_1、维生素 B_6 等药物,以及超短波、微波、红外线等物理因子,有利于损伤神经的再生。

（6）手术治疗：对保守治疗无效而又有手术指征的周围神经损伤患者应及时进行手术治疗。如神经探查术、神经松解术、神经移植术、神经缝合术。

六、康复护理

（一）康复护理目标

1.早期目标

止痛、消肿、减少并发症、预防伤肢肌肉和关节的挛缩。

2.恢复期目标

促进神经再生,恢复肌力,增加关节活动度,促进感觉功能的恢复,对于不能完全恢复的肢体,使用支具,促进代偿,最大限度恢复其生活能力。

（二）康复护理

1.早期康复护理

保持功能位：应用矫形器,石膏托等,将受损肢体的关节保持在功能位。如垂腕时,将腕关节固定于背伸 20°～30°,垂足时,将踝关节固定于 90°。

2.指导 ADL 训练

在进行肌力训练时,结合日常生活活动训练,如上肢练习洗脸、梳头、穿衣等训练;下肢练习踏自行车、踢球动作等。训练应逐渐增加强度和时间,以增强身体的灵活性和耐力。

3.心理康复护理

周围神经病损患者,往往伴有急躁、焦虑、抑郁、躁狂等心理问题,担心病损后不能恢复、就诊的经济负担、病损产生的家庭和工作等方面的问题。可采用医学教育、心理咨询、集体治疗、其他患者示范等方式来消除或减轻患者的心理障碍,使其发挥主观能动性,积极地进行康复治疗。

4.康复健康教育

对周围神经损伤的患者应做如下的康复健康教育。

(1)使患者和家属了解疾病的概况、病因、主要临床表现,以及各种功能障碍的状态和预后情况等。

(2)向患者及家属介绍康复治疗措施:包括正确的肢体功能位置、如何保持关节活动度、主要的物理治疗及感觉功能是如何促进和恢复的。

(3)感觉障碍的患者教育:对于感觉障碍的患者要关注夹板内皮肤的完整情况观察及关节活动度的范围等。

(4)注意保护,防止伤害:教会患者在日常生活活动中,注意保护肢体,防治再损伤。如患手接触热水壶、热锅时,应戴厚手套,避免烫伤;外出或日常生活活动时,应避免他人碰撞患肢,必要时佩戴支具使患肢保持功能位。

(5)尽快适应生活:指导患者学会日常生活活动自理,患者肢体功能障碍较重者,应指导患者如何进行生活方式的改变,指导患者如何单手穿衣、进食等。

(6)向患者及家属讲解健康饮食的重要性:要多吃含高蛋白、高热量、高维生素食物。同时注意原发性疾病如高血压、糖尿病的控制情况。

(7)改善心理状态:指导患者减轻或解除因损伤带来的焦虑、忧虑、躁狂等。

七、社区家庭康复指导

(1)继续康复训练指导并鼓励患者在工作、生活活动中尽可能多用患肢,将康复训练贯穿于日常生活活动中,寻求更多的家庭及社会支持以促进患者的功能早日康复。

(2)日常生活指导指导患者在日常生活中、工作中注意保护无感觉区。注意手脚的保护和坐的姿势。对皮肤有自主神经功能障碍者,可在温水内浸泡 20 分钟,然后涂上油膏,每天 1 次,可防止皮肤干燥和皲裂。如果已有伤口,要尽快去医院诊治。

(3)指导作业活动鼓励患者积极地参与家务活动,作业活动,如缝纫、木工、工艺、娱乐等均可在家里进行。

(4)定期随访。

(张晓菡)

第五节　脊柱与骨盆损伤

一、脊柱骨折患者的康复护理

(一)术前护理

1.饮食指导

给予高蛋白质、高热量、高维生素、高纤维素的易消化饮食,补充钙质促进骨折愈合。嘱患者多饮水,预防泌尿系统感染和结石。

2.心理指导

脊柱骨折后,导致人体躯干负重功能部分散失,合并神经损伤者,可致下肢不全甚至完全瘫痪,且病情长。患者对疾病的预后和今后生活的重重顾虑,给患者带来巨大的心理压力。护理人员应全面了解病情,加强沟通,针对性地进行心理疏导。

3.大小便指导

教会患者及陪护如何使用便器。

4.指导合适的卧位与正确的翻身法

指导患者早期正确地翻身,行轴线翻身,保持脊柱伸直位,避免脊柱扭曲造成进一步的损伤,腰椎骨折患者翻身至少需要 2 人协助,颈椎骨折至少需要 3 人协助。在受伤 4 周以后进入截瘫晚期,骨折局部已趋稳定,只需 1 名护士帮助,患者侧卧即可翻身。平卧时两腿可平行放置,屈髋、屈膝。上面的腿下垫枕,两足用皮垫或沙袋顶住,保持踝关节处于功能位,下面的腿足踝部要垫棉圈或海绵垫。下肢痉挛的患者采取这样的睡卧姿势时,两腿应分开。侧卧位时上方腿屈髋、屈膝,腿下垫枕,下方腿伸髋、伸膝,两脚都顶着沙袋,背部须用枕抵住。

5.牵引护理

颈椎骨折患者多行颌枕带或颅骨牵引,促进骨折复位。因此翻身时要保护好头部,牵引装置不要滑脱,保持头部与躯干成一条直线和牵引的有效性。平卧或侧卧位时背部和颈部垫软枕,使头略向后伸,保持颈椎与躯干成一水平直线。颅骨牵引者,每天行针眼消毒 2 次,预防针眼处感染,预防下颌部皮肤发生压疮。

(二)术后护理

床边备气管切开包和吸痰器及急救物品和药品,防止因伤口渗血而形成血肿压迫气管,导致呼吸困难或窒息。术后平卧 8 小时,以压迫止血。严密观察病情变化,监测生命体征,保持呼吸道通畅,观察四肢感觉及运动情况,有无脊髓损伤情况,发现异常,及时处理。必要时再次急诊手术,清除血肿。

(三)术后的康复锻炼

1.基础锻炼

利用哑铃或拉簧锻炼上肢及胸背部肌肉,为扶拐下地做好准备。

2.术后 1 周后

仰卧位或俯卧位开始腰背肌锻炼。

（1）五点支撑法：患者取仰卧位，用头部、双肘及双足撑起全身，使背部、臀部尽力腾空后伸，离开床面。

（2）三点支撑法：患者双臂置于胸前，用头部及足部撑在床上，而全身腾空后伸离开床面。

（3）四点支撑法：患者用双手及双足撑在床上，全身腾空，呈一拱桥状。

（4）背伸法：患者俯卧，抬起头，头和肩尽量后伸，使胸部离开床面，双上肢向背后伸，足及下肢向后跷起，仅腹部着床。

3.术后 6～8 周

病情稳定后佩戴腰围或支具，借助助行器，尽早起床练习站立和行走。

（四）出院康复指导

1.功能锻炼

嘱家属继续协助患者坚持各种康复锻炼，以最大限度地恢复及减少功能丧失，同时注意康复锻炼的安全。保守治疗者，指导其卧硬板床和锻炼腰背肌，告知其重要性以取得配合；在骨折部位垫厚枕，使脊柱过伸，并通过腰背肌锻炼达到治疗目的。手术治疗患者，可在拔除引流管后进行双下肢的股四头肌的舒缩锻炼，再逐渐进行腰背肌功能锻炼。争取伤后 3～6 周，完全达到功能锻炼的要求。

2.自我心理调节

脊柱骨折 2～3 个月后，截瘫患者某些功能改善不明显，患者容易产生绝望心理。此时，患者自我调节能力及家属关心与鼓励尤为重要。护士应告知患者，此类疾病恢复需要一个漫长过程，在取得患者及家属配合的情况下，给患者制订一个行之有效的康复计划、训练方法和预期目标，以增强患者的信心。

3.预防关节僵硬和肌肉挛缩

正确的功能锻炼对保持关节灵活性、促进全身神经和肌肉系统的功能恢复有重要作用。故术后第 2 天就要进行双下肢的屈伸、内收、外展锻炼，5～6 次/天，即使完全瘫痪的肢体，家属每天也要给患者按摩双下肢，做被动运动 3～4 次/天，可防止关节畸形和萎缩。

4.预防压疮

积极采取气垫床、轴线翻身等护理技术预防压疮的发生。

5.多饮水

预防泌尿系统感染与结石。

6.大便失禁或便秘

其与脊髓损伤后胃肠的神经功能受到损伤、长时间卧床、活动少有关，大便失禁可及时更换衣物和床单，便秘者采用饮食或药物调整。

7.呼吸指导

指导患者深呼吸，经常叩打胸背部，也可利用向水瓶中吹气等方法增进肺泡功能预防肺部感染。

8.消化功能紊乱

脊髓损伤后，躯体神经功能发生障碍，自主神经功能紊乱，患者在伤后或术后可出现肠麻痹，表现为呕吐、胃扩张、数天不排便、腹胀、膈肌活动受限、呼吸困难等。应给予禁食、胃肠减压、肛管排气及肌内注射新斯的明等。受伤后患者常可因使用激素或体内应激反应而并发应激性溃疡，出现呕血、黑便等，应给予及时治疗与护理。

9.肢体失用性萎缩与关节僵硬

生命体征稳定后即开始帮助进行功能锻炼,使瘫痪的肌肉、关节、软组织不萎缩,关节不僵硬,促进血液循环,预防畸形。对于没有瘫痪的肌肉,尤其是上肢和背部的肌肉,要认真积极地锻炼,为将来扶拐下地打好基础、做好准备。要细致耐心地向患者讲清楚锻炼的重要性,取得患者的合作。

10.营养护理

指导加强营养,预防失用性骨质疏松,要经常参加户外活动,进行日光浴。

11.其他

指导定时复查。

二、骨盆骨折患者的康复护理

(一)急救护理措施

(1)迅速建立2条静脉通路,同时输血和输液,必要时静脉切开,确保有效的静脉通路。

(2)迅速止血、止痛是抢救的关键。多数骨盆骨折的患者是失血性休克,因此必须有效地止血,及时进行骨折复位固定,可以减少骨折端的活动,防止血管的进一步损伤,同时可以减轻疼痛,为下一步治疗提供条件。

(3)密切观察生命体征,及时改善缺氧。早期应严密观察生命体征的变化,如有异常及时报告医师予以处理。严密观察患肢足趾活动、足背动脉搏动、毛细血管反应、皮肤颜色等情况,如果臀肌、腘绳肌和小腿腓肠肌肌群的肌力减弱,足下垂,小腿后方及足外侧感觉丧失,必须立即报告医师。每15分钟观测体温、脉搏、呼吸、血压1次,留置导尿管,详细记录,及时汇报医师,为抢救提供有力的依据。骨盆骨折休克的患者均有不同程度的低氧血症,因此,应给予低流量吸氧,以改善机体缺氧状态,提高抢救成功率。

(4)合并尿道损伤的护理:①妥善固定导尿管,防止脱落。导尿管及尿袋应置于低处,引流管及尿袋每天更换1次,防止感染,导尿管每周更换1次。②保持引流通畅,每天进行1次膀胱冲洗,根据病情选择不同的冲洗液,防止血块及分泌物堵塞导尿管。③鼓励患者多饮水,以利于排尿。④每天用苯扎溴铵(新洁尔灭)棉球清洗尿道外口2次,用温水擦洗会阴部,防止感染。

(二)术前护理

1.心理护理

骨盆骨折的患者大多数都是在毫无思想准备的情况下意外受伤,起病急,同时患者又各有自己的特殊情况。因此,患者都存在着各种各样复杂的心理状态和不同程度的恐惧感,迫切想了解病情,担心自己会残疾。护理人员应配合医师针对患者的具体思想动态,做好细致的思想工作,使患者了解病程的发展规律,解除思想负担,取得对医护人员的信任,使患者有心理依赖,有安全感和战胜疾病的信心,使患者从思想上建立重新生活的信心。

2.术前常规准备

查血生化、肝功能,做心电图检查并备皮,做抗生素皮试等。

3.清洁灌肠和持续导尿

术前1天给予清洁灌肠和持续导尿。

4.饮食休息

宜予以高蛋白质、高维生素、高钙、粗纤维及果胶成分丰富的食物,食物应易消化。稳定型骨折患者,可取仰卧与侧位交替(健侧在下),伤后1周取半卧位,严禁坐、立。不稳定型骨折患者,应平卧于硬板床,减少搬动,必要时多人平托。

5.后腹膜血肿及内脏损伤的护理

在密切观察生命体征的同时,还必须观察腹部情况,注意腹肌紧张度、腹部有无压痛、反跳痛、腹胀、肠鸣音减弱等,随时和医师联系。后腹膜血肿常与休克同时发生,在抢救时除抗休克外要迅速查出出血原因,进行对症处理及术前准备。在病情稳定后又出现腹胀、腹痛等症状,多为血肿刺激引起肠麻痹或神经紊乱所致,可通过禁食、肛管排气、胃肠减压来缓解症状。

6.骨盆吊带及下肢牵引的护理

骨盆牵引必须持续3周以上,由于患者长期卧床,活动受限,要防止并发症发生。患者床铺要保持平整、干燥、无碎屑,保护骨隆突处,定时按摩受压部位,合理使用气垫,防止压疮的发生。吊带的宽度要适宜,牵引时必须双侧同时牵引,防止骨盆倾斜、肢体内收畸形。指导患者进行功能练习,逐渐恢复肢体的功能,早日康复。

(三)术后护理

1.严密观察生命体征的变化

由于手术创伤大、切口长、前后路手术复杂、手术解剖部位深,术中出血量大,术后应严密观察生命体征的变化,给予心电监护、吸氧,进行心率、血压、呼吸、血氧监测。

2.创面观察

术后创面渗血、渗液较多,容易引起感染,因此,应根据渗液情况及时更换敷料,保持创面干燥、清洁。保持负压引流管通畅,观察引流液量、性状、颜色、气味,妥善固定引流管,每天更换时严格遵守无菌操作,准确记录引流量。术后48～72小时考虑拔管。观察足背动脉搏动及双下肢血液循环、感觉、活动情况,发现异常及时报告医师。

3.预防压疮的发生

应用气垫床,协助患者翻身,每2小时翻身一次。

4.预防泌尿系统感染

保持导尿管通畅,并观察尿液的颜色、性质和量,每天清洗会阴2次,鼓励患者多饮水,鼓励患者自解小便,尽量缩短留置导尿管的时间。

5.康复锻炼

正确的功能锻炼可矫正复位后的残余畸形,防止双下肢深静脉血栓形成及肌肉萎缩,促进骨折愈合,增强身体抵抗力,加速功能恢复。指导进行主动或被动活动,对防治肌肉萎缩、关节僵硬、下肢静脉血栓有重要意义。应耐心向患者讲解其重要意义,以调动患者的主观能动性,建立治疗信心,在医护人员的正确指导和帮助下进行合理有效的功能锻炼,以早日康复。功能锻炼方式依据骨折程度而异。

(1)不影响骨盆环完整的骨折:①单纯一处骨折,无合并伤,又不需复位者,可卧床休息,仰卧与侧卧(健侧在下)交替。早期在床上做上肢舒展、股四头肌收缩、踝关节背伸和跖骨屈、足趾屈伸活动,以保持肌力,防止肌肉萎缩、关节僵硬;②受伤1周后做半卧位或坐位练习,并做髋关节、膝关节的屈伸运动;③伤后2～3周鼓励患者在床上进行髋关节、膝关节活动,如全身情况好,可下床站立并缓慢行走,逐渐加大活动量;④伤后3～4周,不限制活动,练习正常行走及下蹲。

(2)影响骨盆环完整的骨折:①伤后无合并伤,卧硬板床休息,并行上肢活动;②伤后2周或内固定术后5～7天可由卧位改为坐位,进行下肢肌肉收缩锻炼,如股四头肌收缩、踝关节背伸和跖骨屈、足趾屈伸活动,以保持肌力,防止肌肉萎缩、关节僵硬;③伤后第3周在床上进行髋关节、膝关节的屈伸运动,先为被动运动,逐渐过渡到主动运动;④伤后6～8周(即骨折临床愈合),拆除牵引固定,可扶双拐下地行走;⑤伤后12周可由部分负重逐渐过渡到完全负重,锻炼弃拐负重行走;⑥扶拐的方法:对骨折的愈合很重要,拐杖的高度应根据患者的身高调试,一般高度是患者双手扶拐,拐顶距离双侧腋窝5～10 cm,并与肩同宽。扶拐靠双手而不是靠腋窝支撑身体,否则容易造成臂丛神经麻痹,一旦发生,虽然经过休息可以恢复,但会影响患者的情绪及功能锻炼的过程。活动强度应由弱到强,活动量由小到大,活动时间由短到长,让患者逐步适应。

(张晓菌)

第六节 四 肢 骨 折

一、骨折患者的分阶段康复护理

(一)骨折早期

伤后1～2周,局部肿胀、疼痛,骨折未愈合,活动关节的杠杆不稳,加上外固定的限制,妨碍了患肢和关节的活动。此期功能锻炼视骨折的部位和严重程度而异,主要形式是使肌肉行等长收缩,每天进行多次,每5～20分钟做100次收缩。肢体末端的关节,如上肢的手指或下肢的足趾,只要未包括在外固定之内,每天应多次进行活动锻炼。骨折部位上下关节暂不活动,而身体其他未骨折的各部位关节、肢体均应进行功能锻炼。上肢用力握拳和充分屈伸活动手指,反复交替进行,下肢以股四头肌收缩锻炼,用力使踝关节背伸、跖屈及伸屈活动足趾等为主,促使受伤肢体消肿。

1.握拳伸指的动作

将患肢的手掌及五指伸开,然后握拳,进行一伸一握,次数由少到多,握拳伸指动作能改善腕部及前臂肌肉的血液循环,增加肌张力,以避免掌指的关节囊粘连及肌肉萎缩,适用于上肢各部骨折锻炼。

2.吊臂屈肘的动作

用颈腕带将患肢的前臂悬吊于胸前,用力握拳,使前臂的肌肉紧张,接着屈曲肘关节,然后伸屈至颈腕带容许的范围,也可用健肢托住患肢的腕关节,进行肘关节的屈曲锻炼,此动作有改善上肢的血液循环、防止关节粘连和肌肉挛缩的作用,适用于上肢各部位的骨折。

3.跖踝屈伸的动作

取仰卧位或坐位将患肢的踝关节尽量跖屈和背伸,此动作有促进下肢血液循环及防止踝关节粘连、强直的作用,适用于下肢骨折。

4.股四头肌收缩的动作

取仰卧位做股四头肌收缩和舒张动作,此动作有促进下肢血液循环、防止股部肌肉萎缩的作用,适用于下肢骨折。

(二)骨折中期

伤后2～8周,局部疼痛消失,骨折部位日趋稳定,已经固定的关节其关节囊、韧带等粘连或挛缩,肢体肌肉明显萎缩,力量减弱。除继续进行患肢肌肉等长舒缩活动外,应帮助患者活动上、下关节,动作应缓慢,活动范围由小到大,活动幅度和力量逐渐加大。先做单一的关节屈伸活动,而后几个关节协同锻炼,活动范围由小到大,但不能太粗暴、剧烈,以逐步恢复肢体功能,同时限制各种不利于骨折连接和稳定的活动,可选择空拳屈腕、抬臂屈伸、摩肩旋转、顶颈耸肩和抬腿屈膝等动作。

1.空拳屈腕的动作

患肢的手半握拳,前臂置于中立位,腕关节尽量掌屈,然后伸屈至中立位,活动的幅度逐渐加大,此动作有恢复腕关节屈腕功能的作用,避免腕关节囊及屈伸肌腱的粘连,适用于上肢骨折。

2.抬臂屈伸的动作

用健肢托住患肢的腕部,使肘关节尽量屈曲,然后伸直,屈曲、伸直的幅度由小到大,此动作能促进上肢血液循环,防止肘关节粘连,适用于上肢骨折的中、后期。

3.摩肩旋转的动作

用健肢托住患肢的前臂,以辅助患肢的肩关节做前、后、内、外旋转活动,幅度由小到大,逐渐增加次数,此动作有松解肩关节囊粘连的作用,适用于上肢骨折的中、后期。

4.顶颈耸肩的动作

患肢肘关节屈曲 90°,上臂紧贴胸壁,以保持上肢正常轴线,这时用力将上臂的肌肉收缩,产生对骨折端的纵向挤压力,使肩关节向上提升,此动作能促进上肢血液循环,增强上臂的肌张力,使骨折端紧密嵌插,避免骨折端的分离移位,适用于上臂骨折中、后期。

5.抬腿屈膝的动作

取仰卧位,将股部的肌肉用力收缩,接着用大腿带动小腿进行膝关节屈曲,然后放松,伸直下肢,此动作有促进下肢血液循环,增加肌张力,预防股部肌肉萎缩和膝关节粘连强直的作用,适用于下肢锻炼。

（三）骨折后期

此期骨折已愈合并除去了外固定,骨折部的骨痂部分已愈合,关节活动范围已经逐渐恢复正常,锻炼的重点应放在肌肉和关节的全面锻炼上,以逐步恢复机体的功能。功能锻炼的目的是增强肌力、克服痉挛与恢复关节活动度。增强肌力的措施主要是在抗阻力下进行锻炼,从最简单的上肢提重物、下肢踢沙袋等开始,到各种机械性物理治疗,如划船、蹬车等。关节活动练习有主动锻炼与被动活动,或用关节练习器,可选择上肢鲤鱼摆尾、单手擎天、径直下蹬、伸膝抬腿、脚底滚筒、屈髋下蹲等动作。

1.上肢鲤鱼摆尾的动作

患肢的前臂取中立位,手半握拳,将腕关节背伸,然后掌屈,状如鱼尾摆动,此动作能加大腕关节屈伸的功能锻炼,有增强肌张力的作用,适用于上肢各部位骨折的锻炼。

2.单手擎天的动作

健手置于胸前,患肢的腕关节呈背伸,上臂紧贴胸壁,将肩关节向前上方高举,并伸直肘关节,然后徐徐放下,此动作可预防肩关节囊粘连及肌肉挛缩、增大肌张力。

3.径直下蹬的动作

取仰卧位,将下肢伸直,保持正常的轴线,用力将脚跟部往床板上做蹬的动作,能使骨折端受到纵向力的挤压,刺激骨折端有利于骨折愈合,适用于下肢骨折中、后期及小腿骨折。

4.伸膝抬腿的动作

取仰卧位,将股部的肌肉用力收缩,使整个下肢伸直抬高约45°,然后徐徐放下,此动作能促进下肢血液循环,增强肌张力,预防股四头肌萎缩,适用于下肢骨折的锻炼。

5.脚底滚筒的动作

取站立位,小腿自然下垂,地面放置一个直径5～10 cm的竹筒或铁管,脚踏在竹筒或铁管上,进行来回推拉滚动,使膝关节伸直、屈曲,此动作有助于膝、踝关节屈曲功能的恢复。

6.屈髋下蹲的动作

患者的脚分开与肩同宽,双手扶在双膝上,徐徐下蹲,使髋、膝关节屈曲,增强肌张力,恢复髋、膝关节的屈曲功能,适用于下肢骨折的功能锻炼。

二、训练关节活动度和肌力

早期关节活动度训练以被动活动为主。如他人帮助患者活动关节,有条件的可使用CPM机进行功能锻炼。术后3天可开始逐步加强主动的关节活动,如腕关节骨折后可自主活动腕关节等。康复训练要逐步加大并维持关节的最大活动度,切忌小范围快节奏活动,这样不仅无助于关节活动度的改善,而且对骨折局部也有影响。肌力训练以主动锻炼为主。人体上、下肢的功能各有侧重,即上肢侧重于精细动作,这些功能的恢复是功能锻炼的重点,锻炼时要注意手指屈伸都要达到最大限度,以防止手部关节僵硬、粘连;下肢的主要功能是负重,但在下肢骨折愈合前如果过度负重会造成固定物松动、折断,所以下肢骨折的康复一定要遵循"早活动、逐步负重"的原则。

三、高度关注神经功能的变化

骨折时,若伴有的周围神经受损未得到及时(术后3个月内)有效的治疗,则该神经所支配肢体的感觉、运动功能将减低或丧失。因此,骨折后如果出现肢体感觉减退、缺失和过敏(包括麻木、痛觉过敏等)及骨折远端活动功能受损等情况,应高度警惕是否为骨折时合并神经损伤,最好及时就诊处理,以免引起肢体的功能障碍。一旦超过3个月,再想治疗恢复极为困难。

对于骨折合并神经损伤且已行过神经吻合术的患者,如果上述异常情况持续存在,最常见的有3种可能:①神经损伤相当严重;②受损的神经部位距离其支配区域太远,恢复十分缓慢或难以恢复;③术后局部瘢痕形成,卡压神经。四肢骨折合并神经损伤后的具体情况非常复杂,患者一定要及时复诊,应在医师的指导下进行功能锻炼并确定进一步治疗的方案。

四、术后患者康复护理的注意事项

(1)功能锻炼必须在医护人员的指导下进行。

(2)功能锻炼应根据骨折的稳定程度,可从轻微活动开始逐渐增加活动量和活动时间,不能操之过急,若骤然做剧烈活动可使骨折端再移位,同时也要防止有些患者不敢进行锻炼,对这样的患者应做耐心说服工作。

(3)为了加速骨折愈合与恢复患肢功能,对骨折有利的活动应鼓励患者坚持锻炼,避免进行对骨折愈合不利的活动,如外展型肱骨外科颈骨折的外展活动、内收型骨折的内收活动、伸直型肱骨髁上骨折的伸直活动、屈曲型骨折的屈曲活动、前臂骨折的旋转活动、胫腓骨干骨折的内外旋转活动、桡骨下端伸直型骨折的背伸活动等都应防止。

（4）建议患者术后多食含钙丰富的食物；多吃富含胶原的猪皮和猪蹄等食物，以促进骨痂生长和伤口愈合；鸡蛋、瘦肉等高蛋白质的食物，都有利于骨骼的形成；多食富含粗纤维的薯类和果蔬，以防骨折后较长时间卧床而发生便秘。

五、辅助用具康复护理

（一）骨外固定器治疗骨折的康复护理

1.术前护理

（1）心理护理：大多数患者对骨外固定器的结构和性质不了解，从而对其治疗效果持怀疑态度。针对患者这种心理，可把骨外固定器拿至患者床边，介绍其结构、固定原理及其优越性，说明应用该固定器后能早期进行患肢功能锻炼，可减少并发症、缩短骨折愈合时间，而且可以避免常规内固定手术痊愈后取内固定物的痛苦。将手术成功的病例介绍给患者及其家属，以此解除患者及家属的疑虑心理，使其能积极配合。

（2）术前准备：首先做好患者全身情况的检查及准备，鼓励患者加强营养支持。术前进行严格的备皮操作，减少伤口感染的机会，目前主张手术当日备皮，择期手术者提前 1 天洗澡更衣，对于开放性骨折应立即做好术前的准备。

2.术后护理

（1）密切观察患者血压、脉搏、呼吸，对于有高血压、心脏病的患者最好进行心电监护。

（2）预防和消除肢体肿胀：术后将患肢置于功能位，抬高 30°，以利于静脉回流、减轻肿胀。术后要注意观察患肢末梢的颜色、甲床充盈的情况、皮温感觉变化，发现问题及时向医师汇报，及时处理。

（3）预防针眼处感染：用骨外固定器治疗骨折，不论是开放性或闭合性，针眼处皮肤护理极为重要。护理措施如下。①针道周围用敷料轻轻遮挡，以防污物流入，若填塞过紧，分泌物排泄不畅，可反复感染。②针道后期护理：一般可用敷料轻轻遮挡针道，也可单纯用 75％乙醇润湿针孔，2～3 次/天，同时密切观察针孔有无红、肿、分泌物及发热等，如发现上述情况，应加强局部换药。③遇有针道严重感染的患者，要立即报告医师，加强局部护理，保持引流通畅，加强全身支持治疗及抗感染治疗。④注意观察骨外固定器是否有松动的情况，术后患者需要进行功能锻炼，由于部分患者运动量过大或者骨质疏松容易造成钢针松动，故应定时检查螺丝情况，及时拧紧螺母，以保证骨外固定器对骨折端的牢固固定。在进针处的皮肤与骨外固定器间填塞纱布，防止皮肤滑动，发现问题应随时向医师汇报。

（4）骨折患者恢复功能锻炼很关键，整复和固定只是治疗的基础，功能锻炼才是治疗的开始。运用骨外固定器治疗骨折最大的优点是可以早期进行功能锻炼。尽早开始受伤部位上下关节的活动：如全身情况允许和固定有足够的稳定性，则应鼓励患者早日扶拐下地练习患肢部分负重行走。功能锻炼的强度以不应引起疼痛为宜，关节活动幅度要大，但频率要小。①术后第 1 天，可要求其活动足趾、手指等。②术后第 3 天可指导患者在床上进行肌肉收缩、舒张等锻炼，以后每天逐渐加大运动量，患者主动或被动活动关节，可有效促进静脉血液、淋巴液等回流，减少手术区组织液的渗出，有利于肢体血液循环，促进肿胀消退，防止关节僵硬、肌肉萎缩，有利于骨折愈合和肢体功能恢复。③术后 2 周可扶拐杖下床活动，早期宜不负重行走。④术后 4 周 X 线片与术后第一次 X 线片进行比较，若骨痂生长、固定可靠，同时能够耐受疼痛，可逐渐负重行走。若出现患肢肿胀、发绀等属于正常现象，应及时向患者解释清楚。⑤术后 12 周，当所有关节内的骨折线及植骨均愈合牢固后才可以完全负重,一旦 X 线片显示骨折已经愈合牢固,可去除骨外固定器。

(6)下肢骨外固定器可配合戴铰链式膝部支具,辅助进行康复锻炼。可给予电脑骨折治疗仪(EDIT)和 CPM 机治疗。EDIT 可促进骨折愈合,通过电磁波刺激,有利于成骨细胞的生长,加快愈合,促进肢体肿胀消退,有很好的辅助治疗作用,下肢骨折患者可进行 CPM 机锻炼1 次/天,每次 30～60 分钟,循序渐进,每天增加 5°～10°,以不引起疼痛为宜。

(二)在开放性骨折中应用负压封闭引流技术的康复护理

1.术前护理

(1)心理护理:一般这种患者都是经历了突发外伤打击,常表现为极度的悲伤、抑郁、悲观甚至恐惧。患者的情绪波动大、变化快,容易发脾气,不配合家人和医疗人员的工作。因此,在日常的护理工作中,每一位责任护士都应当积极做好心理护理工作,对患者表示同情和关心,通过日常巡视和查房的机会,多鼓励患者和对患者进行健康教育,介绍必要的相关知识,如手术具体过程、手术前和手术后需要注意的事项。对患者疾病相关的疑问给予全面、细致地解答,解除患者的顾虑。可以组织患者间相互沟通、交流,使其相互传递经验,增强认同感和给予心理安慰,以此来减轻患者的心理负担。同时,护士还应该注重患者的个体差异,给予个性化的心理护理。

(2)备皮:多毛部位需要备皮,以利于手术后生物半透膜的紧密粘贴,防止皮肤毛孔内的细菌繁殖而引起感染。

(3)用物准备:应在患者回病房前备好负压装置,防止血液凝固堵塞引流管。

2.VSD 技术术后护理

(1)术后观察和处理:注意观察体温、脉搏、呼吸、血压、创面边缘皮肤情况。引流 1 周左右揭除生物半透膜,肉芽新鲜组织行Ⅱ期缝合或植皮。VSD 后,将引流部位抬高 10°～20°,同时确保引流管出口处于低位。

(2)封闭持续负压的观察和护理:在治疗过程中必须时时保持密封有效的负压状态,这是 VSD 技术成功的关键。有效的封闭持续负压吸引使渗出的组织液能有效地经过 VSD 敷料过滤,将吸附在组织上的组织细胞保留下来,过多的组织液通过引流吸引管被及时循环利用,这样才能加速新鲜肉芽组织的生长,在植皮后成活率才能提高。负压维持的时间应注意以下几点:①一次性负压封闭引流可维持有效引流 5～7 天,一般在 7 天后拔除或更换引流管。②对于大面积股骨外露、肌腱外露等,考虑到周围肉芽组织生长速度,一般行 VSD 3～4 次,时间为 15～30 天。③对污染比较严重的创面,如碾挫伤、散弹枪击伤、爆破伤等一般行 VSD 2～3 次,时间可能长达 15～20 天。④植皮后采用 VSD 加压打包,负压状态需要维持 12～15 天。⑤负压引流的压力范围调节在 －60.0～－16.7 kPa(－450～－125 mmHg)。有研究报道在 －16.7 kPa(－125 mmHg)压力下能较快消除慢性水肿,增加局部血流,促进肉芽组织生长。负压有效的标志是填入的 VSD 敷料明显瘪陷,薄膜下无液体积聚。如在负压下瘪陷的医用泡沫恢复原状,生物半透膜下出现积液或负压瓶上的压力指示器伸展,是负压失效的标志,应立即给予处理。负压失效最常见的原因是漏气,听到漏气声应查找漏气位置,最常见的漏气位置为引流管或固定钉的系膜处,以及三通接头的连接处和边缘有液体渗出、皮肤褶皱处,甚至是无序贴膜导致膜与膜之间有"漏贴空白"处,这时需要用生物半透膜密封漏气处。⑥裸露的肌腱和骨骼周围在 1 周内就能生长出新鲜的肉芽组织,从孔道中长出新鲜的肉芽组织会逐渐生长和周围肉芽组织汇合,逐渐覆盖创面。

(3)引流管的护理:密切观察引流管的通畅情况,检查各引流管接头连接良好,引流管无受压、扭曲,引流管内有液体柱流动,在无引流液引出的情况下看不到液体流动,此时通过负压值判断负压泵的运转情况;引流管的管形存在,VSD 敷料密封严密无塌陷,若医用泡沫由瘪陷转入鼓胀,生物半透膜下出现积液而负压瓶上的压力指示器仍显示正常负压,是引流管被堵塞的标志,应立即通知医师,可逆行缓慢注入生理盐水浸泡,堵塞的引流物变软后,重新接通负压源,如仍被堵塞,需要多次操作,甚至更换 VSD 敷料,确保负压引流管的通畅。

(4)疼痛的观察与护理:护士应了解疼痛的性质、程度,正确评估疼痛的程度,了解其影响因素,可安慰患者,借助看书、看电视、听音乐分散其注意力,减轻疼痛,必要时遵医嘱给予镇痛剂。

(5)营养的观察与护理:鼓励患者进食高热量、高维生素、易消化饮食,以促进创面内肉芽组织的生长,防止并发症的发生。

(6)心理活动的观察与护理:向患者详细介绍 VSD 治疗创面的相关知识,消除患者的紧张心情,鼓励患者积极配合、坚持治疗和护理,有利于早日康复。

3.术后患肢护理

术后患肢护理需要注意以下几点。

(1)易压迫的部位,如背部、骶尾部等处,应经常更换患者的体位,用垫圈、被子等将其垫高、悬空,防止 VSD 的引流管被压迫或折叠,因而阻断负压源。

(2)应选择透明的吸引瓶,并经常更换,在更换吸引瓶时,为防止吸引瓶内的液体逆流,可先夹住引流管,再关闭负压源,最后才能更换吸引瓶。

(3)注意观察 VSD 敷料是否塌陷,引流管管形是否存在,有无大量新鲜血液吸出。当发现有新鲜血液大量吸出时,应立即通知医师,仔细检查创面内是否有活动性出血,并进行相应的正确处理。

(4)VSD 敷料内有少许坏死组织和渗液残留,有时会透过生物半透膜散发出臭味,甚至出现黄绿色,应特殊处理。

(5)指导功能锻炼:为了防止关节僵硬、肌肉萎缩,应行局部的肌肉收缩运动,并进行远端关节的功能锻炼。①早期:主动运动是消除水肿最有效、最可行和花费最少的方法。主动运动有利于静脉和淋巴回流。远端未被固定的关节,需要各个方向的全范围运动,每天数次。以保持各关节活动度,防止其挛缩。尽可能进行主动运动和抗阻力运动,以防止肌肉萎缩及拇指外展。有困难时,可进行助力运动或被动运动。在上肢应特别注意肩外展及外旋、掌指关节屈曲及拇指外展,在下肢则注意踝背伸运动。中老年人发生关节挛缩的可能性很大,更应该特别注意。有节奏的肌肉等长收缩练习可防止失用性肌萎缩,无痛时可逐渐增加用力程度,每次收缩持续 5 秒,每次练习收缩 20 次,每天进行 3～4 次。开始时可在健侧肢体试行练习,以检验肌肉收缩情况。对健侧肢体和躯干应尽可能维持其正常活动,尽可能尽早起床。必须卧床的患者,尤其是年老体弱者,应每天做床上保健操,以改善全身情况,防止压疮、呼吸系统疾病等并发症。②后期:主要是通过运动疗法,促进肢体运动功能的恢复。若基本运动功能恢复不全,影响日常生活自理能力时,需要进行日常生活活动能力(ADL)训练和步行功能训练。以适当的器械治疗为辅助,装配矫形器、拐杖、手杖、轮椅等作为必要的功能替代工具。受累关节进行各种运动轴向的主动运动,轻柔牵伸挛缩、粘连的组织。运动时应遵守循序渐进的原则,运动幅度逐渐增大。每个动作重复多遍,每天数次。可先采用主动助力运动,以后随着关节活动范围的增加而相应减少助力。对组织挛缩、粘连严重者,可使用被动运动,但被动运动的方向与范围应符合解剖及生理功能。动作应平稳、缓和、有节奏,以不引起疼痛为宜。对僵硬的关节可配合热疗进行手法松动。治疗师一手固定关节近端,另一手握住关节远端,在轻度牵引下,按其远端最需要的方向做前/后、内/外、外展/内旋松动,使组成关节的骨端能在关节囊和韧带等软组织的弹性范围内发生移动。轻度的关节活动障碍经过主动运动、助力运动及被动运动练习,可以逐步消除。存在较顽固的关节挛缩、粘连时,可进行关节功能牵引,特别是加热牵引,这是一种较好的治疗方法。③恢复肌力:逐步增加肌肉训练强度,引起肌肉的适度疲劳。若患处肌力在3级以上,则肌力练习应以抗阻力练习为主,可以按渐进抗阻力练习的原则做等长、等张或等速练习。等张、等速练习的运动幅度随关节活动度的恢复而加大。肌力练习应在无痛的运动范围内进行,若关节内有损伤或其他原因致运动达一定幅度时有疼痛,则应减小运动幅度。受累的肌肉应按关节运动方向依次进行练习,并直至肌力与健侧相等或相差小于10%为止。肌力的恢复为运动功能的恢复准备了必要条件,同时也可恢复关节的稳定性,防止关节继发退行性变,这对双下肢负重关节尤为重要。④物理治疗:局部紫外线照射,可促进钙质沉积与镇痛;红外线治疗、蜡疗可作为手法治疗前的辅助治疗,具有促进血液循环、软化纤维瘢痕组织的作用;超声可软化瘢痕、松解粘连;局部按摩对促进血液循环、松解粘连有较好的作用。⑤恢复ADL及工作能力:改善动作技能与技巧,增强体能,从而恢复至患者伤前ADL及工作能力。⑥平衡及协调功能练习:应逐步增加动作的复杂性和精确性,并进行速度的练习与恢复静态、动态平衡及防止倾倒的练习。下肢肌力及平衡协调功能恢复不佳,是引起跌倒或其他损伤的重要原因,尤其是对老年人威胁最大,需要特别注意。

(张晓菡)

第十四章

儿科门诊护理

一、门诊护理工作常规

(一)新生儿访视

定期对新生儿进行健康检查,宣传科学育儿知识,指导家长做好新生儿喂养、护理和疾病预防,并早期发现异常和疾病,及时处理和转诊。降低新生儿患病率和死亡率,促进新生儿健康成长。

1.访视次数

(1)访视次数不少于 4 次(出生后 3 天、7 天、14 天、28 天)。

(2)发现异常适当增加访视次数,必要时转诊。

2.访视用物准备

秤、75％乙醇、2％碘酒、体温表、消毒敷料、1％甲紫、访视卡、血压计、软尺、小铃、红色绒球棉签。

3.访视内容

(1)初次访视(出生后 3 天内):①询问分娩时情况(有无窒息)、出生体重、出生后睡眠、哭声、大小便等情况;有无接种疫苗,是否已做新生儿听力筛查。②检查新生儿面色、皮肤有无黄疸。③全面体格检查。④喂养情况:评估喂养方式、吃奶次数、奶量。⑤指导母乳喂养、保暖、皮肤护理、疾病及意外伤害的预防。

(2)第二次访视(出生后第 7 天)①观察新生儿一般情况、黄疸情况、脐带有无脱落,脐窝是否正常,新生儿行为检查(觅食、拥抱、握持、肌张力)。②出现生理特点(假月经、乳腺肿大、生理性体重下降)的健康指导。

(3)第三次访视(出生后 14 天):①评估生理性黄疸是否消退、生理性体重下降是否恢复,发现异常帮助寻找原因或指导就医。②测量头围、前后囟、简易测量视力、听力。

(4)第四次访视(出生后 28 天):①全面体格检查。②评估体重、身长增长情况。③促进母婴交流的健康指导。

4.注意事项

(1)安排好访视秩序,先访视早产儿和正常新生儿,后访视有感染性疾病的新生儿。

(2)访视人员必须注意清洁卫生,患有感冒、肝炎等急慢性传染病、皮肤感染者等不参与访视。

(3)访视检查时注意保暖、清洁洗手、戴口罩,细心认真、动作轻柔。

(二)一般患儿随访

1.随访时间

原则上出院后第一周进行第一次随访,也可根据病情选择出院后1个月内进行第一次随访,之后可按照疾病需要进行定期的随访。

2.随访方式

以电话随访为主,也可使用 QQ 群等网络信息平台。

3.随访内容

(1)评估出院后的治疗效果和恢复情况,确定来院复诊时间。

(2)指导患儿家属出院用药的相关注意事项,以及出现病情变化时的急救处理。

(3)根据患儿情况开展与疾病相关的健康宣传教育。

(4)询问对住院期间的科室环境、医护人员服务、医疗效果等方面的意见和建议。

(5)在随访系统中对随访情况进行详细的记录。

4.随访注意事项

(1)随访前通过随访系统查询随访对象的姓名、性别、年龄、联系方式,并了解患儿的疾病诊断、检验结果和治疗情况。

(2)随访时仔细倾听患儿家属的意见,诚恳地接受批评,采纳合理化建议。

(3)对患儿家属的询问和意见,如不能当面回复应查询清楚后予以反馈。

(三)预诊

(1)在门诊设立一站式服务台,为患儿提供预检分诊服务。门诊预检分诊工作由一站式服务台人员、挂号收费窗口人员,以及导诊员负责。

(2)急诊科设立预检分诊处,急诊预检分诊工作由具有在急诊室工作两年以上经验的护士承担,实施 24 小时预检分诊。

(3)所有预检分诊工作人员应熟悉《本院疾病预检分诊标准》,并每年接受培训一次,确保每个就诊患儿符合医院服务内容。

(4)门诊预检分诊人员应按照病情轻重缓急,将患儿分诊到普通门诊或急诊就诊。应为急重症患儿配戴标识,并及时与急诊科人员联系,必要时护送至急诊科。对于传染病患儿或者疑似传染病者,及时引导到传染病区就诊。常见儿科传染病如下。

(5)患儿一到医院即应对其进行预检分诊,严格按预检分诊程序熟练、准确地进行分诊,坚持先预检、后挂号。

(6)预检分诊人员做到一问、一看、两指导,即问清楚症状、部位;查看患儿,特别是新生儿;指导就诊科室、指导挂号流程。做到仪表端庄,态度和蔼,有问必答。

(7)遇到不符合本院医疗服务范围的患儿,应给患儿家长提供相应医院的信息。

(8)遇有紧急突发公共卫生事件,有大批患儿来院就诊时,预检分诊护士应立即报告上级领导,启动应急预案。

(四)导诊

(1)工作人员必须佩戴胸牌,做到仪表端庄,衣着整洁。

(2)要热情主动接待患儿,执行首问负责制,使用规范服务用语,礼貌待人、有问必答、百问不厌。

（3）熟悉医院概况和布局，掌握预检分诊标准，指引患儿快捷就诊。

（4）导诊过程中，应注意观察区域内患儿的情况，遇到危急重症患儿，应护送至急诊室就诊。

（5）积极主动地巡视各区域，做好各区域的就医秩序的维持，主动热情为患儿提供就诊、检查等指导服务。

（6）积极主动为患儿提供便民服务，或为行动不便者应主动提供帮助。

（7）遇患儿家属需要投诉或情绪激动者，应主动接待，缓解家属不良情绪，必要时带领其到相关部门解决问题。

二、儿科急诊护理常规

（一）急诊一般护理常规

（1）病室环境清洁、舒适、安静，保持室内空气新鲜。保持室温在 $18\sim24$ ℃，相对湿度为 $55\%\sim65\%$。

（2）根据病种、病情安排就诊的顺序，危重患儿直接送入抢救室，一般患儿按序等候就诊。

（3）准确、及时地处理医嘱，观察治疗效果及药物的不良反应，及时报告医师。

（4）定时巡视病房，观察并记录患儿生命体征、神志、瞳孔、血氧饱和度等变化。

（5）根据病情，对患儿或家属进行相关健康指导，积极配合治疗。

（6）严格执行消毒隔离制度，预防院内交叉感染；做好病床单位的终末消毒处理。

（7）安全护理：保持各种管道通畅、固定，分别标识注明。对婴幼儿、意识不清、躁动不安的患儿，应避免坠床、擦伤或自伤的发生。

（二）出诊转运

（1）值班护士在接听呼叫电话时，按照转诊情况登记表询问并填写清楚需接诊患儿情况，并通知出诊的医师、护士、司机。

（2）出诊护士按照对方所提供的病情准备好出诊用物，注意检查用物的完好性。

（3）到达本院后及时了解患儿诊治情况，对其进行全面评估，协助稳定患儿病情，并与当地医院护士认真交接患儿情况并记录。保证静脉通路的畅通，做好转运准备。

（4）转运途中患儿应顺车体而卧，根据病情采取相应的体位，注意将患儿身体妥善固定于安全位置。

（5）做好转运患儿的监护与急救：观察意识状态、瞳孔、末梢循环，监测生命体征。保持患儿呼吸道通畅，保证有效给氧。保持各种管道的通畅。心跳呼吸骤停者按心肺复苏程序进行复苏抢救。

（6）做好与家长的沟通，减轻家长的焦虑、恐惧心理。

（7）详细记录患儿转运过程中的病情变化。

（8）转运回医院后协助办理住院手续并将患儿护送入相应的病房，与病房护理人员认真交接。

（9）出诊后要及时补充急救药品、物品，以保证所有用物处于完好的备用状态。

（三）急诊分诊

（1）主动热情接待急诊就诊患儿，按病情轻、重、缓、急分别处理。

（2）病情危重者，立即护送到抢救室或监护室抢救，呼叫值班医师和护士参与抢救，并给予必要的抢救措施。

（3）一般急诊患儿，测量并记录其生命体征，指导家长填写好急诊病历本封面，安排患儿到相应诊室就诊。

（4）详细询问患儿流行病学史，仔细排查是否为传染患儿，如疑为传染病，及时安排到感染科（或隔离诊室）就诊，并做好消毒隔离工作。

（5）维持好就诊秩序，向家长做好解释和宣传，做好分诊后患儿的健康教育。⑥做好分诊登记。

（四）急诊抢救

（1）对危急重症患儿，立即护送到抢救室或监护室抢救，通知有关医师进行紧急处理。在医师到来之前，护士应酌情予以必要的急救处理，如建立静脉通道、吸痰、给氧、人工呼吸、胸外按压等。

（2）抢救过程中执行口头医嘱时，应严格遵守口头医嘱执行制度，抢救完毕，及时将抢救经过详细记录在急诊留观病历本上。

（3）严密观察患儿生命体征和病情变化，15～30分钟巡视1次，按时做好各项记录。

（4）患儿病情稳定后，通知病房做好接诊准备，指导家长办理住院手续，护送患儿至病房，不能立即住院者按急诊留观护理常规护理。

（5）为患儿及家长提供有针对性的健康教育和心理护理。

（6）抢救药品、器材及时补充检查，保证随时处于备用状态。

（五）急诊输液

（1）病室环境清洁、舒适、安静，安全，保持室内空气新鲜。保持室温在18～24 ℃，相对湿度为55％～65％。

（2）热情接待输液患儿，根据病情和医嘱合理安排床位和注射顺序。

（3）严格执行查对制度和无菌技术操作规程，核查药物配伍禁忌，根据治疗原则合理安排输液顺序和调节输液速度。

（4）经常巡视病房，及时处理输液故障，观察患儿的病情变化，如有异常，及时报告并处理。

（5）患儿输注重点药物时，做好标识、告知、观察和交接班等各项工作。

（6）门诊病历和输液执行卡按规定做好记录。

（7）做好输液患儿及家长的健康教育和输液指导。

（8）长期输液的患儿，注意保护血管，急诊、危重患儿选用静脉留置针输液，以保证输液的通畅。

（六）急诊留观

（1）按原发病护理常规护理。

（2）热情接待留观患儿，介绍留观须知和病室环境；根据患儿病情、病种合理安排床位。

（3）保持环境安静、整洁，空气新鲜，室内温度18～24 ℃，相对湿度为55％～65％。

（4）遵医嘱准确及时地完成各项检查、治疗、护理。

（5）密切观察患儿病情变化，按要求书写留观病历。

（6）做好心理护理，主动与患儿家长沟通，减轻紧张、焦虑情绪，以取得配合。

（7）需住院治疗的患儿，指导其办理好住院手续，根据病情护送患儿入病房。

（8）保持床单位整洁，患儿离开留观室后，及时做好终末处置。

（9）做好留观患儿的随访工作。

（10）根据患儿病情做好健康教育。

三、儿科急诊常见病护理

(一)发热

发热为儿科疾病中的常见症状,也是儿科急诊最常见的表现。

1.病因

(1)感染性疾病:①全身性感染,败血症、传染性单核细胞增多症、播散性念珠菌病。②局限性感染,咽后壁脓肿、中耳炎、面部蜂窝织炎、眶周蜂窝织炎、骨髓炎、肝脓肿、膈下脓肿、肾周脓肿。③各系统常见感染,肺炎、肺结核、亚急性心内膜炎、感染性腹泻、阑尾炎、尿路感染、化脓性脑膜炎、病毒性脑炎。④急性传染病,麻疹、风疹、水痘、猩红热、手足口病、沙门菌属感染、布氏杆菌病、钩端螺旋体病。

(2)非感染性疾病:①结缔组织病,川崎病、系统性红斑狼疮、风湿热、类风湿病。②肿瘤与血液病,白血病、霍奇金病、组织细胞增生病、恶性肿瘤。③组织破坏或坏死,各种严重损伤如大手术后、大面积烧伤、急性溶血性贫血。④过敏性疾病,药物热、注射疫苗、血清病、输血及输液后热原反应。⑤体温中枢调节失常,暑热症、颅脑损伤、脑瘤、蛛网膜下腔出血。⑥产热散热失衡,癫痫持续状态、甲状腺功能亢进、鱼鳞病、广泛性瘢痕、先天性汗腺缺乏病。

2.临床表现

(1)发热的类型:稽留热、弛张热、间歇热、不规则发热。

(2)注意发病年龄、地区、起病急缓、传染病预防接种史、接触史等。

(3)发热伴随症状与体征:精神萎靡、寒战、咳嗽、腹痛、腹泻、皮疹、淋巴结肿大等。

(4)五官检查及各系统表现。

3.急诊检查

(1)实验室检查:血常规;尿常规;大便常规;血沉;免疫学指标;结核菌素试验。

(2)影像学检查:胸、腹部及其他部位 X 线或 CT 检查;超声检查;放射性核素的扫描;心电图检查。

(3)细菌培养:血液、大便、尿液、脑脊液、胸腔积液、腹水、骨髓、脓液、胆汁、心包液等。

(4)穿刺检查:腰穿、骨穿、胸穿、腹穿;活体组织检查。

4.急诊护理措施

(1)物理降温:室温保持在 20～22 ℃,减少衣物,避免捂盖,促进散热;温水擦浴、冷盐水灌肠(28～32 ℃,≤6 个月 50 mL,6 个月～1 岁 100 mL,1～2 岁 200 mL,2～3 岁 300 mL,年长儿300～500 mL),高热患儿应积极头部物理降温,以降低脑耗氧量,减轻高热对中枢神经系统的损害。

(2)药物降温:无热惊厥史的患儿体温大于 38.5 ℃可用药物降温,首选对乙酰氨基酚,不良反应较少,其次可用布洛芬、柴胡。持续超高热病情危重的患儿,可用冬眠疗法。

(3)积极补充水分、热量及电解质,给予清淡易消化、富含营养的流质或半流质饮食,不能进食者可经静脉补充。

(4)对局灶性感染进行评估和治疗,积极清创、引流、局部用药。

(5)化验检查:血、尿、大便常规化验及血培养,及早确诊败血症;根据病情行尿培养、脑脊液、骨髓、胸腔穿刺液、关节腔穿刺液、腹水等化验,X 线、超声、CT 等检查。

(6)抗生素治疗:根据病情及化验检查结果选用抗生素。

(7)必要时排查免疫缺陷疾病、结缔组织病、恶性肿瘤。

(二)小儿腹泻

小儿腹泻也称腹泻病,可根据病因的不同分为感染性和非感染性两类,是由多种病原、因素引起的以大便次数增多及大便性状改变为特点的消化道综合征。发病年龄多在 2 岁以下,1 岁以内者约占 50%。在我国,小儿腹泻是仅次于呼吸道感染的第二位常见病和多发病。

1.病因

婴幼儿的消化系统发育不成熟,胃酸及消化酶的分泌较少且消化酶的活性较低,因此对食物质和量的较大变化耐受力差,而且小儿生长发育快,所需营养物质又相对较多,则造成消化道负担较重。在受到不良因素影响时,易发生消化功能紊乱。由于小儿机体防御能力较差,婴儿血清免疫球蛋白和胃肠道 sIgA 及胃内酸度均较低,故易患肠道感染。另外,人工喂养儿不能从母乳中获得免疫物质,并且食物、食具易被污染,因此肠道感染发生率明显高于母乳喂养儿。

小儿腹泻可由非感染和感染性原因引起。①非感染性原因:饮食不当引起的腹泻是主要因素,多由于喂养不定时、量过多或过少,以及食物成分不适宜(如过早喂食大量淀粉或脂肪类食物)、突然改变食物品种等因素而引起。个别小儿对牛奶或某些食物成分过敏或不耐受也可引起腹泻;双糖酶缺乏,使肠道对糖的消化吸收产生障碍也会发生腹泻。另外,气候突然变化,如腹部受凉使肠蠕动增加、天气过热使消化液分泌减少均易诱发腹泻。②感染性原因:肠道内感染可由病毒、细菌、真菌及寄生虫等引起,以前两者较多见,尤其是病毒。肠道外感染是患中耳炎、上呼吸道感染、肺炎、泌尿系统感染、皮肤感染等或急性传染病时,由于发热及病原体的毒素作用使消化道功能紊乱而伴有腹泻。有时,肠道外感染的病原体也可同时感染肠道(主要是病毒)。

2.急诊检查

(1)基本检查:观察大便性状。大便常规检查:不带黏液和血的水样腹泻多是由病毒性肠炎或细菌外毒素所致;黏液便和血便则提示肠黏膜受损或由细菌内毒素(沙门菌、致病性大肠埃希菌)所致;显微镜下可见黏液斑或每高倍视野超过 5 个白细胞提示细菌感染,如志贺菌、耶尔森菌、沙门菌、分枝杆菌、致病性大肠埃希菌感染等。

(2)实验室检查:脱水时需检查血清电解质,重症患儿应同时测尿素氮。白细胞计数及中性粒细胞增多提示细菌感染,降低提示病毒感染。③特殊检查:必要时做大便细菌培养检出致病菌。

3.急诊护理措施

(1)调整饮食:限制饮食过严或禁食过久常造成营养不良,并发酸中毒,造成病情迁延不愈而影响生长发育,故腹泻脱水患儿除严重呕吐者需暂禁食 4~6 小时(不禁水)外,均应继续进食,以缓解病情,缩短病程,促进恢复。腹泻停止后,继续给予营养丰富的饮食,且每天加餐 1 次,共2 周。对少数严重患者和口服营养物质不能耐受者,应加强支持疗法,必要时予肠外营养。

(2)纠正水、电解质紊乱及酸碱失衡:①口服补液。腹泻时,用口服补液盐(ORS)可以预防脱水并纠正轻、中度脱水。有明显腹胀、休克、心功能不全或其他严重并发症的患者及新生儿不宜口服补液。②静脉补液。用于中、重度脱水或吐泻严重、腹胀的患儿。根据不同的脱水程度和性质,结合年龄、营养、自身调节功能状况,决定溶液的成分、容量和滴注持续时间。

(3)控制感染:约 70% 的患儿表现出病毒及非侵袭性细菌所致的水样腹泻,一般可不用抗生素,但应合理使用液体疗法,选用微生态制剂和黏膜保护剂;其余约占 30% 的患儿为侵袭性细菌感染所致的黏液、脓血便患者,遵医嘱根据临床特点,结合大便细菌培养和药敏试验结果,选用针对病原菌的抗生素并随时进行调整。避免应用止泻药,同时还应严格执行消毒隔离措施,包括患儿的排泄物、用物及标本的处置;护理患儿前、后须认真洗手,以避免交叉感染。

(4)维持皮肤完整性:婴幼儿应选用柔软布类尿布,勤更换;每次便后用温水清洗臀部并吸干;局部皮肤发红处可涂以3%～5%鞣酸软膏或40%氧化锌油并按摩片刻,以促进局部血液循环;皮肤溃疡局部可增加暴露或用红外线灯照射,以促进愈合;避免使用不透气塑料布或橡皮布,以防止尿布皮炎发生。因为女婴尿道口接近肛门,所以还需注意会阴部的清洁,以预防上行性尿路感染。注意约束多动的患儿。

(5)严密观察病情:观察排便情况,记录大便的次数、颜色、气味、性状及量,并及时送检;采集标本时,应注意采集黏液脓血部分。做好动态比较,为制定输液方案和治疗提供可靠的依据。监测生命体征,对高热者应给予头部冰敷等物理降温措施,汗多时及时擦干汗液,更换湿衣,做好口腔护理及皮肤护理。密切观察代谢性酸中毒、低钾血症等表现,观察循环情况和严格记录24小时液体出入量。

(三)小儿腹痛

腹痛是小儿时期常见病症之一,原因多种多样。因小儿不能准确地表达,给诊断与鉴别诊断带来一定的难度。有一小部分属于外科急腹症,一旦误诊,后果严重。

1.病因

(1)腹腔内器质性疾病:①炎症,如阑尾炎、坏死性小肠炎、胆囊炎、胰腺炎、腹膜炎、肠炎、痢疾、肝炎、肠系膜淋巴结炎、腹腔结核、肝/肾脓肿等。②梗阻,如先天性消化道畸形、肠套叠、嵌顿疝、肠梗阻、尿路结石等。③溃疡穿孔,如应激性溃疡、胃溃疡、十二指肠溃疡、肠穿孔、脾破裂等。

(2)胃肠功能紊乱:胃肠痉挛可导致婴幼儿阵发性腹痛,饮食不当、气候因素、便秘等均可引起肠蠕动异常。

(3)腹外疾病伴腹痛:如大叶性肺炎、胸膜炎、过敏性紫癜、腹型癫痫、重症心肌炎、脊柱结核、骨折等。

2.临床表现

(1)发病年龄:新生儿期常见先天性消化道畸形、饮食不当;婴儿期多见肠炎、肠套叠;幼儿及儿童以肠炎、消化不良、阑尾炎、肠道寄生虫病、溃疡病多见。

(2)发作情况:起病急、病程短要考虑外科急腹症;起病缓、病程长或呈阵发性腹痛者,多为内科疾病。

(3)腹痛性质:局限而且固定的持续性腹痛,拒按者提示腹腔内炎性疾病;阵发性隐痛且喜按者多为痉挛性疼痛。

(4)腹痛部位:中上腹见于急性胃炎、消化性溃疡;右上腹见于病毒性肝炎、肝脓肿、胆囊炎;左上腹见于急性胰腺炎、脾大;右下腹见于急性阑尾炎;左下腹见于菌痢便秘;脐部周围疼痛以肠痉挛、肠炎、肠蛔虫症多见;全腹持续痛应考虑腹膜炎。

(5)伴随症状:发热提示有炎性疾病;呕吐提示胃炎、梗阻、溃疡病;腹泻依据大便性状判断肠炎、肠套叠等;腹痛伴出血性皮疹考虑过敏性紫癜;腹痛伴尿路刺激征考虑尿路感染或结石。

3.急诊检查

(1)一般检查:血常规、尿常规、大便常规,大便培养。

(2)特殊检查:腹部正侧位、卧位X线平片;腹腔及腹内储器超声检查;胃肠钡餐检查;电子胃肠镜;腹部CT;腹膜穿刺术。

4.急诊护理措施

(1)去除病因:治疗原发病,根据病原菌选择抗生素或抗结核药物,寄生虫感染应用驱虫药物。

(2)对症治疗:内科功能性腹痛可给予解痉止痛剂。消化性溃疡给予制酸药、胃肠黏膜保护剂。

(3)外科急腹症的处理:纠正水、电解质紊乱和休克。①止痛剂:诊断明确者可适当应用,诊断不明者慎用,以免掩盖病情。②抗感染:选用强有力的抗生素。③手术治疗。④其他疗法:如肠套叠空气灌肠。

(四)急性呼吸衰竭

急性呼吸衰竭是由于各种原因所致的中枢和/或外周性的呼吸功能障碍使呼吸系统不能完成机体代谢所需的气体交换,引起动脉血氧分压下降,和/或二氧化碳分压上升,表现为一系列代谢及生理功能紊乱的临床综合征。

1.病因

(1)中枢性呼吸衰竭:如颅内感染、出血、肿瘤、损伤、药物中毒及颅内压增高症所致的呼吸中枢受损,即呼吸的驱动障碍,而呼吸器官本身可正常。

(2)周围性呼吸衰竭:①呼吸道疾病,急性喉炎、气管和支气管炎、急性会厌炎、急性毛细支气管炎、气管异物、哮喘持续状态、重症肺炎、呼吸窘迫综合征(ARDS)等。②胸廓及胸腔疾病,气胸、脓胸、血胸等。

(3)心血管疾病:心肌炎、先天性心脏病、充血性心力衰竭等。

(4)神经-肌肉疾病:多发性神经根炎、脊髓灰质炎等所致的呼吸肌麻痹及重症肌无力等。

小儿以呼吸道疾病多见,其次为神经-肌肉疾病。病因在不同年龄存在较大差异,其中新生儿以肺透明膜病、窒息、缺氧缺血性脑病、吸入性肺炎等多见;2岁以下以支气管肺炎、喉炎、哮喘持续状态、异物吸入等常见;2岁以上以哮喘持续状态、脑炎、多发性神经根炎、溺水等多见。

2.症状与体征

(1)呼吸系统:发生呼吸衰竭的早期,小儿常有呼吸窘迫表现,如呼吸增快、鼻翼翕动等。儿童三凹征明显,新生儿出现呼气性呻吟。中枢性呼吸衰竭主要表现为呼吸节律和频率的改变,如快慢、深浅不匀,可呈潮式呼吸、抽泣样呼吸、双吸气等。周围性呼吸衰竭以呼吸困难、呼吸辅助肌呼吸活动为主要表现。

(2)心血管系统:缺氧早期心率加快,心音亢进,心排血量增加,血压上升。晚期出现心率减慢,血压下降,心律失常,脉搏细弱,并可发生心力衰竭、休克。

(3)神经系统:早期兴奋、烦躁,随后转入精神萎靡,反应差,意识障碍,甚至昏迷、惊厥等。

(4)消化系统:严重时可出现消化道出血,肝功能受损可出现转氨酶增高等。

(5)其他:缺氧可出现发绀,尿量减少,肾功能不全及代谢紊乱如酸中毒、低钠、高钾血症。

3.急诊检查

急性呼吸衰竭常用的急诊检查有血气分析。

(1)Ⅰ型呼吸衰竭:即低氧血症,$PaO_2 \leqslant 6.7$ kPa(50 mmHg),$PaCO_2$正常,见于呼吸衰竭的早期和轻症。

(2)Ⅱ型呼吸衰竭:即低氧血症、高碳酸血症,儿童$PaO_2 < 8.0$ kPa(60 mmHg),$PaCO_2 \geqslant 6.7$ kPa(50 mmHg);婴幼儿$PaO_2 < 6.7$ kPa(50 mmHg),$PaCO_2 \geqslant 6.7$ kPa(50 mmHg)。

4.急诊护理措施

(1)保持呼吸道通畅:清除呼吸道分泌物,翻身、叩背、雾化、吸痰,吸痰一次的时间不超过10秒。遵医嘱应用支气管扩张剂和地塞米松,以解除支气管和黏膜水肿。

(2)给氧:有自主呼吸者采用鼻导管或面罩或头罩给氧,头罩给氧的氧流量>4 L/min。呼吸浅弱、暂停或紧急复苏时可用皮囊加压给氧。呼吸窘迫综合征(ARDS)可用呼吸道持续正压(CPAP)给氧。缺氧的严重程度无改善,应考虑改用呼吸机给氧。给氧原则以能缓解缺氧,而不抑制颈动脉和主动脉体化学感受器对低氧血症的敏感性为宜,即维持 PaO_2 为 8.7～11.3 kPa(65～85 mmHg)。

(3)气管插管的指征:①呼吸困难加重,呼吸频率减慢,婴儿<15 次/分,儿童<10 次/分。②吸入纯氧,PaO_2<6.7 kPa(50 mmHg)。③中枢性呼吸衰竭,凡呼吸节律不齐、深浅快慢不等、反复呼吸暂停等即可插管。

(4)建立静脉通路:适当补液,维持水、电解质平衡,补液量控制在 60～80 mL/(kg·d),婴幼儿 40～60 mL/kg。并发脑水肿者 30～60 mL/(kg·d)且边补水边脱水,常用甘露醇 0.25～0.59/kg静脉滴注,每天 3～4 次。

(5)纠正酸中毒及电解质紊乱:单纯呼吸性酸中毒改善通气即可纠正,合并代谢性酸中毒且pH<7.2,BE(碱剩余)为－8 mmol/L 以上时,可用碳酸氢钠纠正,并应在有效的通气下使用。

(6)维持心、脑、肺、肾功能:呼吸衰竭伴严重心力衰竭时应给强心剂,如毒毛花苷 K,宜小剂量分次缓慢给予;血管活性药物的应用可改善全身多脏器功能,主要选择酚妥拉明或东莨菪碱;并发脑水肿时,常用 20％甘露醇;利尿剂的应用可防治肺水肿的发生,常用呋塞米;肾上腺皮质激素的应用可增加应激功能,减少炎症渗出,解除支气管痉挛,改善通气;降低颅内压,减轻脑水肿;稳定细胞膜和溶酶体膜。每次 0.5～1.0 g/kg,3～4 次/天,短疗程应用。

(五)感染性休克

感染性休克是由各种致病菌及其毒素侵入人体后引起的以微循环障碍,组织细胞血液灌注不足,导致重要生命器官急性功能不全的临床综合征。常发生在中毒性菌痢、出血性坏死性肠炎、败血症、重症肺炎及胆道感染等急性感染性疾病的基础上,临床上以面色苍白、四肢厥冷、皮肤发花、尿量减少、血压下降为主要表现。这是儿科常见的危重病症之一。

1.病因

多种病原微生物均可引起,但临床上以革兰阴性杆菌多见,如大肠埃希菌、痢疾杆菌、绿脓杆菌、脑膜炎双球菌等。其次为金黄色葡萄球菌、溶血性链球菌、肺炎链球菌等革兰阳性球菌。近年来不少条件致病菌,如克雷伯菌、沙门菌、变形杆菌及一些厌氧菌等所致的感染,也有上升趋势。

2.症状及体征

面色苍白或口唇、指(趾)发绀,皮肤发花;手足发凉,毛细血管再充盈时间延长;脉搏细速,血压下降甚至测不到,脉压缩小;尿量减少;神志模糊,表情淡漠或昏迷;呼吸增快,重型呼吸深长、浅慢,节律不整。

3.实验室检查

(1)血、尿、大便常规及细菌培养:绝大多数感染性休克的外周血白细胞计数显著增高,中性粒细胞占绝对优势,伴核左移,常有中毒颗粒。结合病情送血液、体液细菌培养,以求得病原学诊断。早期尿浓缩,晚期肾衰竭时比重下降,出现尿蛋白,镜检可见管型及红细胞。

（2）血气分析：早期有代谢性酸中毒，pH 及碱储备降低，晚期动脉血氧下降，血乳酸值升高。

（3）出现弥散性血管内凝血（DIC）时，血小板计数减少，常降至 100×10^9/L 以下，呈进行性下降；出血时间和凝血时间延长，在高凝状态时，出血时间可缩短；凝血酶原时间（PT）延长 3 秒（出生 4 天内＞20 秒），纤维蛋白原减少。

4.急诊护理措施

小儿感染性休克病情十分危重，变化迅速，一经诊断，必须就地全力抢救，严禁长途转送。感染性休克的治疗应是综合性的。综合性疗法包括扩充血容量及纠正酸中毒；使用血管活性药物；强心；控制感染；抗介质治疗；维护重要脏器功能；氧疗；支持营养。

按病情的轻重缓急将以上措施合理安排，有机结合起来。①扩充血容量，纠正酸中毒和使用血管活性药物。②控制感染和使用肾上腺皮质激素。可在扩容和应用血管活性药物之后开始应用。在强有力抗生素的保证下，酌情使用肾上腺皮质激素。⑤病原菌未明，使用广谱抗生素，一般首选头孢第三代；病原菌明确，按药敏试验选用。⑥预防和治疗并发症，防治 DIC。

（六）急性颅内压增高

正常情况下颅内压保持相对恒定，当脑脊液压力超过 1.77 kPa（180 mmH$_2$O）为颅内高压。颅内高压分为急性和慢性两类，机体对颅内压增高的代偿有限，急性颅内高压常伴脑水肿、颅内血循环及脑脊液循环障碍，三者相互影响造成恶性循环。当压力极高时可形成脑疝，压迫脑干而危及生命。

1.病因

（1）颅内、颅外感染：使脑组织体积增大，如各种脑膜炎、脑炎、颅内寄生虫、中毒性痢疾、败血症等。

（2）颅内占位性病变：使颅内容物体积增大，如外伤、颅内出血所致硬膜下或硬膜外血肿、神经胶质瘤等。

（3）脑脊液循环障碍：使脑脊液量增加、脑积水，如脑外伤、先天性颅脑畸形等导致脑脊液过多或循环受阻。

（4）脑缺血缺氧：窒息、溺水、CO 中毒、休克和癫痫持续状态等。

2.临床表现

（1）颅内高压症表现：①头痛为弥漫性，初为阵发性，后为持续性，早起时重，当咳嗽、大便用力或改变头位时可使头痛加重。婴幼儿有尖声啼哭或拍打头部、激惹、烦躁等表现，新生儿表现为睁眼不睡和尖叫。②呕吐常呈喷射性，无恶心，与饮食无关。开始早起时重，以后可不定时，呕吐可减轻头痛。③意识障碍，表情淡漠、嗜睡或躁动，进一步发生昏迷。④头部体征，婴儿可见前囟紧张隆起，骨缝分离。⑤眼部体征可有复视、落日眼、视物模糊，甚至失明等。眼底多有双侧视盘水肿，但婴儿期前囟未闭不一定发生。急性颅内压增高时，眼底检查仅见视神经边缘模糊、小动脉痉挛及小静脉淤滞。脑疝形成前有瞳孔大小变化及边缘不整现象。肌张力增高及抽搐。⑥生命体征改变，急性颅内压增高时，一般血压（收缩压）先升高，继而心率变慢，呼吸节律改变（周期性、潮式呼吸或过度呼吸现象）。生命体征改变乃因脑干受压所致。若不及时治疗，颅内压将继续上升发生脑疝。

（2）脑疝表现：①小脑幕切迹疝（颞叶沟回疝），表现为意识突然丧失。双侧瞳孔大小不等，患侧瞳孔先缩小后扩大，对光反射消失，眼睑下垂，小脑幕切迹受压迫时可出现颈项强直，晚期可见呼吸节律变慢、不整。②枕骨大孔疝（小脑扁桃体疝），表现为颈项强直、后枕疼痛，反复出现角弓反张、呕吐、意识不清、瞳孔先对称性缩小后扩大，中枢性呼吸衰竭发展迅速，呼吸慢而不规则，心率先增快后变慢，血压先升高后下降，也可表现为呼吸、心搏骤停。

3.辅助检查

(1)腰椎穿刺脑脊液压力测定及检查有助于出血、感染的诊断，颅内高压者做腰穿时应警惕枕骨大孔疝的发生，操作者必须十分谨慎，用最小号腰穿针进行，腰穿时需有他人观察患者情况。腰穿前先建立静脉通路，必要时可用甘露醇 0.25～0.59 g/kg，静脉推注，半小时后再行腰椎穿刺。

(2)有条件时神经外科医师应作颅骨钻孔，放置螺旋插头做颅内压力监测。

(3)眼底检查。

(4)其他辅助检查：包括头颅 X 线片、CT、B 超、脑电图、磁共振、脑动脉造影等。

4.鉴别诊断

(1)偏头痛：头痛呈周期性，常为跳痛性质，先有闪光暗点、幻视或眼花等，剧烈时可出现呕吐，吐后头痛可缓解，偶然尚可有脑神经麻痹体征。但本病的病期较长，头痛每次持续数小时至数天，不发时无头痛，检查无眼底水肿，腰穿压力正常。

(2)视神经炎：可有头痛、视盘充血、水肿，但早期即有显著视力下降，腰穿压力正常。③神经官能症：常诉头痛，有时有恶心、呕吐，但一般病史较长，而且尚有头昏、失眠、记忆力下降、注意力不集中等神经官能症状，且无视盘水肿。

5.急诊护理措施

(1)液体疗法：遵循量出为入，边补边脱，入量应略少于出量的原则，维持正常血压及中心静脉压，维持尿量在 0.5～1.0 mL/(kg·h)，维持正常血清电解质及渗透压。

(2)降低颅内压：①首选甘露醇 0.25～1.00 g/kg，静脉滴注，30 分钟内输入，每 4～6 小时 1 次。②呋塞米0.5～1.0 mg/kg，静脉滴注，每 6 小时 1 次，减少总体液量、静脉内容量及脑脊液的产生。③地塞米松 1 mg/kg，静脉滴注，每 6 小时 1 次。主要用于外科性损伤或肿瘤组织周围的脑水肿。

(3)减少脑血流量：在应用肌肉松弛剂潘克罗宁或苯巴比妥时行机械通气，通过提高呼吸频率，将 $PaCO_2$ 保持在 3.3～4.0 kPa(25～30 mmHg)，通过减少脑血流量降低颅内压，避免 $PaCO_2$ ＜2.7 kPa(20 mmHg)。因为此时颅内灌注可减少 60%，造成脑组织缺氧。对于严重脑水肿、伴有发热、躁动、抽搐者，可采用冬眠低温或冬眠与头颈部局部低温(冰帽或冰袋)合用，以降低颅内压、减轻脑水肿，并提高脑组织对缺氧的耐受性。

(4)维持脑的代谢功能：①吸氧，$PaCO_2$ 维持在 12.0 kPa(90 mmHg)以上。②体温＞38 ℃，予物理或药物降温。③抽搐者及时止痉。④维持正常血压。

(七)小儿惊厥

惊厥是指神经细胞异常放电，引起全身或局部骨骼肌群发生不自主的强直性或痉挛性收缩，常伴意识障碍。惊厥是儿科常见的急症之一，多见于婴幼儿。

1.病因

(1)感染性疾病：①颅内感染，细菌、病毒、原虫、寄生虫引起的脑膜炎、脑炎、脑脓肿等。②颅外感染，热性惊厥(儿科最常见的急性惊厥)；中毒性脑病(中毒性菌痢、伤寒、重症肺炎、败血症等引起)；其他，如破伤风。

(2)非感染性疾病：①颅内疾病，原发癫痫；颅内占位性疾病，肿瘤、囊肿、血肿等；颅脑损伤，产伤、缺血缺氧性脑病、颅内出血等;颅脑畸形,脑血管畸形、脑积水、脑发育不良等。②颅外疾病,维生素缺乏,维生素 D 缺乏性手足抽搐症等;水、电解质紊乱,低血钙、低血钠、低血糖等;脑缺氧缺血,心、肺、肾功能紊乱引起缺氧、缺血、高血压脑病;各种中毒,药物、植物、农药、杀鼠药等;先天性代谢性疾病,苯丙酮尿症、脂质累积症、半乳糖血症等。

2.临床表现

意识突然丧失,同时急骤发生全身性或局部性、强直性或阵挛性面部、四肢肌肉抽搐,多伴有双眼上翻、凝视或斜视。由于喉痉挛、气道不畅,可有屏气甚至发绀。部分小儿大、小便失禁。发作时间可由数秒至数分钟,严重者反复多次发作,甚至呈持续状态。发作停止后多入睡。新生儿可表现为轻微的局限性抽搐,如凝视、眼球偏斜、眼睑颤动、面肌抽搐、呼吸暂停等,由于幅度轻微,易被忽视。

3.辅助检查

根据不同疾病及病情,需做血常规、尿常规、便常规,生化检查及脑脊液检查。必要时可做眼底、脑电图、心电图、B 超、CT、MRI 等检查。

4.急诊护理措施

(1)预防窒息:惊厥发作时,应就地立即抢救,让患儿平卧,解开衣领,头偏向一侧,头下枕柔软的物品。保持呼吸道通畅,清除患儿口鼻腔分泌物和呕吐物。另外,将舌轻轻向外牵拉,防止舌后坠阻塞呼吸道造成呼吸不畅。按医嘱给予抗惊厥药物,观察并记录患儿用药效果。也可针刺人中、合谷等穴位止惊。惊厥较重或时间较长者给予吸氧。

(2)预防外伤:惊厥发作时,将纱布等柔软物品放在患儿手中和腋下,以免皮肤摩擦受损。另外,已出牙患儿上、下臼齿之间应放置牙垫或纱布包裹的压舌板,防止舌咬伤;牙关紧闭时,不可强行用力撬开,防止损伤牙齿。床边放置床挡,防止坠床,同时在栏杆处放置棉垫,并将床上硬物移开,以免造成损伤。勿强力按压或牵拉患儿肢体,避免骨折或脱臼。专人守护,以防惊厥发作时受伤。

(3)密切观察病情、预防脑水肿:保持安静,避免患儿受到声、光等刺激。密切监测生命体征、意识,以及瞳孔变化。出现脑水肿早期症状,应及时通知医师处理。

(刘　莉)

第十五章

血液透析室护理

第一节 血液透析血管通路的护理

血管通路是血液透析关键环节之一,通路问题常会影响患者有效透析治疗,导致透析不充分。血液透析护士是血管通路的使用者,在血管通路护理中血液透析护士需掌握正确的方法解决通路问题,才能更好地维护血管通路的功能。

建立一条有效而通畅的血管通路是血液透析患者得以有效透析、长期存活的基本条件,血管通路也是血液透析患者的生命线。

一、血管通路的特点及分类

建立能够反复使用的血管通路是维持血液透析患者保证长期透析质量的重要环节。无论选择何种方式建立的血管通路,都应该具备以下几个特征:①易于反复建立血液循环;②血流量充分、稳定;③能长期使用;④没有明显的并发症;⑤可减少和防止感染;⑥不影响和限制患者活动;⑦使用安全,能迅速建立。

根据血管通路使用的时间,临床将血管通路分为两大类:临时性血管通路和永久性血管通路。临时性血管通路包括动静脉直接穿刺、中心静脉留置导管;永久性血管通路包括动静脉内瘘、移植血管内瘘。目前临床常用的血管通路有动静脉内瘘、中心静脉留置导管、聚四氟乙烯人造血管通路等。

二、临时性血管通路及护理

临时性血管通路指建立迅速、能立即使用的血管通路,包括动静脉直接穿刺、中心静脉留置导管。临时性血管通路主要适用于急性肾衰竭;慢性肾衰竭还没建立永久性血管通路,内瘘未成熟或因阻塞、流量不足、感染等暂时不能使用者或出现危及生命的并发症,如高血钾、急性左心衰竭或酸碱平衡紊乱需紧急透析或超滤者;中毒抢救、腹膜透析、肾移植术后紧急透析;其他疾病需行血液净化治疗,如血液灌流、免疫吸附、血浆置换、连续性血液净化治疗等。

(一)直接动脉穿刺

直接动脉穿刺操作简便,血流量大,可以立即使用,适用于各年龄组,常用穿刺部位有桡动脉、足背动脉、肱动脉。其缺点是透析中和透析后并发症较多,如早期的血肿和大出血;后期的假性动脉瘤;透析中活动受限,透析后止血困难;反复穿刺易导致血管损伤,与周围组织粘连,对慢性肾功能不全的患者影响永久性血管通路——动静脉内瘘的建立,因此临床的使用受到严格的限制。

1.穿刺方法

(1)穿刺前评估患者,包括神志、皮肤黏膜有无出血、需选用的穿刺部位、动脉搏动强弱、患者合作性及对疼痛耐受性。

(2)充分暴露血管,摸清血管走向。

(3)让患者采用舒适体位,做好穿刺肢体的固定,以免透析中患者体位不适影响血流量。

(4)连接好血液管路与穿刺针,常规消毒后穿刺针先进入皮下,摸到明显搏动后沿血管壁进入血管。

(5)见有冲击力的回血和搏动后固定针翼。

2.护理

(1)不宜反复进行穿刺,反复穿刺容易引起出血、血肿。穿刺尽量做到“一针见血”。

(2)穿刺后血流量不足,多受疼痛导致血管痉挛的影响,此时不用调节穿刺针位置,只要穿刺针在血管内,随疼痛缓解血流量会逐渐改善。如仍不足,可另穿刺一条浅表动脉或静脉,用无过滤器的输液管连接穿刺针,另一端接泵前侧动脉侧管,形成两条闭式循环通路,保证血流量。

(3)透析过程中加强巡视,穿刺肢体严格制动,发现针体移位致血肿或渗血应及时处理。

(4)透析结束后穿刺点做好局部止血,先指压 30 分钟,再用纸球压迫弹力绷带固定 2～4 小时后逐渐放松,同时观察有无出血。

(5)透析结束后做好患者宣传教育,教会患者对局部穿刺点出血、血肿的观察,出血处理的要点及措施,如出现出血先指压出血部位,再寻求帮助,出现血肿当天(24 小时内)进行冷敷,次日(24 小时后)开始热敷或用喜疗妥(多磺酸黏多糖软膏)局部敷,保持局部清洁,预防感染。

(6)由于动脉直接穿刺有损伤血管、出血、血肿及影响以后内瘘建立等缺点,故有条件应尽量选择中心静脉置管。

(二)中心静脉留置导管通路

1.中心静脉导管的种类

(1)不带涤纶套的中心静脉导管:最早的临时性血液通路是动静脉套针穿刺,后来被单腔或单针双腔静脉导管取代,如图 15-1 所示。随着材料的改进,一种外形设计统一的单针双腔导管被普遍采用。该导管尖部的侧孔作为出血的通路,即动脉出口、端口作为回血通路,称为静脉入口。为减少血液透析时重复循环,端孔与侧孔的距离相距 2～3 cm。用聚氨基甲酸乙酯或聚乙烯材料制成的导管在室温下相对较韧,在不用鞘管的情况下即可轻松插入静脉内。进入静脉后,由于体温及血流的作用,导管变得较柔软,这样便减少了对血管的机械损伤。由于不带涤纶套,在插管时不需要做皮下隧道,因此操作过程快捷、损伤小,在床旁及无 X 线透视条件下即可进行。

(2)带涤纶套的中心静脉导管:带涤纶套的中心静脉导管是 1987 年开始应用。这种导管是由硅胶材料制成,其硬度比普通双腔导管小,需要采用 Seldinger 技术并在撕开式鞘管帮助下插入静脉,做皮下隧道并将涤纶套埋入皮下导管出口处,如图 15-2 所示。由于涤纶套与皮下组织紧密粘贴,从而阻止了致病菌进入隧道引起感染。该种导管口径粗,且质地柔软,可以在 X 线下将导管尖端放置于心房内,因此具有较高的血流量。

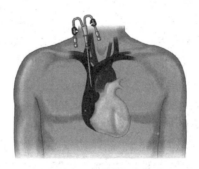

图 15-1　置于颈内静脉的不带涤纶套的中心静脉导管

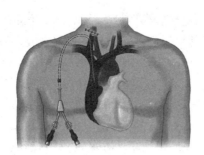

图 15-2　置于颈内静脉的带涤纶套的中心静脉导管

2.中心静脉导管插管部位

中心静脉(如颈内静脉、锁骨下静脉和股静脉)具有血流量充足、操作简单易行、不损害血管和可以反复使用等优点,已成为最常用的临时性血管通路,中心静脉置管可立即行血液透析,并保证透析充分,是一种安全、迅速和可靠的血管通路。通常置管部位有股静脉、锁骨下静脉及颈内静脉,在不同的临床情况下有各自不同的优缺点,见表 15-1。

表 15-1　中心静脉插管部位优缺点比较

置管部位	优点	缺点	患者选择
股静脉	置管技术要求低 致命性并发症罕见	留置时间短、易感染 活动受限	重症监护室有心脏和呼吸支持患者
颈内静脉	留置时间长 中心静脉狭窄发生率低、活动不受限	置管技术要求高 对气管插管有影响	除气管切开和气管插管患者
锁骨下静脉	留置时间长 舒适、易固定	置管技术要求高 已发生严重并发症	上述通路无法选择时

颈内静脉插管手术较易,并发症少,且能提供较高的血流量,一般作为插管首选途径。右侧颈内静脉较粗且与头静脉、上腔静脉几乎成一直线,插管较易成功;左侧颈内静脉走行弯曲,手术难度相对较大,一般应选择右侧颈内静脉。锁骨下静脉插管手术难度和风险大,易出现血气胸等并发症,一般情况下不提倡锁骨下静脉插管。股静脉插管手术简单、操作简便、安全有效,不易发生危及生命的严重并发症,但由于位置原因,较颈内静脉容易发生感染、血栓,且血流量差、留置时间短,给患者行动带来不便,故股静脉插管只适用于短期透析的卧床患者或颈部无法建立临时性血管通路的患者。

3.中心静脉留置导管的护理

(1)治疗前取下置管部位覆盖敷料,检查导管固定翼缝线是否脱落,置管口有无渗血、渗液、红肿或脓性分泌物,周围皮肤有无破溃、皲裂等过敏现象,如无特殊,采用常规消毒置管部位、更换无菌敷料。

(2)取下导管外延端敷料,铺无菌治疗巾,取下肝素帽,消毒导管口两次后用 5 mL 注射器回抽出导管内的封管肝素液及可能形成的血凝块,回抽腔内容量在导管腔容量基础上增加 0.2~0.3 mL,以避免患者失血过多。

(3)从静脉导管端注入首次量抗凝剂,连接血管通路管,开启血泵进行透析。透析管路与留置导管连接处用无菌治疗巾覆盖。

(4)做好透析管路的固定:固定血管通路管时注意给患者留有活动长度,最好固定在患者身上某个部位(根据留置导管置管部位决定),以免患者翻身或移动时将导管带出。

(5)透析结束后常规消毒导管口,用 20 mL 生理盐水冲洗导管动脉端管腔,按常规回血后再注入相应导管腔容量的肝素封管液于动、静脉导管腔内。肝素封管液的浓度采用个体化进行封管,推注肝素时速度应缓慢,在注入管腔等量肝素封管液的同时立即夹闭导管,使导管腔内保持正压状态,然后拧紧消毒的肝素帽。导管外延端用无菌敷料包扎并妥善固定。

(6)严格无菌操作,避免感染;抗凝剂封管液量应视管腔容量而定;肝素帽应于下次透析时更换。

(7)指导留置导管患者每天监测体温,体温异常应及时告知医护人员,以便做进一步处理。

(8)与插管相关并发症的护理:与留置导管技术相关的并发症有气胸、血胸、心律失常、相邻的动脉损伤、空气栓塞、纵隔出血、心脏压塞、臂丛神经损伤、血肿、穿刺部位出血等。除血肿、穿刺部位出血外,上述并发症均需紧急处理,必要时通过手术拔管,并进行积极抢救。①穿刺部位出血及护理:穿刺部位出血是常见的并发症之一,多由于反复穿刺造成静脉损伤较重或损伤了穿刺路径上的血管造成。置管后,全身使用抗凝剂或对置管处的过度牵拉,也可能导致出血。局部压迫止血是有效而简便的方法,如指压 20~30 分钟。应用云南白药或凝血酶局部加压包扎或冰袋冷敷时应注意伤口的保护。嘱患者不能剧烈运动,应静卧休息。如透析过程中出血,可适当减少肝素用量,用低分子量肝素或无抗凝透析;如透析结束后出血仍未停止,可经静脉注入适量鱼精蛋白中和肝素。②局部血肿形成的护理:局部血肿也是较常见并发症,多与穿刺时静脉严重损伤或误入动脉造成。一旦形成血肿,尤其出血量较多时应拔管,同时用力压迫穿刺部位 30 分钟以上,直至出血停止,之后局部加压包扎,并严密观察血肿是否继续增大,避免增大血肿压迫局部重要器官造成其他严重后果。

(9)置管远期并发症的护理:留置导管使用过程中的远期并发症如血栓形成、感染、静脉狭窄、导管功能不良、导管脱落等可直接影响到患者血液透析的顺利进行及透析的充分性,预防留置导管使用过程中的远期并发症的发生是血液透析护士的主要职责。①血栓:留置导管因使用时间长,患者高凝状态,抗凝剂的使用量不足、封管时肝素用量不足或封管操作时致管腔呈负压状,或有部分空气进入或管路扭曲等原因易引起血栓形成。与导管相关的血栓形成可分为导管腔内血栓、导管外尖部血栓、静脉腔内血栓和附壁血栓。导管腔内血栓多由注入封管肝素量不足,肝素液流失或血液反流入导管腔内所致。导管尖部血栓因封管后肝素封管液从导管侧孔流失而不能保留在尖部引起微小血栓形成。每次透析前应认真评估通路的通畅情况,在抽吸前次封管液时应快速抽出,若抽出不畅时,切忌向导管内推注液体,以免血凝块脱落而致栓塞。如有血栓形成,可采用尿激酶溶栓。具体方法为5万～15万U尿激酶加生理盐水3～5 mL分别注入留置导管动静脉腔内,保留15～20分钟,回抽出被溶解的纤维蛋白或血凝块,若一次无效可重复进行。局部溶栓治疗适用于早期新鲜血栓,如果血栓形成时间比较长,则不宜采用溶栓治疗。反复溶栓无效则拔管。②感染:感染是留置导管的主要并发症。根据导管感染部位不同可将其大致分为导管出口处感染、皮下隧道感染、血液扩散性感染。引起导管感染的影响因素有很多,如导管保留时间、导管操作频率、导管血栓形成、糖尿病、插管部位、铁负荷过大、免疫缺陷、皮肤或鼻腔带菌等。许多研究表明,股静脉置管感染率明显高于颈内静脉或锁骨下静脉插管。有涤纶套的导管比普通导管菌血症的发生率低。减少留置导管感染的护理重在预防,加强置管处皮肤护理。置管处的换药每天1次。一般用安尔碘由内向外消毒留置导管处皮肤两遍,消毒范围直径>5 cm,并清除局部的血垢,覆盖透气性好的无菌纱布并妥善固定;换药时应注意观察置管部位或周围皮肤或隧道表面有无红、肿、热或脓性分泌物溢出等感染迹象。可疑伤口污染应随时换药。随着新型伤口敷料的临床应用,局部换药时间已逐渐延长,一般仅需在透析时进行伤口护理。根据管腔容量采用纯肝素封管,保留时间长,可减少封管次数,减少感染的机会;尽量选用颈内静脉,少用股静脉。每天监测患者体温变化;透析过程中注意观察导管相关性感染的临床表现;患者血液透析开始1小时左右,患者出现畏寒,重者全身颤抖,随之发热,在排除其他感染灶的前提下,应首先考虑留置导管内细菌繁殖致全身感染的可能;导管出口部感染是局部感染,一般无全身症状,普通透析导管可拔出并在其他部位插入新导管;对于带涤纶套的导管应定时局部消毒换药、局部应用抗生素或口服抗生素,以供继续使用。隧道感染主要发生于有涤纶套的透析导管,一旦表现为隧道感染应立即拔管,使用有效抗生素2周。若需继续透析在其他部位置入新导管。血液扩散性感染时应予以拔管,并将导管前端剪下做细菌培养,根据细菌对药物的敏感情况使用抗生素。③导管功能障碍:导管功能障碍主要表现为导管内血栓形成、血流不畅、完全无血液引出或单向阻塞,不能达到透析要求的目标血流量。置管术后血流不佳,通常是导管尖端位置或血管壁与导管侧孔相贴造成"贴壁"引起,后期多是由于血栓形成引起。可先调整导管位置至流出通畅。随着使用时间的延长和患者活动,虽然导管借助固定翼和皮肤缝合,导管位置也会发生不同程度改变,血液透析过程中突然出现血流不畅或完全出血停止,有时触及导管震颤感,护士应首先考虑是否导管动脉开口处吸附管壁,立即给予置管创口处导管外延部和局部皮肤消毒,必要时停止血泵,小角度旋转导管或调整导管留置深度即可恢复满意血流量。当导管动脉端出现功能障碍而静脉端血流量充足时,可将两端对换使用,静脉导管作为引血、动脉导管作为静脉回路,这种处理方法的缺陷是导管血栓在泵压力下有可能进入体内循环,同时也和动脉端开口于侧壁型导管的使用设计原理相矛盾,其再循环率及透析的充分性受到影响。如导管一侧堵塞而另一侧通畅,可将通畅一侧作为引血,另行建立周围静脉作回路。④导管脱落:临时性静脉留置导管因保留时间长,患者活动多,造成固定导管的缝线断裂;或人体皮肤对异物(缝线)的排斥作用,使缝线脱离皮肤;或在透析过程中由于导管固定不佳,由于重力牵拉作用等导致导管滑脱。为防止留置导管脱出,应适当限制患者活动,换药、封管及透析时注意观察缝线是否断裂,置管部位是否正常,一旦缝线脱落或断裂应及时缝合固定好插管。当发生导管脱出时,首先判断插管是否在血管内,如果插管前端仍在血管内,插管脱出不多,在插管口无局部感染情况下可在进行严格消毒后重新固定,并尽快过渡到永久通路。如果前端已完全脱出血管外,应拔管并局部压迫止血,以防局部血肿形成或出血。

(10)中心静脉留置导管拔管的护理:中心静脉留置导管拔管时先消毒局部皮肤,拆除固定翼缝线,用无菌敷料按压插管口拔出导管,局部指压 30 分钟后观察局部有无出血现象。患者拔管采取卧位,禁取坐位拔管,以防静脉内压力低而产生气栓,拔管后当天不能沐浴,股静脉拔管后应卧床 4 小时。

(11)中心静脉留置导管自我护理及卫生宣传教育:①置管术后避免剧烈活动,以防由于牵拉致导管滑脱。②做好个人卫生,保持局部清洁干燥,如需淋浴,应先将导管及皮肤出口处用无菌敷贴封闭,以免淋湿后导致感染,淋浴后及时更换敷贴。③每天监测体温变化,观察置管处有无肿、痛等现象,如有体温异常,局部红、肿、热、痛等症状应立即告知医护人员,及时处理。④选择合适的卧位休息,以平卧位为宜。避免搔抓置管局部,以免导管脱出。⑤股静脉留置导管者应限制活动,颈内静脉、锁骨下静脉留置导管运动不受限制,但也不宜剧烈运动,以防过度牵拉引起导管滑脱,一旦滑出,立即压迫局部止血,并立即到医院就诊。⑥留置导管者,在穿脱衣服时需特别注意,避免将导管拔出,特别是股静脉置管者,颈内静脉或锁骨下静脉置管应尽量穿对襟上衣。⑦中心静脉留置导管是患者透析专用管路,一般不作其他用途,如输血、输液、抽血等。

三、动静脉内瘘的护理

动静脉内瘘是指动脉、静脉在皮下吻合建立的一种安全并能长期使用的永久血管通路,包括直接动静脉内瘘和移植血管内瘘。直接动静脉内瘘是利用自体动静脉血管吻合而成的内瘘,其优点是感染发生率低,使用时间长。其缺点是等待"成熟"时间长或不能成熟,表现为早期血栓形成或血流量不足,发生率为 9%~30%,如超过 3 个月静脉仍未充分扩张,血流量不足,则内瘘失败,需重新制作。

动、静脉吻合后静脉扩张,管壁肥厚即为"成熟",一般需要 4~8 周,如需提前使用,至少应在 3 周以后,NKF-DOQI 推荐内瘘成型术后 1 个月使用。我国的透析通路使用指南建议术后 3 个月后使用。

(一)制作动静脉内瘘部位及方法

自体动静脉内瘘常见手术部位:①前臂内瘘。桡动脉-头静脉(图 15-3)、桡动脉-贵要静脉、尺动脉-贵要静脉和尺动脉-头静脉,此外还可以采用鼻咽窝内瘘。②上臂内瘘。肱动脉-上臂头静脉、肱动脉-贵要静脉、肱动脉-肘正中静脉。③其他部位,如踝部、小腿部内瘘、大腿部内瘘等,临床上很少采用。

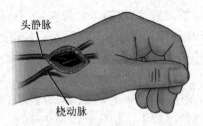

头静脉

桡动脉

图 15-3 上肢桡动脉与头静脉的动静脉血管内瘘

动静脉内瘘吻合方式包括端-端吻合法、端-侧吻合法、侧-侧吻合法。吻合口径大小与血流量密切相关,一般为 5~7 mm。吻合口径<3 mm 时,血流量常<150 mL/min,此时透析效果差或透析困难。如吻合口>7 mm 或血流量>400 mL/min 时影响心脏功能,增加心脏负荷。进行血管吻合的方法有两种。①缝合法:可采用连续缝合或间断缝合。②钛轮钉法:动脉口径相差比较小的患者很适合钛轮钉吻合法,一般采用直径 2.5~3.0 mm 的钛轮钉。采用钛轮钉法手术损伤小,内膜接触良好,吻合口大小恒定,不会因吻合口扩张而导致充血性心力衰竭;吻合后瘘管成熟相对比较快;钛金属组织相容性好,体内可长期留置。其缺点是容易造成远端组织缺血;动静脉口径不一致、血管与钛钉口径不一致时,血管壁易造成撕裂或损伤。

(二)动静脉内瘘制作应遵循的原则

动静脉内瘘是维持血液透析患者的生命线,制作时应根据患者的血管条件最大限度地利用最合适的血管。选择内瘘血管应遵循的原则:①由远而近,从肢体的最远端开始,逐渐向近端移行。②从左到右,选择非惯用性上肢造瘘,以方便患者的生活和工作。③先上后下,上肢皮下浅静脉多,血液回流阻力小,关节屈曲对血液循环影响较少;而下肢动静脉位置较深,两者间距大,吻合后静脉充盈不良不利于穿刺,且下肢蹲、坐、站立影响下肢静脉回流,易形成血栓,感染率也高,故应选择上肢做内瘘。④先选择自身血管后移植血管。

(三)动静脉内瘘制作的时机及功能评估

终末期肾病患者都应由肾科医师做出早期治疗安排,包括药物、饮食疗法及最终的治疗方式(如腹膜透析、血液透析、肾移植);对于准备行血液透析的患者应保护好静脉血管,避免在这些静脉上行穿刺或插管,特别是上肢静脉血管;有预期血液透析的患者在透析前 2～3 个月、内生肌酐清除率<25 mL/min 或血清肌酐>400 mmol/L 时建议制作动静脉血管内瘘,这样可有充足时间等待瘘管成熟,同时如有失败也可有充足时间进行另一种血管通路的建立,减少患者的痛苦。

除了选择合适的时机、选择最佳的方法和理想的部位制作血管通路外,要保持血管通路长久使用,采用正确的方法解决血管通路并发症,需要对血管通路建立前、使用过程及处理并发症之后进行功能评价,血管通路建立前评估见表 15-2。

表 15-2　血管通路建立前患者评价

病史	影响
是否放置过中心静脉导管	可能致中心静脉狭窄
是否放置心脏起搏器	可能导致中心静脉狭窄
患者惯用的上臂	影响患者生活质量
是否有心力衰竭	血管通路可能改变血流动力学及心排血量
是否有糖尿病	患者血管不利于血管通路的通畅
是否使用过抗凝剂或有凝血方面的问题	可能较易使血管通路产生血栓或不易止血
是否有建立血管通路的历史	失能的血管通路使身上能为血管通路的地方减少
是否进行肾移植	临时性血管通路即可
是否有手臂、颈部、胸腔的受伤史或手术史	可能有血管受损使其不适合做血管通路

血管通路使用过程的功能评估主要有物理检查、超声和影像学检查。临床常用观察瘘管外部情况、触诊震颤和听诊杂音来判断瘘管功能,此方法既简单、方便,也很有价值。每天定期的物理检查能够早期发现通路狭窄及手臂渐进性水肿等异常。也可以早期发现自体动静脉内瘘、局部动脉瘤的形成、定点穿刺造成的静脉流出道狭窄,并提醒护士改变穿刺方式;通路中出现局部硬结和疼痛大多数提示血栓早期形成或局部血栓性静脉炎;如果内瘘出现高调杂音,表明存在狭窄。肩周和前胸壁的侧支静脉显露提示中心静脉狭窄或同侧上臂内瘘分流过大。

(四)动静脉内瘘的护理

1.动静脉内瘘术前宣传教育及护理

动静脉内瘘是透析患者的生命线,维持一个功能良好的动静脉内瘘,需要护患双方的共同努力。术前心理护理如下。

(1)术前向患者介绍建立内瘘的目的、意义,解除患者焦虑不安、恐惧的心理,积极配合手术。

(2)告知患者术前配合的具体事项,如准备做内瘘的手臂禁做动静脉穿刺,保护好皮肤勿破损,做好清洁卫生,以防术后发生感染。

(3)术前进行皮肤准备,肥皂水彻底清洗造瘘肢的皮肤,剪短指甲。

(4)评估制作通路的血管状况及相应的检查:外周血管脉搏、双上肢粗细的比较、中央静脉插管史、外周动脉穿刺史;超声检查血管,尤其是需要吻合的静脉走行、内径和通畅情况,此可为内瘘制作成功提供依据。

2.动静脉内瘘术后护理

(1)内瘘术后将术侧肢体抬高至水平以上 30°,以促进静脉回流,减轻手臂肿胀。术后 72 小时密切观察内瘘通畅及全身状况。观察指标:①观察患者心率、心律、呼吸,询问患者有无胸闷、气急,如有变化及时向医师汇报并及时处理。②观察内瘘血管是否通畅,若于静脉侧扪及震颤,听到血管杂音,则提示内瘘通畅,如触摸不到或听不到杂音,应查明局部敷料是否缚扎过紧致吻合口静脉侧受压,并及时通知医师处理。③观察吻合口有无血肿、出血,若发现渗血不止或内瘘侧手臂疼痛难忍,应及时通知医师处理。④观察内瘘侧手指末梢血管充盈情况,如手指有无发麻、发冷、疼痛等缺血情况。

(2)定期更换敷料:内瘘术后不需每天更换敷料,一般在术后 5～7 天更换;如伤口有渗血应通知医师检查渗血情况并及时更换敷料,更换时须严格无菌技术操作,创口用安尔碘消毒,待干后包扎敷料,敷料包扎不宜过紧,以能触摸到血管震颤为准。

(3)禁止在造瘘肢进行测血压、静脉注射、输液、输血、抽血等操作,以免出血造成血肿或药物刺激导致静脉炎等致内瘘闭塞。

(4)指导患者内瘘的自我护理:①保持内瘘肢体的清洁,并保持敷料干燥,防止敷料浸湿,引起伤口感染。②防止内瘘肢体受压,衣袖要宽松,睡眠时最好卧于健侧,造瘘肢体不可负重物及佩戴过紧饰物。③教会患者自行判断内瘘是否通畅,每天检查内瘘静脉处有无震颤,如扪及震颤则表示内瘘通畅。

(5)内瘘术后锻炼:术后 24 小时可做手指运动,3 天即可进行早期功能锻炼,每天进行握拳运动,每次 15 分钟,每天 3～4 次,每次 10～15 分钟。术后 5～7 天开始进行内瘘的强化护理,用另一手紧握术肢近心端,术肢反复交替进行握拳、松拳或挤压握力球锻炼,或用止血带压住内瘘手臂的上臂,使静脉适度扩张充盈,同时捏握健身球,1 分钟循环松压,每天 2～3 次,每次 10～15 分钟,以促进内瘘的成熟。

(6)内瘘成熟情况判断:内瘘成熟指与动脉吻合后的静脉呈动脉化,表现为血管壁增厚,显露清晰,突出于皮肤表面,有明显震颤或搏动。其成熟的早晚与患者自身血管条件、手术情况及术后患者的配合情况有关。内瘘成熟一般至少需要 1 个月,一般在内瘘成形术后 2～3 个月开始使用。

3.内瘘的正确使用与穿刺护理

熟练正确的穿刺技术能够延长内瘘的使用寿命,减少因穿刺技术带来的内瘘并发症。新建内瘘和常规使用的内瘘在穿刺技术上有些不同,需要血液透析护士认真把握。

（1）穿刺前评估及准备：①首先检查内瘘皮肤有无皮疹、发红、淤青、感染等，手臂是否清洁。②仔细摸清血管走向，感觉震颤的强弱，发现震颤减弱或消失应及时通知医师。③穿刺前内瘘手臂尽量摆放于机器一侧，以免因管道牵拉而使穿刺针脱落；选择好合适的体位同时也让患者感觉舒适。④工作人员做好穿刺前的各项准备，如洗手、戴口罩、帽子、手套及穿刺用物品。

（2）选择穿刺点：①动脉穿刺点距吻合口的距离至少在 3 cm，针尖呈离心或向心方向穿刺。②静脉穿刺点距动脉穿刺点间隔在 5～8 cm，针尖呈向心方向穿刺。③如静脉与动脉在同一血管上穿刺至少要相距 8 cm，以减少再循环，提高透析质量。④注意穿刺部位的轮换，切忌定点穿刺。沿着内瘘血管走向由上而下或由下而上交替进行穿刺，每个穿刺点相距 1 cm 左右，此方法优点在于：由于整条动脉化的静脉血管受用均等，血管粗细均匀，不易因固定一个点穿刺或小范围内穿刺而造成受用多的血管处管壁受损，弹性减弱，硬结节或瘢痕形成及严重时形成动脉瘤，减少未受用的血管段的狭窄而延长瘘管使用寿命。避免定点穿刺处皮肤变薄、松弛，透析时穿刺点渗血。此方法的缺点是不断更换穿刺点，将增加患者每次穿刺时的疼痛，需与患者沟通说明此穿刺方法的优点，从而取得患者的配合。

（3）进针角度：穿刺针针尖与皮肤的角度为 30°～40°、针尖斜面朝左或右侧进针，使针与皮肤及血管的切割面较小，减轻穿刺时患者疼痛，保证穿刺成功率及治疗结束后伤口愈合速度。

（4）新内瘘穿刺技术的护理：刚成熟的内瘘管壁薄而脆，且距吻合口越近，血液的冲击力就越大，开始几次穿刺很容易引起皮下血肿。因此在最初几次穿刺时应由骨干层护士操作。操作前仔细摸清血管走向后再行穿刺，以保证"一针见血"。穿刺点一般暂时选择远离造瘘口的肘部或接近肘部的"动脉化"的静脉，沿心或离心方向穿刺做动脉引血端，另择下肢静脉或其他小静脉作静脉回路，待内瘘进一步成熟后，动脉穿刺点再往下移。这样动脉发生血肿的概率就会减少。针尖进皮后即进血管，禁止针尖在皮下潜行，后再进血管。首次使用时血流量在 150～250 mL/min，禁止强行提高血流量，以免造成瘘管长时间塌陷。在血液透析过程中避免过度活动，以免穿刺针尖损伤血管内膜，引起血栓形成。透析结束后应由护士负责止血，棉球按压穿刺点的力度宜适当，不可过重，同时注意皮肤进针点与血管进针点是否在同一部位。穿刺点上缘及下缘血管也需略施力压迫，手臂略微举高，以减少静脉回流阻力，加快止血。

（5）穿刺失败的处理：新内瘘穿刺失败出现血肿应立即拔针压迫止血，同时另建血管通路进行透析，血肿部位冷敷以加快止血，待血肿消退后再行穿刺。作为动脉引血用的血管在穿刺时发生血肿，应首先确认内瘘针在血管内，当血肿不大时，可在穿刺处略加压保护，同时迅速将血液引入体外循环血管通路管内以减轻患者血管内，压力，通常可维持继续透析。但如血肿明显增大，应立即拔出，加压止血，在该穿刺点以下（远心端）再作穿刺（避开血肿）；如重新穿刺有困难，可将血流量满意的静脉改为动脉引血，另择静脉穿刺作回血端继续透析。如静脉回路发生血肿应立即拔针，局部加压止血。透析未结束，应为患者迅速建立静脉回路继续透析，如选择同一条血管，再穿刺时应在前一次穿刺点的近心端或改用其他外周静脉穿刺。

（6）内瘘拔针后的护理：内瘘拔针后的护理内容主要包括正确止血方法应用及维持内瘘的良好功能。拔针前用无菌止血贴覆盖针眼，拔针时用 1.5 cm×2.0 cm 大小的纸球或纱球压迫穿刺部位，弹性绷带加压包扎止血，按压的力量以既能止血又能保持穿刺点上下两端有搏动或震颤为宜，20～30 分钟后缓慢放松，2 小时后取下纸球或纱球，止血贴继续覆盖在穿刺针眼处，12 小时后再取下，同时注意观察有无出血发生，如出血再行局部穿刺部位指压止血 10～15 分钟，同时寻求帮助。术后按压过轻或过重都会造成皮下血肿，损伤血管，影响下次穿刺或血流量不足，严重血肿可致血管硬化、周围组织纤维化及血栓形成等,造成内瘘闭塞。

(7)内瘘患者的自我护理指导:良好正确的日常护理是提高动静脉内瘘使用寿命的重要环节,因此指导患者正确地进行自我护理是透析护理工作者的一项重要工作。①提高患者自护观念,让其了解内瘘对其生命的重要性,使患者主动配合并实施保持内瘘良好功能状态的措施。②保持内瘘皮肤清洁,每次透析前彻底清洗手臂。③透析结束当天穿刺部位不能接触水及其他液体成分,保持局部干燥清洁,用无菌敷料或创可贴覆盖12小时以上,以防感染。提醒患者尽早放松止血带,如发生穿刺处血肿或出血,立即按压止血,再寻求帮助。出现血肿24小时内先用冰袋冷敷,24小时后可热敷,并涂搽喜疗妥消肿,如有硬结,可每天用喜疗妥涂搽按摩,每天2次,每次15分钟。④造瘘肢手臂不能受压,衣袖要宽松,不佩戴过紧饰物;夜间睡觉不将造瘘肢手臂压于枕后,尽量避免卧于造瘘侧,不可提重物。⑤教会患者自我判断动静脉内瘘通畅的方法。⑥适当活动造瘘手臂,可长期定时进行手握橡皮健身球活动。⑦避免造瘘手臂外伤,以免引起大出血。非透析时常戴护腕,护腕松紧应适度,过紧易压迫动静脉内瘘导致内瘘闭塞。有动脉瘤者应用弹性绷带加以保护,避免继续扩张及意外破裂。

(8)内瘘并发症的护理:①出血主要表现为创口处渗血及皮下血肿。皮下出血如处理不当可致整个手,中、上臂肿胀。原因有术后早期出血,常发生于麻醉穿刺点及手术切口处。内瘘未成熟,静脉壁薄。肝素用量过大。穿刺失败导致血肿。压迫止血不当或时间过短。内瘘手臂外伤引起出血。透析结束后造瘘肢体负重。迟发性出血见于动脉瘤形成引起破裂出血及感染。术前准备应充分,操作细心,术后密切观察伤口有无渗血。避免过早使用内瘘,新建内瘘的穿刺最好由有经验的护士进行。根据患者病情合理使用抗凝剂。提高穿刺技术,力争一次穿刺成功。止血力度适当,以不出血为准,最好指压止血。避免同一部位反复穿刺,以防发生动脉瘤破裂。指导患者放松止血带时观察有无出血及出现出血的处理方法。②感染:瘘管局部表现为红、肿、热、痛,有时伴有内瘘闭塞,全身症状可见寒战、发热,重者可引起败血症、血栓性静脉炎。原因有手术切口感染。未正确执行无菌技术操作,穿刺部位消毒不严或穿刺针污染。长期使用胶布和消毒液,致动静脉穿刺处皮肤过敏,发生破损、溃烂或皮疹,用手搔抓引起皮肤感染。透析后穿刺处接触污染液体引起的感染。穿刺不当或压迫止血不当致血肿形成或假性动脉瘤形成引起感染。内瘘血栓切除或内瘘重建。严格执行无菌技术操作,穿刺部位严格消毒,及时更换可疑污染的穿刺针。避免在有血肿、感染或破损的皮肤处进行通路穿刺,提高穿刺技术,避免发生血肿。内瘘有感染时应及时改用临时性血管通路,并积极处理感染情况:局部有脓肿时应切开引流,并全身使用抗生素;发生败血症者应用有效抗生素致血细菌培养阴性。做好卫生宣传教育,让患者保持内瘘手臂皮肤清洁、干净,透析后穿刺处勿沾湿、浸液。③血栓形成:原因有早期血栓多由于术中血管内膜损伤、血管外膜内翻吻合、吻合时动静脉对位不良、静脉扭曲、吻合口狭窄旋转及内瘘术后包扎过紧,内瘘受压所致。自身血管条件差,如静脉炎、动脉硬化、糖尿病血管病变、上段血管已有血栓。患者全身原因,如高凝状态、低血压、休克、糖尿病等。药物影响,如促红细胞生成素的应用,使血细胞比容上升,增加了血栓形成的危险。反复低血压。反复定点穿刺导致血管内膜损伤。压迫止血不当,内瘘血管长时间受压。临床表现为患者动静脉内瘘静脉侧搏动、震颤及杂音减弱,患者主诉内瘘处疼痛。部分堵塞时透析引血时血流量不足,抽出血为暗红色,透析中静脉压升高。完全阻塞时搏动震颤及杂音完全消失,不能由此建立血液通路进行透析。严格无菌技术,正确手术方法、规范术后护理;避免过早使用内瘘,一般内瘘成熟在6～8周,最好在内瘘成熟后再使用。计划应用内瘘血管,切忌定点穿刺,提高内瘘穿刺成功率,力争一次穿刺成功,避免反复穿刺引起血肿形成。根据患者情况,指导患者用拇指及中指指腹按压穿刺点,注意按压力度,弹力绷带不可包扎过紧。避免超滤过多引起血容量不足、低血压。做好宣传教育工作,内瘘手臂不能受压,夜间睡眠时尤其要注意。高凝状态的患者可根据医嘱服用抗凝药。穿刺或止血时发生血肿,先行按压并冷敷,在透析后 24 小时热敷消肿,血肿处涂搽喜疗妥并按摩。早期血栓形成,可用尿激酶 25 万~50 万 U 溶于 20 mL 生理盐水中,在动静脉内瘘近端穿刺桡动脉缓慢注入。若无效,则应通知医师,行内瘘再通或修补术。④血流量不足:原因有反复定点穿刺引起血管壁纤维化,弹性减弱、硬结、瘢痕形成,管腔狭窄,而未使用的血管因长期不使用也形成狭窄。内瘘未成熟,过早使用。患者本身血管条件不佳,造成内瘘纤细,流量不足。穿刺所致血肿机化压迫血管。肢体受冷致血管痉挛、动脉炎症、内膜增厚。动静脉内瘘有部分血栓形成。临床主要表现为血管震颤和杂音减弱,透析中静脉端阻力增加而动脉端负压上升;血流量增大时,可见血管明显塌陷,患者血管处有触电感,静脉壶滤网上血流量忽上忽下,同时有大量泡沫析出,并伴有静脉压、动静脉压的低压报警。内瘘成熟后有计划地使用内瘘血管。严格执行正确的穿刺技术,切忌反复定点穿刺。提高穿刺技术,减少血肿发生。嘱患者定时锻炼内瘘侧手臂,使血管扩张。必要时手术扩张。⑤窃血综合征:原因为桡动脉-头静脉侧-侧吻合口过大,前臂血流大部分经吻合口回流,引起肢体远端缺血;血液循环障碍,如糖尿病、动脉硬化的老年患者。临床表现为轻者活动后出现手指末梢苍白、发凉、麻木、疼痛等一系列缺血症状,患者抬高时手指隐痛。严重者休息时可出现手痛及不易愈合的指端溃疡,甚至坏死,多发生于桡动脉和皮下浅静脉侧-侧吻合时。定期适量活动患肢,以促进血液循环。将桡动脉-头静脉侧-侧吻合改为桡动脉-头静脉端-端吻合,可改善症状。⑥动脉瘤:由于静脉内压力增高,动脉化的静脉发生局部扩张并伴有搏动,称为真性动脉瘤;穿刺部位出血后,在血管周围形成血肿并与内瘘相通,伴有搏动称为假性动脉瘤。动脉瘤的形成一般发生在术后数月至数年。原因为内瘘过早使用,静脉壁太薄。反复在同一部位进行穿刺致血管壁受损,弹性差或动脉穿刺时离吻合口太近致血流冲力大。穿刺损伤致血液外渗形成血肿,机化后与内瘘相通。临床表现:内瘘局部扩张明显,局部明显隆起或呈瘤状。严重扩张时可增加患者心脏负担和回心血量,影响心功能。有计划地使用内瘘血管,避免反复在同一部位穿刺,提高穿刺技术,穿刺后压迫止血力度要适当,避免发生血肿,若内瘘吻合口过大应注意适当加以保护,减少对静脉和心脏的压力。小的血管瘤一般不需手术,可用弹力绷带或护腕轻轻压迫,防止其继续扩大,禁止在血管瘤处穿刺。如果血管瘤明显增大,影响了患者活动或有破裂危险,可采用手术处理。⑦手肿胀综合征:常发生于动静脉侧-侧吻合时,由于压力差的原因,动脉血大量流入吻合静脉的远端支,手臂处静脉压增高,静脉回流障碍,并干扰淋巴回流,相应的毛细血管压力也升高而产生肿胀。主要的临床表现为手背肿胀,色泽暗红,皮肤发痒或坏死。早期可以通过握拳和局部按压促进回流,减轻水肿,长期肿胀可通过手术结扎吻合静脉的远侧支,必要时予重新制作内瘘。⑧充血性心力衰竭:当吻合口内径过大,超过 1.2 cm,分流量大,回心血量增加,从而增加心脏负担,使心脏扩大,引发心力衰竭。主要临床表现为心悸、呼吸困难、心绞痛、心律失常等。一旦发生,可用弹力绷带加压包扎内瘘,若无效则采用外科手术缩小吻合口内径。

（朱明丽）

第二节 血液透析治疗技术与护理

一、对患者评估

(一)透析前评估

血液透析前对患者进行必要的评估,是防止透析中并发症的最重要的要素。透析前评估包括体重、血压和脉搏,对于静脉置管的患者还包括体温。

1.水负荷状况

查看患者前次透析记录,讨论以前透析中出现的问题,评估目前的水负荷状况并作出恰当的判断。需要记录患者的水肿、高血压、体重、中心静脉压、病史、尿量、液体入量等情况。

2.血管通路

应认真评估、检查通路是否有感染和肿胀。

3.感染征象

检查穿刺部位有无感染及局部敷料清洁度等。如有感染征象,应做拭子培养;如有发生,应进行静脉血培养。更换敷料时必须执行无菌操作。

(二)透析后评估

(1)根据透析后体重、透析前体重和干体重来确定预定的超滤量是否实现,并调整干体重。

(2)通过观察患者全身情况和血压评估患者对超滤量的耐受情况。

(3)如实际超滤量与预定量不符,最可能原因有体重下降值计算错误、超滤控制错误、患者在透析过程中额外丢失液体、透析过程中静脉补液或进食水、透析前后称体重时的着装不一致及体重秤故障等。

二、血液透析技术规范

(一)超滤

1.确定超滤

患者确定超滤必须考虑超滤率和患者的生理状况及心血管并发症。如果透析过程中始终保持过高超滤率、耐受性差、透析期间容量增加较多的患者和血管再充盈差的患者,需个体化的超滤曲线。透析时体液的清除率可以是阶梯式或恒定式。

2.钠曲线

钠曲线即为调钠血液透析,指透析液钠浓度从血液透析开始至结束呈从高到低或从低到高,或高低反复调整变化,而透析后血钠浓度恢复正常的透析方法。可以帮助达到超滤目标,但应注意钠超负荷的风险。

3.容量监测

利用超声或光电方式通过计算机反映患者血细胞比容和血红蛋白浓度,计算出相对血容量,防止超滤过多、过快引起有效血容量减少,引发不良反应。协助医护人员为患者设定理想的干体重。

（二）透析液离子浓度的选择

应根据不同患者的个体差异或同一患者的病情变化选择合适的透析液成分。

（三）透析器的选择

（1）对慢性肾衰竭患者,透析器的选择应参考溶质分子清除、超滤率、透析时间、生物相容性、是否血液滤过和患者体重决定。

（2）对急性肾衰竭患者,透析器应根据患者的生化指标和体液平衡情况进行选择。

（四）血液透析机及管路的准备

（1）在治疗前彻底预冲透析器(按照不同透析器厂家说明进行预冲处理),并必须将所有的空气排出透析器,以避免治疗开始后回路中形成泡沫。

（2）预冲完毕,透析机即进入重复循环模式。

（3）在透析机上设定好目标脱水量、治疗时间、肝素剂量及任何需修改的治疗内容。

（五）开始透析

主要包括以下方式和步骤。

（1）连接动脉管路和静脉管路,开启血泵至 100 mL/min;或只连接动脉管,开启血泵至 100 mL/min,当血流到静脉端时接通管路。

（2）逐渐增加泵速到预定速度。

（3）患者进入透析治疗阶段后应确保:①动脉和静脉管路安全;②患者舒适;③机器处于透析状态;④抗凝已经启动;⑤悬挂 500 mL 生理盐水与血管通路连接以备急需;⑥已经按照程序设定脱水量;⑦完成护理记录;⑧用过的敷料已经丢掉;⑨如果看不到护士,确定患者伸手即可触及呼叫器。

（4）在整个透析过程中,应巡视、观察、记录患者的一般情况、血压、脉搏、静脉压、动脉压、超滤量、超滤率、肝素剂量等,对首次透析和急诊透析的患者应予以监护。

（5）透析时工作人员应时刻注意个人卫生和无菌操作,每次进行操作都应确保洗手、手套和工作服清洁、戴防血液或化学物质的面罩,或对高危患者采取针对性预防措施等。

（六）结束透析

（1）透析结束时,透析机将发出听觉或视觉信号,提醒程序设定的治疗时间已经达到。为避免延迟下机,之前就应准备好下机所需物品,确定至少有 500 mL 的生理盐水可用于回输血液。

（2）血泵速度为 150 mL/min 时,要用 100～300 mL 的生理盐水才能使体外循环的血液回到患者循环中。

（3）测量患者血压,如血压无异常,当静脉管中的颜色呈现亮粉色时,即可以停止回输血液。因为有空气栓塞的风险,不推荐用空气回血。

（4）动静脉内瘘和人工血管瘘患者下机处理:①在患者带瘘上肢下垫一块治疗巾作为无菌区,暂停血泵。②拔除动脉针,封闭动脉管。③无菌操作将动脉管与回水管连接,开启血泵,回输血液。④当血液完全回输到患者体内后,关闭血泵。⑤拔除针头,纱布加压穿刺点止血。⑥当出血停止,用纱布和敷料覆盖过夜。

（5）静脉置管患者下机处理:①在患者的置管上肢下垫一块治疗巾作为无菌区,戴无菌手套,采用非接触技术断开血管通路。②提前消毒导管接头,断开后用至少 10 mL 生理盐水冲洗导管,肝素封管(1 000～5 000 U/mL,用量恰好充满而不溢出管腔),立即接上无菌帽。

(七)抗凝方法

(1)应个体化并且经常回顾性分析。其方法和剂量应参考活化凝血时间值、通路情况及透析后透析器和管路的清洁程度等。

(2)肝素是最常使用的抗凝剂,可以采取初始注射剂量、初始注射剂量＋维持量、仅给维持量、间断给药等方式给药。还可以选择低分子肝素、局部用枸橼酸盐、前列环素或无肝素透析。

(3)急性肾衰竭患者肝素的用法应该参照患者整体状况和每次透析情况而定。

(4)尿毒症的患者可能有血小板功能异常和活动性出血,合并有创操作的患者应使用小剂量肝素或无肝素透析。

(5)在无肝素透析时,应保持较高血流速,每隔15～30分钟用盐水冲洗管路和透析器以防止血栓形成。冲洗盐水的量应在超滤量中去除。但目前很少使用无肝素透析,因为血栓形成将会引起整个管路血液损失。

(八)血标本采集方法

1.透析前

进针后立即从瘘管针采血样本,针不要预冲,如瘘管针预冲或通过留置导管透析先抽出10 mL血,再收集样本,以免污染。

2.透析后

考虑到电解质的反跳,样本再循环或回血生理盐水污染等,应在透析结束时,超滤量设置为零,减慢血流速至50～100 mL/min。约10秒后,从动脉瘘管处采血留取标本。通常电解质反跳发生在透析结束后2～30分钟。

三、透析机报警原因及处理

(一)血路部分

1.动脉压(血泵前)

通常动脉压(血泵前)为−26.6～−10.6 kPa(−200～−80 mmHg),超过−33.3 kPa(−250 mmHg)将发生溶血。如果血管通路无法提供足够的血流,动脉负压会增大,进而报警,关闭血泵。血泵关闭后,动脉负压缓解,报警消除,血泵恢复运转直到再次产生负压报警,如此反复循环。

(1)负压过大的原因:①动脉针位置不当(针不在血管内或紧贴血管壁);②患者血压降低(累及通路血流);③通路血管痉挛(仅见于动静脉内瘘);④吻合口狭窄(动静脉内瘘吻合口或移植血管动脉吻合口);⑤动脉针或通路凝血;⑥动脉管道打结;⑦抬高手臂后通路塌陷(如怀疑,可让患者坐起,使通路低于心脏水平);⑧穿刺针口径太小,血流量太大;⑨深静脉导管尖端位置不当、活瓣栓子形成或纤维阻塞。

(2)处理:①减少血流量,动脉负压减低,使报警消除;②确认动脉针或通路无凝血,动脉管道无打结;③测定患者血压,如降低,给予补液、减少超滤率;④如压力不降低则松开动脉针胶布,稍做前后移动或转动;⑤提高血流量到原先水平,如动脉压仍低,重复前一步骤;⑥若仍未改善,在低血流量下继续透析,延长透析时间,或另外打开动脉针透析(原针保留,肝素盐水冲洗,透析结束时才拔除)。如血流量需要>350 mL/min,一般需用15G针;⑦如换针后动脉低负压仍持续存在,则血管通路可能有狭窄。用两手指短暂加压阻断动脉针和静脉针之间的血流,如泵前负压明显加大,说明动脉血流部分来自下游,而上游通道的血流量不足;⑧检查深静脉导管是否扭结;

改变颈或臂位置，或稍微移动导管；转换导管口。如无效，注射尿激酶或组织血浆酶原激活剂；放射学检查导管位置。

2.静脉压监测

通常压力为 6.7～33.3 kPa(50～250 mmHg)，随针的大小、血流量和血细胞比容变化。

(1)静脉压增高的原因：①移植血管的静脉压可高达 26.7 kPa(200 mmHg)，因移植血管的高动脉压会传到静脉血管；②小静脉针(16G)，高血流量；③静脉血路上的滤器凝血，这是肝素化不充分的最早表现，也是透析器早期凝血的表现；④血管通路静脉端狭窄(或痉挛)；⑤静脉针位置不当或静脉血路扭结；⑥静脉针或血管通路静脉端凝血。

(2)静脉压增高的处理：①用生理盐水冲洗透析器和静脉滤器。如果静脉滤器凝血，而透析器无凝血(冲洗时透析器纤维干净)，立即更换凝血的静脉管道，调整肝素剂量后重新开始透析；②静脉针或血管通路静脉端是否阻塞可以采用关闭血泵，迅速夹闭静脉血路，与静脉针断开，用生理盐水注入静脉针，观察阻力大小的方法判定；③用两手指轻轻加压阻断动脉针和静脉针之间的血流，如为下流狭窄引起静脉流出道梗阻，静脉压会因上流受阻而进一步增高。

3.空气探测

最容易发生空气进入血液循环的部位在动脉针和血泵之间，因为这部分为负压。常见于动脉针周围(特别是负压很大时)、管道连接处、泵段血管破裂及输液管。透析结束时用空气回血操作不当也会引起空气进入体内。许多空气栓塞是在因假报警而关闭空气探测器后发生的，应注意避免。因空气栓塞可能致命。

4.血管路扭结和溶血

血泵和透析器之间的血管路扭结会造成严重溶血，这一段的高压通常测不出，因为动脉压监测器通常设在泵前，即使泵后有动脉压力监测器，如果扭结发生在探测器之前，此处的高压也无法被测出。

(二)透析液路

1.电导度

电导度增高最常见的原因是净化水进入透析机的管道扭结或低水压造成供水不足；电导度降低最常见的原因是浓缩液桶空；比例泵故障也可导致电导度增高或降低。当电导度异常时，将透析液旁路阀打开，使异常透析液不经过透析器而直接排出。

2.温度

温度异常通常是由加热器故障引起，但旁路阀可以对患者进行保护。

3.漏血

气泡、黄疸患者的胆红素或污物进入透析液均会引起假漏血报警。当透析液可能不出现肉眼可见的颜色改变时，需用测定血红蛋白尿的试纸检测流出透析器的透析液来判断漏血报警的真伪。如果确定漏血，透析液室压力应设置在 6.7 kPa(50 mmHg)以下，以免细菌或细菌产物从透析液侧进入血液。空心纤维型透析器轻微漏血有时会自行封闭，可继续透析，但一般情况下应回血，更换透析器或停止透析。预防：①预冲时进行透析器漏血检测；②透析中避免跨膜压过高，如有凝血、静脉回路管弯曲打折等立即处理；③透析中跨膜压不能超过透析器的承受力。

四、血液透析治疗常见急性并发症及处理

(一)低血压

低血压最常见，发生率为 50%～70%。

1.原因

有效血容量减少、血管收缩力降低、心源性及透析膜生物相容性差、严重贫血及感染等。

2.临床表现

典型症状为出冷汗、恶心、呕吐,重者表现为面色苍白、呼吸困难、心率加快、一过性意识丧失,甚至昏迷。

3.处理

取头低足高位,停止超滤,给予吸氧,必要时快速补充生理盐水100～200 mL或葡萄糖溶液20 mL,输血浆和清蛋白,并结合病因,及时处理。

4.预防

预防主要包括以下几方面:①用容量控制的透析机,使用血容量监测器;②教育指导患者限制盐的摄入,控制饮水量;③避免过度超滤;④透析前停用降压药,对症治疗纠正贫血;⑤改变透析方法如采用碳酸氢盐透析、血液透析滤过、钠曲线和超滤曲线、低温透析等;⑥有低血压倾向的患者避免透析期间进食。

(二)失衡综合征

失衡综合征发生率为3.4%～20%。

1.原因

血液透析时血液中的毒素迅速下降,血浆渗透压下降,而由于血-脑屏障使脑脊液中的尿素等溶质下降较慢,以致脑脊液的渗透压大于血液渗透压,水分由血液进入脑脊液形成脑水肿。这也与透析后脑脊液与血液之间的pH梯度增大,即脑脊液中的pH相对较低有关。

2.临床表现

轻者头痛、恶心、呕吐、困倦、烦躁不安、肌肉痉挛、视力模糊、血压升高;重者表现为癫痫发作、惊厥、木僵,甚至昏迷。

3.处理

轻者不必处理;重者可减慢透析血流量,以降低溶质清除率和pH改变,但透析有时需终止。可给予50%葡萄糖溶液或3%氯化钠10 mL静脉推注,或静脉滴注清蛋白,必要时给予镇静剂及其他对症治疗。

4.预防

预防包括以下几方面:①开始血液透析时采用诱导透析方法,透析强度不能过大,避免使用大面积高效透析器,逐步增加透析时间,避免过快清除溶质;②长期透析患者则适当提高透析液钠浓度。

(三)肌肉痉挛

肌肉痉挛发生率为10%～15%,主要部位为腓肠肌和足部。

1.原因

常与低血压同时发生,可能与透析时超滤过多、过快,低钠透析等有关。

2.临床表现

多发生在透析的中后期,老年人多见,以肌肉痉挛性疼痛为主,一般持续约10分钟。

3.处理

减慢超滤速度,静脉输注生理盐水100～200 mL、高渗糖水或高渗盐水。

4.预防

预防主要包括以下几方面：①避免过度超滤；②改变透析方法，如采用钠曲线和超滤曲线等；③维生素E或奎宁睡前口服；④左旋卡尼汀透析后静脉注射。

(四)发热

常发生在透析中或透析后。

1.原因

感染、致热源反应及输血反应等。

2.临床表现

若为致热源反应通常发生在透析后1小时，主要症状有寒战、高热、肌痛、恶心、呕吐、痉挛和低血压。

3.处理

静脉注射地塞米松5 mg，通常症状在几小时内自然消失，24小时内完全恢复；若有感染存在应及时与医师沟通，应用抗生素。

4.预防

预防主要包括以下几方面：①严格执行无菌操作；②严格消毒水处理设备和管道。

(五)空气栓塞

1.原因

血液透析过程中，各管路连接不紧密、血液管路破裂、透析器膜破损及透析液内空气弥散入血，回血时不慎等。

2.临床表现

少量无反应，如血液内进入空气5 mL以上可出现呼吸困难、咳嗽、发绀、胸部紧迫感、烦躁、痉挛、意识丧失，甚至死亡。

3.处理

一旦发生空气栓塞应立即夹闭静脉通路，并关闭血泵。患者取头低左侧位，通过面罩或气管吸入100%氧气，必要时做右心房穿刺抽气，同时注射地塞米松，严重者要立即送高压氧舱治疗。

4.预防

预防主要包括以下几方面：①透析前严格检查管道有无破损，连接是否紧密；②回血时注意力集中，气体近静脉端时要及时停止血泵转动；③避免在血液回路上输液，尤其泵前负压部分；④定期检修透析机，确保空气探测器工作正常。

(六)溶血

1.原因

透析液低渗、温度过高；透析用水中的氧化剂和还原剂(氯胺、酮、硝酸盐)含量过高；消毒剂残留；血泵和管道内红细胞的机械损伤及血液透析中异型输血等。

2.临床表现

急性溶血时，患者有胸部紧迫感、心悸、心绞痛、腹背痛、气急、烦躁，可伴畏寒、血压下降、血红蛋白尿，甚至昏迷；大量溶血时患者可出现高钾血症，静脉回路血液呈淡红色。

3.处理

立即关闭血泵，停止透析，丢弃体外循环血液；给予高流量吸氧，明确溶血原因后应尽快开始透析；贫血严重者应输入新鲜全血。

4.预防

预防主要包括以下几方面：①透析中防止凝血；②保证透析液质量；③定期检修透析机和水处理设备；④患者输血时，认真执行查对制度，严格遵守操作流程。

五、透析器首次使用综合征

在透析时因使用新的透析器发生的临床综合征，称为首次使用综合征。分为 A 型首次使用综合征和 B 型首次使用综合征。

(一)A 型首次使用综合征

A 型首次使用综合征又称超敏反应型。多发生于血液透析开始后 5～30 分钟。主要表现为呼吸困难、全身发热感、皮肤瘙痒、麻疹、咳嗽、流泪、流涕、打喷嚏、腹部绞痛、腹部痉挛，严重者可发生心搏骤停甚至死亡。

(1)原因：主要是患者对环氧乙烷、甲醛等消毒液过敏或透析器膜的生物相容性差或对透析器的黏合剂过敏等，使补体系统激活和白细胞介素释放。

(2)处理原则：①立即停止透析，勿将透析器内血液回输体内；②按抗变态反应常规处理，如应用肾上腺素、抗组胺药和激素等。

(3)预防措施：①透析前将透析器充分冲洗(不同的透析器有不同的冲洗要求)，使用新透析器前要仔细阅读操作说明书；②认真查看透析器环氧乙烷消毒日期；③部分透析器反应与合并应用 ACEI(血管紧张素转换酶抑制剂)有关，应停用；④对使用环氧乙烷消毒透析器过敏者，可改用 γ 射线或蒸气消毒的透析器。

(二)B 型首次使用综合征

B 型首次使用综合征又称非特异型。多发生于透析开始后数分钟至 1 小时，主要表现为胸痛，伴有或不伴有背部疼痛。

(1)原因：目前尚不清楚。

(2)处理原则：①加强观察，症状不明显者可继续透析；②症状明显者可予以吸氧和对症治疗。

(3)预防措施：①试用不同的透析器；②充分冲洗透析器。

六、血液透析突发事件应急预案

(一)透析中失血

1.原因

管路开裂、破损，接管松脱和静脉针脱落等。

2.症状

出血、血压下降，甚至发生休克。

3.应急预案

应急预案主要包括以下几方面：①停血泵，查找原因，尽快恢复透析通路；②必要时回血，给予输液或输血；③心电监护，对症处理。

4.预防

预防主要包括以下几方面：①透析前将透析器管路、管路针等各个接头连接好，预冲时要检查是否有渗漏；②固定管路时，应给患者留有活动的余地。

（二）电源中断

1.应急预案

应急预案主要包括以下几方面：①通知工程师检查稳压器和线路，电话通知医院供电部门；②配备后备电源的透析机，停电后还可运行 20～30 分钟；③若没有后备电源的透析机，停电后应立即将动静脉夹打开，手摇血泵，速度每分钟 100 mL 左右；④若 15～30 分钟恢复供电可不回血。若暂时仍不能恢复供电可回血结束透析，并尽可能记录机器上的各项参数。

2.预防

预防主要包括以下几方面：①保证透析中心为双向供电；②停电后 15 分钟内可用发电机供电；③给透析机配备后备电源，停电后可运行 20～30 分钟。

（三）水源中断

1.应急预案

应急预案主要包括以下几方面：①机器报警并自动改为旁路；②通知工程师检查水处理设备和管路。电话通知医院供水部门；③1～2 小时不能解除，终止透析，记录机器上的各项参数。

2.预防

预防主要包括以下几方面：①保证透析中心为专路供水；②在水处理设备前设水箱，并定期检修水处理设备。

（朱明丽）

第三节　血浆置换治疗技术与护理

一、概述

（一）血浆置换

血浆置换是一种用来清除血液中大分子物质的体外血液净化疗法，指将患者的血液引出体外，经离心法或膜分离法分离血浆和细胞成分，迅速地选择性地从循环血液中去除病理血浆或血浆中的病理成分（如自身抗体、免疫复合物、副蛋白、高黏度物质和蛋白质结合的毒物等），而将细胞成分及补充的等量的平衡液、血浆、清蛋白溶液回输入体内，达到清除致病物质的目的。此方法可治疗一般疗法无效的多种疾病。

（二）每次血浆交换量

每次血浆交换量尚未标准化。一般每次交换 2～4 L。一般来说，若该物质仅分布于血管内，则置换第 1 个血浆容量可清除总量的 55%，如继续置换第 2 个血浆容量，却只能使其浓度再下降 15%。因此每次血浆置换通常仅需要置换 1 个血浆容量，最多不超过 2 个。

（三）置换频率

置换频率要根据基础疾病和临床反应来决定。每次血浆交换后，未置换的蛋白浓度重新升高，通过从血管外返回血管内和再合成这 2 个途径。血浆置换后血管内外蛋白浓度达到平衡需1～2 天。因此，绝大多数血浆置换疗法的频率是间隔 1～2 天，连续 3～5 次。

（四）置换液

为了保持机体内环境的稳定，需要维持有效血容量和胶体渗透压。

（1）置换液种类：①晶体液，如生理盐水、葡萄糖生理盐水、林格液，用于补充血浆中各种电解质的丢失；②胶体液，如血浆代用品，主要有中右旋糖酐-70、右旋糖酐-40、羟乙基淀粉，三者均为多糖，能短时有效的扩充和维持血容量；血浆制品，最常用的有 5％清蛋白、新鲜冰冻血浆，后者是唯一含枸橼酸盐的置换液。

（2）置换液的补充原则：①等量置换；②保持血浆胶体渗透压正常；③维持水、电解质平衡；④适当补充凝血因子和免疫球蛋白；⑤减少病毒污染机会；⑥无毒性，没有组织蓄积。

二、血浆置换的并发症及应对

（一）变态反应

1.原因

在血浆置换治疗过程中，由于弃去了含有致病因子的血浆，为了保持血浆渗透压稳定和防止发生威胁生命的体液平衡紊乱，在分离血浆后要补充等容量液体。新鲜冰冻血浆含有凝血因子、补体和清蛋白，其成分复杂，常可诱发变态反应。据文献报道，变态反应的发生率<12％。

2.预防

在应用血浆前静脉给予地塞米松 5～10 mg 或 10％葡萄糖酸钙 20 mL；应用血浆时减慢置换速度，逐渐增加置换量。同时应选择合适的置换液。

3.护理措施

治疗过程中要严密观察患者状况，如出现皮肤瘙痒、皮疹、寒战、高热时，不可让患者随意搔抓皮肤，应及时给予激素、抗组胺药或钙剂，可为患者摩擦皮肤缓解瘙痒。另外，治疗前认真执行三查七对，核对血型，血浆输注速度不宜过快。

（二）低血压

1.原因

置换与滤出速度不一，滤出过快、置换液补充过缓；体外循环血量多，有效血容量减少；疾病原因引起，如应用血制品引起变态反应；补充晶体液时，血渗透压下降。

2.预防

血浆置换术中血浆交换应等量，即血浆出量应与置换液入量保持平衡，当患者血压下降时可先置入胶体，血压稳定时再置入晶体，避免血容量的波动。其次，要维持水、电解质的平衡，保持血浆胶体渗透压稳定。

3.护理措施

密切观察患者生命体征，每 30 分钟监测 1 次生命体征。出现头晕、出汗、恶心、脉速、血压下降时，立即补充清蛋白，加快输液速度，减慢血浆出量，延长血浆置换时间。一般血流量应控制在 50～80 mL/min，血浆流速为 25～40 mL/min，平均置换血浆 1 000～1 500 mL/h，血浆出量与输入血浆和液体量平衡。

（三）低钙血症

1.原因

新鲜血浆含有枸橼酸钠，输入新鲜血过多、过快容易导致低钙血症，患者出现口麻、腿麻及小腿肌肉抽搐等低钙血症表现，严重时发生心律失常。

2.预防

治疗中常规静脉注射 10％葡萄糖酸钙 10 mL。

3.护理措施

严密观察患者有无低钙血症表现及血液生化改变,如出现低钙血症表现可给予热敷、按摩或补充钙剂等对症处理。

(四)出血

1.原因

血浆置换过程中血小板破坏、抗凝剂输入过多及疾病本身导致。

2.预防

治疗前常规检测患者的凝血功能,根据情况确定抗凝剂剂量及用法。

3.护理措施

治疗中严密观察皮肤及黏膜有无出血点;进行医疗护理操作时,动作轻柔、娴熟,熟练掌握静脉穿刺技巧,尽量避免反复穿刺;一旦发生出血,立即通知医师采取措施,治疗结束时用鱼精蛋白中和肝素,用无菌纱布加压包扎穿刺点,术后6小时注意观察穿刺部位有无渗血。

(五)感染

1.原因

置换液含有致热源;血管通路感染;疾病原因引起的感染。

2.预防

严格无菌操作。

3.护理措施

血浆置换是一种特殊的血液净化疗法,必须严格无菌操作;患者必须置于单间进行治疗,治疗室要求清洁,操作前紫外线照射30分钟,家属及无关人员不得进入治疗场所;操作人员必须认真洗手、戴口罩和帽子,配置置换液时需认真核对、检查、消毒,同时做到现配现用。

(六)破膜

血浆分离的滤器因为制作工艺而受到血流量及跨膜压的限制,如置换时血流量过大或置换量增大,往往会导致破膜,故血流量应为100～150 mL/min,每小时分离血浆1 000 mL左右,跨膜压控制于50.0 kPa(375 mmHg)。预冲分离器时注意不要用血管钳敲打排气,防止破膜的发生。

(朱明丽)

参 考 文 献

[1] 徐凤杰,郝园园,陈萃,等.护理实践与护理技能[M].上海:上海交通大学出版社,2023.

[2] 刘丹,徐艳,计红苹.护理理论与护理实践[M].北京:中国纺织出版社,2023.

[3] 陈小博.母婴护理[M].北京:化学工业出版社,2023.

[4] 梁艳,甄慧,刘晓静,等.临床护理常规与护理实践[M].上海:上海交通大学出版社,2023.

[5] 宋桂珍,吴小霞,刘莎,等.现代护理理论与专科护理[M].上海:上海交通大学出版社,2023.

[6] 李阿平.临床护理实践与护理管理[M].上海:上海交通大学出版社,2023.

[7] 陈文凤,李君,匡雪春.肿瘤患者营养护理[M].北京:化学工业出版社,2023.

[8] 程艳华.临床常见病护理进展[M].上海:上海交通大学出版社,2023.

[9] 王燕,韩春梅,张静,等.实用常见病护理进展[M].青岛:中国海洋大学出版社,2023.

[10] 张敏.现代护理理论与各科护理要点[M].武汉:湖北科学技术出版社,2023.

[11] 李婷.外科疾病护理实践与手术护理[M].上海:上海交通大学出版社,2023.

[12] 马姝,王迎,曹洪云,等.临床各科室护理与护理管理[M].上海:上海交通大学出版社,2023.

[13] 韩美丽.临床常见病护理与危重症护理[M].上海:上海交通大学出版社,2023.

[14] 包玉娥.实用临床护理操作与护理管理[M].上海:上海交通大学出版社,2023.

[15] 呼海燕,赵娜,高雪,等.临床专科护理技术规范与护理管理[M].青岛:中国海洋大学出版社,2023.

[16] 安百芬,孔环,刘梅,等.护理基础技能操作与临床护理[M].上海:上海交通大学出版社,2023.

[17] 夏述燕.护理学理论与手术护理应用[M].汕头:汕头大学出版社,2023.

[18] 孙宏玉,唐启群.护理伦理学[M].北京:北京大学医学出版社,2023.

[19] 于丽丽.精神科护理[M].北京:科学出版社,2023.

[20] 孙宏玉,孟庆慧,王桂云.护理教育学[M].北京:北京大学医学出版社,2023.

[21] 赵振花.各科常见疾病护理[M].武汉:湖北科学技术出版社,2023.

[22] 王卫涛,赵洪艳,许春梅,等.常见疾病护理进展[M].上海:上海交通大学出版社,2023.

[23] 傅辉.现代护理临床进展[M].上海:上海交通大学出版社,2023.

[24] 盛蕾.临床护理操作与规范[M].上海:上海交通大学出版社,2023.

[25] 谢庆,岑坚正,张军花.心血管外科手术护理[M].北京:科学出版社,2023.

[26] 王芳.临床护理技能[M].北京:人民卫生出版社,2023.

[27] 储丽琴.妇儿护理技术[M].北京:北京大学医学出版社,2023.

[28] 梁晓庆.护理临床理论与实践[M].上海:上海科学技术文献出版社,2023.

[29] 林慧,刘善丽.护理人文与职业修养[M].上海:上海交通大学出版社,2023.

[30] 桑美丽,李育玲,张颖惠.护理技能实训教程[M].上海:上海交通大学出版社,2023.

[31] 袁菲,杨翠翠,张金荣,等.临床护理思维与实践[M].上海:上海科学普及出版社,2023.

[32] 陈华,王萍,姜敏敏.护理员操作手册[M].上海:上海科学普及出版社,2023.

[33] 傅晓君,王春英,袁玲玲,等.护理业务查房[M].杭州:浙江大学出版社,2023.

[34] 郝娜,李旭静,李超,等.护理综合临床实践[M].开封:河南大学出版社,2023.

[35] 李丹,高乐,郑文静.常见肿瘤临床护理[M].长春:吉林科学技术出版社,2023.

[36] 骆林利.妇科护理中实施人性化护理的应用效果探析[J].中国医药指南,2023,21(10):34-37.

[37] 杨莉,叶红芳,孙倩倩.临床护士循证护理能力现状及影响因素分析[J].护士进修杂志,2023,38(2):108-113.

[38] 杜世正,金胜姬,张姮,等.基于循证思维的护理研究课程教学改革及效果评价[J].军事护理,2023,40(1):90-93.

[39] 曲艺,王淼,陈景景,等.综合医院护理人才队伍建设与优化路径[J].护理实践与研究,2023,20(10):1473-1478.

[40] 熊每珠,李亭秀,张燕侨,等.海恩法则在肿瘤专科医院日间病房化疗护理安全管理中的应用[J].中国卫生标准管理,2023,14(3):189-192.